中医临床辨证与康复治疗

主编
赵地 王允 庞慧 张超健
孙钟海 付琳 刘文崟 吴晓花

上海科学技术文献出版社
Shanghai Scientific and Technological Literature Press

图书在版编目（CIP）数据

中医临床辨证与康复治疗 / 赵地等主编. -- 上海：上海科学技术文献出版社，2024. -- ISBN 978-7-5439-9207-8

Ⅰ. R24

中国国家版本馆CIP数据核字第20242AL375号

组稿编辑：张　树
责任编辑：王　珺　黄婉清
封面设计：宗　宁

中医临床辨证与康复治疗
ZHONGYI LINCHUANG BIANZHENG YU KANGFU ZHILIAO
主　　编：赵　地　王　允　庞　慧　张超健
　　　　　孙钟海　付　琳　刘文鉴　吴晓花
出版发行：上海科学技术文献出版社
地　　址：上海市长乐路746号
邮政编码：200040
经　　销：全国新华书店
印　　刷：山东麦德森文化传媒有限公司
开　　本：787mm×1092mm　1/16
印　　张：20.75
字　　数：531 千字
版　　次：2024年8月第1版　2024年8月第1次印刷
书　　号：ISBN 978-7-5439-9207-8
定　　价：200.00 元

主　编

赵　地　王　允　庞　慧　张超健

孙钟海　付　琳　刘文崟　吴晓花

副主编

覃　伟　盛　阳　邓国志　王传香

朱守国　刘牧鋆　施　莹

编　委（按姓氏笔画排序）

王　允（济南北城医院）

王传香（济南市长清区万德镇中心卫生院）

邓国志（滨州医学院附属医院）

付　琳（寿光市中医医院）

朱守国（菏泽市牡丹区胡集镇卫生院）

刘文崟（济南市中爱国诊所）

刘牧鋆（湖北省襄阳市第一人民医院）

孙钟海（威海市中医院）

吴晓花（山东省高密市第二人民医院）

张超健（宁津县人民医院）

庞　慧（梁山县中医院）

赵　地（山东公共卫生临床中心）

胡文慧（东营市河口区人民医院）

施　莹（南京市六合区中医院）

盛　阳（石河子大学第一附属医院）

覃　伟（宜昌市中医医院/三峡大学中医医院）

前言

FOREWORD

在中华医学史的漫漫长河中，中医临床辨证与康复治疗一直扮演着举足轻重的角色。中医临床辨证作为中医理论的核心内容之一，强调的是因人、因病、因时制宜的个体化治疗原则。通过望、闻、问、切四诊合参，医师能够全面把握患者的体质、病情及病因，进而为患者制订具有针对性的治疗方案。康复治疗作为现代医学的重要组成部分，旨在通过各种物理、心理和社会手段，帮助患者恢复或改善机体功能，提高生活质量。中医康复治疗则是在中医理论指导下应用中药、针灸、推拿、气功等独特疗法，结合现代医学的康复技术，为患者提供全面、系统的康复服务。在当今社会，随着人们生活方式的改变和老龄化的加剧，慢性病、退行性疾病等健康问题日益突出，而中医临床辨证与康复治疗在面对这些问题时有其独特的优势。基于此，我们特组织专家编写了《中医临床辨证与康复治疗》一书。

本书凝结了编者们多年的临床经验，充分体现了中医的整体观念与辨证论治的特色。在内容编排上，首先介绍了中医基础理论知识，使读者得以窥见中医传统之精华；其次，讲解了具体病证的中医内科治疗方法，重点突出中医在辨证分型方面的独特优势；最后，从辨证取穴的视角阐述了各科病证的针灸、推拿疗法，并独具特色地分析了中医在康复科的临床应用。本书适合临床各级中医医师、针灸推拿医师、康复科医师及医学院校学生阅读。

展望未来，中医临床辨证与康复治疗将在现代医学体系中发挥更加重要的作用。我们有理由相信，在中医学的智慧与现代科技的共同推动下，中医临床辨证与康复治疗必将迎来更加广阔的发展前景。

《中医临床辨证与康复治疗》编委会

2024 年 3 月

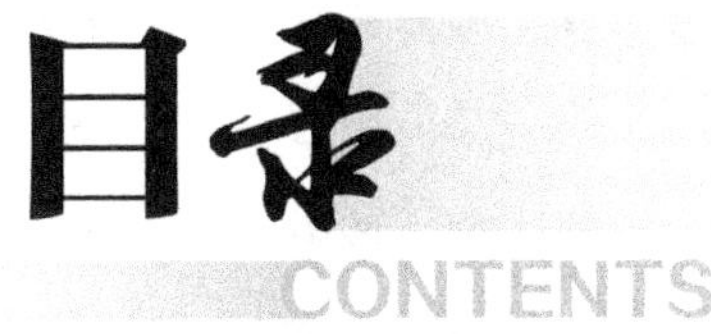

中医基础篇

内科治疗篇

针灸推拿与康复篇

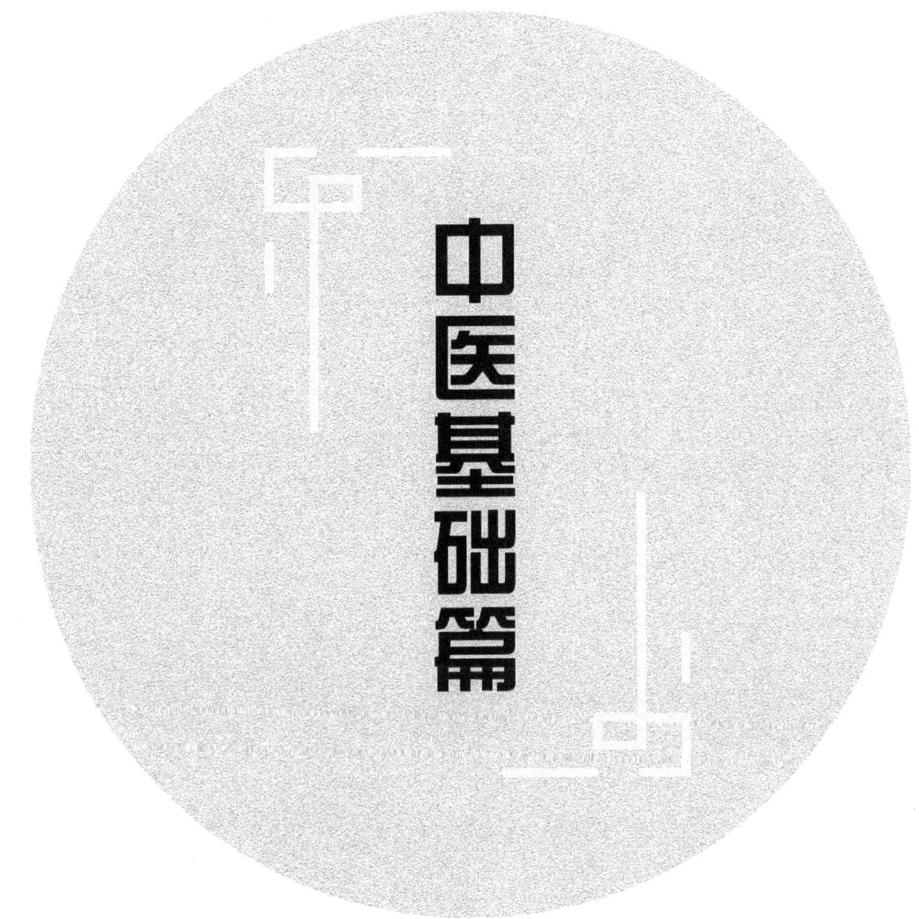
中医基础篇

第一章

中医学说

第一节 阴阳学说

阴阳学说是中国古代朴素的对立统一理论，它认为阴和阳两个对立统一的方面，贯穿于一切事物之中，是一切事物运动和发展变化的根源及其规律。

阴阳是宇宙中相互关联的事物或现象对立双方属性的概括。凡是运动的、外向的、上升的、温热的，无形的、明亮的、兴奋的都属于阳，相对静止的、内守的、下降的、寒冷的、有形的、晦暗的、抑制的都属于阴。

一方面阴阳双方是通过比较而分阴阳，如 60 ℃的水同 10 ℃的水相比，当属阳，但同 100 ℃的水相比则属阴，因此单一事物就无法定阴阳；另一方面，阴阳之中复有阴阳，如昼为阳，夜属阴，而白天的上午属阳中之阳，下午则属阳中之阴，黑夜的前半夜为阴中之阴，后半夜为阴中之阳。但是必须注意任何事物都不能随意分阴阳，不能说寒属阳，热属阴，也不能说女属阳，男属阴，必须按照阴和阳所特有的属性来一分为二才是阴阳。

阴阳学说的基本内容概括为以下五个方面。

一、阴阳交感

阴阳交感是指阴阳二气在运动中互相感应而交合的过程，阴阳交感是万物化生的根本条件。在自然界，天之阳气下降，地之阴气上升，阴阳二气交感，形成云、雾、雷、电、雨、露，生命得以诞生，从而化生出万物。在人类，男女媾精，新的生命个体诞生，人类得以繁衍。如果阴阳二气在运动中不能交合感应，新事物和新个体就不会产生。

二、阴阳对立制约

对立即相反，如上与下，动与静，水与火，寒与热等。阴阳相反导致阴阳相互制约。如温热可以驱散寒气，冰冷可以降低高温，水可以灭火，火可以使水沸腾化气等，温热与火属阳，寒冷与水属阴，这就是阴阳对立相互制约。阴阳双方制约的结果，使事物取得了动态平衡。

三、阴阳互根互用

阴阳互根是指一切事物或现象中相互对立着的阴阳两个方面，具有相互依存，互为根本的关系，即阴和阳任何一方都不能脱离另一方而单独存在。每一方都以相对的另一方的存在为自己存在的前提和条件；如热为阳，寒为阴，没有热也就无所谓寒，没有寒也就无所谓热。阴阳互用是指阴阳双方不断地资生，促进和助长对方；如藏于体内的阴精，不断地化生为阳气，保卫于体表的阳气，使阴精得以固守于内，即阴气在内，是阳气的根本，阳气在外是阴精所化生的。

四、阴阳消长平衡

阴阳消长平衡是指对立互根的双方始终处于一定限度内的，彼此互为盛衰的运动变化之中，致阴消阳长或阳消阴长等，包括以下四种类型。

(一)此长彼消

这是制约较强造成的，如热盛伤阴，寒盛伤阳皆属此类。

(二)此消彼长

这是制约不及所造成的，如阴虚火旺，阳虚阴盛皆属此类。

(三)此长彼亦长

这是阴阳互根互用得当的结果，如补气以生血，补血以养气。

(四)此消彼亦消

这是阴阳互根互用不及所造成的，如气虚引起血虚，血虚必然气虚，阳损及阴，阴损及阳等。

阴阳平衡，指对立互根的阴阳双方，总是在一定限度内、在一定条件下维持着相对的动态平衡。

五、阴阳相互转化

阴阳相互转化指对立互根，阴阳双方在一定条件下可以各自向其相反的方面发生转化，即阳可转为阴，阴可转为阳，气血转化，气精转化，寒热转化等，一般都产生于事物发展变化的“物极”阶段，即所谓“物极必反”。阴阳消长是一个量变的过程，而阴阳转化是在量变基础上的质变。

（王　允）

第二节　五行学说

五行学说也属古代哲学范畴，是以木、火、土、金、水五种物质的特性及其“相生”和“相克”规律来认识世界，解释世界和探求宇宙规律的一种世界观和方法论。所谓五行是指木、火、土、金、水五种物质及其运动变化。

一、五行特性

(一)木的特性

“木曰曲直”，“曲”屈也，“直”伸也。曲直即是指树木的枝条具有生长柔和，能曲又能直的特性。因而引申为凡具有生长、升发、条达、舒畅等性质或作用的事物均归属于木。

(二)火的特性

“火曰炎上”，“炎”是焚烧、热烈之义，“上”是上升。“炎上”是指火具有温热上升的特性。因而引申为凡具有温热、向上等特性或作用的事物，均归属于火。

(三)土的特性

“土爰稼穑”，“爰”通“曰”，“稼”即种植谷物，“穑”即收割谷物。“稼穑”泛指人类种植和收获谷物的农事活动。因而引申为凡具有生化、承载、受纳等性质或作用的事物，均归属于土。

(四)金的特性

“金曰从革”，“从”，由也，说明金的来源，“革”即变革，说明金是通过变革而产生的。自然界现成的金属极少，绝大多数金属都是由矿石经过冶炼而产生的。冶炼即变革的过程，故曰“金曰从革”。因而凡具有沉降、肃杀、收敛等性质或作用的事物，都归属于金。

(五)水的特性

“水曰润下”，“润”即潮湿、滋润、濡润，“下”即向下，下行，“润下”是指水滋润下行的特点。故引申为凡具有滋润、下行、寒凉、闭藏等性质或作用的事物皆归属于水。

二、自然界五行结构系统

见表1-1。

表1-1 自然界五行结构系统

五行	五音	五味	五色	五化	五方	五季	五气
木	角	酸	青	生	东	春	风
火	徵	苦	赤	长	南	夏	暑
土	宫	甘	黄	化	中	长夏*	湿
金	商	辛	白	收	西	秋	燥
水	羽	咸	黑	藏	北	冬	寒

*长夏指农历六月份。

三、人体五行结构系统

见表1-2。

表1-2 人体五行结构系统

五行	五脏	五腑	五官	形体	情志	五声	变动	五神	五液	五华
木	肝	胆	目	筋	怒	呼	握	魂	泪	爪
火	心	小肠	舌	脉	喜	笑	忧	神	汗	面
土	脾	胃	口	肉	思	歌	哕	意	涎	唇
金	肺	大肠	鼻	皮	悲	哭	咳	魄	涕	毛
水	肾	膀胱	耳	骨	恐	呻	栗	志	唾	发

人体五行结构系统构成了中医脏象学说的理论构架。

四、五行的生克制化规律

(一)五行相生

五行相生是五行之间递相资生、促进的关系，是事物运动变化的正常规律。其次序为木生火、火生土、土生金、金生水、水生木、木生火。

(二)五行相克

五行相克是五行之间递相克制、制约关系，是事物运动变化的正常规律。其次序为木克土、土克水、水克火、火克金、金克木、木克土。

五行相生关系又称为“母子关系”，任何一行都存在“生我”和“我生”两方面的关系。“生我者为母”，“我生者为子”。五行相克关系又称为“所胜”“所不胜”关系，“克我”者为“所不胜”，“我克者”为“所胜”。

(三)五行制化

五行制化是指五行之间生中有制，制中有生，递相资生制约以维持其整体的相对协调平衡的关系。如木克土，土生金，金克木，说明木克土，而土生金，金反过来再克木，维持相对平衡关系。水克火，水生木，木生火。说明水既克火，又间接生火，以维持相对协调平衡的关系。

五、五行乘侮和母子相及

(一)五行相乘

五行相乘是五行中的某一行对被克者的另一行过度克制，从而致事物与事物之间失去了正常的协调关系，其原因是克我者一行之气过于强盛或我克者一行之气本气虚弱。如生理状态下，木克土；在病理状态下，即出现木乘土，原因有木旺乘土或土虚木乘。

五行相乘规律与五行相克的次序完全一致，但意义不同，前者是病理状态，后者是生理状态。

(二)五行相侮

五行相侮是五行中某一行对原来克我者的一行反向克制，从而使事物间失去了正常的协调关系。其原因是我克者一行之气过于强盛或克我者一行之气本身虚弱。如生理状态下，木克土；在病理状态下，即出现土侮木。五行相侮规律与五行相克规律相反，是一种病理状态。

(三)母子相及

1.母病及子

母行异常影响到子行，结果母子两行均异常。

2.子病犯母

子行异常影响到母行，结果母子两行均异常。

(王　允)

第三节　藏象学说

藏象学说是通过对人体的生理、病理现象的观察，研究人体脏腑等的生理功能、病理变化及其相互关系的学说。

一、内脏的分类及其区别

见表 1-3。

表 1-3 内脏的分类及其区别

类别	内容	生理功能特点	形态特点
五脏	心,肝,脾,肺,肾	藏精化气生神 藏精气而不泻 满而不能实	主要为实体性器官
六腑	胆,胃,大肠,小肠,膀胱,三焦,心包络	传化物而不藏 实而不能满 以通降为用	多为管腔性器官
奇恒之腑	脑,髓,骨,脉,胆,女子胞(精室)	藏精气而不泻 不传化物 除胆外,无表里关系 除胆外,无阴阳五行配属关系	形态中空有腔 相对密闭

二、五脏

(一)心的主要生理功能及病理表现

1.心主血脉

心主血脉是指心气推动血液在脉中运行,流注全身,发挥营养和滋润作用。心主血脉的前提条件是心行血,指心气维持心脏的正常搏动,推动血液在脉中运行;心生血,是指心火将水谷精微“化赤”生血;心主脉,是指脉道的通畅,血液在脉中的正常运行,形成脉象。心主血脉的生理表现,主要从以下四个方面观察。面色红黄隐隐,红润光泽;舌质淡红;脉象和缓有力,节律均匀,一息四至;虚里搏动(指心尖)和缓有力,节律均匀,其动应手。其病理表现:心气虚,心血虚,血脉空虚可导致心悸不安,面色苍白或萎黄,舌质淡白,脉细弱微,虚里心悸不安;心血瘀,心血阻滞,可出现心绞痛症状,面色灰暗,唇青舌紫,脉结、代、促、涩,虚里闷痛。

2.心藏神

心藏神主要是指心具有主宰人体五脏六腑,形体官窍的一切生理活动和人体精神意识思维活动的功能。而精神意识思维活动主要体现在五神,即神、魂、魄、意、志。五志,即喜、怒、忧、思、悲。五神五志又分属五脏,但主宰是心。中医学中有心(属五脏)和脑(属奇恒之腑)等概念,但以心概脑。心主神志的生理表现,主要是精神饱满,反应灵敏。其病理表现如下。①心不藏神:反应迟钝,健忘,神志亢奋,烦躁不安,失眠,谵语多梦。②神志衰弱:神志不合,萎靡不振;神志错乱和癫狂等,后者属现代医学重型精神病范畴。

(二)肺的主要生理功能和病理表现

1.肺主宣发

肺主宣发指肺气向上升宣,向外布散。其生理作用如下:①通过呼吸运动,排除人体内浊气;②通过人体经脉气血运行,布散由脾转输而来的水谷精微,津液于全身,内至五脏六腑,外达肌腠皮毛;③宣发卫气,调节腠理开合,排泄汗液,并发挥抗邪作用。

病理表现为肺失宣发:恶寒发热、自汗或无汗、胸闷、咳喘、鼻塞、流清涕,属现代医学上感范畴。

2.肺主肃降

肺主肃降指肺气向下通降或使呼吸道保持洁净,其生理作用:①通过呼吸运动,吸入自然界清气。②通过经脉气血运行,将肺吸入清气和由脾而来的水谷精微,津液下行布散。③通过咳嗽等反射性保护作用,肃清呼吸道内过多的分泌物,以保持其清洁。

病理表现:肺气上逆,肺失肃降,胸闷,咳喘。

3.肺主气,司呼吸

肺主气指肺具有主持呼吸之气,一身之气的功能概括。肺司呼吸,指肺具有呼浊吸清,实现机体内外气体交换的功能。其生理作用如下:①吸入自然界的清气,促进人体气的生成,营养全身。②呼出体内浊气,排泄体内废物,调节阴阳平衡。③调节人体气机的升降出入运动。

病理表现:胸闷,咳喘,呼吸不利,呼吸微弱。

4.肺主通调水道

肺主通调水道指肺主宣发肃降功能对体内水液的输布排泄起着疏通和调节作用。水道指人体内水液运行的通道。肺主通调水道其生理作用主要是调节体内水液代谢的平衡。机制主要是肺主宣发使津液向外,向上散布,濡养脏腑、器官、腠理、皮毛,呼浊和排汗,将部分水分和废物排除人体外。肺主肃降,使津液下行布散,濡养人体,使代谢后水液下行布散至膀胱,通过膀胱的气化作用生成尿液。

病理表现:肺通调失职可出现痰饮水肿。

5.肺朝百脉,助心行血

肺朝百脉指全身血液通过经脉聚会于肺并进行气体交换,再输布于全身。肺气宣发肃降具有协助心脏、助心行血、促进血液运动的作用。

病理表现:肺气虚,血脉瘀滞,肺气宣降失调,胸闷,心悸,咳喘,唇青舌紫。

6.肺主治节

肺主治节指肺具有协助心脏对机体各个脏腑组织器官生理活动的治理调节作用,是肺的生理功能的概括。

(三)脾的主要生理功能和病理表现

1.脾主运化水谷

脾主运化水谷指脾对饮食物的消化,化为水谷精气,以及对其的吸收、转输和散精作用。其生理机制:①脾协助胃消磨水谷。②脾协助胃和小肠把饮食物化为水谷精微。③吸收水谷精微转输到心肺,经肺气宣发肃降而布散全身经脉、气血运行布散全身。

病理表现:主要表现为纳少,腹胀,便溏,四肢倦怠无力,少气懒言,面色萎黄,舌质淡白。

2.脾主运化水液

脾主运化水液指脾对水液的吸收、转输、布散作用。其生理机制:①脾吸收津液。②将津液转输到肺,通过肺的宣降而布散全身,起濡养作用,转输到肾,膀胱,经膀胱的气化作用而形成尿液。病理表现主要是脾虚失运而致水液停滞,表现内湿。痰饮,水肿,带下,泻泄等。

3.脾主升清

脾主升清指脾具有将水谷精微等营养物质吸收并上输入心肺头目,通过心肺的作用化生气血以营养全身的功能。

病理表现:①升清不及可出现眩晕,腹胀,便溏,气虚的表现。②中气下陷,腹部胀坠,内脏下垂,如胃下垂,脱肛,子宫下垂等。

4.脾主统血

脾主统血指脾有统摄血液在脉内运行,不使其逸出脉外的作用。脾不统血表现有脾气虚,出血,崩漏,尿血,便血,皮下出血等。

(四)肝的主要生理功能及病理表现

1.肝主藏血

肝主藏血指肝具有贮藏血液、调节血量、防止出血的生理功能。

病理表现。①机体失养:如头目失养,视力模糊,夜盲,目干涩,眩晕;筋脉失养:肢体拘急,麻木,屈伸不利;胞宫失养:月经后期,量少,闭经,色淡,清稀。②血证:肝血虚,肝火旺盛,热迫血行。③肝肾阴虚:肝阳上亢,阳亢生风,眩晕,上重下轻,头胀痛,四肢麻木。④月经过多,崩漏。

2.肝主疏泄

肝主疏泄指肝具有疏通、宣泄、升发、调畅气机等综合生理功能,

病理表现。①疏泄不及:气郁,气滞,胸胁、乳房、少腹胀痛。②疏泄太过:气逆,面红目赤,心烦易怒,头目胀痛。③气滞则血瘀,胸胁刺痛,痛经,闭经。④气滞则水停,鼓胀水肿。⑤肝失疏泄还可引起肝脾不调、肝胃不和致腹胀,恶心,呕吐,嗳气,返酸。⑥肝胆气郁则口苦,恶心,呕吐,黄疸等。⑦肝气郁结:闷闷不乐,多疑善虑,喜太息。⑧肝气上逆,情志亢奋,急躁易怒,失眠多梦。肝失疏泄可引起气血不和,冲任失调,经带胎产异常,不孕不育。

(五)肾的主要生理功能及病理表现

1.肾藏精

肾藏精是指肾具有封藏精气、促进人体生长发育和生殖功能,以及调节机体的代谢和生殖活动的作用。

肾精包括先天之精和后天之精。先天之精指禀受于父母的生殖之精,后天之精即水谷精微和脏腑之精,二者之间的关系是后天之精依赖于先天之精活力资助,才能不断化生,先天之精依赖于后天之精的培育充养。肾精可化生肾气,肾气有助于封藏肾精。肾中精气按其功能类别可划分为肾阴、肾阳。肾阴是指肾中精气对各脏腑组织器官起滋养濡润作用的生理效应。肾阳指肾中精气对各脏腑组织器官起推动温煦作用的生理效应。

病理表现:①肾中精气不足,可导致生长发育障碍,生殖繁衍能力减弱,发生某些遗传性或先天性疾病。②肾阴阳失调,肾阳虚可致虚寒证,肾阴虚可致虚热证。

2.肾主水液

肾主水液指肾主持和调节人体的水液代谢平衡。人体代谢水液经三焦下行归肾,肾将含废物成分多的水液下注膀胱。通过肾及膀胱气化作用而排出体外,以维持体内水液代谢的平衡。

病理表现:肾气(阳)虚(肾气不化)可致气化失常,导致水液代谢障碍,津液停滞,尿少,痰饮水肿,癃闭;津液流失(肾气不固),尿频,尿多。

3.肾主纳气

肾主纳气指肾具有摄纳肺所吸入的清气,以防止呼吸表浅的作用。

病理表现:呼吸表浅微弱,呼多吸少,动辄气喘。

三、六腑

(一)胆的生理功能

(1)藏泻精汁助消化。

(2)主决断,指胆在精神意识活动中具有准确判断做出决定的作用。

(二)胃的生理功能

1.主受纳,腐熟水谷

主受纳,腐熟水谷指胃具有接受容纳饮食物,消化饮食物成为食糜,吸收水谷精微和津液的功能。

2.胃主通降,以通降为和

胃主通降,以通降为和指胃气下行降浊特点而言,主要是指胃受纳水谷并将食糜下传入小肠的作用,同时也概括了胃气协助小肠将食物残渣下传入大肠协助大肠传化糟粕的功能。

(三)小肠的生理功能

1.主受盛化物

主受盛化物指小肠具有接受由胃下降的食糜并将其进一步消化,化为水谷精微的功能。

2.主分清别浊

主分清别浊指小肠将食糜进一步分别为水谷精微,津液和食物残渣,剩余水分的功能。

(四)大肠的生理功能

主传化糟粕,具有接受食物残渣,吸收水分,将食物残渣化为粪便,排除大便的功能。

(五)膀胱的主要生理功能

膀胱的主要生理功能是贮藏津液排泄小便。

(六)三焦的概念及生理功能

三焦的概念其一是指脏腑的外围组织,是分布于胸腹腔的大腑,又称孤腑,其主要功能如下。①通行元气:元气通过三焦而至五脏六腑,推动和激发各脏腑生理功能活动。②决渎行水:具有疏通水道,通行水液的功能,是水液、津液运行输布的道路。

三焦的概念其二是指人体上中下三个部位及其相应脏腑功能的概括。上焦指横膈以上,即心、肺、心包络、头面部、上肢。中焦指横膈以下脐以上,包括脾、胃、肝脏等。下焦指脐以下,包括肝、肾、大小肠、膀胱、精室、子女胞、下肢。其中肝按功能特点可划归下焦,按部位分类划归中焦。三焦的主要生理功能:“上焦如雾”,指上焦心肺布散全身津液,营养周身的作用,如同雾露弥散一样。“中焦如沤”,是指中焦脾胃消化饮食物,吸收水谷精微,津液的作用,如同酿酒一样。“下焦如渎”,是指胃、大肠、小肠,膀胱传导糟粕,排泄废物作用,如同沟渠必需疏通流畅。

四、脏与脏之间的关系

(一)心和肺

心和肺主要表现在气血互根互用。肺主气司呼吸,生成宗气,主宣降,肺朝百脉,助心行血,促进心主血脉的生理功能。心行血,肺脏得养,血为清气载体而布散全身,促进肺主宣降的生理功能。

(二)心和脾

心和脾主要表现在血液的化生、运行上的相辅相成。脾运化水谷精微,则心血充盈。心脏化赤生血,则脾得血养。脾主统血,防止血逸脉外,心气维持心脏的正常搏动,推动血行脉中。

(三)心和肝

心和肝主要反映在血液运行,精神活动的相辅相成。心气维持心脏的正常活动;肝主疏泄则气机条畅,促进血液运行,肝主藏血,调节人体部分血量,有助于血液的正常运行。在精神活动方面，心藏神，产生和主宰人的精神活动，调节人体脏腑生理功能，肝主疏泄，调畅人的精神情志活动，肝藏魂，主谋虑。

（四）心和肾

心和肾主要表现在心肾相交。肾阴上济于心，以滋心阴，则心火不亢，心火下降于肾，以温肾阳，则肾水不寒。

（五）肺与脾

肺与脾主要表现在气的生成，津液输布代谢的协同作用。脾为生气之源，脾主运化水谷精微功能旺盛，则水谷精气来源充足。肺为主气之枢，肺在自然界中吸入清气和脾主运化水谷精气，合称宗气。肺的宣降作用推动全身气血正常运行。在代谢方面，脾主运化水液，上输布于肺，经肺的宣降而输布全身，肺主宣降，通调水道，防止内湿痰饮。

（六）肺与肝

肺与肝主要表现在气机升降协调，气血运行的协同作用。肺主肃降，肝主升发，升降相因，则气机协调，肺朝百脉助心行血，促进气血运行，肝主疏泄，气机条畅，促进血液运行，肝主藏血，调节血量，有助于血液的正常运行。

（七）肺与肾

肺与肾主要表现在水液代谢，呼吸运动。脏阴互资的协同作用。肾主水液，升清降浊，肺主宣发肃降，通调水道，维持水液代谢平衡。肺司呼吸，肺主气，肾主纳气，摄纳肺从自然界吸入之清气，防止呼吸表浅，肾阴是一身阴液之根本，肾阴充养肺阴，肺主肃降下输清气，水谷精气，滋养肾阴。

（八）肝与脾

肝与脾主要表现在对饮食物消化。血液的生成运行方面的协同作用："土得木而达"，脾属土，肝属木，肝主疏泄，气机条畅，促进脾纳腐运化，促进脾升胃降，疏泄胆汁，进入小肠，有助消化。"木赖土以培之"，脾胃功能健旺，气血生化有源，促进肝藏血，藏魂。脾主运化水谷精微，气血生成有源，肝主疏泄，气机条畅，促进血液运行，肝主藏血，调节血量。脾主统血，防止血逸脉外。

（九）肝与肾

肝与肾主要表现在肝肾同源。肝藏血，肾藏精，精血同源于水谷精微，且精血互化。

（十）脾与肾

脾与肾主要表现在水液代谢中的协同作用（见前述）和先后天的资生促进作用。肾阳温煦脾阳，脾运化水谷精微充养肾精。

由于六腑是以传化物为其生理特点，故六腑之间的相互关系主要体现于饮食物的消化吸收和排泄过程中的相互联系和密切配合。

五脏与六腑之间的关系，实际上就是阴阳表里的关系，由于脏属阴，腑属阳，脏为里，腑为表，一脏一腑，一阴一阳，一里一表，相互配合，并有经脉相互络属，从而构成脏腑之间的密切联系。

（王　允）

第四节　经络学说

经络是经脉和络脉的总称，是人体运行全身气血，联络脏腑形体官窍，沟通上下内外的通道。

经络学说是研究人体经络系统的组织结构，生理功能，病理变化及其与脏腑形体官窍，气血津液等相互关系的学说，是中医理论体系的重要组成部分。

一、经络系统

经脉是人体气血循行的主要通道，经脉包括十二正经，奇经八脉和十二经别。经脉有固定的循行路线，且循行部位一般较深，多纵行分布于人体上下。十二正经包括手、足三阴经和手、足三阳经。奇经包括督脉、任脉、冲脉、带脉、阴跷脉、阳跷脉、阴维脉、阳维脉，十二经别是十二经脉的较大分支，起于四肢，循行于脏腑深部，上出于颈项浅部。

络脉也是经脉的分支，但多无一定的循行路径，纵横交错，网络全身，多布于人体浅表。络脉有别络，浮络和孙络之分，其中别络的主要功能是加强相为表里的两条经脉之间在体表的联系。

经脉外连经筋和皮部，经脉络脉内络属脏腑，联系全身的组织、器官，散布于体表各处，同时深入体内，连属各个脏腑。经络的基本生理功能是运行全身气血，营养脏腑组织，联络脏腑器官，沟通上下内外，感应传导信息，调节功能平衡。

二、十二经脉

(一)经脉的命名与分布

经脉的命名主要是根据阴阳、手足、脏腑三个方面而定的。人体各部位按阴阳分类，脏为阴，腑为阳，内侧为阴，外侧为阳，手经循于上肢，足经循于下肢。阴经属脏，循行于四肢内侧，阳经属腑，循行于四肢外侧。

十二经脉命名及分布规律见表1-4。

表1-4　十二经脉命名及分布规律

			（前）	（中）	（后）
	阴经	手	肺	心包	心
		（内侧）	太阴	厥阴	少阴
		足	脾	肝	肾
十二经脉					
		手	大肠	三焦	小肠
	阳经	（外侧）	阳明	少阳	太阳
		足	胃	胆	膀胱

(二)走向规律

手之三阴，从胸走手；手之三阳，从手走头；足之三阳，从头走足；足之三阴，从足走腹胸。阴经向上，阳经向下。

(三)交接规律

阴阳经交于四肢末端，阳经交于头面部，阴经交于内脏，即手三阴经与手三阳经交于上肢末端，手三阳经与足三阳经交于头面部，足三阳经与足三阴经交于下肢末端，足三阴经与手三阴经交于内脏。

(四)表里关系

主要与脏腑的表里关系有关，如手太阴肺经，属肺络大肠，手阳明大肠经，属大肠络肺，其特点是四肢内外侧相对的两条经互为表里。如手太阴肺经分布于上肢内侧前部，手阳明大肠经分布于上肢外侧前部。

(五)流注次序

手太阴肺经→食指端→手阳明大肠经→鼻翼旁→足阳明胃经→足大趾端→足太阴脾经→心中手少阴心经→小指端→手太阳小肠经→目内眦→足太阳膀胱经→足小指端→足少阴肾经→胸中→手厥阴心包经→无名指端→手少阳三焦经→目外眦→足少阳胆经→足大趾→足厥阴肝经→肺中→手太阴肺经。

三、奇经八脉

奇经八脉是督、任、冲、带、阴跷、阳跷、阴维、阳维脉的总称。其主要功能是可加强十二经脉之间的联系，调节十二经脉气血，参与肝、肾、女子胞、脑、髓等重要脏器生理功能。其中督脉为阳脉之海，总督一身之阳经。任脉为阴脉之海，总督一身之阴经，冲脉为血海，调节十二经脉气血。

(王　允)

第二章

中医病理观

第一节　病　　因

病因是指能影响和破坏人体阴阳相对平衡协调状态，导致疾病发生的各种原因，又称致病因素。病因学说是研究致病因素的致病性质和特点，以及引起疾病后的典型临床表现的学说。病因学说的特点是辨证求因和审因论治。

在中医学术发展过程中，历代医家从不同的角度，对病因提出了不同的分类方法。

“淫生六疾”。秦国名医医和提出的“六气致病”说，被称为病因理论的创始。如《左传・昭公六年》：“六气，曰阴、阳、风、雨、晦、明也……阴淫寒疾，阳淫热疾，风淫末疾，雨淫腹疾，晦淫惑疾，明淫心疾。”

阴阳分类。《内经》以阴阳为总纲，对病因进行分类。《素问・调经论》：“夫邪之生也，或生于阴，或生于阳。其生于阳者，得之风雨寒暑；其生于阴者，得之饮食居处，阴阳喜怒。”《内经》将病因明确分为阴阳两大类，将来自自然界气候异常变化，多伤人外部肌表的，归属于阳；将饮食不节，居处失宜，起居无常，房事失度，情志过极，多伤人内在脏腑精气的，归属于阴。

三种致病途径。东汉时期张仲景以外感六淫为病因，脏腑经络分内外，将病因与发病途径相结合进行研究。《金匮要略・脏腑经络先后病脉证》：“千般疢难，不越三条：一者，经络受邪入脏腑，为内所因也；二者，四肢九窍，血脉相传，壅塞不通，为外所中也；三者，房室、金刃、虫兽所伤。以此详之，病由都尽。”张仲景的病因分类法，对后世影响极大，并沿用了相当长的时间。如晋代葛洪《肘后备急方・三因论》：“一为内疾，二为外发，三为它犯。”

三因分类。宋代陈无择在《金匮要略》的基础上明确提出了“三因学说”。认为六淫邪气侵犯为外所因，七情所伤为内所因，饮食劳倦、跌仆金刃及虫兽所伤等为不内外因。由于陈氏比较全面地概括了各种致病因素，分类也比较合理，故对宋以后的病因研究起到了很大的推动作用。《三因极一病证方论》：“六淫，天之常气，冒之则先自经络流入，内合于脏腑，为外所因；七情，人之常性，动之则先自脏腑郁发，外形于肢体，为内所因；其如饮食饥饱，叫呼伤气，尽神度量，疲极筋力，阴阳违逆，乃至虎狼毒虫，金疮踒折，疰忤附着，畏压溢溺，有悖常理，为不内外因。”

致病因素多种多样，诸如气候异常、戾气传染、七情内伤、饮食失宜、劳逸失度、持重努伤、跌仆金刃、外伤及虫兽所伤等，均可成为病因而导致疾病的发生。

在疾病发展过程中，原因和结果是相互作用的，某一病理阶段中的结果，可能会成为下一个

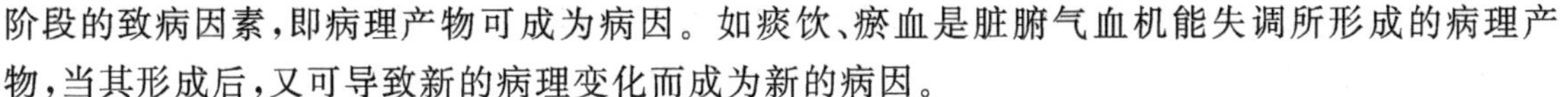

阶段的致病因素，即病理产物可成为病因。如痰饮、瘀血是脏腑气血机能失调所形成的病理产物，当其形成后，又可导致新的病理变化而成为新的病因。

一、六淫

（一）六淫的基本概念

1.六淫

六淫是指风、寒、暑、湿、燥、火六种外感性致病因素的总称。“淫”，有太过和浸淫之意。六淫可以理解为六气太过，或是令人发病的六气。六淫之名，首见于《三因极一病证方论》，可能是由医和的“淫生六疾”和《素问·至真要大论》的“风淫于内”“热淫于内”“湿淫于内”“火淫于内”“燥淫于内”“寒淫于内”概括而来。

2.六气

六气是指风、寒、暑、湿、燥、火六种正常的气候变化。《素问·至真要大论》的“六气分治”，是指一岁之内，六气分治于四时。六气是万物生长变化的最基本条件，也是人体赖以生存的必要条件。六气对人体是无害的，六气一般不致病。《素问·宝命全形论》：“人以天地之气生，四时之法成。”

3.六气转化为六淫的条件

六气异常变化：六气太过或不及，六气变化过于急骤，非其时而有其气，或“至而不至”，或“至而太过”，或“至而不及”等。正气不足：六气异常，若逢人体正气不足，抵抗力下降，就会侵犯人体，引起疾病发生而成为致病因素。

（二）六淫致病的共同特点

(1)六淫致病多与季节气候和居处环境有关。六淫为六气的太过或不及，而六气变化，有一定的季节性，所以，六淫致病与季节有关。如春季多风病，夏季多暑病，长夏多湿病，秋季多燥病，冬季多寒病。因六淫致病与时令气候变化有关，故又称“时令病”。此外，久居湿地或长期水中作业，则易患湿病；而长期高温环境下作业，则易患燥热或火邪为病。

(2)六淫邪气既可单独侵袭人体而致病，也可两种或两种以上共同侵犯人体而致病。如风寒感冒、湿热泄泻、暑湿感冒等为两种邪气共同致病，痹证则为风寒湿三邪相并侵犯人体而致病。

(3)六淫邪气侵犯人体后，病证的性质可随病情的发展和体质的不同，而发生转化。如病情发展，寒邪入里化热，湿郁化火，暑湿日久化燥伤阴等。而体质不同，病性也可从阳化热，或从阴化寒。

(4)六淫邪气侵犯人体的途径为肌表或口鼻，因邪从外来，多形成外感病，故六淫又有“外感六淫”之称。

（三）六淫邪气各自的性质和致病特点

1.风

风虽为春季主气，但四季皆可有风，故风邪引起的疾病虽以春季为多，但其他季节亦均可发生。风邪的性质和致病特点如下。

(1)风为阳邪，其性开泄，易袭阳位：风性主动，具有升发向上的特性，所以风属于阳邪。其性开泄，是指风邪侵犯人体，留滞体内，易引起腠理疏泄开张，表现出汗出恶风的症状。阳位是指头面部，因风邪具有升发向上的特性，所以风邪侵袭，常伤及人体的头面部，出现头昏头沉、鼻塞流涕、咽痒咳嗽等症状。

《素问·风论》:“风气藏于皮肤之间,内不得通,外不得泄。腠理开则洒然寒,闭则热而闷。”《素问·太阴阳明论》:“故犯贼风虚邪者,阳先受之”,“伤于风者,上先受之”。

(2)风性善行而数变:“善行”,是指风邪致病具有病位游移、行无定处的特性。例如,风邪偏盛所致的痹证,以游走性关节疼痛,痛无定处为特点,风邪为主引起的痹证又称为“行痹”或“风痹”。“数变”,是指风邪致病具有变幻无常和发病迅速的特性,如风疹就有皮肤红斑发无定处,此起彼伏,瘙痒难忍的特点。另外,由风邪所致的外感疾病,一般也多有发病急、传变快的特点。

《素问·风论》:“风者,善行而数变。”《景岳全书·卷十二》:“风气胜者为行痹。盖风者善行而数变,故其为痹,则走注历节,无有定所,是为行痹,此阳邪也。”

(3)风为百病之长:是指风邪为六淫病邪中最主要和最常见的致病因素。寒、暑、湿、燥、火诸邪多依附于风而侵犯人体,风邪为外邪致病的先导。另外,风邪致病可以全兼其他五邪,如兼寒为风寒,兼暑为暑风,兼湿为风湿,兼燥为风燥,兼火为风火,而其他五邪则不可全兼。

《素问·风论》:“风者,百病之长也。至其变化,乃为他病也。无常方,然致有风气也。”

《临证指南医案·卷五》:“盖六气之中,惟风能全兼五邪,如兼寒曰风寒,兼暑曰暑风,兼湿曰风湿,兼燥曰风燥,兼火曰风火。盖因风能鼓荡此五气而伤人,故曰百病之长也。其余五气,则不能互相全兼。”

2.寒

寒为冬季主气,寒邪致病多见于严冬。但盛夏之时人们贪凉饮冷,所以也容易受到寒邪侵袭。

寒邪为病有内寒与外寒之分。内寒是指阳气不足,温煦功能减退,寒由内生的病理变化。外寒指寒邪侵犯人体,寒从外来的病理变化。外寒又分为伤寒和中寒。伤寒是指寒邪损伤肌表,郁遏卫阳的病理变化;中寒是指寒邪直接侵犯脏腑,伤及脏腑阳气的病理变化。外寒与内寒既有区别,又有联系。阳虚内寒之体,容易感受外寒;而外来寒邪侵入机体,日久不散,又能损伤阳气,导致内寒。

寒邪的性质及致病特点如下。

(1)寒为阴邪,易伤阳气:寒为自然界阴气盛的表现,故其性属阴。阴阳之间存在着对立制约的关系,若阴阳处于正常状态,能够相互制约,则机体阴阳平衡。

若阴寒偏盛,对阳气的制约加强,就会损伤阳气,引起阳气不足。故《素问·阴阳应象大论》说“阴胜则阳病”。例如,外寒侵袭肌表,卫阳被遏,就会出现恶寒;寒邪直中脾胃,损伤脾胃阳气,就会出现脘腹冷痛,呕吐,腹泻等症;若心肾阳虚,寒邪直中少阴,就会出现恶寒,手足厥冷,下利清谷,小便清长,精神萎靡,脉微细等症。

(2)寒性凝滞:凝滞,凝结、阻滞之意。气血津液之所以能运行不息,通畅无阻,全赖一身阳和之气的温煦推动。阴寒之邪侵袭人体,损伤阳气,就会影响气血运行,导致气血阻滞不通,不通则痛,故寒邪伤人多见疼痛症状。例如,寒邪偏盛所致的痹证,以关节剧烈疼痛为特点,寒邪为主引起的痹证又称为“痛痹”“寒痹”。

《素问·痹论》:“寒气胜者为痛痹。”寒邪侵犯肌表会出现全身疼痛,寒邪直中脾胃会出现脘腹冷痛。

《素问·举痛论》:“经脉流行不止,环周不休。寒气入经而稽迟,泣(通涩)而不行,客于脉外则血少,客于脉中则气不通,故卒然而痛。”《素问·痹论》:“痛者,寒气多也,有寒故痛也。”

(3)寒性收引:收引,收缩牵引之意。寒性收引是指寒邪侵袭人体,会引起气机收敛,腠理、经络、筋脉收缩挛急。

《素问·举痛论》:“寒则气收。”例如,寒邪侵袭肌表,腠理闭塞,卫阳被遏不得宣泄,就会出现无汗发热;寒客血脉,则气血凝滞,血脉挛缩,可见头身疼痛,脉紧;寒客经络关节,经脉拘急收引,则可使肢体屈伸不利,或冷厥不仁。

3.暑

暑为夏季的主气,为火热之气所化。《素问·五运行大论》:“在天为热,在地为火,其性为暑。”

暑邪致病有明显的季节性,《素问·热论》:“先夏至日者为病温,后夏至日者为病暑。”

暑邪的性质及致病特点如下。

(1)暑为阳邪,其性炎热:暑为火热之气所化,具有酷热之性,火热属阳,故暑为阳邪。炎热是指温热上炎,所以暑邪伤人,多出现一系列阳热症状,如壮热、脉象洪大等。暑邪上扰于面,出现面赤;扰乱心神,出现心烦,甚则神昏。

(2)暑性升散,耗气伤津:暑为阳邪,阳性升发,暑邪侵犯人体,直入气分,可致腠理开泄,迫津外泄,所以暑邪侵犯人体可引起大汗出。汗为津液所化,汗出过多,则耗伤津液,津液亏损,可出现口渴喜饮、尿赤短少等。由于津能载气,在大量汗出的同时,气随汗泄,引起气虚,可出现气短乏力、声低懒言等。

(3)暑多夹湿:是指暑邪侵犯人体容易兼夹湿邪。盛夏之季,气候炎热,雨水较多,热蒸湿动,湿邪弥漫,故暑邪为病,常兼夹湿邪侵犯人体。其临床表现,除发热,心烦,口渴喜饮等暑邪致病的症状外,常兼见四肢困倦,胸闷呕恶,脘痞腹胀,大便溏泻不爽等湿阻症状。

4.湿

湿为长夏主气。夏秋之交,阳热下降,水气上腾,氤氲熏蒸,潮湿弥漫,故湿邪致病多见于长夏季节。另外,久居湿地、涉水淋雨或长期水下作业,也易罹患湿病。

湿邪为病,有内湿与外湿之分。内湿是指脾失健运,水湿停聚,湿由内生所形成的病理变化。外湿则多由气候潮湿,居处潮湿,湿邪侵袭人体,湿从外来所致的病理变化。

外湿和内湿虽有不同,但在发病过程中常相互影响。伤于外湿,湿邪困脾,健运失职则易形成内湿;而脾阳虚损,水湿不化,也易招致外湿的侵袭。

湿邪的性质及致病特点如下。

(1)湿为阴邪,易阻遏气机,损伤阳气:湿性类水,水为阴之征兆,故湿为阴邪。湿为有形之邪,侵及人体,留滞于脏腑经络,最易阻遏气机,使气机升降失常,经络阻滞不畅。湿邪侵犯人体,弥漫三焦。上焦气机不畅,可出现胸闷不适;中焦气机不畅,则见恶心呕吐,脘痞腹胀;下焦气机不畅,则见小便短涩,大便不爽等。由于湿为阴邪,阴胜则阳病,故其侵犯人体,最易损伤阳气。脾为阴土,喜燥而恶湿,故湿邪外感,留滞体内,常先困脾,而使脾阳不振,运化无权,水湿停聚,发为腹泻、尿少、水肿、腹水等。

(2)湿性重浊:重,沉重或重着之意。湿性重是指湿邪侵犯人体,可引起带有沉重感的症状。如头重如裹,周身困重,四肢酸懒沉重等。湿邪偏盛所致的痹证,以关节疼痛重着为特点,湿邪为主引起的痹证又称为“着痹”或“湿痹”。浊,秽浊或混浊之意。湿性浊是指湿病患者的分泌物、排泄物多秽浊不清。如面垢眵多、大便溏泻、下痢黏液脓血、小便浑浊、妇女白带过多、湿疹浸淫流水等。

(3)湿性黏滞:黏滞,即黏腻停滞。湿性黏滞,主要表现在两个方面:一是指湿病患者分泌物、排泄物的排出多黏滞不爽，如小便不畅，大便不爽等。二是指湿邪为病多缠绵难愈，病程较长或反复发作，如湿痹、湿疹、湿温等。

（4）湿性趋下，易袭阴位：阴位是指二阴和下肢。湿性类水，水曰润下，湿邪有趋下的特性，故湿邪为病多见下部的症状。如淋浊、带下、泻痢等病证，多由湿邪下注所致。

5.燥

燥为秋季主气。秋气当令，天气敛肃，空气中缺乏水分濡润，因而出现秋凉而劲急干燥的气候。

由于燥邪兼夹的邪气不同，所以燥病有温燥、凉燥之分。初秋之时，有夏末之余热，燥与温热相合侵犯人体，则多见温燥病证；深秋之季，有近冬之寒气，燥与寒邪相合侵犯人体，故多见凉燥病证。

燥邪的性质及致病特点如下。

（1）燥性干涩，易伤津液：燥邪为干涩之邪，故外感燥邪最易耗伤人体的津液，造成阴津亏虚的病变。津液受损，滋润濡养功能减退，肌表孔窍失养，可见口鼻干燥，咽干口渴，皮肤干涩，毛发不荣，小便短少，大便干结等症。

（2）燥易伤肺：肺外合皮毛，开窍于鼻；肺为娇脏，喜润而恶燥。燥邪伤人，多从口鼻而入，燥与肺又同属金令，故燥邪袭人最易伤及肺脏，出现干咳少痰，或痰液胶黏难咯，或痰中带血，以及喘息胸痛等症。

6.火

火、热、温三者均为阳盛所生，故火热温经常并称。

火、热、温性质相同，程度有别。热为温之渐，火为热之极；热多属外淫，如风热、暑热、湿热之类；火多由内生，如心火上炎、肝火亢盛、胃火上炎之类。火热为病亦有内外之分，属外感者，多是直接感受温热邪气之侵袭；属内生者，多由脏腑阴阳气血失调，阳气亢盛而成。

火热邪气的性质和致病特点如下。

（1）火热为阳邪，其性炎上：火热之性，燔灼焚焰，升腾向上，故属于阳邪。火热伤人，多见高热、恶热、汗出、脉洪数等症。因其炎上，故火热阳邪常可上炎扰乱神明，出现心烦失眠，狂躁妄动，神昏谵语等症。火热病证，也多表现在人体的头面部位，如心火上炎出现口舌生疮，肝火上炎出现目赤肿痛，胃火上炎出现齿龈肿痛。

（2）火热易伤津耗气：伤津是指损伤津液。火热之邪，侵袭人体，迫津外泄，消灼阴液，使人体阴津耗伤，出现口渴喜饮，咽干舌燥，小便短赤，大便秘结等津伤之症。耗气是指损伤气。火热之邪，侵袭人体，阳热亢盛，“壮火食气”，所以火热之邪易于损伤气，出现气短乏力，懒言声低。

（3）火热易生风动血：生风又称动风，是指以动摇不定症状为主要临床表现的病理变化。火热之邪侵袭人体，燔灼肝经，劫耗阴液，筋脉失养，致肝风内动，称为“热极生风”，临床表现为高热，神昏谵语，四肢抽搐，目睛上视，颈项强直，角弓反张等。动血是指引起出血，火热之邪侵入血中，迫血妄行，灼伤脉络，可引起各种出血，如吐血、衄血、便血、尿血、皮肤发斑及妇女月经过多、崩漏等。

（4）火热易致肿疡：火热之邪入于血分，聚于局部，腐蚀血肉，致血腐肉烂，可发为痈肿疮疡。《医宗金鉴・外科心法要诀》：“痈疽原是火毒生。”

（5）火热易扰心神：火热与心相应，心藏神，故火热邪气侵犯人体，易扰乱心神，引起神志不安，烦躁，或谵妄发狂，或昏迷等。

二、疠气

(一)疠气的概念

疠气是一类具有强烈传染性的外感病邪。疠气又称瘟疫之气、戾气、乖戾之气等。

(二)疠气的致病特点

发病急骤、病情较重、症状相似,传染性强、易于流行。

(三)疫疠发生与流行的因素

(1)气候因素:自然气候的反常变化,如久旱、酷热、湿雾瘴气等。

(2)环境和饮食:如空气、水源,或食物受到污染。

(3)没有及时做好预防隔离工作。

(4)社会影响。

三、内伤七情

(一)内伤七情的概念

七情是指喜、怒、忧、思、悲、恐、惊七种情志活动,是人体对客观事物的反映。正常的情志活动一般不会引起疾病,而突然、剧烈或长期持久的情志刺激,超过了人体的正常生理活动范围,使人体气机紊乱,脏腑阴阳气血失调,就会导致疾病的发生,而成为致病因素。

七情致病首先影响内脏,引起内脏的病变,是造成内伤病的主要致病因素,故称内伤七情。

(二)七情与内脏气血的关系

人体的情志活动与内脏有密切的关系,情志活动是以五脏精气为物质基础的。《素问·阴阳应象大论》说:“人有五脏化五气,以生喜怒悲忧恐。”心在志为喜,肝在志为怒,脾在志为思,肺在志为忧,肾在志为恐。所以,五脏功能正常,情志活动就正常,五脏功能异常,情志活动就出现异常。当情志变化成为致病因素时,便会直接损伤内脏,引起内脏的病变。如“怒伤肝”“喜伤心”“思伤脾”“忧伤肺”“恐伤肾”。

气血是情志活动的物质基础,气血正常,情志活动就正常,气血异常,情志活动也会异常。如《素问·调经论》说:“血有余则怒,不足则恐。”当情志变化成为致病因素时,就会影响气血,导致气血失常。

(三)内伤七情致病特点

1.直接伤及内脏

七情与五脏有着密切的关系,所以七情内伤致病便会直接损伤内脏,影响脏腑功能。如《素问·明阳应象大论》所说的“怒伤肝”“喜伤心”“思伤脾”“忧伤肺”“恐伤肾”等。

尽管不同的情志刺激对内脏有不同的影响,但人体是一个有机的整体,各种情志刺激都与心有关,心是五脏六腑之大主,为精神之所舍,为七情发生之处,所以情志刺激首先伤及心神,心神受损可涉及其他脏腑。

心主血脉,心主藏神;肝主藏血,肝主疏泄,促进气血运行,调畅情志活动;脾主运化,是气机升降的枢纽,为气血生化之源,故情志所伤的病证,以心、肝、脾三脏为多见。

2.影响脏腑气机

(1)怒则气上:是指过度愤怒可使肝气横逆上冲。临床见面红目赤,头胀头痛,呕血咯血,甚则昏厥猝倒。

(2)喜则气缓:包括缓和紧张情绪和引起心气涣散两个方面。在正常情况下,喜能缓和紧张情绪,使营卫通利,心情舒畅。当暴喜过度,成为病因时,可使心气涣散,神不守舍,出现精神不集中,甚则失神狂乱等症状。

(3)悲则气消:是指过度悲伤,可使肺气耗伤出现气短神疲,乏力声低懒言等。

(4)恐则气下:是指恐惧过度,可引起肾气不固,气泄以下,可见二便失禁,骨酸痿软,手足厥冷,遗精等。

(5)惊则气乱:是指突然受惊,可导致心无所倚,神无所归,虑无所定,惊慌失措。

(6)思则气结:是指思虑、焦虑过度,可伤神损脾导致气机郁结。思发于脾而成于心,故思虑过度既可耗伤心血,也会影响脾气,引起心脾两虚,出现心悸,健忘,失眠,多梦,纳呆,乏力,脘腹胀满,便溏等。

3.情志异常波动

情志异常波动,可使病情加重,或使病情恶化。

四、饮食劳逸

(一)饮食失宜

饮食是人类生存和维持健康的必要条件。若饮食失宜,饥饱失常,饮食不洁,或饮食偏嗜便会影响人体生理功能,使气机紊乱或正气损伤,从而引起疾病的发生。饮食物的消化吸收主要与脾胃的功能有关,所以饮食失宜主要损伤脾胃,导致脾胃升降失常,又可聚湿、生痰、化热或变生它病。

1.饥饱失常

饮食应以适量为宜,长期的饥饱失常可引起疾病发生。过饥则摄食不足,气血生化之源匮乏,久之则气血衰少,正气虚弱,抵抗力降低,易于产生疾病。过饱则饮食摄入过量,超过了脾胃的消化、吸收和运化能力,可导致饮食物阻滞,脾胃损伤,出现脘腹胀满,嗳腐泛酸,厌食,吐泻等食伤脾胃病证。因小儿脏腑娇嫩,脾胃之气较成人为弱,故过饱引起的病证,更多见于小儿。婴幼儿食滞日久还可以酿成疳积,出现手足心热、心烦易哭、脘腹胀满、面黄肌瘦等症。经常饮食过量,还可影响气血流通,使筋脉淤滞,引起痢疾或痔疮。过食肥甘厚味,易于化生内热,甚至引起痈疽疮毒等病证。

2.饮食不洁

进食不洁,可引起多种疾病,出现腹痛、吐泻、痢疾等。

3.饮食偏嗜

饮食适宜,才能使人体获得较为全面的营养。若有所偏嗜,过寒过热,或五味偏嗜,则可导致阴阳失调而发生疾病。

(1)饮食偏寒偏热:如多食生冷寒凉,可损伤脾胃阳气,导致寒湿内生,引起腹痛泄泻等症;若偏食辛温燥热,引起胃肠积热,可引起口渴、腹满胀痛、便秘或酿成痔疮。

(2)饮食五味偏嗜:五味与五脏,各有其亲和性。《素问·至真要大论》说:"夫五味入胃,各归所喜攻,酸先入肝,苦先入心,甘先入脾,辛先入肺,咸先入肾。"

如果偏嗜某种食物,日久使该脏机能偏盛,损伤内脏,便可发生多种病变。《素问·至真要大论》:"久而增气,物化之常也。气增而久,夭之由也。"《素问·生气通天论》:"味过于酸,肝气以津,脾气乃绝;味过于咸,大骨气劳,短肌,心气抑;味过于甘,心气喘满,色黑,肾气不衡;味过于

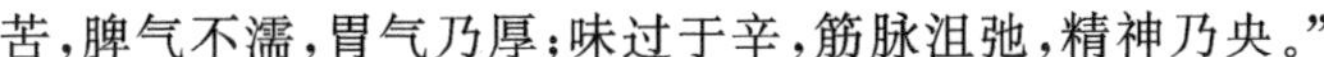

苦，脾气不濡，胃气乃厚；味过于辛，筋脉沮弛，精神乃央。”

《素问·五藏生成篇》：“多食咸，则脉凝泣而变色；多食苦，则皮槁而毛拔；多食辛，则筋急而爪枯；多食酸，则肉胝皱而唇揭；多食甘，则骨痛而发落。”

(二)劳逸所伤

适度的劳动和锻炼，有助于气血流通和脾胃的运化，有增强体质、强身去病的作用。必要的休息，可以消除疲劳，恢复体力，有利于健康。所以，《黄帝内经·素问》提出了既要“不妄作劳”，又要“常欲小劳”的养生之道。若长时间的过度劳累，或过度安逸，影响脏腑功能和气血运行，就会成为致病因素而使人发病。

1.过劳

过劳是指过度劳累。包括劳力过度、劳神过度和房劳过度三个方面。

(1)劳力过度，是指较长时间的体力劳动太过。劳力过度则伤气，久之则气少力衰，神疲消瘦。《素问·举痛论》的“劳则气耗”和《素问·宣明五气篇》的“久立伤骨，久行伤筋”，即指此而言。

(2)劳神过度，是指较长时间的脑力劳动太过。由于脾在志为思，而心主血藏神，所以劳神过度，可耗伤心血，损伤脾气，引起心脾两虚，出现心神失养的心悸，健忘，失眠，多梦及脾不健运的纳呆，乏力，腹胀，便溏等。

(3)房劳过度，是指较长时间的性生活不节，房事过度。由于肾为封藏之本，主藏精，主生殖，所以房劳过度会耗泄肾精，引起腰膝酸软，眩晕耳鸣，精神萎靡，性功能减退，遗精，早泄，或阳痿等。

2.过逸

过逸是指长时间不进行身体活动，过度安闲。适当的身体活动，可以增强脾胃运化功能，使气血生化有源，并促进气血运行。若长期不从事体育锻炼，不仅影响脾胃运化，导致气血乏源，还可影响气血运行，使气血郁滞不畅。气血是构成人体和维持生命活动的基本物质，气血失和，便可继发多种疾病。

五、痰饮瘀血

(一)痰饮

1.痰饮的概念

痰饮是水液代谢障碍形成的病理产物。一般以较稠浊的为痰，清稀的为饮。痰可分为有形之痰和无形之痰。有形之痰是指咯吐出来有形可见的痰液。无形之痰是指瘰疬、痰核和停滞在脏腑经络等组织中而未见咯吐痰液的病证。饮形成后停留于人体的局部，因其停留的部位及症状不同而有不同的名称，如《金匮要略》的“痰饮”“悬饮”“溢饮”“支饮”等。

2.痰饮的形成

痰饮是水液代谢障碍形成的病理产物，水液代谢是一个复杂的生理过程，与肺、脾、肾、三焦以及肝、膀胱等脏腑的功能活动有关。由于肺主宣降，通调水道，敷布津液；脾主运化，运化水液；肾阳主水液蒸化；三焦为水液代谢之道路，所以水液代谢与肺、脾、肾及三焦的关系尤为密切。若外感六淫、内伤七情或饮食劳逸等致病因素侵犯人体，使肺、脾、肾及三焦等脏腑气化功能失常，影响及水液代谢，引起水液代谢障碍，便可形成痰饮。

3.痰饮的病证特点

痰饮形成之后，由于停滞的部位不同，病证特点也各不相同。阻滞于经脉的，可影响气血运行和经络的生理功能。停滞于脏腑的，可影响脏腑的功能和气的升降。

痰的病证特点：痰滞在肺，可见喘咳咳痰；痰阻于心，影响及心血，则心血不畅，可见胸闷胸痛；影响及心神，若痰迷心窍，则可见神昏、痴呆；若痰火扰心，则可见狂乱；痰停于胃，胃失和降，可见恶心呕吐，胃脘痞满；痰在经络筋骨，则可致瘰疬痰核，肢体麻木，或半身不遂，或成阴疽流注等；痰浊上犯于头，可致头晕目眩；痰气交阻于咽，则形成咽中如有物阻，吐之不出，咽之不下的“梅核气”。

饮的病证特点：饮在肠间，则肠鸣沥沥有声；饮在胸胁，则胸胁胀满，咳唾引痛；饮在胸膈，则胸闷、咳喘，不能平卧，其形如肿；饮溢肌肤，则见肌肤水肿，无汗，身体疼重。

（二）瘀血

1.瘀血的概念

瘀血是指血行不畅，或停滞于局部，或离经之血积存体内不能及时消散所形成的病理产物。

2.瘀血的形成

由于血液运行与五脏、气、津液、温度等很多因素有关，所以引起瘀血的原因也是较为复杂的。主要有以下五个方面。

（1）气虚引起血瘀：气为血帅，血液的运行必须依赖着气的推动作用。气虚行血无力，血行迟缓而瘀滞。

（2）气滞引起血瘀：气停留阻滞于局部，不能行血，血液因之而停滞，从而形成瘀血。

（3）血寒引起血瘀：血液得温则行，遇寒则凝。寒性凝滞，侵入血中，则血行迟缓或停滞于局部，形成瘀血。

（4）血热引起血瘀：热入血中，灼伤津液，使得血行迟缓，形成瘀血。或热邪损伤血络，迫血妄行，引起出血，而形成瘀血。

（5）外伤引起血瘀跌扑损伤：造成血离经脉，积存于体内不得消散而形成瘀血。

3.瘀血病证的共同特点

（1）疼痛：其性质多为刺痛，痛处固定不移，拒按，夜间痛甚。

（2）肿块：外伤肌肤局部，可见青紫肿胀；淤积于体内，久聚不散，则可形成癥积，按之有痞块，固定不移。

（3）出血：血色多呈紫黯色，并夹有血块。

（4）望诊方面：久瘀可见面色黧黑，肌肤甲错，唇甲青紫，舌质暗紫，舌边尖部有瘀点、瘀斑。

（5）脉象多见细涩、沉弦或结代等。

4.瘀血的病证特点

瘀血的病证特点因瘀阻的部位和形成瘀血的原因不同而异。常见者为瘀阻于心，影响心主血脉，可见心悸，胸闷胸痛，口唇指甲青紫；瘀血攻心，影响心神，可致发狂；瘀阻于肺，可见胸痛，咳血；瘀阻胃肠，可见呕血，大便色黑如漆；瘀阻于肝，可见胁痛痞块；瘀阻胞宫，可见少腹疼痛，月经不调，痛经，闭经，经色紫黯成块，或见崩漏；瘀阻肢体末端，可成脱骨疽；瘀于肢体肌肤局部，可见局部肿痛青紫。

（王　允）

第二节 病 机

病机，即疾病发生、发展与变化的机制。疾病过程极其复杂，牵涉局部和全身的各个层次，对病机的研究也可以从不同的层面和角度进行，从而形成多层次的病机理论。

第一层次为基本病机，包括邪正盛衰、阴阳失调、精气血津液失常。第二层次是从脏腑、经络等某一系统来研究疾病的发生、发展、变化和结局的基本规律，如脏腑病机、经络病机等。第三层次是研究某一类疾病的发生、发展、变化和结局的基本规律，如六经病机、卫气营血病机和三焦病机等。第四层次是研究某一种病证的发生、发展、变化和结局的基本规律，如感冒的病机、哮证的病机、痰饮的病机、疟疾的病机等。第五层次是研究某一种症状的发生、发展、变化的病机，如疼痛的病机、发热的病机、健忘的病机等。本节仅讨论基本病机。

一、基本病机

基本病机是指机体对于致病因素侵袭所产生的最基本的病理变化，是病机变化的一般规律。基本病机主要包括邪正盛衰、阴阳失调和精气血津液的病理变化，内生“五邪”是在上述病变基础上产生的常见病理状态，有重要临床意义，故一并介绍。

（一）邪正盛衰

邪正盛衰，是指在疾病过程中，机体的抗病能力与致病邪气之间相互斗争中所发生的盛衰变化。

邪气侵犯人体后，正气和邪气即相互发生作用，一方面是邪气对机体的正气起着损害作用；另一方面是正气对邪气的抗御、驱除作用，及正气的康复功能。邪正双方不断斗争的态势和结果，不仅关系着疾病的发生，而且直接影响着疾病的发展和转归，同时也决定病证的虚实变化。从一定意义上来说，疾病过程就是邪正斗争及其盛衰变化的过程。

1.邪正盛衰与虚实变化

在疾病过程中，正气和邪气这两种力量不是固定不变的，而是在其不断斗争的过程中，发生力量对比的消长盛衰变化。一般地说，正气增长而旺盛，则促使邪气消退；反之，邪气增长而亢盛，则会损耗正气。随着体内邪正的消长盛衰变化，形成了疾病的虚实病机变化。

(1)虚实病机。《素问·通评虚实论》说：“邪气盛则实，精气夺则虚。”虚和实是相比较而言的一对病机概念。

实指邪气盛，是以邪气亢盛为矛盾主要方面的一种病理状态。虽然邪气强盛，而正气未衰，能积极与邪抗争，故正邪相搏，斗争剧烈，反应明显，临床上出现一系列病理性反映比较剧烈的、有余的证候，并表现相应的典型的症状，称为实证。

实证常见于体质壮实的患者外感六淫和疠气致病的初期和中期，或由于湿、痰、水饮、食积、气滞、瘀血等引起的内伤病证。常见壮热、狂躁、声高气粗、腹痛拒按、二便不通、脉实有力、舌苔厚腻等；而内伤病实证则表现为痰涎壅盛、食积不化、水湿泛滥、气滞瘀血等各种病变。

虚指正气不足，是以正气虚损为矛盾主要方面的一种病理反映。亦即机体的正气虚弱，防御能力和调节能力低下，对于致病邪气的斗争无力，而邪气已退或不明显，故难以出现邪正斗争剧烈的病理反映，临床上表现一系列虚弱、衰退和不足的证候，称为虚证。

虚证，多见于素体虚弱，精气不充；或外感病的后期，以及各种慢性病证日久，耗伤人体的精血津液，正气化生无源；或因暴病吐利、大汗、亡血等使正气随津血而脱失，以致正气虚弱，或阴阳偏衰。临床上，虚证常见神疲体倦、面色无华、气短、自汗、盗汗，或五心烦热，或畏寒肢冷，脉虚无力等表现。

(2)虚实变化：邪正的消长盛衰，不仅可以产生比较单纯的虚或实的病理变化，而且在某些病程较长、病情复杂的疾病中，还会出现虚实之间的多种变化，主要有虚实错杂、虚实转化及虚实真假。

虚实错杂：指在疾病过程中，邪盛和正虚同时存在的病理状态。邪盛正伤，或疾病失治、误治，以致病邪久留，损伤人体正气；或因虚体受邪，正气无力祛邪外出；或本已正虚，又兼内生水湿、痰饮、瘀血等病理产物凝结阻滞，都可形成正虚邪实的虚实错杂病变。细分之下，虚实错杂又有虚中夹实和实中夹虚两种情况。

虚中夹实：是指病理变化以正虚为主，又兼有实邪为患的病理状态。如临床上的脾虚湿滞证，由于脾气不足，运化无权，而致湿邪内生，阻滞中焦。临床上既有属脾气虚弱的神疲肢倦、饮食少思、食后腹胀、大便不实等症状，又兼见属湿滞病变的口黏、脘痞、舌苔厚腻等表现。

实中夹虚：指病理变化以邪实为主，又兼有正气虚损的病理状态。如在外感热病发展过程中，由于热邪伤阴，可形成邪热炽盛、阴气受伤的病证。临床表现既有高热气粗、心烦不安、面红目赤、尿赤便秘、苔黄脉数等实热见症，又兼见口渴引饮、气短心悸、舌燥少津等阴气不足症。

另外，从病位来分析虚实错杂的病机，尚有表里、上下等虚实不同的错杂证候，如表实里虚、里实表虚、上实下虚、下实上虚等。

虚实转化：指在疾病过程中，由于邪气伤正，或正虚而邪气积聚，发生病机性质由实转虚或因虚致实的变化。

虚实真假：指在某些特殊情况下，疾病的临床表现可见与其病机的虚实本质不符的假象，主要有真实假虚和真虚假实两种情况。

真实假虚：是指病机的本质为“实”，但表现出“虚”的临床假象。一般是由于邪气亢盛，结聚体内，阻滞经络，气血不能外达所致，故真实假虚又称为“大实有羸状”。如热结胃肠的里热炽盛证，一方面有大便秘结、腹痛硬满、谵语等实热症状，同时因阳气被郁，不能四布，而见面色苍白、四肢逆冷、精神委顿等状似虚寒的假象。再如小儿食积而出现的腹泻，妇科瘀血内阻而出现的崩漏下血等，也属此类。

真虚假实：是指病机的本质为“虚”，但表现出“实”的临床假象。一般是由于正气虚弱，脏腑经络之气不足，推动、激发功能减退所致，故真虚假实证又称为“至虚有盛候”。如脾气虚弱，运化无力，可见脘腹胀满、疼痛(但时作时减)等假实征象。再如老年或大病久病，因气虚推动无力而出现的便秘(大便不干不硬，但排泄无力)，也属此类。

总之，在疾病的发生和发展过程中，病机的虚和实是相对的。由实转虚、因虚致实和虚实夹杂，常常是疾病发展过程中的必然趋势。因此，在临床上不能以静止的、绝对的观点来对待虚和实的病机变化，而应以动态的、相对的观点来分析虚和实的病机。特别在有虚实真假的特殊情况时，必须透过现象看本质，才能不被假象所迷惑，真正把握住疾病的虚实变化。

2.邪正盛衰与疾病转归

在疾病的发生、发展过程中，由于邪正双方的斗争，其力量对比不断发生消长盛衰的变化，这种变化对疾病转归起着决定性的作用。一般而论，正胜邪退，疾病趋向于好转和痊愈；邪胜正衰，则疾病趋向于恶化，甚则导致死亡；若邪正力量相持不下，则疾病趋向迁延或慢性化。

(1)正胜邪退：是指在疾病过程中，正气奋起抗邪，正气渐趋强盛，而邪气渐趋衰减，疾病向好转和痊愈方向发展的一种病理变化，也是在许多疾病中最常见的一种转归。这是由于患者的正气比较充盛，抗御病邪的能力较强，或因为邪气较弱，或因及时、正确的治疗，邪气难以进一步发展，进而促使病邪对机体的侵害作用消失或终止，精气血津液等的耗伤和机体的脏腑、经络等组织的病理性损害逐渐得到康复，机体的阴阳两个方面在新的基础上又获得了相对平衡，疾病即告痊愈。

(2)邪胜正衰：是指在疾病过程中，邪气亢盛，正气虚弱，机体抗邪无力，疾病向恶化、危重，甚至向死亡方面转归的一种病理变化。这是由于机体的正气虚弱，或由于邪气的炽盛，或因失于治疗，或治疗不当，机体抗御病邪的能力日趋低下，不能制止邪气的侵害作用，邪气进一步发展，机体受到的病理性损害日趋严重，则病情因而趋向恶化和加剧。若正气衰竭，邪气独盛，脏腑经络及精血津液的生理功能衰惫，阴阳离决，则机体的生命活动亦告终止。例如，在外感病过程中，“亡阴”“亡阳”等证候的出现，即是正不敌邪，邪胜正衰的典型表现。

(3)邪正相持：指在疾病过程中，机体正气不甚虚弱，而邪气亦不亢盛，则邪正双方势均力敌，相持不下，病势处于迁延状态的一种病理过程。此时，由于正气不能完全祛邪外出，因而邪气可以稽留于一定的部位，病邪既不能消散，亦不能深入传变，故又称之为“邪留”或“邪结”。一般说来，邪气留结之处，即是邪正相搏，病理表现明显之所。疾病随邪留部位的不同而有不同的临床表现。

若正气大虚，余邪未尽，或邪气深伏伤正，正气无力驱尽病邪，致使疾病处于缠绵难愈的病理过程，称为正虚邪恋。正虚邪恋，可视为邪正相持的一种特殊病机，一般多见于疾病后期，且是多种疾病由急性转为慢性，或慢性病久治不愈，或遗留某些后遗症的主要原因之一。

(二)阴阳失调

阴阳失调是由于邪气侵犯人体导致阴阳失去平衡协调而出现的阴阳偏胜、偏衰、互损、格拒、亡失等一系列病理变化。同时，阴阳失调又是脏腑、经络、营卫等相互关系失调及气机升降出入运动失常的概括。本节着重讨论阴阳失调的阴阳偏胜、阴阳偏衰、阴阳互损、阴阳格拒、阴阳亡失机制。

1.阴阳偏胜

阴阳偏胜是指人体阴阳双方中的某一方的病理性亢盛状态，属“邪气盛则实”的实证。

阳邪侵入人体，机体阴气与之相搏，邪胜则病成，可形成阳偏胜；阴邪侵入人体，机体阳气与之抗争，邪胜则病成，可形成阴偏胜。机体的精气血津液代谢失常，“邪”自内生，亦可分阴阳两类，如内寒内湿属阴而内火内热属阳，从而表现为阴偏胜或阳偏胜的病理变化。《素问·阴阳应象大论》说：“阳胜则热，阴胜则寒。”明确地指出了阳偏胜和阴偏胜病机的临床表现特点。

阴阳是相互制约的，一方偏胜必然制约另一方而使之虚衰。阳偏胜伤阴可引起阳盛兼阴虚，进而发展为阴虚的病变；阴偏胜伤阳可导致阴盛兼阳虚，进而发展为阳虚的病变。所以《素问·阴阳应象大论》又说“阳胜则阴病，阴胜则阳病”，指出了阳偏胜或阴偏胜的必然发展趋势。

(1)阳偏胜：即是阳盛，是指机体在疾病过程中，所出现的一种阳气病理性偏盛，功能亢奋，机体反应性增强，热量过剩的病理状态。一般地说，其病机特点多表现为阳盛而阴未虚的实热证。

形成阳偏胜的主要原因：多由于感受温热阳邪，或虽感受阴邪，但从阳化热，也可由于情志内伤，五志过极而化火；或因气滞、血瘀、食积等郁而化热所致。总之，邪从外来则多因感受阳邪；"邪"自内生，则多与气机郁结化火有关。

阳气的病理性亢盛，则以热、动、燥为其特点，故阳气偏胜可见壮热、烦渴、面红、目赤、尿黄、便干、苔黄、脉数等症。如果病情发展，阳热亢盛且明显耗伤机体阴气，病则从实热证转化为实热兼阴亏证，若阴气大伤，病可由实转虚而发展为虚热证。

(2)阴偏胜：即是阴盛，是指机体在疾病过程中所出现的一种阴气病理性偏盛，功能抑制，热量耗伤过多，病理性代谢产物积聚的病理状态。一般地说，其病机特点多表现为阴盛而阳未虚的实寒证。

形成阴偏胜的主要原因：多由于感受寒湿阴邪，或过食生冷，寒邪中阻等，机体阳气难以与之抗争而致阴气的病理性亢盛。阴气的病理性亢盛，则以寒、静、湿为其特点，如形寒、肢冷、蜷卧、舌淡而润、脉迟等，即是阴气偏胜的具体表现。由于阴寒内盛多伤阳气，故在阴偏胜时，常同时伴有程度不同的阳气不足，形成实寒兼阳虚证，若阳气伤甚，病可由实转虚，发展为虚寒证。

2.阴阳偏衰

阴阳偏衰是指人体阴阳双方中的一方虚衰不足的病理状态，属"精气夺则虚"的虚证。

阴气或阳气的某一方减少或功能减退时，则不能制约对方而引起对方的相对亢盛，形成"阳虚则阴盛""阳虚则寒"(虚寒)"阴虚则阳亢""阴虚则热"(虚热)的病理变化。

(1)阳偏衰：即阳虚，是指机体阳气虚损，功能减退或衰弱，代谢减缓，产热不足的病理状态。一般地说，其病机特点多表现为机体阳气不足，阳不制阴，阴气相对偏亢的虚寒证。

形成阳偏衰的主要原因：多由于先天禀赋不足，或后天失养，或劳倦内伤，或久病损伤阳气所致。人体阳气虚衰，突出地表现为温煦、推动和兴奋功能减退。

由于阳气的温煦功能减弱，因而人体热量不足，难以温暖全身而出现寒象，见畏寒肢冷等症。由于阳气的推动作用不足，经络、脏腑等组织器官的某些功能活动也因之而减退，加之温煦不足，则血液凝滞，脉络缩蜷，津液停滞而成水湿痰饮。由于兴奋作用减弱，可见精神不振，喜静萎靡症状。以上便是"阳虚则寒"的主要机制。阳虚则寒，虽也可见到面色㿠白、畏寒肢冷、脘腹冷痛、舌淡、脉迟等寒象，但还有喜静蜷卧、小便清长、下利清谷、脉微细等虚象。所以，阳虚则寒与阴胜则寒，不仅在病机上有区别，而且在临床表现方面也有不同：前者是虚而有寒；后者是以寒为主，虚象不明显。

阳气不足一般以脾肾阳虚衰常见，亦可发于五脏六腑，如心阳、肺阳、肝阳、脾阳、胃阳和肾阳等，皆可出现虚衰病变。肾阳为诸阳之本，"五脏之阳气，非此不能发"，所以肾阳虚衰(命门之火不足)在阳气偏衰的病机中占有极其重要的地位。阳气一般由精血津液中属阳的部分化生，尤其以精血为主要化生之源；故精血大伤，可致阳气化生无源而虚衰，阳不制阴，发为虚寒性病证。

(2)阴偏衰：即阴虚，是指机体阴气不足，阴不制阳，导致阳气相对偏盛，功能虚性亢奋的病理状态。一般地说，其病机特点多表现为阴气不足，阳气相对偏盛的虚热证。

形成阴偏衰的主要原因：多由于阳邪伤阴，或因五志过极，化火伤阴，或因久病伤阴所致。阴偏衰时，主要表现为凉润、抑制与宁静的功能减退，从而出现虚热、失润及虚性亢奋的症状。所谓阴虚则热，即是指阴气不足，不能制阳，阳气相对亢盛，从而形成阴虚内热、阴虚火旺和阴虚阳亢等多种表现。如五心烦热、骨蒸潮热、面红升火、消瘦、盗汗、咽干口燥、舌红少苔、脉细数等，即是阴虚则热的表现。阴虚则热与阳胜则热的病机不同，其临床表现也有所区别：前者是虚而有热；后者是以热为主，虚象并不明显。

阴气不足一般以肾阴亏虚为主，亦可见于五脏六腑，如肺阴、脾阴、胃阴、心阴、肝阴和肾阴，皆可发生亏虚的病变。肾阴为诸阴之本，“五脏之阴气，非此不能滋”，所以肾阴不足在阴偏衰的病机中占有极其重要的地位。阴气一般由精血津液中属阴的部分化生，尤其以津液为主要化生之源，故阳热亢盛，必耗津液而致阴气不足，而津液大伤，又可致阴气化生无源而亏虚，阴不制阳，发为虚热性病证。

3.阴阳互损

阴阳互损是指在阴或阳任何一方虚损的前提下，病变发展影响及相对的一方，形成阴阳两虚的病机。在阴虚的基础上，继而导致阳虚，称为阴损及阳；在阳虚的基础上，继而导致阴虚，称为阳损及阴。阴阳双方之间本来存在着相互依存、相互资生、互为化源和相互为用的关系，一方亏虚或功能减退，不能资助另一方或促进另一方的化生，必然导致另一方的虚衰或功能减退。如唐代王冰注《素问·四气调神大论》说：“阳气根于阴，阴气根于阳，无阴则阳无以生，无阳则阴无以化。”

(1)阴损及阳：是指由于阴精或阴气亏损，累及阳气生化不足或无所依附而耗散，从而在阴虚的基础上又导致了阳虚，形成了以阴虚为主的阴阳两虚病理状态。如肝阳上亢一证，其病机主要为肝肾阴虚，水不涵木，阴不制阳的阴虚阳亢，但病情发展，亦可进一步耗伤肝肾精血，影响肾阳化生，继而出现畏寒、肢冷、面色㿠白，脉沉细等肾阳虚衰症状，转化为阴损及阳的阴阳两虚证。

(2)阳损及阳：是指由于阳气虚损，无阳则阴无以生，从而在阳虚的基础上又导致了阴虚，形成以阳虚为主的阴阳两虚病理状态。如肾阳亏虚、水泛为肿一证，其病机主要为阳气不足，气化失司，水液代谢障碍，津液停聚而水湿内生，溢于肌肤所致。但其病变发展，则又可因阳气不足而导致阴气化生无源而亏虚，出现日益消瘦，烦躁升火，甚则阳升风动而抽搐等肾阴亏虚之征象，转化为阳损及阴的阴阳两虚证。

4.阴阳格拒

阴阳格拒是在阴阳偏盛基础上由阴阳双方相互排斥而出现寒热真假病变的一类病机，包括阴盛格阳和阳盛格阴两方面。阴阳相互格拒的机制，在于阴阳双方的对立排斥，即阴或阳的一方偏盛至极，壅遏于内，将另一方排斥格拒于外，迫使阴阳之间不相维系，从而出现真寒假热或真热假寒的复杂病变。如明代虞抟《医学正传》说：“假热者，水极似火，阴证似阳也……此皆阴盛格阳，即非热也。”“至若假寒者，火极似水，阳证似阴也……亦曰阳盛格阴也。”

(1)阴盛格阳：又称格阳，是指阴寒偏盛至极，壅闭于内，逼迫阳气浮越于外一而相互格拒的一种病理状态。阴寒内盛是疾病的本质，由于排斥阳气于外，可在原有面色苍白、四肢逆冷、精神萎靡、畏寒蜷卧、脉微欲绝的阴气壅盛于内表现的基础上，又出现面红、烦热、口渴、脉大无根等假热之象，故称其为真寒假热证。

(2)阳盛格阴：又称格阴，是指阳热偏盛至极，深伏于里，阳气被遏，郁闭于内，不能外达于肢体而将阴气排斥于外的一种病理状态。阳盛于内是疾病的本质，但由于格阴于外，可在原有壮热、面红、气粗、烦躁、舌红、脉数大有力等邪热内盛表现的基础上，又现四肢厥冷、脉象沉伏等假寒之象，故称为真热假寒证。

5.阴阳亡失

阴阳的亡失包括亡阴和亡阳两类，是指机体的阴气或阳气突然大量地亡失，导致生命垂危的一种病理状态。

(1)亡阳是指机体的阳气发生突然大量脱失，而致全身功能严重衰竭的一种病理状态。

一般地说，亡阳多由于邪气太盛，正不敌邪，阳气突然脱失所致；也可因汗出过多，吐、利无度，津液过耗，阳随阴泄，阳气外脱；或由于素体阳虚，劳伤过度，阳气消耗过多所致；亦可因慢性疾病，长期大量耗散阳气，终至阳气亏损殆尽，而出现亡阳。

阳气暴脱，多见大汗淋漓、心悸气喘、面色苍白、四肢逆冷、畏寒蜷卧、精神萎靡、脉微欲绝等生命垂危的临床征象。

（2）亡阴是指由于机体阴气发生突然大量消耗或丢失，而致全身功能严重衰竭的一种病理状态。

一般地说，亡阴多由于热邪炽盛，或邪热久留，大量煎灼津液，或逼迫津液大量外泄而为汗，以致阴气随之大量消耗而突然脱失。也可由于长期大量耗损津液和阴气，日久导致亡阴者。

阴气脱失多见手足虽温而大汗不止、烦躁不安、心悸气喘、体倦无力、脉数疾躁动等危重征象。

亡阴和亡阳，在病机和临床征象等方面，虽然有所不同，但由于机体的阴和阳存在着互根互用的关系，阴亡，则阳无所依附而散越；阳亡，则阴无以化生而耗竭。故亡阴可以迅速导致亡阳，亡阳也可继而出现亡阴，最终导致“阴阳离决，精气乃绝”，生命活动终止而死亡。

综上所述，阴阳失调的病机，是以阴阳的属性，阴和阳之间所存在着的对立制约、互根互用以及相互消长、转化等理论，来阐释、分析、综合机体病变的机制。因此，阴阳失调的各种病机，并不是固定不变的，而是随着病情的进退和邪正盛衰等情况的改变而变化，在阴阳的偏胜和偏衰之间，亡阴和亡阳之间，都存在着内在的密切联系。

（三）气血失常

1.气的失常

气的失常主要包括两个方面：一是气的生化不足或耗散太过，形成“气虚”的病理状态。二是气的运动失常，出现气滞、气逆、气陷、气闭或气脱等“气机失调”的病理变化。

（1）气虚指一身之气不足及其功能低下的病理状态。

气虚的原因：主要由于先天禀赋不足，或后天失养，或肺脾肾的功能失调而致气的生成不足。也可因劳倦内伤，久病不复等，使气过多消耗而致。

气虚的共同症状特点：劳累后加重，休息后减轻。气虚的常见临床表现：精神委顿、倦怠乏力、眩晕、自汗、易于感冒、面色㿠白、舌淡、脉虚等症状。偏于元气虚者，可见生长发育迟缓，生殖功能低下等症；偏于宗气虚者，可见动则心悸、呼吸气短等症。营卫气虚和脏腑、经络气虚的病机，则各有特点，临床表现亦各有不同。

（2）气机失调是指气的升降出入失常而引起的气滞、气逆、气陷、气闭、气脱等病理变化。

气滞：指气的流通不畅，郁滞不通的病理状态。气滞主要由于情志抑郁，或痰、湿、食积、热郁、瘀血等的阻滞，影响到气的流通；或因脏腑功能失调，如肝气失于疏泄、大肠失于传导等，皆可形成局部或全身的气机不畅或郁滞，从而导致某些脏腑、经络的功能障碍。气滞一般属于邪实为患，但亦有因气虚推动无力而滞者。气滞的共同特点不外闷、胀、疼痛。气滞的病理表现有多个方面：气滞于某一经络或局部，可出现相应部位的胀满、疼痛。气滞则血行不利，津液输布不畅，故气滞甚者可引起血瘀、津停，形成瘀血、痰饮水湿等病理产物。由于肝升肺降、脾升胃降，在调整全身气机中起着极其重要的作用，故脏腑气滞以肺、肝、脾胃为多见。肺气壅塞，见胸闷、咳喘；肝郁气滞，见情志不畅、胁肋或少腹胀痛；脾胃气滞，见脘腹胀痛，休作有时，大便秘结等。因气虚而滞者，一般在闷、胀、痛方面不如实证明显，并兼见相应的气虚征象。

气逆:指气升之太过,或降之不及,以脏腑之气逆上为特征的一种病理状态。气逆多由情志所伤,或因饮食不当,或因外邪侵犯,或因痰浊壅阻所致,气逆于上,以实为主,亦有因虚而气机上逆者。气逆最常见于肺、胃和肝等脏腑。在肺,则肺失肃降,肺气上逆,发为咳逆上气。在胃,则胃失和降,胃气上逆,发为恶心、呕吐、嗳气、呃逆。在肝,则肝气上逆,发为头痛头胀,面红目赤,易怒等症。由于肝为刚脏,主动主升,而又为藏血之脏,因此,在肝气上逆时,甚则可导致血随气逆,或为咯血、吐血,乃至壅遏清窍而致昏厥。

气陷:指气的上升不足或下降太过,以气虚升举无力而下陷为特征的一种病理状态。气陷多由气虚病变发展而来,尤与脾气的关系最为密切。若素体虚弱,或病久耗伤,致脾气虚损,清阳不升,或中气下陷,从而形成气虚下陷的病变。气陷的病理变化,主要有"上气不足"与"中气下陷"两方面。①"上气不足",主要指上部之气不足,头目失养的病变。一般由于脾气虚损,升清之力不足,无力将水谷精微上输于头目,致头目失养,可见头晕、目眩、耳鸣等症。②"中气下陷",指脾气虚损,升举无力,气机趋下,内脏位置维系无力,而发生某些内脏的位置下移,形成胃下垂、肾下垂、子宫脱垂、脱肛等病变。

气闭:即气机闭阻,外出严重障碍,以致清窍闭塞,出现昏厥的一种病理状态。气闭多由情志刺激,或外邪、痰浊等闭塞气机,使气不得外出而闭塞清窍所致。气闭的临床所见,有因触冒秽浊之气所致的闭厥,突然精神刺激所致的气厥,剧痛所致的痛厥,痰闭气道之痰厥等,其病机都属于气的外出突然严重受阻,而陷于清窍闭塞,神失所主的病理状态。气闭发生急骤,以突然昏厥,不省人事为特点,多可自行缓解,亦有因闭不复而亡者。其临床表现,除昏厥外,随原因不同而伴相应症状。

气脱:即气不内守,大量向外亡失,以致功能突然衰竭的一种病理状态。气脱多由于正不敌邪,或慢性疾病,正气长期消耗而衰竭,以致气不内守而外脱;或因大出血、大汗等气随血脱或气随津泄而致气脱,从而出现功能突然衰竭的病理状态。气脱可见面色苍白、汗出不止、目闭口开、全身瘫软、手撒、二便失禁、脉微欲绝或虚大无根等症状。

2.血的失常

血的失常,一是因血液的生成不足或耗损太过,致血的濡养功能减弱而引起的血虚;二是血液运行失常而出现的血瘀、出血等病理变化。

(1)血虚是指血液不足,血的濡养功能减退的病理状态。

失血过多,新血不能生成补充;或因脾胃虚弱,饮食营养不足,血液生化乏源;或因血液的化生功能障碍;或因久病不愈,慢性消耗等因素而致营血暗耗等,均可导致血虚。脾胃为气血生化之源;肾主骨生髓,输精于肝,皆可化生血液,故血虚的成因与脾胃、肾的关系较为密切。

全身各脏腑、经络等组织器官,都依赖于血的濡养而维持其正常的生理功能,所以血虚就会出现全身或局部的失荣失养,功能活动逐渐衰退等虚弱证候。血虚者气亦弱,故血虚除见失于滋荣的证候外,多伴气虚症状,常见面色淡白或萎黄、唇舌爪甲色淡无华、神疲乏力、头目眩晕、心悸不宁、脉细等临床表现。

心主血、肝藏血,血虚时心、肝两脏的症状比较多见。心血不足常见惊悸怔忡、失眠多梦、健忘、脉细涩或歇止等心失血养的症状。肝血亏虚见两目干涩、视物昏花,或手足麻木、关节屈伸不利等症。若肝血不足,导致冲任失调,又可出现妇女经少,月经愆期,闭经诸症。

(2)血运失常:血液运行失常出现的病理变化,主要有血瘀和出血。

1)血瘀:是指血液的循行迟缓,流行不畅,甚则血液停滞的病理状态。

血瘀主要表现为血液运行郁滞不畅，或形成淤积，可以为全身性病变，亦可瘀阻于脏腑、经络、形体、官窍的某一局部，从而产生不同的临床表现。但无论病在何处，均易见疼痛，且痛有定处，甚则局部形成肿块，触之较硬，位置比较固定，如肿块生于腹内，称为“癥积”。另外，唇舌紫黯以及舌有瘀点、瘀斑，皮肤赤丝红缕或青紫，肌肤甲错，面色黧黑等，也是血液瘀滞的征象。

导致血瘀的病机，主要有气虚、气滞、痰浊、瘀血、血寒、血热等，此处只介绍血寒。

血寒是指血脉受寒、血流滞缓乃至停止不行的病理状态。多因外感寒邪，侵犯血分，形成血寒；亦可因阳气失于温煦所致。

血寒的临床表现除见一般的阴寒证候外，常见血脉瘀阻而引起的疼痛，和手足、爪甲、皮肤及舌色青紫等表现。若寒凝心脉，心脉血气痹阻，可发生真心痛；寒凝肝脉，肝经血气瘀滞，可见胁下、少腹、阴部冷痛，或妇女痛经、闭经等。寒阻肌肤血脉，则见冻伤等症。寒瘀互结酿毒于内，可生癥积。

2）出血：是指血液逸出血脉的病理状态。逸出血脉的血液，称为离经之血。若此离经之血不能及时消散或排出，蓄积于体内，则称为瘀血。瘀血停积体内，又可引起多种病理变化。若突然大量出血，可致气随血脱而引起全身功能衰竭。

导致出血的病机主要有血热、气虚、外伤及瘀血内阻等。此处仅叙述血热。

血热，即热入血脉之中，使血行加速，脉络扩张，或迫血妄行而致出血的病理状态。血热多由于热入血分所致，如温邪、疠气入于血分，或其他外感病邪入里化热，伤及血分。另外，情志郁结，五志过极化火，内火炽盛郁于血分，或阴虚火旺，亦致血热。

血热病变，除一般热盛的证候外，由于血行加速，脉络扩张，可见面红目赤，肤色发红，舌色红绛，经脉异常搏动等症状。血热炽盛，灼伤脉络，迫血妄行，常可引起各种出血，如吐血、衄血、尿血、皮肤斑疹、月经提前量多等。心主血脉而藏神，血热则心神不安，可见心烦，或躁扰不安，甚则神昏、谵语、发狂等症。血热的临床表现，以既有热象，又有动血为其特征。

因为血液主要由营气和津液组成，热入血脉不仅可以耗伤营气、津液而致血虚，而且可由热灼津伤，使其失去润泽流动之性，变得浓稠，乃至干涸不能充盈脉道，血液运行不畅而为瘀。

3.气血失调

（1）气滞血瘀：指因气的运行郁滞不畅，导致血液运行障碍，继而出现血瘀的病理状态。

气滞血瘀的形成多因情志内伤、抑郁不遂、气机阻滞而致血瘀。肝主疏泄而藏血，肝气的疏泄作用在气机调畅中起着关键作用，因而气滞血瘀多与肝失疏泄密切相关，与心肺也有关。

临床上多见胸胁胀满疼痛，瘕聚、癥积等病证。肺主气，调节全身气机，辅心运血，若邪阻肺气，宣降失司，日久可致心、肺气滞血瘀，而见咳喘、心悸、胸痹、唇舌青紫等表现。

气滞可导致血瘀，血瘀必兼气滞。由于气滞和血瘀互为因果，多同时并存，常难以明确区分孰先孰后。如闪挫外伤等因素，就是气滞和血瘀同时形成。但无论何种原因所致的气滞血瘀，辨别气滞与血瘀的主次则是必要的。

（2）气虚血瘀：指因气对血的推动无力而致血行不畅，甚至瘀阻不行的病理状态。

气虚血瘀的形成较多见于心气不足、运血无力而致的血行不畅，甚至瘀阻不行的病理状态。

临床表现常见于惊悸怔忡、喘促、水肿及气虚血滞的肢体瘫痪、痿废。另外，老年人多血瘀，且多气虚，故气虚血瘀病机在老年病中具有重要意义。

（3）气不摄血：指由于气虚不足，统摄血液的生理功能减弱，血不循经，逸出脉外，而导致各种出血的病理状态。

气不摄血的形成主要由于脾主统血功能失司，和心、肝、肺、肾、胃等脏腑功能不足有关。

临床表现见于咯血、吐血、紫斑、便血、尿血、崩漏等症，兼见面色不华、疲乏倦怠、脉虚无力、舌淡等气虚的表现。

(4)气随血脱：指在大量出血的同时，气也随着血液的流失而急剧散脱，从而形成气血并脱的危重病理状态。

各种大失血皆可导致气随血脱，较常见的有外伤失血、呕血和便血，或妇女崩中，产后大出血等因素。血为气之载体，血脱则气失去依附，故气亦随之散脱而亡失。

临床上此症多表现为精神萎靡、眩晕或晕厥、冷汗淋漓、四末不温，或有抽搐，或见口干，脉芤或微细。

(5)气血两虚：即气虚和血虚同时存在的病理状态。

气血两虚多因久病消耗，气血两伤所致；或先有失血，气随血耗；或先因气虚，血化障碍而日渐衰少，从而形成气血两虚。气血两虚，则脏腑经络、形体官窍失之濡养，各种功能失之推动及调节，故可出现不荣或不用的病证。

临床上主要表现为肌体失养及感觉运动失常的病理征象，如面色淡白或萎黄、少气懒言、疲乏无力、形体瘦怯、心悸失眠、肌肤干燥、肢体麻木，甚至感觉障碍、肢体痿废不用等。

(四)津液代谢失常

津液代谢是一个复杂的生理过程，必须由多个脏腑的相互协调才能维持正常，诸如肺的宣发和肃降，脾的运化转输，肾与膀胱的蒸腾气化，三焦的通调，以及肝的疏泄功能都参与其中，以肺、脾、肾三脏的作用尤为重要，而其核心是气对津液的作用。因此，气的运动及其维持的气化过程，调节着全身的津液代谢。

因此，如果肺、脾、肾等有关脏腑生理功能异常，气的升降出入运动失去平衡，气化功能失常，均能导致津液生成、输布或排泄的失常，包括津液不足及津液在体内滞留的病理变化。

1.津液不足

津液不足，是指津液在数量上的亏少，进而导致内则脏腑，外而孔窍、皮毛，失于濡润、滋养，而产生一系列干燥枯涩的病理状态。

导致津液不足的原因主要有三方面：一是热邪伤津，如外感燥热之邪，灼伤津液；或邪热内生，如阳亢生热、五志化火等耗伤津液。二是丢失过多，如吐泻、大汗、多尿及大面积烧伤等，均可损失大量津液。三是生成不足，如体虚久病，脏腑气化功能减退，可见津液生成不足。另外，慢性疾病耗伤津液，亦致津液亏耗。

伤津常见于吐、泻之后。如夏秋季节，多有饮食伤中而致呕吐、泄泻或吐泻交作，损失大量津液者，如不及时补充，可出现目陷、螺瘪、尿少、口干舌燥、皮肤干涩而失去弹性；甚则见目眶深陷、啼哭无泪、小便全无、精神委顿、转筋等症。严重者，因血中津少而失其滑润流动之性，气随津泄而推动无力，血液运行不畅，而见面色苍白、四肢不温、脉微欲绝的危象。另外，炎夏、高热、多汗也易伤津，常见口渴引饮、大便燥结、小便短少色黄；气候干燥季节，常见口、鼻、皮肤干燥等均属于伤津为主的临床表现。

伤液见于热病后期或久病伤阴，所见到的形瘦骨立，大肉尽脱，肌肤毛发枯槁，或手足震颤、肌肉瞤动、唇裂、舌光红无苔或少苔，则属于脱液的临床表现。必须指出，津和液本为一体，伤津和脱液，在病机和临床表现方面虽有区别亦有联系。

一般而论，伤津主要是丢失水分，伤津未必脱液；脱液不但丧失水分，更损失精微营养物质，故脱液必兼津伤。从病情轻重而论,脱液重于伤津,可以说津伤乃液脱之渐;液脱乃津伤之甚。津易伤亦易补充,而液一般不易损耗,一旦亏损则较难恢复。但津伤可暴急发生而突然陷于气随津泄,甚至气脱的重危证候,则又非脱液可比。

2.津液输布排泄障碍

津液的输布和排泄是津液代谢中的两个重要环节。二者虽有不同,但其结果都能导致津液在体内不正常的停滞,成为内生水湿痰饮等病理产物的根本原因。

(1)津液的输布障碍:是指津液得不到正常的转输和布散,导致津液在体内环流迟缓,或在体内某一局部发生滞留。因而津液不化,可致水湿内生,酿痰成饮。引起津液输布障碍的原因很多,如肺失宣发和肃降,津液不得正常布散;脾失健运,运化水液功能减退,可致水饮不化;肝失疏泄,气机不畅,气滞津停;三焦的水道不利,不仅直接影响津液的环流,而且影响津液的排泄,凡此均致津液输布障碍而生痰饮水湿之患。上述多种成因中,以脾气的运化功能障碍具有特殊意义。因脾主运化,不仅对津液的输布起重要作用,而且在津液的生成方面具主导作用。脾失健运不但使津液的输布障碍,而且水液不归正化,变生痰湿为患。故《素问·至真要大论》说:"诸湿肿满,皆属于脾。"

(2)津液的排泄障碍:主要是指津液转化为汗液和尿液的功能减退,而致水液潴留体内,外溢于肌肤而为水肿。津液化为汗液,有赖肺气的宣发功能;津液化为尿液,有赖肾气的蒸化功能。肺和肾的功能减弱,虽然均可引起水液潴留,发为水肿,但肾气的蒸化作用失常则起着主导作用。这是因为,肾阳肾阴为五脏阴阳之本,能推动和调节各脏腑的输布和排泄水液功能,而且水液主要是通过尿液而排泄的。

湿浊困阻:多由脾虚运化功能减退,津液不能转输布散,聚为湿浊。湿性重浊黏滞,易于阻遏中焦气机,而见胸闷、脘痞、呕恶、腹胀、便溏、苔腻等症。

痰饮凝聚:多因脾、肺等脏腑功能失调,津液停而为饮,饮凝成痰。痰随气的升降,无处不到,病及脏腑经络,滞留于机体的不同部位而有多种的病理变化和多变的临床表现。饮停之部位比较局限,如停于胸胁的"悬饮",饮留于肺的"支饮"等。

水液潴留:多由肺、脾、肾、肝等脏腑功能失调,气不行津,津不化气,津液代谢障碍,潴留于肌肤或体内,发为水肿或腹水。

3.津液与气血关系失调

(1)水停气阻:指津液代谢障碍,水湿痰饮停留导致气机阻滞的病理状态。

因水湿痰饮皆有形之邪,易阻碍气的运行,即导致了水停气阻的形成。

其临床表现因水液停蓄的部位不同而异。如水饮阻肺,肺气壅滞,宣降失职,可见胸满咳嗽,喘促不能平卧;水饮凌心,阻遏心气,则可见心悸、心痛;水饮停滞中焦,阻遏脾胃气机,可致清气不升,浊气不降,而见头昏困倦,脘腹胀满,纳化呆滞;水饮停于四肢,则可使经脉气血阻滞,故除见水肿外,尚可见肢体沉重胀痛等临床表现。

(2)气随津脱:主要指津液大量丢失,气失其依附而随津液之外泄出现暴脱亡失的病理状态。

气随津脱多由高热伤津,或大汗伤津,或严重吐泻耗伤津液等所致。吐下之余,定无完气。

频繁而大量的呕吐、泄泻,皆可使气随津液的耗伤而脱失,出现面色苍白,神昏晕厥,汗出不止,目闭口开手撒,甚则二便失禁,脉微欲绝等症。

(3)津枯血燥:主要指津液亏乏枯竭,导致血燥虚热内生或血燥生风的病理状态。

因高热伤津,或烧伤引起津液损耗,或阴虚痨热,津液暗耗,均会导致津枯血燥。

临床表现为心烦、鼻咽干燥、肌肉消瘦，皮肤干燥，或肌肤甲错、皮肤瘙痒或皮屑过多、舌红少津等临床表现。

(4)津亏血瘀：主要指津液耗损导致血行瘀滞不畅的病理状态。

因高热、烧伤，或吐泻、大汗出等因素，致使津液大量亏耗，则血量减少，血液循行滞涩不畅，从而发生血瘀之病变。

临床表现除见原有津液不足的表现外，还出现舌质紫绛，或有瘀点、瘀斑，或见斑疹显露等症。

(5)血瘀水停：指因血脉瘀阻导致津液输布障碍而水液停聚的病理状态。

血中有津、脉外之津液可从脉络渗入血中，血瘀则津液环流不利；另外，血瘀必致气滞，也导致津停为水，故血瘀常伴水停。

临床上表现为心阳亏虚、运血无力、血脉瘀阻，除见心悸、气喘、口唇爪甲青紫、舌有瘀点或瘀斑，甚则胁下痞块等症外，亦见下肢、面目水肿，即属此候。

(五)内生“五邪”

内生“五邪”，是指在疾病的发展过程中，由于脏腑经络及精气血津液的功能失常而产生的化风、化寒、化湿、化燥、化火等病理变化。因病起于内，又与风、寒、湿、燥、火外邪所致病证的临床征象类似，故分别称为“内风”“内寒”“内湿”“内燥”和“内火”，统称为内生“五邪”。

1.风气内动

(1)概念：风气内动，即是“内风”。由于“内风”与肝的关系较为密切，故又称肝风内动或肝风。

(2)形成和表现：内风是指疾病发展过程中，主要因为阳盛，或阴虚不能制阳，阳升无制，出现动摇、眩晕、抽搐、震颤等类似风动的病理状态。《素问·至真要大论》说：“诸暴强直，皆属于风。”“诸风掉眩，皆属于肝。”即指明了内风的临床表现，不仅与外风为病相类似，而且指出了与肝的密切关系。

风气内动：主要是体内阳气亢逆变动所致。《临证指南医案》指出：“内风乃身中阳气之变动。”内风的病机，主要有肝阳化风、热极生风、阴虚风动、血虚生风等。

肝阳化风：多由于情志所伤，肝气郁结，郁久化火而亢逆，或暴怒伤肝，肝气亢逆，或操劳过度，耗伤肝肾之阴，阴虚不能制阳，水亏不得涵木，肝阳因之浮动不潜，升而无制，亢逆之阳气化风，形成风气内动。在肝阳上亢表现的基础上，可见筋惕肉瞤、肢麻震颤、眩晕欲仆，甚则口眼㖞斜、半身不遂。严重者，则因血随气升而发卒然厥仆。

热极生风：又称热甚动风。多见于热性病的极期，由于火热亢盛，化而为风，并因邪热煎灼津液，伤及营血，燔灼肝经，筋脉失其柔顺之性，而出现痉厥、抽搐、鼻翼翕动、目睛上吊等临床表现，常伴有高热、神昏、谵语。

阴虚风动：多见于热病后期，津液和阴气大量亏损，或由于久病耗伤，津液及阴气亏虚所致。主要病机是津液枯竭，阴气大伤，失其凉润柔和之能，既对筋脉失之滋润，又不能制阳而致阳气相对亢盛，因而产生筋挛肉瞤、手足蠕动等动风症状，并见低热起伏、舌光少津、脉细如丝等阴竭表现。

血虚生风：多由于生血不足或失血过多，或久病耗伤营血，肝血不足，筋脉失养，或血不荣络，则虚风内动。临床见肢体麻木不仁，筋肉跳动、甚则手足拘挛不伸等症。

另外，并非所有内风病证的病位皆为肝，如小儿慢脾风，其病机主要在于脾土虚败。

2.寒从中生

(1)概念:寒从中生,又称“内寒”,是指机体阳气虚衰,温煦气化功能减退,虚寒内生,或阴寒之气弥漫的病理状态。

(2)形成及表现:因先天禀赋不足,阳气素虚,或久病伤阳,或外感寒邪,过食生冷,损伤阳气,以致阳气虚衰。阳气虚衰,不能制阴祛寒,故阴寒内盛。一般表现为阳热不足,温煦失职,虚寒内生,可见面色苍白,畏寒喜热,肢末不温,舌质淡胖,苔白滑润,脉沉迟弱或筋脉拘挛,肢节痹痛等症。内寒的病机主要与脾肾阳虚有关。脾为气血生化之源,脾阳能达于肌肉四肢。肾阳为人身阳气之根,能温煦全身脏腑形体。故脾肾阳气虚衰,则温煦失职,最易表现虚寒之象,而尤以肾阳虚衰为关键。故《素问·至真要大论》说:“诸寒收引,皆属于肾。”阳气虚衰,则蒸化水液的功能减退或失司,水液代谢障碍,从而导致病理产物的积聚或停滞,形成水湿、痰饮等。故《素问·至真要大论》说:“诸病水液,澄彻清冷,皆属于寒。”临床多见尿频清长,涕唾痰涎稀薄清冷,或大便泄泻,或水肿等,多由阳气不足,蒸化无权,津液不能正常输布代谢所致。

阳气虚衰,不能温煦血脉,反生内寒以收引血脉,血脉收缩则血流迟缓不畅,重者可致血液停积于血脉和脏腑之中,形成瘀血。临床可见痛处固定,遇寒加重。

“内寒”与“外寒”之间区别:“内寒”的临床特点主要是虚而有寒,以虚为主;“外寒”的临床特点是以寒为主,亦可因寒邪伤阳而兼虚象。两者之间的主要联系:寒邪侵犯人体,必然会损伤机体阳气,而最终导致阳虚;而阳气素虚之体,则又因抗御外邪能力低下,易感寒邪而致病。

3.湿浊内生

(1)概念:湿浊内生,又称“内湿”,是指由于脾的运化功能和输布津液的功能障碍,从而引起湿浊蓄积停滞的病理状态。由于内生之湿多因脾虚,故又称之为脾虚生湿。

(2)形成及表现:内湿的产生,多因过食肥甘,嗜烟好酒,恣食生冷,内伤脾胃,致使脾失健运不能为胃行其津液,或喜静少动,素体肥胖,情志抑郁,致气机不利,津液输布障碍,聚而成湿所致。因此,脾的运化失职是湿浊内生的关键。

脾主运化有赖于肾阳的温煦气化。因此,内湿不仅是脾阳虚津液不化而形成的病理产物,在肾阳虚衰时,亦必然影响及脾之运化而导致湿浊内生。反之,由于湿为阴邪,湿胜则可损伤阳气,故湿浊内困,久之必损及脾阳肾阳,而致阳虚湿盛之证。另外,湿浊可以聚而为痰,留而为饮,积而成水,变生多种病患。

湿性重浊黏滞,多阻遏气机,故其临床表现常可随湿邪阻滞部位的不同而异。如湿邪留滞经脉之间,则见头闷重如裹,肢体重着或屈伸不利,故《素问·至真要大论》说:“诸痉项强,皆属于湿。”湿犯上焦,则胸闷咳嗽;湿阻中焦,则脘腹胀满、食欲缺乏、口腻或口甜、舌苔厚腻;湿滞下焦,则腹胀便溏、小便不利;水湿泛溢于皮肤肌腠,则发为水肿。故《素问·六元正纪大论》说:“湿胜则濡泄,甚则水闭胕肿。”湿浊虽可阻滞于机体上、中、下三焦的任何部位,但仍以湿阻中焦脾胃为多。

此外,外感湿邪与内生湿浊在其形成方面虽然有所区别,但二者亦常相互影响。湿邪外袭每易伤脾,脾失健运又滋生内湿。故临床所见,脾失健运,内湿素盛之体,易外感湿邪而发病。

4.津伤化燥

(1)概念:津伤化燥,又称“内燥”,是指机体津液不足,人体各组织器官和孔窍失其濡润,而出现干燥枯涩的病理状态。

(2)形成及表现:因久病伤阴耗液,或大汗、大吐、大下,或亡血失精导致阴亏津少,以及某些热性病过程中的热盛伤阴耗津等所致。由于津液亏少，不足以内溉脏腑，外润腠理孔窍，从而燥邪便由内而生，故临床多见干燥不润等病变。所以《素问·阴阳应象大论》说："燥胜则干。"

内燥病变可发生于各脏腑组织，以肺、胃及大肠为多见。内燥因津液枯涸，失去滋润濡养作用所致。津液枯涸则阴气化生无源而虚衰，阴虚则阳相对偏亢则生内热，故内燥常伴虚热证的表现。临床常见肌肤干燥不泽，起皮脱屑，甚则皲裂，口燥咽干唇焦，舌上无津，甚或光红龟裂，鼻干目涩少泪，爪甲脆折，大便燥结，小便短赤等症。如以肺燥为主，还兼见干咳无痰、甚则咯血；以胃燥为主时，可见食少、舌光红无苔；若系肠燥，则兼见便秘等症。故金代刘完素《素问玄机原病式·六气为病》说："诸涩枯涸，干劲皴揭，皆属于燥。"

5.火热内生

(1)概念：火热内生，又称"内火"或"内热"，是指由于阳盛有余，或阴虚阳亢，或由于气血郁滞，或由于病邪郁结而产生的火热内扰，功能亢奋的病理状态。

(2)形成：主要包括阳气过盛化火、邪郁化火、五志过极化火、阴虚火旺四个方面的因素形成的。

阳气过盛化火：阳气过盛，功能亢奋，必然使物质的消耗增加，以致伤阴耗津。此种病理性的阳气过亢则称为"壮火"，中医学又称为"气有余便是火"。

邪郁化火。邪郁化火包括两方面的内容：一是外感六淫病邪，在疾病过程中，皆可郁滞而从阳化热化火，如寒郁化热、湿郁化火等。二是体内的病理性代谢产物（如痰、瘀血、结石等）和食积、虫积等，亦能郁而化火。邪郁化火的主要机制，实质上是由于这些因素导致人体之气的郁滞，气郁则生热化火。

五志过极化火：又称为"五志之火"。多指由于情志刺激，影响了脏腑精气阴阳的协调平衡，造成气机郁结或亢逆。气郁日久则可化热，气逆自可化火，因之火热内生。如情志内伤，抑郁不畅，则常能导致肝郁气滞，气郁化火，发为肝火；而大怒伤肝，肝气亢逆化火，亦可发为肝火。

阴虚火旺：此属虚火。多由于津液亏虚，阴气大伤，阴虚不能制阳，阳气相对亢盛，阳亢化热化火，虚热虚火内生。

(3)表现：内生火热，主要有心火、肝火、相火（肾火）及胃火等证，其临床表现则随其发病机制和病位的差异而各有不同。凡阳盛、邪郁化热化火及五志化火，多为实热实火，可见高热，烦渴，面红目赤，尿赤，便干，唇舌生疮等。若阴虚内热多见全身性的虚热征象，如五心烦热、骨蒸潮热、面部烘热、消瘦、盗汗、咽干口燥、舌红少苔、脉细数无力等；阴虚火旺，多集中于机体某一部位的火热征象，如虚火上炎所致的牙痛、齿衄、咽痛、升火颧红等。

二、疾病传变

传变是指疾病在机体脏腑经络组织中的传移和变化。从本质上讲，即是疾病在其发展过程中的不同时间和不同层次上人体脏腑经络及精气血津液等各种病理改变的复杂联系和变化。疾病传变，就是阐明疾病过程中各种病理变化的演变、发展规律。

（一）疾病传变的形式

疾病传变，不外两种形式：一是病位的传移，二是病性的变化。

1.病位传变

病位，即疾病所在的部位。人是一个有机的整体，机体的表里之间、内脏之间，均有经络相互沟通联络，气血津液循环贯通。因此，某一部位的病变，可以向其他部位波及扩展，从而引起该部位发生病变，这就是病位的传变。常见的病位传变包括表里之间与内脏之间的传变，而外感病和内伤病的传变又各有特点。

《素问·阴阳应象大论》说:“邪风之至,疾如风雨,故善治者治皮毛,其次治肌肤,其次治筋脉,其次治六腑,其次治五脏。治五脏者半死半生也。”说明了掌握疾病传变规律,实施早期治疗的重要性。

(1)表里出入:表与里是一个相对的概念,所指的病变部位并不是固定的。以整体而言,则病在皮肤、毛窍、肌肉、经络等为外属表,在脏腑、骨髓等组织器官为内属里。如以皮毛与经络相对而言,则皮毛属表,经络属里;以三阴三阳经而言,则三阳经为表,三阴经为里;以脏与腑相对而言,则腑为表,脏为里。

由于疾病表里的传变,意味着病邪的表里出入变化,故疾病的表里传变,亦称邪之表里出入。

表病入里:亦即表邪入里,指外邪侵袭人体,首先停留于机体的肌肤卫表层次,而后内传入里,病及脏腑的病理传变过程。常见于外感疾病的初期或中期,是疾病向纵深发展的反映。多由于机体正气受损,抗病能力减退,正气不能制止病邪的致病作用,病邪得以向里发展,或因邪气过盛,或因失治、误治等因素,以致表邪不解,迅速传变入里而成。如外感风寒证,可出现恶寒、发热、无汗等寒邪在表病变。若在表的风寒之邪不解,可由肌表而内传入里,影响肺、胃功能,发展为高热、口渴、喘咳、便秘等症,此即由表寒证转化成了里热病变。

里病出表:是指病邪原本位于脏腑等在里层次,而后由于正邪斗争,病邪由里透达于外的病理传变过程。如温热病变,内热炽盛,见高热、烦渴、胸闷、咳逆等症,继则汗出而热邪外解,脉静身凉,症状缓解,或热病疹等透发于外,以及伤寒三阴病变转化为三阳病变等,均属里病出表之病理过程。

人体表里是相对的,而且是多层次的。所以,病变在表里出入的传变中,可以有介于表里之间的阶段,即半表半里。伤寒的少阳病机,温病的邪伏募原病机,都称之为半表半里,皆出现介于表与里之间的见证,其发展趋势既可达表也可入里,此为其特点。

(2)外感病传变:一般而论,外感病发于表,发展变化过程是自表入里、由浅而深的传变。故外感病基本是表里传变,但内传入里后,亦见脏腑间的传变。不同的外感病,其病位传变的形式又有所区别,主要有六经传变、卫气营血和三焦传变。

六经传变:六经指三阴、三阳,实即十二经脉。六经传变是指疾病的病位在六经之间的相对转移。东汉张机的《伤寒杂病论》,在《内经》所论外感热病的传变规律的基础上,创立了“六经传变”理论。六经传变,实际上是对伤寒热病六个不同发展阶段的病变规律和本质的概括。

经脉是运行气血的通路,能“内属于腑脏,外络于肢节”,把人体各部的组织器官联结成一个有机的整体。因而也成为病邪传播转移的通路和病理变化反应的部位。特别是十二经脉,是经络系统的主干、核心部分,也成为外感病传变的重要途径。

六经由表入里传变的基本形式是由阳入阴,即先太阳、阳明、少阳,而后太阴,少阴、厥阴的六个层次,说明阳气由盛而衰,疾病由轻到重的发展过程。反之,由阴出阳,则说明正气由衰而盛,疾病由重到轻的好转过程。若正气不支,邪气亢盛,也可不经阳经而直接侵犯阴经,称为直中三阴,其中以直中少阴为多。六经的具体传变形式尚有阴阳经传变、表里经传变、手足经传变等。另外,由于经脉与脏腑有属络关系,所以六经病变实际上与相应的脏腑功能失常有关。

三焦传变:是指病变部位循上、中、下三焦而发生传移变化。此三焦是人体上、中、下部位的划分,也是诸气与水液上下运行的通路,因而也可作为病位转移的途径。温病的三焦传变,是对温热病三个不同发展阶段的病变规律和本质的阐释,由部位三焦的概念延伸而来。

三焦传变是温病的主要传变形式。温热病邪，多自口鼻而入，首先侵犯上焦肺卫。病邪深入，则从上焦传入中焦脾胃，再入下焦肝肾。这是疾病由浅入深，由轻而重的一般发展过程，故称之为顺传。如果病邪从肺卫直接传入心包，病情发展恶化，超越了一般传变规律，故称为逆传。即如吴瑭所说："肺病逆传，则为心包。上焦病不治，则传中焦，胃与脾也；中焦病不治，即传下焦，肝与肾也。始上焦，终下焦"(《温病条辨·卷二》)。疾病之所以顺传和逆传，主要取决于正邪双方力量的对比和病邪的性质。若疾病好转向愈，则可由下焦向上焦传变。

卫气营血传变：是指温热病过程中，病变部位在卫、气、营、血四个阶段的传移变化。卫分是温病的初期阶段，病位在肺卫；气分为温病的中期，病位在胃、肠、脾及肺、胆；营分是温病的严重阶段，病位在心包及心；血分属温病的晚期，病位在肝、肾及心。

卫气营血传变，一般从卫分开始，发展传为气分，再入营分，而血分。反映病邪由浅入深，病势由轻而重的发展过程，称为"顺传"。若邪入卫分后，不经过气分阶段，而直接深入营分或血分，称为"逆传"，反映了传变过程渐进与暴发之不同。

此外，卫气营血传变，还有初起即不见卫分阶段，而径入气分、营分者；亦有卫分证未罢，又兼见气分证而致"卫气同病"者；或气分证尚存，同时出现营分、血分证而成"气营两燔""气血两燔"者；更有严重者为邪热充斥表里，遍及内外，出现卫气营血同时累及的局面。

(3)内伤病传变：内伤病是内脏遭到某些病因损伤所导致的一类疾病。因此，内伤病的基本病位在脏腑。

人体是以脏腑为核心的有机整体，脏腑之间在生理上密切相关，在病理上则可通过经络、精气血津液等的相互影响，以及位置相邻，而在脏腑之间发生传变。所以，内伤病的基本传变形式是脏腑传变。另外，脏腑与形体官窍之间，在生理上相互联系，在病理上亦相互影响，故内伤病也可在脏腑与形体官窍之间传变。

脏与脏传变：即指病位传变发生于五脏之间，这是内伤病最主要的病位传变形式。

五脏之间通过经络相互联系，在生理功能上密切相关而又协调平衡，在精气血津液的生化、贮藏、运行、输布等方面存在相互依存、相互为用又相互制约的关系。因而，某一脏的病变，常常影响到他脏而发生传变。例如心与肺、心与脾、心与肝、心与肾之间，其病变都可以相互影响。心与肺同居上焦胸中，心主血脉，肺主气，而宗气"贯心脉而行呼吸"。所以，疾病在心与肺的两脏之间的传变，主要是心血与肺气病变的相互影响。临床上，心运血功能失常，可以导致肺气郁滞，宣降失司，而见咳喘不得平卧。肺病日久，吸清呼浊功能异常，气病及血，可致肺气胀满，心血瘀阻，发生心悸、胸闷、口唇爪甲青紫等症。另外，心与脾之间，主要是心血、心神与脾气运化病变的相互影响；心与肝之间，主要是心血与肝血、心神与肝失疏泄情志病变的相互影响；心与肾之间，主要是心肾阴阳不交与精血亏损病变的相互影响。于此可知，由于两脏之间生理功能的联系各不相同，所以其病理传变情况也各不一样。

脏与腑传变：是指病位传变发生于脏与腑之间，或脏病及腑，或腑病及脏。其具体传变形式则是按脏腑之间表里关系而传。如《素问·咳论》说："五脏之久咳，乃移予六腑。脾咳不已，则胃受之……肺咳不已，则大肠受之。"这是由于心与小肠、肝与胆、脾与胃、肺与大肠、肾与膀胱等表里相合脏腑之间，有经脉直接属络，从而使病气得以相互移易。如肺与大肠表里相合，脏腑气化相通，大肠得肺肃降之气而后传导排便。若肺气壅滞于上，肃降失职，则可致大肠腑气不通而发生便秘；而大肠实热，积滞不通，亦反过来影响肺气的肃降，从而发生气逆喘咳。故肺病可传至大肠。大肠病又可累及于肺。如心火移热于小肠；小肠有热，循经上熏于心；脾运失职，影响胃的受纳与和降；食滞于胃，导致脾失健运等，均为脏腑表里相传的疾病传变。

应当指出，脏腑表里相合关系的传变，并不是脏与腑之间病位传变的唯一形式，如肝气横逆犯胃；寒凝肝脉导致小肠气滞等，虽是由脏传腑，但不属于表里相合传变。

腑与腑传变：即是指病变部位在六腑之间发生传移变化。六腑生理功能各有不同，但都参与饮食物的受纳、消化、传导和排泄，以及水液的输送与排泄，并始终维持着虚实更替的动态变化。若其中某一腑发生病变，则势必影响及另一腑，导致其功能失常。如大肠传导失常，腑气不通，下游闭塞，则可导致胃气上逆，出现嗳气、呕恶等症状；若胃中湿热蕴结，熏蒸于胆，则又可引起“胆热液泄”，而出现口苦、黄疸等症。可以看出，任何一腑的气滞或气逆，均可破坏六腑整体“实而不能满”“通而不宜滞”的生理特性，从而使病变部位在六腑中发生相应的传变。

形脏内外传变：包括病邪通过形体而内传相关之脏腑，及脏腑病变影响形体。

外感病邪侵袭肌表形体，由经脉传至脏腑，是内伤病发作、加重的重要原因。如风寒之邪侵袭肌表，客于皮毛，然后内合于肺。至于其内合于肺的机制，则是“外内合邪”。因已有过食寒凉生冷饮食，损伤脾胃阳气，手太阴肺经起于中焦（相当于胃的中脘部），胃寒阳衰，可通过经脉影响于肺，而致肺阳不足，宣发失职，若再有风寒之邪外袭，则因肺阳虚衰，卫外功能减退，因而客肺而发生咳嗽、喘促等病变。

某些形体组织的病变，久则可按五脏所合关系，从病变组织传入于本脏，而发展为内伤病证。反之，病变可由脏腑传至经脉，亦可反映于体表。如《灵枢·邪客》说：“肺心有邪，其气留于两肘。”说明心肺有病亦会通过其所属经脉，并在其循行的形体肌表部位反映出来，而出现胸痛、两臂内痛等症。临床上，五脏病变通过经络和精气血津液等影响及五体和官窍，亦是常见现象。

2.病性转化

(1)寒热转化：指疾病过程中，病机性质由寒转化为热，或由热转化为寒的病理变化，实际是由阴阳的消长和转化所致。

由寒化热是指病证的性质本来属寒，继而又转变成热性的病理过程。

寒证有实寒证与虚寒证，而热证亦有实热证与虚热证。临床所见，由寒化热主要有两种形式：一是实寒证转为实热证，以寒邪化热入里为常见。如太阳表寒证，疾病初起恶寒重，发热轻，脉浮紧，以后继则出现阳明里热证，而见壮热，不恶寒反恶热，心烦口渴，脉数。另外，阴邪内聚，也可从热而化，转化为实热证。如哮喘病开始不发热，咳嗽，痰稀而白；继则转见发热，咳嗽，胸痛，痰黄而黏稠，即表示病性已由寒而化热。二是虚寒证转化为虚热证。这是基于“阳损及阴”的道理，在阴阳互损病机中已有论及。

至于实寒证转化为虚热证，因为寒邪难以直接伤阴，则少有直接转化者。但若实寒证化热，日久亦可伤阴而转化为虚热证。虚寒证转化为实热证，亦有所见，可因重感于邪、邪郁化热、过用辛热药物等因素所致。

由热转寒是指病证的性质本来属热，继而转变成为寒性的病理过程。

由热转寒主要有三种形式：一是实热证转化为虚寒证，一般因伤阳所致。如外感高热患者，由于大汗不止，阳从汗脱；或因吐泻过度，阳随津脱，病机就由实热转为虚寒的亡阳危证，出现冷汗淋漓、体温骤降、四肢厥冷、面色苍白、脉细微欲绝等症。又如内伤便血患者，初起便血鲜红，肛门灼热，口干舌燥，大便秘结或不爽。若日久不愈；血去正伤，阳气虚衰，继则转见血色紫黯或色淡，脘腹隐痛，痛时喜按喜温，并见畏寒肢冷，大便清溏，则表明其病性已由热而转寒。二是实热证转化为实寒证。比如风湿热邪痹阻肢体关节的热痹证，或因治疗用药，或素体阳虚，可热去而从寒化为风寒湿邪痹阻的寒痹证。三是虚热证转化为虚寒证，机制为“阴损及阳”，见阴阳互损病机。

至于虚热证转化为实寒证，则较为少见。如果虚热证转化为虚寒证，因阴邪内聚，或感受寒邪，亦可发展为实寒证。

(2)虚实转化：疾病过程中，正邪双方处于不断的斗争和消长之中，当正邪双方力量对比发生变化，则疾病的虚实性质亦会发生转变，或由实而转虚，或因虚而致实。

由实转虚：指疾病或病证本来是以邪气盛为矛盾主要方面的实性病变，继而转化为以正气虚损为矛盾主要方面的虚性病变的过程。

由实转虚的机制，主要在于邪气过于强盛，正不敌邪，正气耗损所致。此外，因失治、误治等原因，致使病程迁延，虽邪气渐去，然正气已伤，则亦可由实转虚。如外感暑热病邪，可因迫津外泄而大汗，气随津泄而脱失，病从暑热内盛证较快地转为实热兼阴虚证，进而发展为阴虚证，再为亡阴证，出现面色淡白、精神萎靡、汗出肢温、口渴喜饮、脉细而数等症，若出现冷汗淋漓、四肢发凉、脉微欲绝，则为亡阳证。又如，肝火上炎证的眩晕，日久则火盛伤阴而发展为肝肾阴虚的病变。

因虚致实：指病证本来是以正气亏损为矛盾主要方面的虚性病变，转变为邪气盛较突出的病变过程。

因虚致实的机制，多由于脏腑功能减退，气化不行，以致全身气血津液等代谢障碍，从而产生气滞、水饮、痰浊、瘀血等病理变化；或因正虚病证，复感外邪，邪盛则实。如心肾阳气亏虚的心悸气喘，可因病情突然变化而发生水饮泛溢，上凌心肺，肺气闭塞，出现怔忡不宁、端坐喘息、胸中憋闷欲死的危急证候。又如肺肾两虚的哮证，肺卫不固，复感风寒，哮喘复发，而见寒邪束表、痰涎壅肺的实证。因虚致实的转变，正虚方面仍然存在，只不过实性病机占突出地位而已。

(二)影响疾病传变的因素

1.体质因素

体质主要从两方面对疾病的传变发生作用。一是在较大程度上影响正气之强弱，从而影响发病与传变的迟速。如素体盛者，一般不易感受病邪，一旦感邪则发病急速，但传变较少，病程亦较短暂；素体虚者，则易于感邪，且易深入，病势较缓，病程缠绵而多传变。二是在邪正相争过程中，对病邪的“从化”具有重要的决定作用。一般而论，素体阳盛者，则邪多从火化，疾病多向阳热实证演变；素体阴盛者，则邪多从寒化，疾病多向寒实或虚寒等证演变。例如，同为湿邪，阳热之体得之，则湿从阳而化热，形成“湿热”；若阴寒之体得之，则湿从阴而寒化，成为“寒湿”。

2.病邪因素

病邪是影响疾病传变的重要因素，在传变的迟速以及病位、病性的传变方面都受到邪气的影响。传变的迟速与邪气的性质直接相关。如外感六淫病邪，一般阳邪传变较快，特别是火(热)邪、风邪、暑邪；阴邪传变较慢，特别是湿邪黏滞而较少传变。疠气则传变急速。湿、痰、水饮及瘀血内生，传变一般迟于外邪。另外，邪盛则传变较快，邪微则传变缓慢。

各种不同的病邪，其伤人的途径不同，病位传变的路径亦有较大的差异。外感病因以表里传变为主，伤寒多六经传变，而温病多卫气营血、三焦传变。内伤病因主要是脏腑传变，亦可表里相及。疠气致病力强，则各有相对特殊的传变途径。外伤对疾病的传变也有重要影响。病邪从化主要由体质因素决定，但病性的变化与病邪的属性亦有一定联系。如燥为阳邪，较易从热而化；湿为阴邪，较易从寒而化。

3.地域因素和气候因素

地域因素的长期作用，形成不同地理环境人群的体质特征和疾病谱的差异，同时亦影响疾病的传变。比如，居处高燥地域的人群，感邪后较易化热、化燥，伤阴耗津；而居处卑湿之地者，病变较易化湿，伤气伤阳。时令气候对疾病的影响颇大，其中包括对疾病传变的影响。比如，在冬春寒冷季节，寒哮一证，容易出现外寒入里引动内饮而发病，发生表里的传变；而阳盛之躯，则可因寒邪外束腠理，阳气不得发越而暴亢，乃至化火生风，发生厥仆之变，此又属脏腑经络的传变。

4.生活因素

主要包括情志、饮食、劳逸等，主要是通过对正气发生作用而影响疾病的传变进程。概而言之，良好的心情，合理的饮食，劳逸得当使疾病趋向好转康复。相反，恶劣的心境，饮食不当以及劳逸失度则使疾病发展生变。如狂证患者，可因情志刺激，导致气郁化火，挟痰上蒙心窍，使病情加重或引起复发；肾气本亏的患者，可因惊恐重伤精气而发生阳痿等病变。饮食对脾胃、胆、大小肠病证传变的关系尤为密切，且通过对水谷运化、气血生化的影响而对疾病传变发生作用。

此外，正确的治疗、护理，则可及时阻断、中止疾病的发展和传变，或使疾病转危为安，以至痊愈。反之，若用药不当，或失治、误治，护理不当则可损伤人体正气，并助长邪气，以至变证叠起，坏证丛生，甚至预后不良。

（赵　地）

第三章

中医诊断方法

第一节 望 诊

望诊是医师运用视觉观察患者的神色形态、局部表现，舌象、分泌物和排泄物色质的变化来诊察病情的方法。望诊应在充足的光线下进行，以自然光线为佳。

一、全身望诊

全身望诊主要是望患者的精神、面色、形体、姿态等，从而对病性的寒热虚实，病情的轻重缓急，形成总体的认识。

（一）望神

神，广义是指高度概括的人体生命活动的外在表现，狭义是指神志、意识、思维活动。望神即是通过观察人体生命活动的整体表现来判断病情。

1.得神

得神多见精力充沛，神志清楚，表情自然，言语正常，反应灵敏，面色明润含蓄，两目灵活明亮，呼吸顺畅，形体壮实，肌肉丰满等。

2.少神

少神多见于神气不足，精神倦怠，动作迟缓，气短懒言，反应迟钝，面色少华等。

3.失神

失神多见于神志昏迷，或烦躁狂乱，或精神萎靡；目睛呆滞或晦黯无光，转动迟钝；形体消瘦，或全身水肿；面色晦黯或鲜明外露；还可见到呼吸微弱，或喘促鼻扇，甚则猝然仆倒，目闭口开，手撒遗尿，或搓空理线，寻衣摸床等。

4.假神

假神多见大病、久病、重病之人，精神萎靡，面色暗晦，声低气弱，懒言少食，病未好转，突然见精神转佳，两颊色红如妆，语声清亮，喋喋多言，思食索食等。也称“回光返照”“残灯复明”。

（二）望色

望色是指通过观察皮肤色泽变化以了解病情的方法。能了解脏腑功能状态和气血盛衰、病邪的性质及邪气部位。

1.常色

正常的面色与皮肤色，包括主色与客色。

（1）主色：终生不变的色泽。

（2）客色：受季节、气候、生活和工作环境、情绪及运动的因素影响所致气色的短暂性改变。

2.病色

病色包括五色善恶与五色变化。五色善恶主要通过色泽变化反映出来，明润光泽而含蓄为善色；晦黯枯槁而显露为恶色。五色变化主要表现有青、赤、黄、白、黑五色，主要反映主病、病位、病邪性质和病机。

（1）青色：主寒证、痛证、惊风、血瘀。

（2）赤色：主热。

（3）黄色：主湿、虚、黄疸。

（4）白色：主虚、寒，失血。

（5）黑色：主肾虚、水饮、瘀血。

（三）望形体

形体指患者的外形和体质。

1.胖瘦

主要反映阴阳气血的偏盛偏衰的状态。

2.水肿

面浮肢肿而腹胀为水肿证；腹胀大如裹水，脐突、腹部有青筋是臌胀之证。

3.瘦瘪

大肉消瘦，肌肤干瘪，形肉已脱，为病情危重之恶病质。小儿发育迟缓，面黄肌瘦，或兼有胸廓畸形，前囟迟闭等，多为疳积之证。

（四）望动态

动态指患者的行、走、坐、卧、立等体态。

1.动静

阳证、热证、实证者多以动为主；阴证、寒证、虚证者多以静为主。

2.咳喘

呼吸气粗，咳嗽喘促，难于平卧，坐而仰首者，是肺有痰热，肺气上逆之实证；喘促气短，坐而俯首，动则喘甚，是肺虚或肾不纳气；身肿心悸，气短咳喘，喉中痰鸣，多为肾虚水泛，水气凌心射肺之证。

3.抽搐

多为动风之象。手足拘挛，面颊牵动，伴有高热烦渴者，为热盛动风。伴有面色萎黄，精神萎靡者为血虚风动；手指震颤蠕动者，多为肝肾阴虚，虚风内动。

4.偏瘫

猝然昏仆，不省人事，偏侧手足麻木，运动不灵，口眼㖞斜，为中风偏枯。

5.痿痹

关节肿痛，屈伸不利，沉重麻木或疼痛者多是痹证；四肢痿软无力，行动困难，多是痿证。

二、局部望诊

局部望诊是对患者的某些局部进行细致的观察，而了解病情的方法。

（一）望头面

头部过大过小均为异常，多由先天不足而致；囟门陷下或迟闭，多为先天不足或津伤髓虚；面肿者，或为水湿泛溢，或为风邪热毒；腮肿者，多为风温毒邪，郁阻少阳；口眼㖞斜者，或为风邪中络，或为风痰阻络，或为中风。

（二）望五官

1.望眼

眼部内应五脏，可反映五脏的情况。其中目眦血络属心，白睛属肺，黑睛属肝，瞳子属肾，眼胞属脾。望眼主要包括望眼神、色泽、形态的变化以了解人体气血盛衰的变化。

2.望耳

耳主要反映肾与肝胆情况。

3.望鼻

鼻主要反映肺与脾胃的情况。

4.望口唇

口唇主要反映脾胃的情况。

5.望齿龈

齿龈主要反映肾与胃的情况。

（三）望躯体

见瘿瘤者，为肝气郁结，气结痰凝；见瘰疬者，为肺肾阴虚，虚火灼津，或感受风火时毒，郁滞气血；项强者，为风寒外袭，经气不利，或为热极生风；鸡胸者，多为先天不足，或为后天失养；腹部深陷，多为久病虚弱，或为新病津脱；腹壁青筋暴露者，多属肝郁血瘀。

（四）望皮肤

主要观察皮肤的外形变化及斑疹、痘疮、痈疽、疔疖等情况。

（五）望毛发

主要为色泽、分布及有无脱落等情况。

三、望排出物

望排出物包括望排泄物和分泌物。如痰、涎、涕、唾，呕吐物，大小便等，通过观察性状、色泽、量的多少等辨别疾病的寒热虚实，脏腑的盛衰和邪气的性质。

四、望小儿指纹

望小儿指纹适用于3岁以内的小儿，与成人诊寸口脉具有相同的诊断意义。小儿指纹是手太阴肺经的分支，按部位可分为风、气、命三关。示指第一节为风关，第二节为气关，第三节为命关。正常指纹为红黄隐隐于示指风关之内。其临床意义可概括为纹色辨寒热，即红紫多为热证，青色主惊风或疼痛，淡白多为虚证；淡滞定虚实，即色浅淡者为虚证，色浓滞者为实证；浮沉分表里，即指纹浮显者多表证，指纹深沉者多为里证；三关测轻重，即指纹突破风关，显至气关，甚至显于命关，表明病情渐重，若直达指端称为“透关射甲”，为临床危象。

五、望舌

舌诊对了解疾病本质，指导辨证论治有重要意义。

望舌时应注意光线充足，以自然光线为佳。患者应自然伸舌，不可太过用力。并注意辨别染苔。正常舌象可概括为淡红舌，薄白苔，即舌质淡红明润，胖瘦适中，柔软灵活；舌苔薄白均匀，干湿适中，不黏不腻，揩之不去。

（一）望舌质

1.舌色

(1)淡白舌：舌色红少白多，色泽浅淡，多为阳气衰弱或气血不足，为血不盈舌，舌失所养而致。主虚证、寒证。

(2)红舌：舌色鲜红或正红，多由热邪炽盛，迫动血行，舌之血脉充盈所致。主热证。

(3)绛舌：舌色红深，甚于红舌。主邪热炽盛，主瘀。

(4)青紫舌：色淡紫无红者为青舌，舌深绛而暗是紫舌，二者常常并见。青舌主阴寒，瘀血；紫舌主气血壅滞，瘀血。

2.望舌形

(1)老嫩：舌质粗糙，坚敛苍老，主实证或热证，多见于热病极期；浮胖娇嫩，或边有齿痕，主虚证或寒证，多见于疾病后期。

(2)胖瘦：舌体肥大肿胀为胖肿舌，舌体瘦小薄瘪为瘦瘪舌。

(3)芒刺：舌乳头增生、肥大高起，状如草莓星点，为热盛之象。

(4)裂纹：舌面有裂沟，深浅不一，浅如划痕，深如刀割，常见于舌面的前半部及舌尖侧，多因阴液耗伤。

(5)齿印：舌边有齿痕印记称为齿痕舌，多属气虚或脾虚。

(6)舌疮：以舌边或舌尖为多，形如粟粒，或为溃疡，局部红痛，多因心经热毒壅盛而成。

(7)舌下络脉：舌尖上卷，可见舌底两侧络脉，呈青紫色。若粗大迂曲，兼见舌有瘀斑瘀点，多为有瘀血之象。

3.望舌态

(1)痿软：舌体痿软无力，伸卷不灵，多为病情较重。

(2)强硬：舌体板硬强直，活动不利，言语不清，称舌强。

(3)震颤：舌体震颤抖动，不能自主。常因热极生风或虚风内动所致。

(4)歪斜：舌体伸出时，舌尖向左或向右偏斜，多为风中经络，或风痰阻络而致。

(5)卷缩：舌体卷缩，不能伸出，多为危重之证。

(6)吐弄：舌体伸出，久不回缩为吐舌。舌体反复伸出舐唇，旋即缩回为弄舌，为心脾经有热所致。

(7)麻痹：舌体麻木，转动不灵称舌麻痹。常见于血虚风动或肝风挟痰等证。

(8)舌纵：舌体伸出，难以收回称为舌纵，多属危重凶兆。

（二）望舌苔

1.苔质

(1)厚薄：透过舌苔能隐约见到舌质者为薄，不见舌质者为厚。苔质的厚薄可反映病邪的浅深和轻重。苔薄者多邪气在表，病轻邪浅；苔厚者多邪入脏腑，病较深重。由薄渐厚，为病势渐增；由厚变薄，为正气渐复。

(2)润燥：反映津液之存亡。苔润表示津液未伤；太过湿润，水滴欲出者为滑苔，主脾虚湿盛或阳虚水泛。苔燥多为津液耗伤，或热盛伤津，或阴液亏虚。舌质淡白，口干不渴，或渴不欲饮，多为阳虚不运，津不上承。

(3)腐腻：主要反映中焦湿浊及胃气的盛衰情况。颗粒粗大，苔厚疏松而厚，易于刮脱者，称为腐苔，多为实热蒸化脾胃湿浊所致；颗粒细小，状如豆腐渣，边缘致密而黏，中厚或糜点如渣，多为湿热或痰热所致；苔厚，刮之不脱者，称为腻苔，多为湿浊内蕴，阳气被遏所致。

2.苔色

(1)白苔：多主表证、寒证、湿证。

(2)黄苔：多主里证、热证。黄色越深，热邪越重。

(3)灰苔：多主痰湿、里证。

(4)黑苔：主里证，多见于病情较重者。苔黑干焦而舌红，多为实热内炽；苔黑燥裂，舌绛芒刺，为热极津枯；苔薄黑润滑，多为阳虚或寒盛。

3.苔形

舌苔布满全舌者为全苔，分布于局部者为偏苔，部分剥脱者为剥苔。全苔主痰湿阻滞；偏苔，多属肝胆病证；苔剥多处而不规则称花剥苔，主胃阴不足；小儿苔剥，状如地图者，多见于虫积；舌苔光剥，舌质绛如镜面，为肝肾阴虚或热邪内陷。

（赵　地）

第二节　闻　　诊

闻诊是通过听声音和嗅气味来诊察疾病的方法。

一、听声音

(一)声音

实证和热证，声音重浊而粗、高亢洪亮、烦躁多言；虚证和寒证，声音轻清、细小低弱，静默懒言。

(二)语言

1.谵语

神志不清，语无伦次，语意数变，声音高亢。多为热扰心神之实证。

2.郑声

神志不清，声音细微，语多重复，时断时续。为心气大伤，精神散乱之虚证。

3.独语

喃喃自语，喋喋不休，逢人则止。属心气不足之虚证，或痰气郁结清窍阻蔽所致。

4.狂言

精神错乱，语无伦次，不避亲疏。多为痰火扰心。

5.言謇

舌强语謇,言语不清。多为中风证。

(三)呼吸

1.呼吸

呼吸主要与肺肾病变有关。呼吸声高气粗而促,多为实证和热证;呼吸声低气微而慢,多为虚证和寒证。呼吸急促而气息微弱,为元气大伤的危重证候。

2.气喘

呼吸急促,甚则鼻翼翕动,张口抬肩,难以平卧,多为肺有实邪或肺肾两虚所致。

3.哮

呼吸时喉中有哮鸣音。哮证有冷热之别,多时发时止,反复难愈,多为缩痰内状,或外邪所诱发。

4.上气

气促咳嗽,气逆呕呃。多为痰饮内停,或阴虚火旺,气道壅塞而致。

5.太息

时发长吁短叹,以呼气为主。多为情志抑郁,肝不疏泄。

(四)咳嗽

有声无痰为咳,有痰无声为嗽,有痰有声为咳嗽。暴咳声哑为肺实;咳声低弱而少气,或久咳喑哑,多为虚证。

(五)呕吐

胃气上逆,有声有物自口而出为呕吐,有声无物为干呕,有物无声为吐。虚证或寒证,呕吐来势徐缓,呕声低微无力;实证或热证,呕吐来势较猛,呕声响亮有力。

(六)呃逆

气逆于上,自咽喉出,其声呃呃,不能自主,俗称“打呃”。虚寒者,呃声低沉而长,气弱无力;实热者,呃声频发,高亢而短,响而有力。

二、嗅气味

(一)口气

酸馊者是胃有宿食;臭秽者,是脾胃有热,或消化不良;腐臭者,可为牙疳或内痈。

(二)汗气

汗有腥膻味为湿热蕴蒸;腋下汗臭者,多为狐臭。

(三)痰涕气味

咳唾浊痰脓血,味腥臭者为肺痈;鼻流浊涕,黄稠有腥臭为肺热鼻渊。

(四)二便气味

大便酸臭为肠有积热;大便溏薄味腥为肠寒;失气奇臭为宿食积滞;小便臭秽黄赤为湿热;小便清长色白为虚寒。

(五)经带气味

白带气味臭秽,多为湿热;带下清稀腥臊多为虚寒。

(刘文崟)

第三节 问 诊

问诊包括询问一般情况、主诉、既往史、个人生活史、家族史并围绕主诉重点询问现在证候等。

一、问寒热

(一)恶寒发热

恶寒与发热同时出现,多为外感病初期,是表证的特征。

(二)但寒不热

多为里寒证。新病畏寒为寒邪直中;久病畏寒为阳气虚衰。

(三)但热不寒

高热不退,为壮热,多为里热炽盛;按时发热,或按时热盛为潮热(日晡潮热者,为阳明腑实证;午后潮热,入夜加重,或骨蒸痨热者,为阴虚)。

(四)寒热往来

恶寒与发热交替而发,为正邪交争于半表半里,见于少阳病和疟疾。

二、问汗

主要诊察有是否汗出,汗出部位、时间、性质、多少等。

(一)表证辨汗

表实无汗,多为外感风寒;表证有汗,为表虚证或表热证。

(二)里证辨汗

汗出不已,动则加重者为自汗,多因阳气虚损,卫阳不固;睡时汗出,醒则汗止为盗汗,为阴虚内热;身大热大汗出,为里热炽盛,迫津外泄;汗热味咸,脉细数无力,为亡阴证;汗凉味淡,脉微欲绝者,为亡阳证。

(三)局部辨汗

头汗可因阳热或湿热;半身汗出者,多无汗部位为病侧,可因痰湿或风湿阻滞,或中风偏枯;手足心汗出甚者,多因脾胃湿热,或阴经郁热而致。

三、问疼痛

(一)疼痛的性质

新病疼痛,痛势剧烈,持续不解而拒按者为实证;久病疼痛,痛势较轻,时痛时止而喜按者为虚证。

(二)疼痛的部位

头痛,痛连项背,病在太阳经;痛在前额或连及眉棱骨,病在阳明经;痛在两颞或太阳穴附近,为少阳经病;头痛而重,腹满自汗,为太阴经病;头痛连及脑齿,指甲微青,为少阴经病;痛在巅顶,牵引头角,气逆上冲,甚则作呕,为厥阴经病。胸痛多为心肺之病。常见于热邪壅肺,痰浊阻肺,

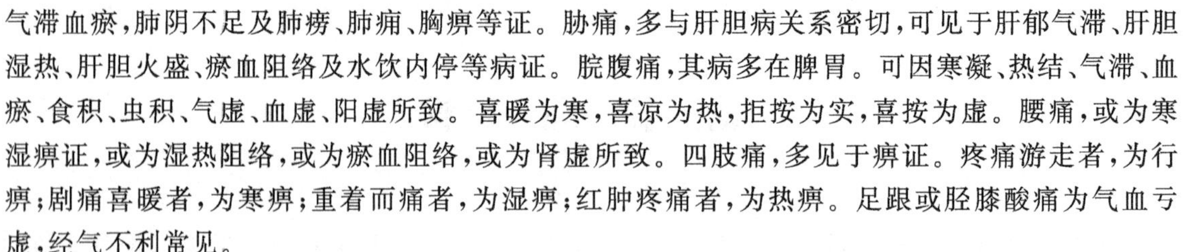

气滞血瘀，肺阴不足及肺痨、肺痈、胸痹等证。胁痛，多与肝胆病关系密切，可见于肝郁气滞、肝胆湿热、肝胆火盛、瘀血阻络及水饮内停等病证。脘腹痛，其病多在脾胃。可因寒凝、热结、气滞、血瘀、食积、虫积、气虚、血虚、阳虚所致。喜暖为寒，喜凉为热，拒按为实，喜按为虚。腰痛，或为寒湿痹证，或为湿热阻络，或为瘀血阻络，或为肾虚所致。四肢痛，多见于痹证。疼痛游走者，为行痹；剧痛喜暖者，为寒痹；重着而痛者，为湿痹；红肿疼痛者，为热痹。足跟或胫膝酸痛为气血亏虚，经气不利常见。

四、问饮食口味

主要问食欲好坏，食量多少，口渴饮水，口味偏嗜，冷热喜恶，呕吐与否等情况，以判断胃气有无及脏腑虚实寒热。

五、问睡眠

主要有失眠与嗜睡。不易入睡，或睡而易醒不能再睡，或睡而不酣，易于惊醒，甚至彻夜不眠者为失眠，为阳不入阴，神不守舍所致。时时欲睡，眠而不醒，精神不振，头沉困倦者为嗜睡，多见于痰湿内盛、困阻清阳、阳虚阴盛或气血不足。

六、问二便

主要了解二便的次数、便量、性状、颜色、气味以及便时有无疼痛、出血等方面。

七、问小儿及妇女

（一）问小儿

主要应了解出生前后的情况，及预防接种和传染病史与传染病接触史，小儿常见致病因素有易感外邪、易伤饮食、易受惊吓等。

（二）问妇女

应了解月经的初潮、月经周期、行经天数、经量、经色、经质、末次月经，或痛经、带下、妊娠、产育以及有无经闭或绝经年龄等情况。

（刘文崟）

第四节 切 诊

一、脉诊的部位和方法

脉诊的常用部位是手腕部的寸口脉，并分为寸、关、尺三部。通常以腕后高骨为标记，其内侧为关，关前（腕侧）为寸，关后（肘侧）为尺。其临床意义大致为左手寸候心、关候肝胆，右手寸候肺、关候脾胃，两手尺候肾。

以中指定关位，示指切寸位，环指（无名指）切尺位。诊脉时用轻力切在皮肤上称为浮取或轻取；用力不轻不重称中取；用重力切按筋骨间称为沉取或重取。诊脉时，医师的呼吸要自然均匀，以医师正常的一呼一吸的时间去计算患者的脉搏数。切脉的时间必须在50秒以上。

二、正常脉象

正常脉象：三部有脉，沉取不绝，一息4至（每分钟70～80次），不浮不沉，不大不小，从容和缓，流畅有力。临床所见斜飞脉、反关脉均为脉道位置的变异，不属于病脉。

三、常见病脉及主病

（一）浮脉

1.脉象

轻取即得，重按反减；举之有余，按之稍弱而不空。

2.主病

主表证，为卫阳与邪气交争，脉气鼓动于外而致。也见于虚证，多因精血亏损，阴不敛阳或气虚不能内守，脉气浮散于外而致。内伤里虚见浮脉，为虚象严重。

（二）洪脉

1.脉象

脉形宽大，状如波涛，来盛去衰。

2.主病

气分热盛。证属实证，乃邪热炽盛，正气抗邪有力，气盛血涌，脉道扩张而致。

（三）大脉

1.脉象

脉体阔大。但无汹涌之势。

2.主病

邪盛病进，又主正虚。根据脉之有力与无力，辨别邪正的盛衰。

（四）沉脉

1.脉象

轻取不应，重按始得。

2.主病

里证。里实证可见于气滞血瘀、积聚等，为邪气内郁，气血困阻，阳气被遏，不能浮应于外而致，多脉沉而有力按之不衰。里虚证，为气血不足，阳气衰微，不能运行营气于脉外所致，多脉沉无力。

（五）弱脉

1.脉象

轻取不应，重按应指细软无力。

2.主病

气血不足，元气耗损。阳气衰微鼓动无力而脉沉。阴血亏虚，脉道空豁而脉细无力。

（六）迟脉

1.脉象

脉来缓慢，一息脉动不足四至。

2.主病

寒证。脉迟无力，为阳气衰微的里虚寒证。脉迟有力，为里实寒证。

(七)缓脉

1.脉象

一息四至,应指徐缓。

2.主病

湿证、脾虚、亦可见正常人。

(八)结脉

1.脉象

脉来缓中时止,止无定数。

2.主病

主阴盛气结,寒痰瘀血,气血虚衰。实证者脉实有力,迟中有止,为实邪郁遏,心阳被抑,脉气阻滞而致。虚证者脉虚无力,迟中有止,为气虚血衰,脉气不相顺接所致。

(九)数脉

1.脉象

脉来急促,一息五至以上(每分钟90次以上)。

2.主病

热证。若数而有力,多因邪热鼓动,气盛血涌,血行加速而致。数而无力,多因精血亏虚、虚阳外越、致血行加速、脉搏加快。

(十)促脉

1.脉象

往来急促,数而时止,止无定数。

2.主病

实证多为阳盛热实或邪实阻滞,见脉促有力。前者因阳热亢盛,迫动血行而脉数,热灼阴津,津血衰少,致急行血气不相接续,故脉有歇止。后者由气滞、血瘀、痰饮、食积等有形之邪阻闭气机,脉气不相接续而致;虚证多为脏气衰败,可见脉促无力。多因阴液亏耗,真元衰惫,气血不相接续而致。

(十一)虚脉

1.脉象

举之无力,按之空虚,应指软弱。

2.主病

虚证,多见于气血两虚。因气虚则血行无力,血少则脉道空虚而致。

(十二)细脉

1.脉象

脉细如线,应指明显,按之不绝。

2.主病

主气血两虚,诸虚劳损;又主伤寒、痛甚及湿证。虚证因营血亏虚,脉道不充,血运无力而致。实证因暴受寒冷或疼痛,则脉道拘急收缩,细而弦紧。湿邪阻遏脉道,则见脉象细缓。

(十三)代脉

1.脉象

脉来迟缓力弱,时发歇止,止有定数。

2.主病

虚证多脉代而无力，良久不能自还，为脏气衰微，脉气不复所致。实证多脉代而有力，多为痹证、痛证、七情内伤、跌打损伤等邪气阻遏脉道，血行涩滞而致。

（十四）实脉

1.脉象

脉来坚实，三部有力，来去俱盛。

2.主病

实证。乃邪气亢盛，正气不衰，正邪剧烈交争，气血涌盛，脉道坚满而致。若虚证见实脉则为真气外越之险候。

（十五）滑脉

1.脉象

往来流利，应指圆滑，如盘走珠。

2.主病

痰饮、食积、实热。为邪正交争，气血涌盛，脉行通畅所致。脉滑和缓者，可见于青壮年的常脉和妇人的孕脉。

（十六）弦脉

1.脉象

形直体长，如按琴弦。

2.主病

肝胆病、诸痛、痰饮、疟疾。弦为肝脉，以上诸因致使肝失疏泄，气机失常，经脉拘急而致；老年人脉象多弦硬，为精血亏虚，脉失濡养而致。此外，春令平脉亦见弦象。

（十七）紧脉

1.脉象

脉来绷紧有力，屈曲不平，左右弹指，如牵绳转索。

2.主病

寒证、痛证、宿食。乃邪气内扰，气机阻滞，脉道拘急紧张而致。

（十八）濡脉

1.脉象

浮而细软。

2.主病

主诸虚，又主湿。

（十九）涩脉

1.脉象

脉细行迟，往来艰涩不畅，如轻刀刮竹。

2.主病

气滞血瘀，伤精血少，痰食内停。

四、按诊

按诊是医师用手直接触摸或按压患者某些部位，以了解局部冷热、润燥、软硬、压痛、肿块或其他异常变化，从而推断疾病部位、性质和病情轻重等情况的一种诊病方法。

（一）按胸胁

主要了解心、肺、肝的病变。

（二）按虚里

虚里位于左乳下心尖冲动处，反映宗气的盛衰。

（三）按脘腹

主要检查有无压痛及包块。腹部疼痛，按之痛减，局部柔软者为虚证；按之痛剧，局部坚硬者为实证。

（四）按肌肤

主要了解寒热、润燥、肿胀等内容。肌肤灼热为热证，清冷为寒证。

（五）按手足

诊手足的冷暖，可判断阳气的盛衰。

（六）按俞穴

通过按压某些特定俞穴以判断脏腑的病变。

（刘文崟）

内科治疗篇

第四章

心系病证的内科治疗

第一节　心　　悸

心悸是指阴阳失调，气血失和，心神失养，出现心中悸动不安，甚则不能自主的一类病证。一般多呈阵发性，每因情绪波动或劳累过度而发。心悸发作时常伴不寐、胸闷、气短，甚则眩晕、喘促、心痛、晕厥。心悸包括惊悸和怔忡。

心悸的病名首见《内经》。《素问·本病论》曰："热生于内，气痹于外，足胫疫疼，反生心悸。"《素问·气交变大论》对心悸的临床表现及脉象的变化亦有了生动的描述，如"心儋儋大动""其动应衣""心怵惕""心下鼓""惕惕然而惊，心欲动""惕惕如人将捕之"。《素问·三部九候论》曰："参伍不调者病……其脉乍疏乍数、乍迟乍疾者，日乘四季死。"最早认识到心悸，严重脉律失常与疾病预后的关系。在病因病机方面认识到宗气外泄，突受惊恐，复感外邪，心脉不通，饮邪上犯，皆可引起心悸。如《素问·平人气象论》曰："乳之下，其动应衣，宗气泄也。"《素问·举痛论》曰："惊则心无所倚，神无所归，虑无所定，故气乱矣。"《素问·痹论》曰："脉痹不已，复感于邪，内舍于心……心痹者，脉不通，烦则心下鼓。"《素问·评热病论》曰："诸水病者，故不得卧，卧则惊，惊则咳甚也。"汉代张仲景在《伤寒杂病论》中详述了"惊悸""心动悸""心中悸""喘悸""眩悸"的辨证论治纲领，如《伤寒论·辨太阳病脉证治》曰："脉浮数者，法当汗出而愈。若下之，身重，心悸者，不可发汗，当自汗出乃解……伤寒二三日，心中悸而烦者，小建中汤主之""伤寒，脉结代，心动悸，炙甘草汤主之。"《金匮要略·血痹虚劳病脉证治》中提到"卒喘悸，脉浮者，里虚也"；《金匮要略·痰饮咳嗽病脉证治》提到："凡食少饮多，水停心下，甚者则悸……眩悸者，小半夏加茯苓汤主之。"《金匮要略·惊悸吐衄下血胸满瘀血病脉证治》中有"寸口脉动而弱，动即为惊，弱则为悸"。认为心悸的病因病机为惊扰、水饮、虚损、汗后受邪等，记载了心悸时结、代、促脉及其区别，所创之炙甘草汤、麻黄附子细辛汤、苓桂甘枣汤、桂甘龙牡汤、小半夏加茯苓汤等仍是目前临床辨证治疗心悸的常用方剂。

汉代以后，诸医家从心悸、惊悸、怔忡等不同方面都有所发挥，并不断补充完善了心悸的病因病机、治法方药。如宋代严用和《济生方·惊悸怔忡健忘门》首先提出怔忡病名，并对惊悸、怔忡的病因病机、病情演变、治法方药做了较详细的论述。认为惊悸乃"心虚胆怯之所致"，治宜"宁其心以壮其胆气"，选用温胆汤、远志丸作为治疗方剂；怔忡因心血不足所致，亦有因感受外邪及饮

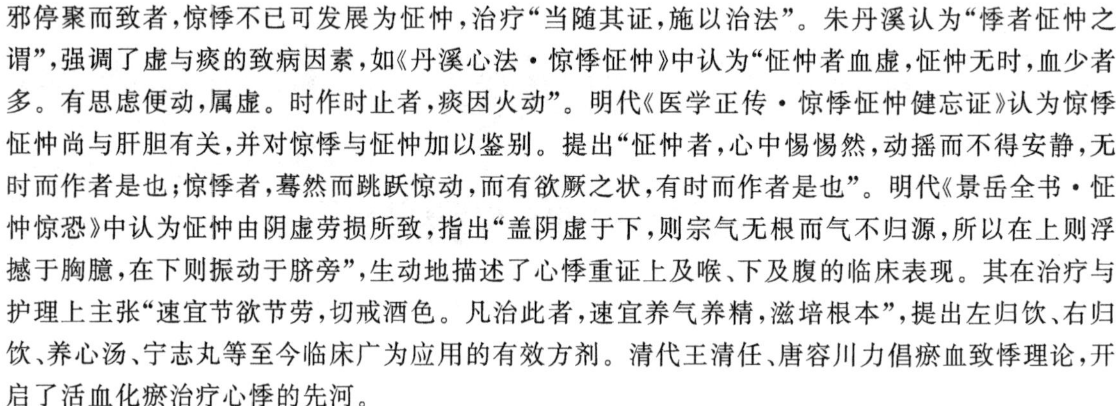

邪停聚而致者，惊悸不已可发展为怔忡，治疗“当随其证，施以治法”。朱丹溪认为“悸者怔忡之谓”，强调了虚与痰的致病因素，如《丹溪心法·惊悸怔忡》中认为“怔忡者血虚，怔忡无时，血少者多。有思虑便动，属虚。时作时止者，痰因火动”。明代《医学正传·惊悸怔忡健忘证》认为惊悸怔忡尚与肝胆有关，并对惊悸与怔忡加以鉴别。提出“怔忡者，心中惕惕然，动摇而不得安静，无时而作者是也；惊悸者，蓦然而跳跃惊动，而有欲厥之状，有时而作者是也”。明代《景岳全书·怔忡惊恐》中认为怔忡由阴虚劳损所致，指出“盖阴虚于下，则宗气无根而气不归源，所以在上则浮撼于胸臆，在下则振动于脐旁”，生动地描述了心悸重证上及喉、下及腹的临床表现。其在治疗与护理上主张“速宜节欲节劳，切戒酒色。凡治此者，速宜养气养精，滋培根本”，提出左归饮、右归饮、养心汤、宁志丸等至今临床广为应用的有效方剂。清代王清任、唐容川力倡瘀血致悸理论，开启了活血化瘀治疗心悸的先河。

一、病因病机

本病的发生既有体质因素、饮食劳倦或情志所伤，亦有因感受外邪或药物中毒所致。其虚证者，多因气血阴阳亏虚，引起阴阳失调、气血失和、心神失养；实证者常见痰浊、瘀血、水饮、邪毒，而致心脉不畅、心神不宁。

(一)感受外邪

正气内虚，感受温热邪毒，首先犯肺系之咽喉，邪毒侵心，耗气伤阴，气血失和，心神失养，发为心悸；或感受风寒湿邪，痹阻血脉，日久内舍于心，心脉不畅，发为心悸。正如叶天士所说：“温邪上受，首先犯肺，逆传心包。”及《素问·痹论》所云：“脉痹不已，复感于邪，内舍于心。”

(二)情志所伤

思虑过度，劳伤心脾，心血暗耗，化源不足，心失所养，发为心悸；恚怒伤肝，肝气郁结，久之气滞血瘀，心脉不畅，发为心悸，或气郁化火，炼液成痰，痰火上扰，心神不宁，发为心悸；素体心虚胆怯，暴受惊恐，致心失神、肾失志，心气逆乱，发为惊悸，日久则稍惊即悸，或无惊亦悸。正如《素问·举痛论》所云：“惊则心无所倚，神无所归，虑无所定，故气乱矣。”

(三)饮食不节

嗜食肥甘厚味，煎炸炙煿之品，或嗜酒过度，皆可蕴热化火生痰，痰火扰心，心神不宁，发为心悸；或饮食不节，损伤脾胃，脾运呆滞，痰浊内生，心脉不畅，而发心悸。正如唐容川所云：“心中有痰者，痰入心中，阻其心气，是以跳动不安。”

(四)体质虚弱

先天心体禀赋不足，阴阳失调，气血失和，心脉不畅，发为心悸；或素体脾胃虚弱，化源不足，或年老体衰，久病失养，劳欲过度，致气血阴阳亏虚，阴阳失调，气血失和，心失所养，而发为心悸。

(五)药物所伤

用药不当，或药物毒性较剧，损及于心，而致心悸。综上所述，心悸病因不外外感与内伤，其病机则不外气血阴阳亏虚，心失濡养；或邪毒、痰饮、瘀血阻滞心脉，心脉不畅，心神不宁。其病机关键为阴阳失调，气血失和，心神失养。其病位在心，但与肺、脾、肝、肾密切相关。

本证以虚证居多，或因虚致实，虚实夹杂。虚者以气血亏虚，气阴两虚，心阳不振，心阳虚脱，心神不宁为常见；实者则以邪毒侵心，痰火扰心，心血瘀阻，水饮凌心为常见。虚实可相互转化，如脾失健运，则痰浊内生；脾肾阳虚，则水饮内停；气虚则血瘀；阴虚常兼火旺，或夹痰热；实者日久，可致正气亏耗；久病则阴损及阳，阳损及阴，形成阴阳两虚等复杂证候。

二、诊断

(1)自觉心慌不安,神情紧张,不能自主,心搏或快速,或缓慢,或心跳过重,或忽跳忽止,呈阵发性或持续性。

(2)伴有胸闷不适,易激动,心烦,少寐,乏力,头晕等,中老年发作频繁者,可伴有心胸疼痛,甚则喘促、肢冷汗出,或见晕厥。

(3)脉象对心悸的诊断有重要意义。心悸者常见疾、促、结、代、迟、涩、雀啄等脉;听诊示心搏或快速,或缓慢,或忽跳忽止,或伴有心音强弱不匀等。

(4)发作常由情志刺激、惊恐、紧张、劳倦过度、饮酒饱食等因素而诱发。

三、相关检查

血液分析、测血压、X线胸片、心电图、动态心电图、心脏彩超检查等,有助于病因及心律失常的诊断。

四、鉴别诊断

(一)心痛

心痛除见心慌不安,脉结代外,必以心痛为主症,多呈心前区或胸骨后压榨样痛、闷痛,常因劳累、感寒、饱餐或情绪波动而诱发,多呈短暂发作。但甚者心痛剧烈不止,唇甲发绀,或手足青至节,呼吸急促,大汗淋漓,甚至晕厥,病情危笃。心痛常可与心悸合并出现。

(二)奔豚

奔豚发作之时,亦觉心胸躁动不安。《难经·五十六难》曰:“发于小腹,上至心下,若豚状,或上或下无时。”称之为肾积。《金匮要略·奔豚气病脉证治》曰:“奔豚病从少腹起,上冲咽喉,发作欲死,复还止,皆从惊恐得之。”故本病与心悸的鉴别要点为心悸为心中剧烈跳动,发自于心;奔豚乃上下冲逆,发自少腹。

(三)卑惵

《证治要诀·怔忡》描述卑惵症状为“痞塞不欲食,心中常有所歉,爱处暗室,或倚门后,见人则惊避,似失志状”。卑惵病因为“心血不足”,虽有心慌,一般无促、结、代、疾、迟等脉出现,是以神志异常为主的疾病,与心悸不难鉴别。

五、辨证论治

(一)辨证要点

1.辨虚实

心悸证候特点多为虚实相兼,故当首辨虚实。虚当审脏腑气、血、阴、阳何者偏虚,实当辨痰、饮、瘀、毒何邪为主。其次,当分清虚实之程度。正虚程度与脏腑虚损情况有关,即一脏虚损者轻,多脏虚损者重。在邪实方面,一般来说,单见一种夹杂者轻,多种合并夹杂者重。

2.辨脉象

脉搏的节律异常为本病的特征性征象,故尚需辨脉象。如脉率快速型心悸,可有一息六至之数脉,一息七至之疾脉,一息八至之极脉,一息九至之脱脉,一息十至以上之浮合脉。脉率过缓型心悸,可见一息四至之缓脉,一息三至之迟脉,一息二至之损脉,一息一至之败脉,两息一至之夺精脉。脉律不整型心悸，脉象可见有数时一止，止无定数之促脉；缓时一止，止无定数之结脉；脉来更代，几至一止，止有定数之代脉，或见脉象乍疏乍数，忽强忽弱之雀啄脉。临床应结合病史、症状，推断脉症从舍。一般认为，阳盛则促，数为阳热。若脉虽数、促而沉细、微细，伴有面浮肢肿，动则气短，形寒肢冷，舌质淡者，为虚寒之象。阴盛则结，迟而无力为虚寒，脉迟、结、代者，一般多属阴类脉。其中，结脉表示气血凝滞，代脉常表示元气虚衰、脏气衰微。凡久病体虚而脉弦滑搏指者为逆，病情重笃而脉散乱模糊者为病危之象。

3.辨病与辨证相结

合对心悸的临床辨证应结合引起心悸原发疾病的诊断，以提高辨证准确性，如功能性心律失常所引起的心悸，常表现为心率快速型心悸，多属心虚胆怯，心神不宁于活动后反而减轻为特点；冠心病心悸，多为阴虚气滞，气虚气滞，或气阴两虚，肝气郁结，久之痰瘀交阻而致；病毒性心肌炎引起的心悸，初起多为风温先犯肺卫，继之热毒逆犯于心，随后呈气阴两虚、瘀阻络脉证；风湿性心肌炎引起的心悸，多由风湿热邪杂至，合而为痹，痹阻心脉所致；病态窦房结综合征多由心阳不振，心搏无力所致；慢性肺源性心脏病所引起的心悸，则虚实兼夹为患，多心肾阳虚为本，水饮内停为标。

4.辨惊悸怔忡

大凡惊悸发病，多与情志因素有关，可由骤遇惊恐，忧思恼怒，悲哀过极或过度紧张而诱发，多为阵发性，实证居多，但也存在内虚因素。病来虽速，病情较轻，可自行缓解，不发时如常人。怔忡多由久病体虚、心脏受损所致，无精神因素亦可发生，常持续心悸，心中惕惕，不能自控，活动后加重。病来虽渐，病情较重，每属虚证，或虚中夹实，不发时亦可见脏腑虚损症状。惊悸日久不愈，亦可形成怔忡。

(二)治疗原则

心悸由脏腑气血阴阳亏虚、心神失养所致者，治当补益气血，调理阴阳，以求气血调畅，阴平阳秘，配合应用养心安神之品，促进脏腑功能的恢复。心悸因于邪毒、痰浊、水饮、瘀血等实邪所致者，治当清热解毒、化痰蠲饮、活血化瘀，配合应用重镇安神之品，以求邪去正安，心神得宁。临床上心悸表现为虚实夹杂时，当根据虚实轻重之多少，灵活应用清热解毒、益气养血、滋阴温阳、化痰蠲饮、行气化瘀、养心安神、重镇安神之法。

(三)分证论治

1.心虚胆怯

(1)主症：心悸不宁，善惊易恐，稍惊即发，劳则加重。

(2)兼次症：胸闷气短，自汗，坐卧不安，恶闻声响，失眠多梦而易惊醒。

(3)舌脉：舌质淡红，苔薄白；脉动数，或细弦。

(4)分析：心为神舍，心气不足易致神浮不敛，心神动摇，失眠多梦；胆气怯弱则善惊易恐，恶闻声响；心胆俱虚则更易为惊恐所伤，稍惊即悸；心位胸中，心气不足，胸中宗气运转无力，故胸闷气短；气虚卫外不固则自汗；劳累耗气，心气益虚，故劳则加重。脉动数或细弦为气血逆乱之象。

(5)治法：镇惊定志，养心安神。

(6)方药：安神定志丸加琥珀、磁石、朱砂。方中龙齿、琥珀、磁石镇惊宁神，朱砂、茯神、菖蒲、远志安神定惊，人参补益心气。兼见心阳不振，加附子、桂枝；兼心血不足，加熟地、阿胶；心悸气短，动则益甚，气虚明显时，加黄芪以增强益气之功；气虚自汗加麻黄根、浮小麦、瘪桃干、乌梅；气虚夹瘀者，加丹参、桃仁、红花；气虚夹湿，加泽泻，重用白术、茯苓；心气不敛，加五味子、酸枣仁、柏子仁，以收敛心气，养心安神；若心气郁结，心悸烦闷，精神抑郁，胸胁胀痛，加柴胡、郁金、合欢皮、绿萼梅、佛手。

2.心脾两虚

(1)主症：心悸气短，失眠多梦，思虑劳心则甚。

(2)兼次症：神疲乏力，眩晕健忘，面色无华，口唇色淡，纳少腹胀，大便溏薄，或胸胁胀痛，善太息。

(3)舌脉：舌质淡，苔薄白；脉细弱，或弦细。

(4)分析：心脾两虚主要指心血虚、脾气弱之气血两虚证。思虑劳心，暗耗心血，或脾气不足，生化乏源，皆可致心失血养，心神不宁，而见心悸、失眠多梦。思虑过度可劳伤心脾，故思虑劳心则甚。血虚则不能濡养脑髓，故眩晕健忘；不能上荣肌肤，故面色无华，口唇色淡。纳少腹胀，大便溏薄，神疲乏力，均为脾气虚之表现。气血虚弱，脉道失充，则脉细弱。肝气郁结则胸胁胀痛，善太息，脉弦。

(5)治法：补血养心，益气安神。

(6)方药：归脾汤。方中当归、龙眼肉补养心血；黄芪、人参、白术、炙甘草益气以生血；茯神、远志、酸枣仁宁心安神；木香行气，使补而不滞。气虚甚者重用人参、黄芪、白术、炙甘草，少佐肉桂，取少火生气之意；血虚甚者加熟地、白芍、阿胶。若心动悸脉结代，气短，神疲乏力，心烦失眠，五心烦热，自汗盗汗，胸闷，面色无华，舌质淡红少津，苔少或无，脉细数，为气阴两虚，治以益气养阴，养心安神，用炙甘草汤加减。本方益气补血，滋阴复脉。若兼肝气郁结，胸胁胀痛，泛酸、善太息，可改用逍遥散合左金丸为煎剂，以补益气血，调达肝郁，佐金以平木。

3.阴虚火旺

(1)主症：心悸少寐，眩晕耳鸣。

(2)兼次症：形体消瘦，五心烦热，潮热盗汗，腰膝酸软，咽干口燥，小便短黄，大便干结，或急躁易怒，胁肋胀痛，善太息。

(3)舌脉：舌红少津，苔少或无；脉细数或促。

(4)分析：肾阴亏虚，水不济火，以致心火亢盛，扰动心神，故心悸少寐；肾主骨生髓，腰为肾之府，肾虚则髓海不足，骨骼失养，故腰膝酸软，眩晕耳鸣；阴虚火旺，虚火内蒸，故形体消瘦，五心烦热，潮热盗汗，口干咽燥，小便短黄，大便干结；舌红少津，少苔或无苔，脉细数或促，为阴虚火旺之征。若肝气郁结，肝火内炽则急躁易怒，胁肋胀痛，善太息。

(5)治法：滋阴清火，养心安神。

(6)方药：天王补心丹或朱砂安神丸。阴虚心火不亢盛者，用天王补心丹。方中生地黄、玄参、麦冬、天冬养阴清热；当归、丹参补血养心；人参补益心气；朱砂、茯苓、远志、枣仁、柏子仁养心安神；五味子收敛心气；桔梗引药上行，以通心气。合而用之有滋阴清热，养心安神之功。汗多加山茱萸。若阴虚心火亢盛者，用朱砂安神丸。方中朱砂重镇安神；当归、生地黄养血滋阴；黄连清心泻火。合而用之有滋阴清火，养心安神之功。因朱砂有毒，不可过剂。本证亦可选用黄连阿胶汤。若肾阴亏虚，虚火妄动，梦遗腰酸者，此乃阴虚相火妄动，治当滋阴降火，方选知柏地黄丸加味，方中知母、黄柏清泻相火，六味地黄丸滋补肾阴，合而用之有滋阴降火之功。若兼肝郁，急躁易怒，胁肋胀痛，善太息，治法为养阴疏肝，可在六味地黄丸基础上加枳壳、青皮，常可获效。

4.心阳不振

(1)主症：心悸不安，动则尤甚，形寒肢冷。

(2)兼次症:胸闷气短,面色白,自汗,畏寒喜温,或伴心痛。

(3)舌脉:舌质淡,苔白;脉虚弱,或沉细无力。

(4)分析:久病体虚,损伤心阳,心失温养,则心悸不安;不能温煦肢体,故面色白,肢冷畏寒。胸中阳气虚衰,宗气运转无力,故胸闷气短。阳气不足,卫外不固,故自汗出。阳虚则无力鼓动血液运行,心脉痹阻,故心痛时作。舌质淡,脉虚弱无力,为心阳不振之征。

(5)治法:温补心阳。

(6)方药:桂枝甘草龙骨牡蛎汤。方中桂枝、炙甘草温补心阳,生龙齿、生牡蛎安神定悸。心阳不足,形寒肢冷者,加黄芪、人参、附子;大汗出者,重用人参、黄芪、浮小麦、山茱萸、麻黄根;或用独参汤煎服;兼见水饮内停者,选加葶苈子、五加皮、大腹皮、车前子、泽泻、猪苓;夹有瘀血者,加丹参、赤芍、桃仁、红花等;兼见阴伤者,加麦冬、玉竹、五味子;若心阳不振,以心动过缓为著者,酌加炙麻黄、补骨脂、附子,重用桂枝。如大汗淋漓,面青唇紫,肢冷脉微,气喘不能平卧,为亡阳征象,当急予独参汤或参附汤,送服黑锡丹,或参附注射液静脉注射或静脉点滴,以回阳救逆。

5.水饮凌心

(1)主症:心悸眩晕,肢面水肿,下肢为甚,甚者咳喘,不能平卧。

(2)兼次症:胸脘痞满,纳呆食少,渴不欲饮,恶心呕吐,形寒肢冷,小便不利。

(3)舌脉:舌质淡胖,苔白滑;脉弦滑,或沉细而滑。

(4)分析:阳虚不能化水,水饮内停,上凌于心,故见心悸;饮溢肢体,故见水肿。饮阻于中,清阳不升,则见眩晕;阻碍中焦,胃失和降,则脘痞,纳呆食少,恶心呕吐。阳气虚衰,不能温化水湿,膀胱气化失司,故小便不利。舌质淡胖,苔白滑,脉弦滑或沉细而滑,为水饮内停之象。

(5)治法:振奋心阳,化气利水。

(6)方药:苓桂术甘汤。本方通阳利水,为"病痰饮者,当以温药和之"的代表方剂。方中茯苓淡渗利水,桂枝、炙甘草通阳化气,白术健脾祛湿。兼见纳呆食少,加谷芽、麦芽、神曲、山楂、鸡内金;恶心呕吐,加半夏、陈皮、生姜;尿少肢肿,加泽泻、猪苓、防己、葶苈子、大腹皮、车前子;兼见肺气不宣,水饮射肺者,表现胸闷、咳喘,加杏仁、前胡、桔梗以宣肺,加葶苈子、五加皮、防己以泻肺利水;兼见瘀血者,加当归、川芎、刘寄奴、泽兰叶、益母草;若肾阳虚衰,不能制水,水气凌心,症见心悸,咳喘,不能平卧,尿少水肿,可用真武汤。

6.心血瘀阻

(1)主症:心悸不安,胸闷不舒,心痛时作。

(2)兼次症:面色晦暗,唇甲青紫。或兼神疲乏力,少气懒言;或兼形寒肢冷;或兼两胁胀痛,善太息。

(3)舌脉:舌质紫暗,或舌边有瘀斑、瘀点;脉涩或结代。

(4)分析:心血瘀阻,心脉不畅,故心悸不安,胸闷不舒,心痛时作;若因气虚致瘀者,则气虚失养,兼见神疲乏力,少气懒言;若因阳气不足致瘀者,则阳虚生外寒而见形寒肢冷;若因肝气郁结,气滞致瘀者,则因肝郁气滞而兼见两胁胀痛,善太息;脉络瘀阻,故见面色晦暗,唇甲青紫;舌紫暗,舌边有瘀斑、瘀点,脉涩或结代,为瘀血内阻之征。

(5)治法:活血化瘀,理气通络。

(6)方药:桃仁红花煎。方中桃仁、红花、丹参、赤芍、川芎活血化瘀;延胡索、香附、青皮理气通络;生地黄、当归养血和血。合而用之有活血化瘀,理气通络之功。若因气滞而血瘀者,酌加柴胡、枳壳、郁金;若因气虚而血瘀者,去理气药,加黄芪、党参、白术;若因阳虚而血瘀者,酌加附子、

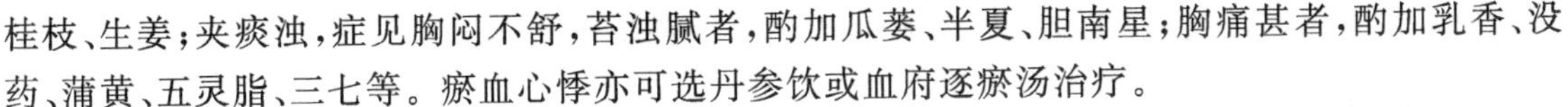

桂枝、生姜；夹痰浊，症见胸闷不舒，苔浊腻者，酌加瓜蒌、半夏、胆南星；胸痛甚者，酌加乳香、没药、蒲黄、五灵脂、三七等。瘀血心悸亦可选丹参饮或血府逐瘀汤治疗。

7.痰浊阻滞

(1)主症：心悸气短，胸闷胀满。

(2)兼次症：食少腹胀，恶心呕吐，或伴烦躁失眠，口干口苦，纳呆，小便黄赤，大便秘结。

(3)舌脉：苔白腻或黄腻；脉弦滑。

(4)分析：痰浊阻滞心气，故心悸气短；气机不畅，故见胸闷胀满；痰阻气滞，胃失和降，故食少腹胀，恶心呕吐；痰郁化火，则见口干口苦，小便黄赤，大便秘结，苔黄腻等热象；痰火上扰，心神不宁，故烦躁失眠；痰多、苔腻、脉弦滑，为内有痰浊之象。

(5)治法：理气化痰，宁心安神。

(6)方药：导痰汤。方中半夏、陈皮、制南星、枳实理气化痰；茯苓健脾祛痰；远志、酸枣仁宁心安神。纳呆腹胀，兼脾虚者，加党参、白术、谷芽、麦芽、鸡内金；心悸伴烦躁口苦，苔黄，脉滑数，系痰火上扰，心神不宁，可加黄芩、苦参、黄连、竹茹，制南星易胆南星，或用黄连温胆汤；痰火伤津，大便秘结，加大黄、瓜蒌；痰火伤阴，口干盗汗，舌质红，少津，加麦冬、天冬、沙参、玉竹、石斛；烦躁不安，惊悸不宁，加生龙骨、生牡蛎、珍珠母、石决明以重镇安神。

8.邪毒侵心

(1)主症：心悸气短，胸闷胸痛。

(2)兼次症：发热，恶风，全身酸痛，神疲乏力，咽喉肿痛，咳嗽，口干渴。

(3)舌脉：舌质红，苔薄黄；脉浮数，或细数，或结代。

(4)分析：感受风热毒邪，侵犯肺卫，邪正相争，故发热恶风，全身酸痛，咽喉肿痛，咳嗽；表证未解，邪毒侵心，心体受损，耗气伤律，故心悸气短，胸闷胸痛，神疲乏力，口干口渴；舌红，苔薄黄，脉浮数，或细数，或结代，为风热毒邪袭表、侵心，气阴受损之征。

(5)治法：辛凉解表，清热解毒。

(6)方药：银翘散加减。方中金银花、连翘辛凉解表，清热解毒；薄荷、荆芥、豆豉疏风解表，透热外出；桔梗、牛蒡子、甘草宣肺止咳，利咽消肿；淡竹叶、芦根甘凉清热，生津止渴。合而用之有辛凉解表，清热解毒之功。若热毒甚，症见高热，咽喉肿痛，加板蓝根、大青叶、野菊花、紫花地丁等清热解毒之品；胸闷、胸痛者，加丹皮、赤芍、丹参等活血化瘀之品；口干口渴甚者，加生地黄、玄参；若热盛耗气伤阴，症见神疲，气短，脉细数，或结代者，合生脉散益气养阴，敛心气。若感受湿热之邪，湿热侵心，症见心悸气短，胸闷胸痛，腹泻，腹痛，恶心呕吐，腹胀纳呆，舌质红，苔黄腻者，治当清热祛湿，芳香化浊，方选甘露消毒丹或葛根芩连汤加减。若热病后期，邪毒已去，气阴两虚者，治当益气养阴，方选生脉散加味。

六、转归预后

心悸的转归预后与病因、诱因、发展趋势及发作时对血流动力学的影响密切相关。心悸因受惊而起，其病程短，病势浅，全身情况尚好，一般在病因消除或经过适当治疗或休息之后便能逐渐痊愈；但亦有惊悸日久不愈，逐渐变成怔忡。若因脏腑受损，功能失调，气血阴阳亏虚所致心悸，则病程较长，病势较重，经积极合理治疗亦多能痊愈。如出现下列情况则预后较差：心悸而汗出不止，四肢厥冷，喘促不得卧，下肢水肿，面青唇紫，脉微欲绝者，属心悸喘脱证，预后严重；心悸而出现各种怪脉(严重心律失常之脉象)者；心悸突然出现昏厥抽搐者；心悸兼有真心痛者。以上情况皆是病情严重之证候，均应及时治疗和监护，密切观察病情变化。

七、临证要点

（1）在辨证论治基础上选加经现代药理研究有抗心律失常作用的中草药，可进一步提高疗效，如快速型心律失常加用益母草、苦参、黄连、莲子心、延胡索以及中成药“黄杨宁”等；缓慢型心律失常加用麻黄、细辛、熟附子、桂枝以及中成药“心宝”等。

（2）功能性心律失常，多为肝气郁结所致，特别是因情志而发者，当在辨证基础上加郁金、佛手、香附、柴胡、枳壳、合欢皮等疏肝解郁之品，往往取得良好效果。

（3）根据中医“久病必虚”“久病入络”的理论，心悸日久当补益与通络并用。

（4）临证如出现严重心律失常，如室上性心动过速、快速心房纤颤、三度房室传导阻滞、室性心动过速、严重心动过缓、病态窦房结综合征等，导致较严重的血流动力学异常者，当及时运用中、西医两法加以救治。

（5）病毒性心肌炎是20余年来发病率较高的一种心律失常性疾病，常危及青少年的身体健康，对于这种病毒感染性心肌炎症，中医药有显著的优势。在治疗中要把握以下三点：①咽炎一天不除，病毒性心肌炎一天不辍。②气阴两虚贯穿疾病的始终。③阳气易复，阴血难复。

（赵　地）

第二节　胸　　痹

胸痹是指以胸部闷痛，甚则胸痛彻背，短气喘息不得卧为主要临床表现的一种病证。

胸痹临床表现或轻或重，轻者仅偶感胸闷如窒或隐痛，呼吸欠畅，病发短暂轻微；重者则有胸痛，呈压榨样绞痛，严重者心痛彻背，背痛彻心，疼痛剧烈。常伴有心悸、气短、呼吸不畅，甚至喘促、悸恐不安等。多由劳累、饱餐、寒冷及情绪激动而诱发，亦可无明显诱因或安静时发病。

胸痹的临床表现最早见于《内经》。《灵枢·五邪篇》指出：“邪在心，则病心痛。”《素问·藏气法时论》亦说：“心病者，胸中痛，胁支满，胁下痛，膺背肩胛间痛，两臂内痛”。《素问·缪刺论》又有“卒心痛”“厥心痛”之称。《素问·厥论篇》还说：“真心痛，手足青至节，心痛甚，旦发夕死，夕发旦死。”把心痛严重，并迅速造成死亡者，称为“真心痛”，亦即胸痹的重证。汉·张仲景在《金匮要略·胸痹心痛短气病脉证治》篇说：“胸痹之病，喘息咳唾，胸背痛，短气，寸口脉沉而迟，关上小紧数，瓜蒌薤白白酒汤主之。”“胸痹不得卧，心痛彻背者，瓜蒌薤白半夏汤主之。”正式提出了“胸痹”的名称，并进行专门的论述，把病因病机归纳为“阳微阴弦”，即上焦阳气不足，下焦阴寒气盛，认为乃本虚标实之证。宋金元时期，有关胸痹的论述更多。如《圣济总录·胸痹门》有“胸痹者，胸痹痛之类也……胸脊两乳间刺痛，甚则引背胛，或彻背膂”的症状记载。《太平圣惠方》将心痛、胸痹并列，在“治卒心痛诸方”“治久心痛诸方”“治胸痹诸方”等篇中，收集治疗本病的方剂较多，组方当中，芳香、辛散、温通之品，常与益气、养血、滋阴、温阳之品相互为用，标本兼顾，丰富了胸痹的治疗内容。到了明清时期，对胸痹的认识有了进一步提高。如《症因脉治·胸痛论》：“歧骨之上作痛，乃为胸痛”。“内伤胸痛之因，七情六欲，动其心火，刑及肺金；或佛郁气逆，伤其肺道，则痰凝气结；或过饮辛热，伤其上焦，则血积于内，而闷闷胸痛矣”。又如《玉机微义·心痛》中揭示胸痹不仅有实证，亦有虚证；尤其是对心痛与胃脘痛进行了明确的鉴别。

在治疗方面，《内经》提出了针刺治疗的穴位和方法，《灵枢・五味》篇还有“心病宜食薤”的记载；《金匮要略》强调以宣痹通阳为主；《世医得效方・心痛门》提出了用苏合香丸芳香温通的方法“治卒暴心痛”。后世医家总结前人的经验，又提出了活血化瘀的治疗方法，如《证治准绳・诸痛门》提出用大剂桃仁、红花、降香、失笑散等治疗死血心痛；《时方歌括》用丹参饮治心腹诸痛；《医林改错》用血府逐瘀汤治疗胸痹心痛等。这些方法为治疗胸痹开辟了广阔的途径。

现代医学的冠状动脉粥样硬化性心脏病（心绞痛、心肌梗死）、心包炎、二尖瓣脱垂综合征、病毒性心肌炎、心肌病、慢性阻塞性肺气肿等疾病，出现胸痹的临床表现时，可参考本节进行辨证论治。

一、病因病机

胸痹发生多与寒邪内侵、饮食失调、情志失节、劳倦内伤、年迈体虚等因素有关。其病机分虚实两端，实为气滞、寒凝、血瘀、痰浊，痹阻胸阳，阻滞心脉；虚为气虚、阴伤、阳衰，脾、肝、肾亏虚，心脉失养。

（一）寒邪内侵

素体阳虚，胸阳不振，阴寒之邪乘虚而入，寒主收引，寒凝气滞，抑遏阳气，胸阳不展，血行瘀滞不畅，而发本病。如《诸病源候论》曰：“寒气客于五脏六腑，因虚而发，上冲胸间，则胸痹。”《类证治裁・胸痹》曰：“胸痹，胸中阳微不运，久则阴乘阳位，而为痹结也。”阐述了本病由阳虚感寒而发作。

（二）情志失节

郁怒伤肝，肝失疏泄，肝郁气滞，甚则气郁化火，灼津成痰；忧思伤脾，脾失健运，津液不布，遂聚成痰。气滞、痰郁交阻，既可使血行失畅，脉络不利，而致气血瘀滞，又可导致胸中气机不畅，胸阳不运，心脉痹阻，心失所养，不通则痛，而发胸痹。《杂病源流犀烛・心病源流》曰：“总之七情之由作心痛，七情失调可致气血耗逆，心脉失畅，痹阻不通而发心痛。”

（三）饮食失调

饮食不节，嗜酒或过食肥甘生冷，以致脾胃损伤，运化失健，聚湿成痰，上犯心胸，痰阻脉络，胸阳失展，气机不畅，心脉闭阻，而成胸痹。

（四）劳倦内伤

思虑过度，心血暗耗，或肾阴亏虚，不能滋养五脏之阴，水不涵木，不能上济于心，心肝火旺，使心阴内耗，阴液不足，心火燔炽，不汲肾水，脉道失润；或劳倦伤脾，脾虚转输失职，气血生化乏源，无以濡养心脉，拘急而痛；或积劳伤阳，心肾阳微，阴寒痰饮乘于阳位，鼓动无力，胸阳失展，血行涩滞，而发胸痹。

（五）年迈体虚

久病体虚，暴病伤正；或中老年人，肾气不足，精血渐衰，以致心气不足，心阳不振，肾阳虚衰，不能鼓舞五脏之阳，血脉失于温煦，痹阻不畅，心胸失养而酿成本病。

胸痹的病位在心，然其发病多与肝、脾、肾三脏功能失调有关，如肾虚、肝郁、脾失健运等。

胸痹的主要病机为心脉痹阻，病理变化主要表现为本虚标实，虚实夹杂。本虚有气虚、血虚、阳虚、阴虚，又可阴损及阳，阳损及阴，而表现出气阴两虚，气血双亏，阴阳两虚，甚至阳微阴竭，心阳外越；标实为气滞、血瘀、寒凝、痰阻，且又可相兼为病，如气滞血瘀，寒凝气滞，痰瘀交阻等。本

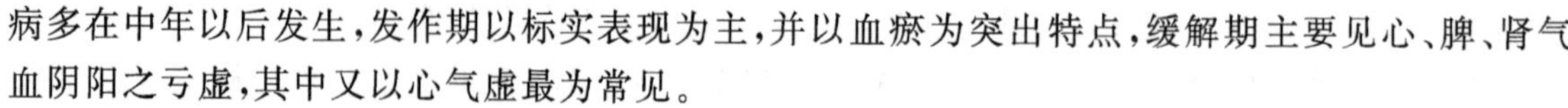

病多在中年以后发生,发作期以标实表现为主,并以血瘀为突出特点,缓解期主要见心、脾、肾气血阴阳之亏虚,其中又以心气虚最为常见。

二、诊断要点

(一)症状

(1)以胸部闷痛为主症,多见膻中或心前区憋闷疼痛,甚则痛彻左肩背、咽喉、胃脘部、左上臂内侧等部位;呈反复发作性或持续不解,常伴有心悸、气短、自汗,甚则喘息不得卧。

(2)胸闷胸痛一般持续几秒到几十分钟,休息或服药后大多可迅速缓解;严重者可见突然发病,心跳加快,疼痛剧烈,持续不解,汗出肢冷,面色苍白,唇甲青紫,或心律失常等证候,并可发生猝死。

(3)多见于中年以上,常因情志抑郁恼怒,操劳过度,多饮暴食,气候变化等而诱发。亦有无明显诱因或安静时发病者。

(二)检查

心电图检查可见 ST 段改变等阳性改变,必要时可做动态心电图、心功能测定、运动试验心电图等。周围血象白细胞总数、血沉、血清酶学检查,有助于进一步明确诊断。

三、鉴别诊断

(一)胃脘痛

心在脘上,脘在心下,故有胃脘当心而痛之称,以其部位相近。尤胸痹之不典型者,其疼痛可在胃脘部,极易混淆。但胸痹以闷痛为主,为时极短,虽与饮食有关,休息、服药常可缓解;胃痛发病部位在上腹部,局部可有压痛,以胀痛为主,持续时间较长,常伴有食少纳呆、恶心呕吐、泛酸嘈杂等消化系统症状。做 B 超、胃肠造影、胃镜、淀粉酶检查,可以鉴别。

(二)悬饮

悬饮、胸痹均有胸痛。但胸痹为当胸闷痛,可向左肩或左臂内侧等部位放射,常因受寒饱餐、情绪激动、劳累而突然发作,持续时间短暂;悬饮为胸胁胀痛,持续不解,多伴有咳唾,肋间饱满,转侧不能平卧,呼吸时疼痛加重,或有咳嗽、咳痰等肺系证候。

(三)胁痛

疼痛部位在两胁部,以右胁部为主,肋缘下或有压痛点。疼痛特点或刺痛不移,或胀痛不休,或隐隐作痛,很少短暂即逝,可合并厌油腻、发热、黄疸等症。肝胆 B 超、胃镜、肝功能、淀粉酶检查有助区分。

(四)真心痛

真心痛乃胸痹的进一步发展。症见心痛剧烈,甚则持续不解,伴有肢冷汗出,面色苍白,喘促唇紫,手足青至节,脉微欲绝或结代等危重急症。

四、辨证

胸痹首先辨别虚实,分清标本。发作期以标实为主,缓解期以本虚为主。

标实应区别气滞、血瘀、寒凝、痰浊的不同。闷重而痛轻,兼见胸胁胀满,憋气,善太息,苔薄白,脉弦者,多属气滞;胸部窒闷而痛,伴唾吐痰涎,苔腻,脉弦滑或弦数者,多属痰浊;胸痛如绞,遇寒则发,或得冷加剧,伴畏寒肢冷,舌淡苔白,脉细,为寒凝心脉;刺痛固定不移,痛有定处,夜间多发，舌紫黯或有瘀斑，脉结代或涩，由心脉瘀滞所致。

本虚又应区别阴阳气血亏虚的不同。心胸隐痛而闷，因劳累而发，伴心慌、气短、乏力，舌淡胖嫩，边有齿痕，脉沉细或结代者，多属心气不足；若绞痛兼见胸闷气短，四肢厥冷，神倦自汗，脉沉细，则为心阳不振；隐痛时作时止，缠绵不休，动则多发，伴口干，舌淡红而少苔，脉细而数，则属气阴两虚表现。

胸痹的疼痛程度与发作频率及持续时间与病情轻重程度密切相关。疼痛持续时间短暂，瞬息即逝者多轻；持续时间长，反复发作者多重；若持续数小时甚至数天不休者常为重症或危候。

一般疼痛发作次数多少与病情轻重程度呈正比。若疼痛遇劳发作，休息或服药后能缓解者为顺症；服药后难以缓解者常为危候。

（一）寒凝心脉

证候：卒然心痛如绞，心痛彻背，背痛彻心，心悸气短，喘不得卧，形寒肢冷，面色苍白，冷汗自出，多因气候骤冷或骤感风寒而发病或加重，苔薄白，脉沉紧或沉细。

分析：寒邪侵袭，阳气不运，气机阻痹，故见卒然心痛如绞，或心痛彻背，背痛彻心，感寒则痛甚；阳气不足，故形寒肢冷，面色苍白；胸阳不振，气机受阻，故见喘不得卧，心悸气短；苔薄白，脉沉紧或沉细，均为阴寒凝滞，阳气不运之候。

（二）气滞心胸

证候：心胸满闷，隐痛阵发，痛无定处，时欲太息，情绪波动时容易诱发或加重，或兼有脘痞胀满，得嗳气或矢气则舒，苔薄或薄腻，脉细弦。

分析：郁怒伤肝，肝失疏泄，气滞上焦，胸阳失展，心脉不和，故心胸满闷，隐痛阵发，痛无定处；情志不遂则气机郁结加重，故心痛加重，而太息则气机稍畅，心痛稍减；肝郁气结，木失条达，横逆犯脾，脾失健运则脘痞胀满；苔薄或薄腻，脉细弦为肝气郁结之象。

（三）心血瘀阻

证候：心胸剧痛，如刺如绞，痛有定处，甚则心痛彻背，背痛彻心，或痛引肩背，伴有胸闷心悸，日久不愈，可因暴怒、劳累而加重，面色晦暗，舌质暗红或紫黯，或有瘀斑，苔薄脉弦涩或促、结、代。

分析：气机阻滞，瘀血内停，络脉不通，不通则痛，故见心胸剧痛，如刺如绞，痛有定处，甚则心痛彻背，背痛彻心，或痛引肩背，伴有胸闷，日久不愈；瘀血阻塞，心失所养，故心悸不宁，面色晦暗；暴怒伤肝，气机逆乱，气滞血瘀更重，故可因暴怒而加重；舌质暗红或紫黯，或有瘀斑，苔薄，脉弦涩或促、结、代均为瘀血内阻之候。

（四）痰浊闭阻

证候：胸闷重而心痛，痰多气短，倦怠肢重，遇阴雨天易发作或加重，伴有纳呆便溏，口黏恶心，咯吐痰涎，舌体胖大且边有齿痕，苔白腻或白滑，脉滑。

分析：痰浊内阻，胸阳失展，气机痹阻，故胸闷重而疼痛，痰多气短；阴雨天湿气更甚，故遇之易发作或加重；痰浊困脾，脾气不运，故倦怠肢重，纳呆便溏，口黏恶心；咯吐痰涎，舌体胖大，有齿痕，苔白腻或滑，脉滑，均为痰浊闭阻之象。

（五）心肾阴虚

证候：心痛憋闷，灼痛心悸，五心烦热，潮热盗汗，或头晕耳鸣，腰膝酸软，口干便秘，舌红少津，苔薄或剥，脉细数或促代。

分析：心肾不交，虚热内灼，气机不利，血脉不畅，故心痛时作，灼痛或憋闷；久病或热病伤阴，暗耗心血，血虚不足以养心，则心悸；阴虚生内热，则五心烦热，潮热盗汗；肾阴虚，则见头晕耳鸣，腰膝酸软；口干便秘，舌红少苔，脉细数或促代，均为阴虚有热之象。

（六）心肾阳虚

证候：心悸而痛，胸闷气短，自汗，动则更甚，神倦怯寒，面色㿠白，四肢不温或肿胀，舌质淡胖，苔白或腻，脉沉细迟。

分析：阳气虚衰，胸阳不振，气机痹阻，血行瘀滞，血脉失于温煦，故见胸闷心痛，心悸气短，自汗，动则耗气更甚；阳虚不足以温运四肢百骸，则神倦怯寒，面色㿠白，四肢不温；肾阳虚，不能制水，故四肢肿胀；舌质淡胖，苔白或腻，脉沉细迟均为阳气虚衰之候。

（七）气阴两虚

证候：心胸隐痛，时作时休，胸闷气促，心悸自汗，动则喘息益甚，倦怠懒言，面色少华，舌质淡红，苔薄白，脉虚细缓或结代。

分析：思虑伤神，劳心过度，损伤心气，阴血亏耗，血瘀心脉，故见胸闷隐痛，时作时休，心悸气促，倦怠懒言等；心气虚，则自汗；气血不荣于上，则面色少华；淡红舌，脉虚细缓，均为气阴两虚之征。

五、治疗

本病的治疗原则应先治其标，后治其本，先从祛邪入手，然后再予扶正，必要时可根据虚实标本的主次，兼顾同治。标实当泻，针对气滞、血瘀、寒凝、痰浊而疏理气机，活血化瘀，辛温通阳，泄浊豁痰，尤重活血通脉治法；本虚宜补，权衡心脏阴阳气血之不足，有无兼见肺、肝、脾、肾等脏之亏虚，补气温阳，滋阴益肾。

（一）中药治疗

1.寒凝心脉

治法：辛温散寒，宣通心阳。

处方：枳实薤白桂枝汤合当归四逆汤加减。

两方皆能辛温散寒，助阳通脉。前方重在通阳理气，用于胸痹阴寒证，心中痞满，胸闷气短者；后方则以温经散寒为主，用于血虚寒厥证，见胸痛如绞，手足不温，冷汗自出，脉沉细者。方中桂枝、细辛温散寒邪，通阳止痛；薤白、瓜蒌化痰通阳，行气止痛；当归、芍药养血活血；芍药与甘草相配，缓急止痛；枳实、厚朴，理气通脉；大枣养脾和营。共成辛温散寒，通阳止痛之功。

若阴寒极盛之胸痹重症，胸痛剧烈，心痛彻背，背痛彻心，痛无休止，当用温通散寒之法，予乌头赤石脂丸加荜茇、高良姜、细辛等治疗。方中以乌头雄烈刚燥，散寒通络止痛；附子、干姜温阳逐寒；蜀椒温经下气开郁；为防药物过于辛散，配赤石脂入心经，而固摄收涩阳气。若痛剧而四肢不温，冷汗自出，可含化苏合香丸或麝香保心丸，以芳香化浊，温通开窍，每获即速止痛效果。

另外，可选用苏冰滴丸，每次2～4粒，每天3次。

2.气滞心胸

治法：疏调气机，活血通络。

处方：柴胡疏肝散加减。

本方疏肝理气，适用于肝气郁结、气滞上焦、胸阳失展、血脉失和之胸胁疼痛。方用四逆散去枳实，加香附、枳壳、川芎、陈皮行气疏肝，和血止痛。其中柴胡与枳壳相配可升降气机；白芍与甘草同用可缓急舒脉止痛；香附、陈皮以增强理气解郁之功；川芎为血中之气药，既可活血又能调畅气机。全方共奏疏调气机、和血通脉之功效。根据需要，还可选用木香、沉香、降香、檀香、延胡索、砂仁、厚朴等芳香理气及破气之品，但不可久用，以免耗散正气。

若气郁日久化热，出现心烦易怒，口干便秘，舌红苔黄，脉弦数等证者，用丹栀逍遥散疏肝清热；便秘严重者，用当归龙荟丸以泻郁火；如胸闷、心痛明显，为气滞血瘀之象，可合用失笑散，以增强活血行瘀，散结止痛之作用。

另外，可选用冠心苏合丸，每次 3 g，每天 2 次。

3.心血瘀阻

治法：活血化瘀，通脉止痛。

处方：血府逐瘀汤加减。

本方祛瘀通脉，行气止痛，用于胸中瘀阻，血行不畅，心胸疼痛，痛有定处，胸闷、心悸之胸痹。方中当归、川芎、桃仁、红花、赤芍活血化瘀，疏通血脉；柴胡、桔梗与枳壳、牛膝配伍，升降结合，调畅气机，开胸通阳，行气活血；生地黄养阴而调血燥。诸药共成祛瘀通脉、行气止痛之剂。

若瘀血痹阻重症，胸痛剧烈，可加乳香、没药、丹参、郁金、降香等加强活血理气之力；若血瘀、气滞并重，胸闷痛甚者，加沉香、檀香、荜茇等辛香理气止痛药物；若寒凝血瘀或阳虚血瘀者，症见畏寒肢冷，脉沉细或沉迟者，加肉桂、细辛、高良姜、薤白等温通散寒之品，或人参、附子等温阳益气之品；若伴有气短乏力、自汗、脉细缓或结代，乃气虚血瘀之象，当益气活血，用人参养荣汤合桃红四物汤加减，重用人参、黄芪等益气祛瘀之品。

还可选用三七、苏木、泽兰、鸡血藤、益母草、水蛭、王不留行、丹皮等活血化瘀药物，加强祛瘀疗效。但破血之品应慎用，且不可久用、多用，以免耗伤正气。在应用活血、破血类药物时，必须注意有无出血倾向或征象，一旦发现，立即停用，并予以相应处理。

另外，可选用活心丸，每次含服或吞服，1～2 丸。

4.痰浊阻闭

治法：通阳化浊，豁痰宣痹。

处方：瓜蒌薤白半夏汤合涤痰汤加减。

两方均能温通豁痰，前方通阳行气，用于痰阻气滞，胸阳痹阻者；后方健脾益气，豁痰开窍，用于脾虚失运，痰阻心窍者。方中瓜蒌、薤白化痰通阳，行气止痛；半夏、胆南星、竹茹清热化痰，人参、茯苓、甘草健脾益气；石菖蒲、陈皮、枳实理气宽胸。全方共奏通阳化饮、泄浊化痰、散结止痛之功。

若痰浊郁而化热，证见咳痰黄稠，便干，苔黄腻者，可用黄连温胆汤加郁金清化痰热而理气活血；痰热兼有郁火者，加海浮石、海蛤壳、黑山栀、天竺黄、竹沥化痰火之胶结；大便干结，加生大黄通腑逐痰；痰瘀交阻，证见胸闷如窒，心胸隐痛或绞痛阵发，苔白腻，舌暗紫或有瘀斑，当通阳化痰散结，加血府逐瘀汤；若瘀浊闭塞心脉，卒然剧痛，可用苏合香丸。

5.心肾阴虚

治法：滋阴清热，养心和络。

处方：天王补心丹合炙甘草汤。

两方均为滋阴养心之剂；前方以养心安神为主，治疗心肾两虚，阴虚血少者；后方以养阴复脉见长，用于气阴两虚，心动悸，脉结代之症。方中以生地黄、玄参、天冬、麦冬滋水养阴以降虚火；人参、炙甘草、茯苓益助心气；桂枝、大枣补气通阳，寓从阳引阴之意；柏子仁、酸枣仁、五味子、远志交通心肾，养心安神，化阴敛汗；丹参、当归身、芍药、阿胶滋养心血而通心脉；桔梗、辰砂为引使之品。本方能使心阴复，虚火平，血脉利，则心胸灼痛得解。

若阴不敛阳，虚火内扰心神，心烦不寐，舌尖红少津者，可用酸枣仁汤清热除烦安神；若不效者，再予黄连阿胶汤，滋阴清火，宁心安神。若兼见风阳上扰，用珍珠母、灵磁石、石决明、琥珀等重镇潜阳之品，或用羚角钩藤汤加减；心肾阴虚者，兼见头晕耳鸣，腰膝酸软，遗精盗汗，口燥咽干，用左归饮补益肾阴，填精益髓，或河车大造丸滋肾养阴清热；若心肾真阴欲竭，当用大剂西洋参、鲜生地黄、石斛、麦冬、山萸肉等急救真阴，并佐用生牡蛎、乌梅肉、五味子、甘草等酸甘化阴，且敛其阴。

另外，可选滋心阴口服液，每次 10 mL，每天 2 次。

6.心肾阳虚

治法：温振心阳，补益阳气。

处方：参附汤合右归饮加减。

两方均能补益阳气，前方大补元气，温补心阳；后方温肾助阳，补益精气。方中人参、姜、枣、炙甘草大补元气，以益心气复脉；附子辛热，温补真阳；肉桂振奋心阳；熟地、山萸肉、枸杞子、杜仲、山药为温肾助阳、补益精气之要药。

若兼肾阳虚，可合金匮肾气丸，或用六味地黄丸滋阴固本，从阴引阳，共为温补肾阳之剂；心肾阳衰，不能化气行水，水饮上凌心肺，加用真武汤；若阳虚欲脱厥逆者，用四逆加人参汤，温阳益气，回阳救逆；若阳虚寒凝而兼气滞血瘀者，可选用薤白、沉香、降香、檀香、香附、鸡血藤、泽兰、川芎、桃仁、红花、延胡索、乳香、没药等偏于温性的理气活血药物。

另外，可选用麝香保心丸，每次含服或吞服 1～2 粒。

7.气阴两虚

治法：益气养阴，活血通脉。

处方：生脉散合人参养荣汤加减。

上方皆能补益心气。生脉散长于益心气，敛心阴，适用于心气不足，心阴亏耗者；人参养荣汤补气养血，安神宁心，适用于胸闷气短，头昏神疲。方中人参、黄芪、炙甘草大补元气，通经利脉；肉桂通心阳，散寒气，疗心痛，纳气归肾；麦冬、五味子滋养心阴，收敛心气；熟地、当归、白芍养血活血。配茯苓、白术、陈皮、远志，补后天之本，滋气血生化之源，以宁心定志。

若兼见神疲乏力，纳呆，失眠多梦等，可用养心汤加半夏曲、茯苓以健脾和胃，补益心脾，养心安神；若气阴两虚，兼见口燥咽干，心烦失眠，舌红，用生脉散合归脾汤加减；兼有气滞血瘀者，可加川芎、郁金以行气活血；兼见痰浊之象者，可用茯苓、白术、白蔻仁以健脾化痰。

另外，可选用补心气口服液，每天 10 mL，每天 2 次；或滋心阴口服液，每次 10 mL，每天 2 次。

(二)针灸治疗

1.基本处方

心俞、巨阙、膻中、内关、郄门。

心俞、巨阙属俞募相配，膻中、心俞前后相配，通调心气；内关、郄门同经相配，宽胸理气，缓急止痛。

2.加减运用

(1)寒凝心脉证：加厥阴俞、通里、气海以温经散寒、宣通心阳。背俞穴、气海可加灸，余穴针用平补平泻法。

(2)气滞心胸证:加阳陵泉、太冲以疏肝理气、调畅气机,针用泻法。余穴针用平补平泻法。若脘痞胀满甚者,加中脘以健脾和中、疏导中州气机,针用平补平泻法。

(3)心血瘀阻证:加膈俞、血海、阴郄以活血化瘀、通脉止痛。诸穴针用平补平泻法。

(4)痰浊阻闭证:加太渊、丰隆、足三里、阴陵泉以通阳化浊、豁痰宣痹。诸穴针用平补平泻法。

(5)心肾阴虚证:加肾俞、太溪、三阴交、少海以滋阴清热、养心和络,针用补法。余穴针用平补平泻法。

(6)心肾阳虚证:加肾俞、气海、关元、百会、命门以振奋心肾之阳。诸穴针用补法,关元、气海、命门、背俞穴可加灸。

(7)气阴两虚证:加足三里、气海、阴郄、少海以益气养阴、活血通脉。诸穴针用补法。

3.其他

(1)耳针疗法:取胸、神门、心、肺、交感、皮质下,每次选 3～5 穴,用捻转手法强刺激,一般每穴捻 1～2 分钟,留针 15～20 分钟,可以每隔 5 分钟捻转 1 次。

(2)电针疗法:取内关、神门、胸上段夹脊穴,通电刺激 5～15 分钟,采用密波,达到有麻、电放射感即可。

(3)穴位注射疗法:取内关、郄门、间使、少海、心俞、足三里、三阴交,用复方当归(10%葡萄糖稀释)、维生素 B_{12} 0.25 mg、复方丹参注射液等,每次选 2～3 穴,每穴注射 0.5～1 mL,隔天 1 次。

(4)皮内针疗法:取内关、心俞、厥阴俞、膈俞,每次选 1 对,埋针 1～3 天,冬天可延长到5～7 天。

(赵　地)

第三节　心　衰

心衰是由不同病因引起心脉气力衰竭,心体受损,心动无力,血流不畅,逐渐引起诸脏腑功能失调,以心悸、喘促、尿少、水肿等为主要临床表现的危重病证。心衰在临床有急慢之分。其急者表现怔忡,气急,不能平卧,呈坐位,面色苍白,汗出如雨,口唇青紫,阵咳,咯出粉色泡沫样痰,脉多疾数。慢者表现心悸,短气不足以息,夜间尤甚,不能平卧或睡中憋醒,胸中如塞,口唇、爪甲青紫,烦躁,腹胀,右肋下癥块,下肢水肿。

心衰的病位在心,但与肺、脾、肝、肾有关。其发生可源于心脏本身,也可源于其他四脏,其病机关键为心肾阳虚,肺肝血瘀,为本虚标实之疾,其本虚有气虚、阳损、阴伤,或气阴两虚,或阴阳俱损。标实为气滞、血瘀、水结。治疗当标本兼治,急则治标,缓则治本。治本不外益气温阳敛阴,治标为化瘀、利水、逐饮。中医治疗在改善症状、提高生命质量、减少再住院率、降低病死率等方面具有优势。

西医学中称为心功能不全,据国外统计,人群中心衰的患病率为 1.5%～2.0%,65 岁以上可达6%～10%,且在过去的 40 年中,心衰导致的死亡人数增加了 3～6 倍。我国对 35～74 岁城市居民共15 518人随机抽样调查的结果:心衰患病率为 0.9%,按计算约有 400 万名心衰患者,其中男性为 0.7%,女性为1.0%,女性高于男性。随着年龄增高,心衰的患病率显著上升,城市高于农村,北方明显高于南方。心功能不全具备上述临床表现者,均可以参考本节辨证论治。

一、病因

(一)原发病因

1.源于心

久患心脏之疾,如心悸、心痹、心痛、克山病、心肌炎及先天性心脏病等,导致心气内虚,日久心体肿胀,若再遇外邪侵袭,或情绪刺激,或因过劳,进一步损伤心体,侵蚀心阳,心阳不振,心力乏竭,不能鼓动血液运行,使瘀血阻滞,心脉不通。一则脏腑、肌腠缺血而失养,二则迫使血中水津外渗,进而出现脏腑功能失调,水饮凌心射肺或停积局部及水湿泛溢肌肤之证候,发为心衰。

2.源于肺

久咳、久喘、久哮等肺系慢性疾病反复发作,迁延或失治,痰浊潴留,伏着于肺,肺气壅塞不畅,痰瘀阻于肺管气道,使肺气胀满不能敛降,导致肺之体用俱损,病变首先在肺,继则影响脾、肾,后期病及于心。因肺朝百脉,肺气辅佐心脏运行血脉,肺伤则不能助心主治节,致使血行不畅,血瘀肺脉,肺气更加壅塞,造成气虚血滞、血滞气郁,由肺及心,心血瘀阻不通,日久心力乏竭,心体受损,发为心衰。

3.源于肝

久患肝脏之疾,或暴怒伤肝,导致肝失疏泄之机和条达之性,肝所藏之血不能施泄于外,血结于内,引起肝气滞心气乏,鼓动无力,血循不畅,瘀阻于心,引发血中水津外渗而致水肿、喘咳等证候,发为心衰。

4.源于肾

肾为精血之源,又为水火既济之脏,肾脉上络于心,久患肾脏之疾,则肾体受损,肾阳受伤,命火不足,相火不发,不能蒸精化液生髓,髓少不能生血,血虚不能上奉于心,心体失养,心阳亏乏,心气内脱,心动无力,则血行不畅,瘀结于心,导致心体胀大,发为心力衰竭。

5.源于脾胃

脾胃之脉络于心,心气之源受之于脾,脾又为统血之脏。食气入胃,浊气归心。因此久患脾胃之疾,或思虑过度,或饮食不节(肥甘滋腻及长期饮酒、咸食),损伤脾胃,致使中气虚衰,中轴升降无力,引起水谷精微不能奉养于心主。元气不能上充于心,则心气内乏,鼓动无力,血瘀在心,日久心体胀大,或津血不足,心体失养,体用俱损,发为心力衰竭。

(二)诱因

1.外感

多由外感六淫之邪,袭卫束表,内迫于肺,肺失宣降,痰浊内蕴,影响辅心以治节功能,使心不主血脉,加重心力衰竭。

2.过劳

劳则气耗,心气受损,发为心力衰竭。

3.药物

某些药物如过于苦寒,过于辛温,或输液过速等均导致心气耗散,诱发心力衰竭。

二、病机

(一)发病

多以起病缓慢,逐渐加重为特点。初起见劳累后心悸,气短,疲乏无力,休息后可缓解,逐渐发展为休息时仍觉心悸不宁，喘促难卧，尿少，水肿，口唇爪甲青紫等。少数发病急，突然气急，端坐呼吸，不得卧，面色苍白，汗出如雨，口唇青黑，阵咳，咯吐粉红色泡沫样痰，脉多疾数。

（二）病位

在心，为心之体用俱病，与肺、脾、肝、肾密切相关。

（三）病性

为本虚标实之疾。虚者，以气虚、阳虚为本。病初多为气虚，病久则见阳虚，根据患者体质及原发疾病不同，少数患者可见血虚或阴虚。病变过程中，逐渐形成病理产物，为饮、为痰、为瘀、为浊，阻滞气机，发展为气滞血瘀水结之标实之疾。最终为心肾阳虚，肺肝血瘀，虚实夹杂。

（四）病势

缓慢发病者，初起时症状较轻，仅见劳累后心悸，气短，乏力，休息后症状可减轻或消失。随病情加重，出现休息状态下仍觉心悸不宁，喘促难卧，腹胀尿少，水肿，甚至神昏等。发病急骤者，突然气急呈端坐呼吸，面色苍白，汗出如雨，咯吐血色泡沫痰，唇青肢冷，救治及时，尚可转安，稍有延误，则昏厥死亡。

（五）病机转化

多种原因导致心气虚，心动无力，久之则心力内乏，乏久必竭。心气虚衰而竭，则血行不畅，引起机体内外血虚和血瘀的病理状态。血行不畅则五脏六腑失其濡养，心失所养则心气更虚，瘀阻更甚，日久则心体胀大；子盗母气，心体胀大日久则累及于肝，血瘀在肝，则肝体肿大，失其疏泄之职，气机不畅，影响脾胃升降之机，见腹胀，纳呆，便溏或便秘；瘀血在肾，则水道不通，开阖不利，形成水肿；瘀血在肺，则上焦不宣，肺气郁闭，壅塞不畅，故见咳喘，呼吸困难。

津血同源，血瘀日久导致阴津不足，出现气阴两虚，故患者表现口干，心烦。由于心气不足，血不能行全身以濡养诸脏，肾失所养而导致肾虚，肾阳虚则膀胱失其气化，水渎失司。另外，心肾阳虚，不能温煦脾胃，可使中焦运化无权，湿浊内蕴。同时“血不利则为水”，水邪内泛外溢，凌心射肺，则悸喘不宁。心阳根于肾阳，阳气衰竭，心气外脱，心液随气外泄，故见喘悸不宁，烦躁不安，汗出如雨如油，四肢厥冷，尿少水肿等症。

总之，心力衰竭是全身性疾病，病初以气虚阳虚为主，偶见阴虚；病变过程中，因气虚无力运血或阴虚脉道不充，则成血瘀；阳气不足，水津失于气化，形成水肿；病延日久者，正气日衰，五脏俱败，正不胜邪，最终可致心气衰微，心阳欲脱之险证。虚和瘀贯穿疾病的始终，虚有气虚、阴虚、阳虚。瘀有因虚致瘀、因实致瘀，虚越甚，瘀越重。水是疾病发展过程中的病理产物，病越重，水越盛。

所以心肾阳虚为病之本，血瘀水停为病之标，本虚标实。又因心力衰竭患者内脏俱病，正气虚衰，每易罹受外邪，新感引动宿疾，使心力衰竭反复而逐年加重。

（六）证类病机

心力衰竭过程是因虚致实，实又可致更虚的恶性循环，以气虚阳虚为本，发展为气阴两虚、气虚血瘀、阴阳两虚、阳虚水泛、阳衰气脱等不同病理过程。

1.心气（阳）虚证

由于年老体弱，久患心脏之疾或他脏之疾累于心，使心气亏耗。心气内乏，无力帅血，心神涣散而不藏，故见心悸不安；动则气耗，故见乏力，气短不足以息，动则益甚。汗为心之液，气不固护，见汗液自出。脉道鼓动无力，则见脉弱或结或代。此候为心力衰竭早期表现。

2.气阴两虚证

心居胸中，为宗气所聚，心气亏虚，气不生津，津随气耗，出现阴虚；或心气亏乏，不能固护，营阴不能内守;或气(阳)虚日久,阳损及阴,出现气阴两虚。也可见于急性或慢性心力衰竭反复发作之人久用温阳利水之剂,耗竭阴津,致心之气阴两虚。由于心气不足,气不布津,津液不能上承,故出现口干;心阴亏虚,虚火内生,蒸津外泄,故见盗汗;扰动心神,则心烦,少寐多梦。舌红少津,脉细弱。

3.气虚血瘀证

心气虚无力推动血液运行,导致血行迟滞而形成瘀;因心肺气血不畅,上焦不宣,引起中焦枢机不转,脾失运化之力,胃失腐熟水谷之能,致使升降功能呆滞,肝之疏泄功能受阻,水渎功能不畅,而致气滞血瘀水泛。此候为心力衰竭发展的中晚期阶段,由心及于肺、脾(胃)、肾、肝、三焦,气血阴阳亏虚,瘀、水、气(滞)、痰互结。血行不利,脉络瘀滞,见口唇爪甲青紫,胁下积块;脾不运化,则纳呆,腹胀;水渎不利,则尿少水肿;水饮凌心则怔忡;射肺则咳喘不宁。本愈虚标愈实,心阳、脾阳、肾阳皆虚,患者表现畏寒肢冷,汗多,易外感;津血不行,阴液枯竭,虚热内生,则见口干不欲饮或欲饮冷,烦躁不安。舌红少津或舌淡胖,脉细涩。

4.阳虚水泛证

由于心阳不振,无力温运水湿,可致湿浊内蕴;随疾病进展,脾阳受损,不能健运,复加肺气亏虚,水道失其通调,水湿内停;后期肾阳虚衰,膀胱气化不利,水饮内泛;心阳根于肾阳,心肾阳虚,肾不纳气,心阳外越,故见心悸气喘,动则益甚;母病及子,脾失阳助,则脾不制水而反侮,中轴不运,见腹部膨胀,纳少脘闷,恶心欲吐;膀胱气化失司,津不化气而为水,见尿少水肿。阳虚不能温于四末,故见四肢厥冷。

5.阳衰气脱证

疾病发展末期,诸脏之阳皆亏,阴盛于内,阳脱于外,虚阳外越,故见喘急而悸;动荡心神,则见烦躁不安;阳虚则寒,见四肢厥冷,且逆而难复;汗为心之液,心阳衰竭,不能固守营阴,真津外泄,故见汗出如珠如油。舌脉均见阴阳离决之象。

三、诊断标准

(一)中医诊断标准

病史:原有心脏疾病,如心痛,心悸,肺心同病等,多因外感、过劳而复发或加重。

主症:心悸气短,活动后加重,乏力。

次症:咳喘不能平卧,尿少,水肿、下肢肿甚,腹胀纳呆,面色晦黯或颧紫,口唇紫黯,颈静脉怒张,胁下癥块,急者咯吐粉红色泡沫样痰,面色苍白,汗出如雨,四肢厥冷,更甚者昏厥,脉象数疾、雀啄、促、结代、屋漏、虾游。

具备病史、主症,可诊断为心衰之轻症。若在病史,主证的基础上,兼有次症 2 项者,可明确诊断。

(二)西医诊断标准

目前诊断标准尚不统一,也无特异性检查指标,但根据临床表现,呼吸困难和心源性水肿的特点,以及无创性和/或有创性辅助检查及心功能测定,一般即可做出诊断。临床诊断应包括心脏病的病因、病理解剖、病理生理、心律及心功能分级等诊断。

1.心衰的定性诊断指标

主要标准:①夜间阵发性呼吸困难或端坐呼吸;②劳累时呼吸困难和咳嗽;③颈静脉怒张;④肺部啰音;⑤心脏肥大;⑥急性肺水肿;⑦第三心音奔马律;⑧静脉压升高 > 1.57 kPa

(16 cmH_2O);⑨肺循环时间>25 秒;⑩肝颈静脉回流征阳性。

次要标准:①踝部水肿;②夜间咳嗽;③活动后呼吸困难;④肝大;⑤胸腔积液;⑥肺活量降低到最大肺活量的 1/3;⑦心动过速(心率>120 次/分)。

主要或次要标准:治疗中 5 天内体重下降≥4.5 kg。

确诊必须同时具有以上 2 项主要标准,或者具有 1 项主要或 2 项次要标准。

2.心功能的分级标准

参照美国纽约心脏病学会 NYHA 1994 年第 9 次修订心脏病心分级而制定。

(1)心功能Ⅰ级:患有心脏病,但体力活动不受限制,一般体力活动不引起过度的疲乏、心悸、呼吸困难或心绞痛,通常称心功能代偿期。

(2)心功能Ⅱ级:患有心脏病,体力活动轻度限制,静息时无不适,但一般体力活动可出现疲乏、心悸、呼吸困难或心绞痛,也称Ⅰ度或轻度心力衰竭。

(3)心功能Ⅲ级:患有心脏病,体力活动明显受限,休息时尚感舒适,但稍有体力活动就会引起疲乏、心悸、呼吸困难或心绞痛,也称Ⅱ度或中度心力衰竭。

(4)心功能Ⅳ级:患有心脏病,体力活动能力完全丧失,休息状态下也可有心力衰竭或心绞痛症状,任何体力活动后均可加重不适,也称Ⅲ度或重度心力衰竭。

四、鉴别诊断

(一)哮病

急性左心衰竭者,原有心脏之疾,如心悸(心肌炎)、真心痛等,由某种诱因引发(如过劳、情绪激动、外感等)。临床以猝然心悸,喘急不能平卧,汗出烦躁,常伴咯吐粉红色血沫痰为特征,而哮病患者多无心脏病史,多有过敏史,以反复发作为特征,发作时喉间哮鸣有声,咯出大量痰涎后则喘止。

(二)喘病

慢性心衰在活动后往往见呼吸急促,但多以短气不足以息为特征,休息可减轻或缓解,而喘病患者多有肺病史,多因外感而诱发,多伴咳嗽、咳痰。

(三)肾性水肿

慢性心衰重症阶段出现尿少,水肿,而水肿呈下垂性,卧位时腰骶部水肿,兼有纳呆、腹胀、右下腹胀痛等胃肠道症状。而肾性水肿多与外感风寒、风热有关,起病较急,面目先肿,兼有尿少、腰痛,或兼头胀头痛,借助尿常规检查可发现蛋白尿或血尿,血中尿素氮、肌酐增高。

五、证候诊断

(一)心气(阳)虚证

心悸,气短,乏力,活动后明显,休息后可减轻,纳少,头晕,自汗,畏寒,舌质淡,苔薄白,脉细弱无力。

(二)气阴两虚证

心悸气喘,动则加重,甚则倚息不得卧,疲乏无力,头晕,自汗盗汗,两颧发红,五心烦热,口干咽燥,失眠多梦,舌红,脉细数。

(三)阳虚水泛证

心悸气喘,畏寒肢冷,腰酸,尿少水肿,腹部膨胀,纳少脘闷,恶心欲吐,舌体淡胖有齿痕,脉沉细或结代。

(四)气虚血瘀证

心悸气短,活动后加重,左胸憋闷或疼痛,夜间痛甚,两颧黯红,口唇青紫,胁下癥块,舌紫黯,苔薄白,脉沉涩或结代。

(五)阳衰气脱证

喘悸不休,烦躁不安,汗出如雨或如油,四肢厥冷,尿少水肿,面色苍白,舌淡苔白,脉微细欲绝或疾数无力。

六、辨证论治

(一)辨证思路

1.辨急性与慢性

心力衰竭在临床上有急慢之分。急者可见怔忡,气急,不能平卧、呈坐状,面色苍白,汗出如雨,口唇青黑,阵咳,咯吐粉红泡沫样痰,脉多疾数。慢者可见心悸,短气不足以息,夜间尤甚,不能平卧或夜间憋醒,胸中如塞,口唇、爪甲青紫,烦躁,腹胀,右胁下癥块,下肢水肿。

2.辨原发病证

既往有无能引发心衰之病,如胸痹心痛、心痹、肺心同病、心悸、瘿病、肾脏之疾、消渴等。

原有胸痹心痛者,在心衰证候基础上常伴有胸闷,左胸膺部疼痛,向左肩背部放射,疼痛多短暂,但反复发作。多发于年老之人,平素经常胸闷,时有左胸膺部疼痛,持续时间较短,服用芳香开窍药物可缓解,多因过劳、情绪激动、饱食或寒冷刺激而诱发。或伴心悸,逐渐出现喘促不能平卧,尿少水肿,夜间憋醒,舌质青紫、苔腻、脉沉弦。

原有肺胀病者,有长期反复咳喘的病史,心衰加重多与感受外邪有关,颜面、口唇、爪甲青紫黯明显,稍有外感则咳喘发作,痰多,胸满,心悸,尿少水肿,腹胀,纳呆,口唇、颜面及爪甲紫黑,苔厚腻、脉滑数。本病病变早期在肺,继则影响脾、肾。

3.辨诱因

心衰最常见诱因为感受外邪。如出现恶寒发热,咳嗽,咯白痰者,多外感寒邪;如发热重,咯黄痰者,多感受热邪。有些药物可诱发心衰,如抗心律失常药、药物过敏、输液反应、输液速度过快等。另外,过劳及情绪刺激也可诱发心衰。

4.辨标本虚实

本虚有气虚、阳损、阴伤、气阴两虚、阴阳俱损之分。气虚者,多为心衰之初期,症见气短,乏力,活动后心悸加重;阳损者,在气虚的基础上见畏寒,肢冷,面色青灰,下肢水肿,多为心衰中期表现;阴伤者,可见形体消瘦,两颧黯红,口干,手足心热,心烦等;气阴两虚者为气虚证与阴伤证并见,多见于心肌炎之心衰;阴阳俱损为阴伤与阳损并见,为心衰之重证。标实为气滞、血瘀、水结。气滞者,症见胸闷,胁腹胀满,脘胀纳呆;血瘀者,症见面色晦黯,口唇、爪甲及舌质青紫,脉促、结、代,或涩;水结者,症见面浮水肿,呕恶脘痞,喘悸难卧,舌体胖大,边有齿痕。另外,患者反复心衰或经常应用利尿剂,使阴阳俱损,阳虚水泛,阴虚生热,水热互结,出现尿赤少、水肿、心烦、口渴、喜冷饮等寒热错杂证。

5.辨病位

心衰病位虽然在心,但常见二脏或数脏同病,虚实错杂。不论先为心病而后及于他脏,或先有肺、肾、肝、脾之病而后及心,病至心衰,多见五脏俱病,但仍以心为主,因“心为五脏六腑之大主”。心肺气虚，肾不纳气，则见心悸，咳嗽，气喘，倚息不得卧等症状；心肾阳虚，则见畏寒肢冷，水肿，心悸，短气，喘促，动则更甚等证候；心肺阴虚可见心悸，咳嗽，咯吐血痰，口干，盗汗等证候；心脾两虚可见心悸，乏力，血虚，腹胀，纳呆，不寐，便溏等证候；若肺肝脾肾同病，则形成气滞血瘀水结证候。

6.辨病情

心衰以悸、喘、肿为三大主症，其中以心悸、怔忡贯穿始终，如果单纯表现为心悸、乏力、气短者，病情相对较轻；如见有咳嗽、咳白痰者，或外邪引动内饮，或有水邪射肺，如咯粉红泡沫样痰，多为急性左心衰，病情危重；心衰出现喘或喘不能平卧者，源于病久及肺作喘或肾虚不能纳气作喘，属心衰发展至中晚期；如喘与水肿同时出现，多为心衰晚期，三焦同病，五脏受损，病情较重。

7.辨舌脉

舌体胖大或有齿痕者，多为阳虚兼水湿内蕴；舌体瘦小，质干或有裂纹，为阳衰阴竭；舌紫黯或隐青，为阳气虚衰，血行瘀阻；如兼有热象，可见红绛舌；舌苔一般为薄白苔，兼有痰饮者多为白腻苔，肺有痰热者多见黄腻或灰黄腻苔，痰湿重者可见灰腻苔。脉象沉细数或结代，为气阴两虚；脉沉数而疾无力，或涩而沉，或结或促或代，或雀啄、鱼翔，为气(阳)虚血瘀；脉微细而数，或结代、雀啄，为阳衰气脱；脉微欲绝散涩，或浮大无根，为阴竭阳绝危证。

因此治疗当标本兼顾，急则治标，缓则治本。治本不外益气温阳敛阴，治标为化瘀、利水、逐饮。

(二)分证论治

1.心气(阳)虚

症舌脉：心悸，气短，乏力，活动时明显，休息后可减轻，纳少，头晕，自汗，畏寒，舌质淡、苔薄白、脉细弱无力。

病机分析：此证型常见于各种心脏之疾导致心衰之早期，或中重度心衰经过治疗之恢复阶段，相当于心功能Ⅰ、Ⅱ级。本证主要临床表现为心悸、气短，无论是各种心脏病本身，还是他脏之疾，如肺系之疾，饮食伤脾，肝脏或肾脏之疾，首先损伤心气，使心气力不足。心气帅血以动，营运周身，今气虚不能帅血，使周身失其血之濡养，故见乏力、头晕等症。病位主要在心，可及于肺、脾。

治法：补心益气。

常用方：保元汤(《博爱心鉴》)加减。黄芪、人参、肉桂、甘草、淫羊藿、补骨脂、茯苓。加减：出现胸闷胸痛者，多由于气虚血行不畅，心脉不通所致，加丹参、川芎、赤芍或加桃红四物汤(《医宗金鉴》)、黄芪桂枝五物汤(《金匮要略》)、补阳还五汤(《医林改错》)等；形寒肢冷，胸痛者，为心阳不足，加附子、干姜、桂枝、薤白；胸胁胀满者，为气虚气滞，加醋柴胡、醋青皮；患者除心悸、气短，还见有头晕、健忘者，用归脾汤(《济生方》)；心悸重，脉结代者，用炙甘草汤(《伤寒论》)；动则心悸汗多者，加桂枝甘草龙骨牡蛎汤(《伤寒论》)。

常用中成药：补心气口服液每次 10 mL，每天 3 次。补益心气，活血理气止痛，适用于心气心阳不足又兼血瘀、痰浊之心衰。福王黄芪口服液每次 10～20 mL，每天 2 次。益气固表，利水消肿，补中益气，适用于心气亏虚之心衰。人参片每次 4 片，每天 2 次。大补元气，补益肺脾。适用于以心气不足为主要症状的心衰。黄芪注射液 20 mL 加入 5%葡萄糖注射液或 0.9%氯化钠注射液 250 mL 中，静脉滴注，每天 1 次。补益肺脾，益气升阳。用于症见气短、乏力等气虚之象者。

体针：常取心俞、神门、内关、间使、胆俞、阳陵泉、足三里、曲池等穴，每次取穴3～5个，每天1次，7天为1个疗程，以补法为主。

耳针：常取心、定喘、肺、肾、神门、交感、内分泌等穴，可用针刺、按压、埋针等方法，每次3～4个穴位。

临证参考：心气虚贯穿于心衰的全过程，因此补益心气是此证型的主要治疗大法，补气药物首推参、芪。《万病回春》言人参“扶元气，健脾胃，进饮食，润肌肤，生精脉，补虚羸，固真气，救危急”。不同品种的人参制品，如红参、西洋参、生晒参均具强心的作用，其中红参的效果最好，一般调理每天可用3～5 g，病情明显可用10 g，严重者可用15～20 g，危重患者可用到30 g。如气虚血瘀时，黄芪与活血药同用，可起到活血而不伤血，并有养血之功。此外白术不单健脾益气，还可化痰、燥湿、行水，因此在气虚为主的心衰患者中也是常用中药。此证型常见于心衰初期或慢性心衰经治疗病情相对稳定，相当于心功能Ⅰ、Ⅱ级患者，若不伴有反复心动过速或心房纤颤，可不使用洋地黄类药物，以中药益气活血为主，可改善心功能，提高患者生活质量。

2.气阴两虚

症舌脉：心悸气喘，动则加重，甚则倚息不得卧，疲乏无力，头晕，自汗盗汗，两颧发红，五心烦热，口干咽燥，失眠多梦，舌红、少苔、脉细数或沉细。

病机分析：此证型多见于慢性反复发作之心衰患者，长期应用利尿剂或抗生素治疗，利尿剂直伤阴津，抗生素乃苦寒之品。由于阴阳相互依存，心衰日久，由气虚而损及于阴；或久用、过用温燥而伤阴；或水肿患者应用利尿之剂，使阴液亏耗。两颧红，五心烦热为阴亏虚阳上扰之证。有些患者甚则出现口干渴，渴而喜冷饮，此非实热，乃心衰日久，多脏虚损，脾不能为胃行其津液，阴虚燥热所致；津伤肠燥，还可出现大便秘结不行。

治法：益气养阴。

常用方：生脉散(《内外伤辨惑论》)加减。生晒参、麦冬、五味子、黄芪、黄精、玉竹、生地黄、阿胶、白芍。加减：若见阴阳两虚，畏寒、肢冷者，加附子、干姜、桂枝；气虚重者，重用黄芪；水肿者加泽泻、车前子、白术；腹胀者加厚朴、大腹皮、莱菔子、砂仁；心烦者加黄连；脉结代者，用炙甘草汤(《伤寒论》)。

常用中成药：参麦注射液40～60 mL加入5%葡萄糖注射液250 mL中，静脉滴注，每天1次。益气固脱，滋阴生津，养心复脉。用于气阴两虚之心衰。生脉注射液40 mL加入5%葡萄糖注射液250 mL中，静脉滴注，每天1次。补气养阴，生津复脉，益气强心。用于气虚津伤，脉微欲绝之心衰。补心气口服液、滋心阴口服液：每次各10 mL，每天3次。两者合用益气养阴，活血通脉。用于气阴两虚之心衰。

体针：常取心俞、神门、内关、间使、厥阴俞、阳陵泉、足三里、三阴交等穴，每次取穴3～5个，每天1次，7天为1个疗程，以补法为主。慢性肺心病，常取肺俞、肾俞、膻中、气海、足三里。心慌加内关。

耳针：常取心、定喘、肺、肾、神门、交感、内分泌等穴，每次3～4个穴位，可用针刺、按压、埋针等方法。慢性肺心病，常取心、神门、交感、肾、肾上腺等穴。

临证参考：益气养阴多用参、麦，所以人参、麦冬是本证型必不可缺的常用药物。《日华子本草》言麦冬“治五劳七伤，安魂定魄”，《本草汇言》言其“主心气不足，惊悸怔忡，健忘恍惚，精神失守”。

本证型虽为气阴两虚，但气虚为始，阴虚为渐，气虚为本，故治疗上，即使阴虚较重，也不能舍其气而单补阴，益气温阳贯彻始终。此外，心阳失敛更易外散，故益气养阴之中应配以酸收，常用麦冬、五味子，一使阳气内守，温运心脉，二可防止温阳化气药物辛温伤阴散气。阴虚生热，患者常见心烦，可加黄连、生地黄。大量或长期应用利尿剂的患者，常出现口干渴而喜冷饮，可用白虎加人参汤以清热益气生津，生石膏用量可加大。大便干结者，可加大黄、元明粉急下存阴。养阴多以甘寒之品，不可过于滋腻。

3.阳虚水泛

症舌脉：心悸气喘，畏寒肢冷，腰酸，尿少水肿，咳逆倚息不得卧，腹部膨胀，或胁下积块，纳少脘闷，恶心欲吐，颈脉动，口唇爪甲青紫，舌体淡胖有齿痕、脉沉细或结代。

病机分析：本证型属本虚标实，为疾病发展至中晚期之征，相当于临床上心功能Ⅲ、Ⅳ级。心居胸中，为阳中之阳，心气心阳亏虚，出现心悸、怔忡，动则气喘。在此阳虚不单心阳虚，脾阳、肾阳皆虚，土不制水而反克，肾不制水而妄行，水邪泛滥，内蓄外溢，外溢肌肤则面浮肢肿；上凌心肺则加重心悸、喘促，甚则咳逆倚息；聚留胸腹则出现胸腹水。诸脏皆病，三焦气化不利，津聚不行，瘀血内停，瘀于心脉则见胸中隐痛，咳唾血痰，唇甲紫黯，颈部及舌下青筋显露；瘀于肺，则短气喘促、呼吸困难；瘀于肝，则胁下积块。瘀血水饮虽继发于心气亏虚，但一旦形成又可进一步损伤阳气，形成由虚致实、由实致虚的恶性病理循环。

治法：温阳利水。

常用方：五苓散合真武汤(《伤寒论》)加减。桂枝、制附子、茯苓、白术、白芍、生姜、泽泻、猪苓、车前子、丹参、红花、益母草。加减：喘促甚者加葶苈子、桑白皮、地龙或加葶苈大枣泻肺汤(《金匮要略》)；中阳不足兼痰饮者，可用苓桂术甘汤(《金匮要略》)；腹胀者加大腹皮、莱菔子、厚朴；恶心呕吐者加生姜汁、半夏、旋覆花。

常用中成药：参附注射液 10～20 mL 加入 5%葡萄糖注射液 250～500 mL 中，静脉滴注，每天1 次。回阳救逆，益气固脱。用于心阳不振，症见四肢不温，尿少水肿者。福寿草片每次 1 片，每天2 次。强心，利尿，镇静。用于治疗心衰水肿患者。补益强心片每次 4 片，每天 3 次。益气养阴，化瘀利水。用于治疗气阴两虚，血瘀水停所致心衰。强心力胶囊每次 4 粒，每天 3 次。温阳益气，化瘀利水。用于治疗阳气虚乏，血瘀水停所致心衰。

针灸：取心俞、神门、内关、间使、通里、少府、足三里、膻中、气海、中脘等穴，每次取穴 3～5 个，每天1 次，7 天为 1 个疗程，以补法为主。水肿者配太溪、三阴交。

临证参考：在此证型中，阳虚是其病机关键，喘促、水肿是其主要的临床表现，温阳是本证的主要治法。温阳药中首推刚燥之附子，因附子性温有小毒，含乌头碱，故应炙用，用时先煎30 分钟。肺心病心衰时，因为心肌纤维肥大、间质水肿，对乌头碱比较敏感，临床易出现中毒，故用量宜小，但风湿性心脏病患者剂量可加大。附子温阳，大多与干姜配伍，“附子无姜不热”，但如果心动过速，阴虚有热者不用干姜。附子可与桂枝相配，可以宣通阳气，以利于化水气。阳虚不单心阳不振，脾阳、肾阳也衰，但不同患者的病理转归不同，又各有偏倚。阳虚水盛而兼腹胀明显者，偏于脾阳虚，应选苓桂术甘汤(《金匮要略》)，桂枝不仅能宣通阳气、利水，还能活血，用量一般10～15 g。水肿且咳逆者，可宣肺利水，加用葶苈子。此证候虽以“水”为标实之象，但利水之法各有不同，根据不同症状表现，可以配合化瘀以利水，可以行气以利水。

此证型多相当于心功能为Ⅲ、Ⅳ级的心衰患者，当水肿较重时，可配合西药强心、利尿之品治疗，当病情减轻后，再逐渐减少利尿剂用量，直至停药。现代药理研究表明很多中药具强心功效，如枳实、葶苈子、万年青、北五加皮、福寿草等，可在辨证的基础上酌情加用，但北五加皮具有强心苷作用，易出现洋地黄中毒，使用时剂量宜小。

4.气虚血瘀

症舌脉:心悸气短,活动后加重,左胸憋闷或疼痛,夜间痛甚,两颧潮红,口唇青紫,胁下癥块,或有小便少,下肢微肿,舌紫黯、苔薄白、脉沉涩或结代。

病机分析:心主血脉,血脉运行全赖心中阳气之推动,诚如《医学入门》所说:“血随气行,气行而行,气止则止,气湿则滑,气寒则凝”。气为血之帅,血为气之母,因此心衰患者自出现之始,即也存在着血行不畅,脉道不利,因虚致瘀是心衰出现瘀象的主要病机,但也可由于津液亏虚致瘀或水不行而为瘀或气滞血瘀。随病情进展,心衰反复发作,诸脏失血之濡润,首先肝血不藏,肝体不柔,出现胁下积块;心气亏虚,络脉失充,心脏失养,心脉不通,不通则痛,见胸痛;瘀血阻络,肺失宣降,则可出现胸闷、咳喘。瘀血阻碍气机,进一步加重脏腑之虚,表现为本虚标实。

治法:益气化瘀。

常用方:补阳还五汤(《医林改错》)加减。黄芪、当归、赤芍、地龙、桃仁、川芎、红花、泽兰、益母草。加减:瘀象较重者,可合用桂枝茯苓丸;心痛甚者加全瓜蒌、薤白、郁金或合用芳香化瘀类药物,如速效救心丸、心可舒、银杏叶片等;胁下癥块,加三棱、莪术。

常用中成药:冠心安口服液每次 10 mL,每天 2~3 次。宽胸散结,活血行气。用于治疗冠心病气滞血瘀型心衰。舒心口服液每次 20 mL,每天 2 次。补益心气,活血化瘀。用于治疗气虚血瘀心衰患者。丹红注射液 20 mL 加入 5%葡萄糖注射液 250 mL 中,静脉滴注,每天 1 次。益气化瘀止痛。用于治疗心血瘀阻证型各种心脏病。疏血通注射液 6 mL 加入 5%葡萄糖注射液 250 mL中,静脉滴注,每天 1 次。活血化瘀通络。用于治疗各种血瘀型心脏病。苦碟子注射液 40 mL 加入 5%葡萄糖注射液 250 mL 中,静脉滴注,每天 1 次。化瘀止痛,用于治疗血瘀型冠心病。

针灸:取心俞、神门、内关、间使、厥阴俞、膈俞、膻中、太冲等穴,每次取穴 3~5 个,每天 1 次,7 天为1 个疗程,以泻法为主。

临证参考:心力衰竭的患者均存在微循环改变及红细胞变形、血浆黏稠、血管外周阻力明显增高等现象,而现代研究已证实活血化瘀类中药能改善上述状况,常用药物有丹参、川芎、红花、益母草、赤芍、三七、鸡血藤等。而配伍应用具有活血化瘀功效的注射剂能明显改善心功能,如丹参注射液、川芎嗪注射液、蝶脉灵注射液、银杏叶提取物注射液等。但对于血瘀较重,见胁下积块的患者,不宜用大量破瘀之品,以免络破血溢,出现咯血、便血等变证。

5.阳衰气脱

症舌脉:喘悸不休,烦躁不安,汗出如雨或如油,四肢厥冷,尿少水肿,面色苍白,舌淡苔白、脉微细欲绝或疾数无力。

病机分析:此证型多见心衰患者发展至终末阶段,也可见于暴受温邪、心脉闭塞等导致心阳暴脱,如急性感染性心肌炎、急性大面积心肌梗死等。患者不单阳衰,阴亦竭,故常表现躁动不安,乃阴不敛阳,虚阳外越之象。

治法:回阳救逆,益气固脱。

常用方:急救回阳汤(《医林改错》)加减。人参、附子、炮姜、白术、炙甘草、桃仁、红花。加减:阴竭阳绝,兼舌干而萎,口渴者,可改用阴阳两救汤,病情转安后,可用生脉散(《内外伤辨惑论》)调治;肢冷,汗多,喘而脉微欲绝者,选参附龙牡汤(《伤寒论》)或加麻黄根、浮小麦、山萸肉。

常用中成药:参附注射液 20~50 mL 加入 5%葡萄糖注射液 100 mL 中,静脉滴注,每天 1~2 次,肢冷汗出脉微者,可直接静脉推注。益气回阳固脱。用于治疗阳衰气脱型心衰患者。

针灸：取心俞、神门、内关、三阴交、足三里、膻中、气海、关元等穴，每次取穴 3～5 个，每天 1 次，7 天为 1 个疗程，以补法并灸为主。

临证参考：此证型多属各种急慢性心衰发展至终末阶段，病情危笃，需立即急救。中西医结合治疗，优于单纯西医治疗。在强心药的应用上，虽然许多中药含有强心苷，如北五加皮等，但此时患者对上述强心药的耐受程度差异很大，不易掌握剂量，容易引起中毒，故强心剂的应用不如西药洋地黄类。在利尿剂的应用上，虽然中药利尿效果不如西药见效快，但此时由于患者心力衰竭，心排血量下降，肾血流量不足，单纯西药利尿已无效，如果配合大剂量通阳利水或化瘀利水之品，则明显增强利尿效果。阳衰气脱，出现汗出肢冷，患者往往进入休克阶段，少尿或无尿，血压下降，单纯应用西药升压药，如多巴胺、间羟胺，大剂量应用使肾血管收缩，出现尿少，四肢厥冷，长期应用还存在药物依赖，此时如配合中药参附注射液，回阳救逆，其升压作用明显增强，可减少西药升压药用量，减轻药物依赖，且增加末梢血循环，使四肢变暖，尿量增加。

七、按主症辨证论治

（一）心悸

心悸是心衰患者始终存在的症状，往往与气短并见，听诊时心率可增快，可闻及奔马律，可有心律不齐。脉诊可见促、结、代、疾、数等脉象。初期多以心气亏虚为主，疾病恢复期多以阴虚、阳浮或痰火、水饮为主。

1.心气（阳）虚

临床表现：心中悸动不安，气短，动则加剧，乏力，自汗，舌质淡或隐青、苔白滑、脉多沉细而结或代或涩。上述表现为心气不足之象，如见形寒不足，面色苍白，脉见沉迟，则为心阳不足之象。心电图多见心律不齐，各种期前收缩或传导阻滞。

辨证要点：心悸，气短，乏力，形寒。

治法：益气温阳止悸。

常用方：桂枝甘草龙骨牡蛎汤（《伤寒论》）。桂枝、炙甘草、生龙骨、生牡蛎。加减：乏力、气短明显者，可加人参、黄芪；心中空虚而悸，脉沉迟，形寒肢冷甚者，可用麻黄附子细辛汤（《伤寒论》）；心虚胆怯，神不自主而悸者，可用安神定志丸（《医学心悟》）。

常用中成药：灵宝护心丹每次 3～4 丸，每天 3～4 次。强心益气、通阳复脉、芳香开窍、活血镇痛，用于缓慢型心律失常及心功能不全。

针灸：主穴内关、通里、郄门、三阴交，心神不宁加神门、间使，心阳虚衰灸关元、神阙。

临证参考：心悸是伴随心衰始终之症状，有虚实之分。言其虚，多因心气、心阴、心血之不足。心悸，乏力，气短者，属心气不足，重用参、芪。人参入脾肺二经，有大补元气、固脱生津及安神之功效。现代药理研究证实人参有强心作用，对心脏病患者，人参可通过改善心肌营养代谢而使心功能改善。黄芪入肺、脾二经，不但可以补气固表，还可利水消肿，对于心衰出现自汗、水肿者尤宜。现代药理研究证明黄芪可加强心肌收缩力，增加心排血量，减慢心率，还可直接扩张血管，利尿，减轻心脏负荷，故为救治心衰不可缺少的药物。

2.阴虚火旺

临床表现：心中悸动不安，心烦，少寐多梦，口干，脉多疾数。心电图表现多为快速型心律失常。

辨证要点：心悸，心烦，脉细数。

治法：滋阴清热，宁心安神。

常用方：天王补心丹(《摄生秘剖》)加减。生地黄、五味子、当归、天冬、麦冬、柏子仁、酸枣仁、人参、玄参、丹参、白茯苓、远志、桔梗、朱砂。加减：若热象明显者，可加黄连；心烦重者，加栀子；若阴不敛阳者，可用三甲复脉汤(《温病条辨》)。

常用中成药：稳心颗粒每次1包，每天3次。益气养阴，定悸复脉，活血化瘀。适用于各种快速性心律失常。利心丸每次3 g，每天2次。养心安神。用于快速性心律失常。

针灸：体针取穴内关、迎香、厥阴俞，强刺激。耳针取心、神门、交感，中等至强刺激。

临证参考：心衰患者在疾病发展过程中常伴有心悸不宁，临床查体时发现各种心律不齐，心阴不足患者以室性期前收缩及快速心律失常多见，此时治疗仍以纠正心衰为主，在辨证的基础上佐以安神之品。因心衰患者之阴虚多先源于气虚，故治疗时当气阴双补，以生脉散或炙甘草汤为主方。心烦少寐者，加酸枣仁、苦参或黄连之类，可泻心火，除湿热。现代药理研究认为黄连、苦参均有良好的抗期前收缩作用。

3.水饮凌心

临床表现：心悸而喘咳，眩晕，胸脘痞满，尿少或水肿，舌苔白滑，脉多弦滑。听诊双肺可闻及水泡音，心率多快，可闻及奔马律。

辨证要点：心悸，咳喘不得卧，尿少水肿。

治法：振奋心阳，化气行水。

常用方：葶苈大枣泻肺汤(《伤寒论》)。葶苈子、大枣。加减：如水饮上逆，恶心呕吐者，加半夏、陈皮、生姜以和胃降逆；如肾阳虚衰，不能制水，水气凌心，症见心悸喘咳，不能平卧，四肢不温者，选真武汤(《伤寒论》)；头晕，小便不利，水肿甚者，选苓桂术甘汤(《伤寒论》)。

针灸：肺俞、合谷、三焦俞、肾俞、水分、足三里、三阴交、复溜等穴，补泻兼施。

临证参考：此证型多为心衰之重证，心悸乃由于阳虚水邪上犯于心，心阳不振，营阴内虚，水在心下，阳不归根，故头眩身动。可采用苓桂术甘汤纳气宁心的治法。温阳同时不忘利水，可加防己、车前草、木通；宗气无根，则气不归原，故应加龙骨以镇浮阳，牡蛎以抑上逆之水气；阳虚寒水所困，使血凝滞，则加泽兰、茺蔚子化瘀行水，但不宜用化瘀重剂。

(二)喘促

心衰往往伴有气促，甚则短气不足以息，故首先要辨虚实。《素问·调经论》提出："气有余则喘咳上气，不足则息不利少气。"《景岳全书·杂证谟·喘促》说："实喘者有邪，邪气实也；虚喘者无邪，元气虚也。实喘者长而有余，虚喘者气短而不续。实喘者胸胀气粗，声高息涌，膨膨然若不能容，唯呼出为快也；虚喘者慌张气怯，声低息短，惶惶然若气欲断，提之若不能升，吞之若不相及，劳动则甚，而唯急促似喘，但得引长一息为快也。"从以上论述看，心衰之气喘当属虚喘，乃责于肺肾，但也有由于水饮凌心射肺使肺实作喘者。

1.痰饮上凌于肺

临床表现：咳喘不能平卧，喉中痰鸣，胸高息粗，咳嗽大量黏痰或涎液，尿少水肿，舌苔多腻，脉滑数。查体双肺可闻及干湿啰音。

辨证要点：咳喘不能平卧，喉中痰鸣，咳嗽大量黏痰或涎液。

治法：祛痰利气化饮。

常用方：二陈汤(《太平惠民和剂局方》)合葶苈大枣泻肺汤(《金匮要略》)加减。半夏、陈皮、茯苓、甘草、葶苈子、瓜蒌、款冬花。加减：若痰黄者加黄芩、黄连、栀子、川贝；痰有腥味者加鱼腥草、金荞麦；痰白清稀，形寒肢冷者可合真武汤(《伤寒论》)。

针灸：定喘、列缺、尺泽、合谷、膻中、中脘、丰隆、肾俞、太溪等穴，可用泻法。

临证参考：本证型多见于慢性心衰合并肺内感染患者或急性左心衰患者，最常见于肺心病心衰患者。外邪犯肺，肺失宣降，痰浊内蓄，或久病脾虚失运，聚湿生痰，上渍于肺，或肾阳虚衰，水无所主，上凌于肺。总之，痰与饮皆为有形之实邪，故治疗当急则治标，治痰治水。

2.肺肾气虚

临床表现：喘促，气不得续，动则益甚，汗多，心悸，形寒肢冷，或尿少水肿，舌质淡、苔薄或滑，脉沉弱。

辨证要点：喘促，气不得续，动则益甚。

治法：补肾纳气。

常用方：金匮肾气丸(《金匮要略》)合生脉饮(《内外伤辨惑论》)。制附子、桂枝、熟地黄、山萸肉、山药、茯苓、牡丹皮、泽泻、人参、麦冬、五味子。加减：若尿少水肿明显者，可加牛膝、车前子；若咳喘者，可加葶苈子、生龙骨、生牡蛎；若腹胀者，加厚朴、枳实。

针灸：肺俞、定喘、膏肓俞、太渊、足三里、肾俞、气海、太溪等穴，多用补法，并灸。

临证参考：此证型多见慢性心衰患者经过治疗，病情相对稳定，但心功能较差，动则喘促，甚则尿量减少，双下肢水肿。从其脉证分析，当属虚喘范畴，治从其肾，可酌用淫羊藿、胡桃肉、补骨脂、紫石英、沉香等温肾纳气，镇摄平喘之品。心肺肾气已亏极，血行多不畅，故本证多兼瘀，可酌加桃仁、红花、川芎、泽兰、丹参等以活血。另外，病情发展至此，多属顽疾，用药宜久，故可根据病情配制成丸散之剂服用。

(三)水肿

临床表现：尿少，水肿，从下而上，多与心悸、喘促并见，形寒肢冷，苔白滑，脉沉滑。

辨证要点：悸、喘、肿，形寒肢冷。

治法：温阳利水。

常用方：五苓散(《伤寒论》)合真武汤(《伤寒论》)。桂枝、制附子、茯苓、白术、泽泻、猪苓、白芍、干姜。加减：腹胀者，加冬瓜皮、大腹皮；水肿较甚，有胸腹水者，可加牵牛子或商陆以攻逐水邪。

针灸：腰以上肿取肺俞、三焦俞、列缺、合谷、阴陵泉，用泻法；腰以下肿取肾俞、脾俞、水分、复溜、足三里、三阴交，用补法。

临证参考：水肿的基本病机是阳气虚衰不能化水，故通阳利水是基本治法，用药宜动不宜静，宜走不宜守，宜辛温不宜阴柔。通阳利水之品首推桂枝，桂枝可宣通全身之阳气，常与茯苓配伍，代表方为五苓散(《伤寒论》)。健脾通阳应选苓桂术甘汤(《金匮要略》)，白术不仅能健脾益气，还能化痰、燥湿、行水。如心衰因感受外邪而引发水肿者，应宣通肺卫以利水，选防己茯苓汤(《金匮要略》)。气虚明显而水肿者，可选春泽汤(《医方集结》)。血瘀水结者，可选桂枝茯苓丸(《金匮要略》)化瘀利水。利水药物常选利水而不伤阴之品，如茯苓、泽泻、芍药、白术等。如水邪上犯，凌于心肺者，当泻水逐饮，选葶苈大枣泻肺汤(《金匮要略》)或己椒苈黄丸(《金匮要略》)，葶苈子可化痰、平喘、泻肺，防己有显著的利水作用，但近年实验研究发现防己对肾脏有毒性，故应慎用。“血不行则为水”，无论气虚还是阳虚，瘀象伴随始终，化瘀可利水，常用药物如益母草、泽兰。

心衰长期应用利水药包括西药利尿剂，导致阴津枯竭，此时水肿与伤阴并见，水热互结，利尿剂已无效，滋阴有助水邪之弊，利水又恐伤阴，治疗当育阴清热利水，可用猪苓汤(《伤寒论》)。心衰后期，五脏功能均受损，水瘀互结，使三焦气机不畅，故配以行气之品，调畅三焦气机，行气以利水，可酌情加厚朴、枳壳等。

（四）多汗

临床表现：心衰患者自汗多见，在活动后如进食、排便等，大汗淋漓；也可见盗汗或冷汗。

辨证要点：汗自出或盗汗。

治法：调和营卫。

常用方：气虚自汗者，可加用玉屏风散（《丹溪心法》）：黄芪、白术、防风；心阳虚者，可加用桂枝加附子汤（《伤寒论》）：桂枝、附子、芍药、甘草、生姜、大枣；阴虚盗汗者，可加用当归六黄汤（《兰室秘藏》）：当归、生地黄、熟地黄、黄芪、黄芩、黄连、黄柏。加减：自汗多者，可加用浮小麦、麻黄根；阳虚明显，大汗淋漓，汗出欲脱者，用大剂参附龙牡汤；阴虚明显者，可重用山萸肉，加五味子、五倍子、乌梅等以酸收。

临证参考：心衰患者汗多，乃由于心气阳虚，汗液不能自敛之故，或心阳暴脱，真津外泄所致。如出现额部冷汗如珠，四肢不温，多为脱证（心源性休克）先兆，应密切监测血压、脉搏变化。

（五）腹胀

临床表现：腹胀，食则加剧，按之较硬或按之柔软，大便干结或无。

辨证要点：腹胀，食则加剧。

治法：实则通利，虚则健运。

常用方。实证用己椒苈黄汤（《金匮要略》）：防己、椒目、葶苈子、大黄；或中满分消丸（《兰室秘藏》）：厚朴、枳实、黄连、黄芩、知母、半夏、陈皮、茯苓、猪苓、泽泻、砂仁、干姜、姜黄、人参、白术、炙甘草。虚证者用甘草泻心汤（《伤寒论》）：甘草、半夏、黄芩、干姜、黄连、大枣。

针灸：膻中、内关、气海、阳陵泉、足三里、太冲等穴，补泻兼施。

临证参考：心衰患者多伴腹胀，当辨虚实。实则多因于中焦气机不畅，痰饮、水湿、瘀血内阻，患者表现“心下痞坚”，临诊多见肋下肝大或腹水等；虚则由于中阳不足，脾不健运，自觉腹胀大，但按之柔软，相当于虚痞证。故在治疗时不要一见腹胀，就用大量行气消导之品，以免破气耗气。

八、变证治疗

心衰患者常出现咯血变证，依其临床表现可见下列 3 种证型。

（一）心肾阳虚

症舌脉：咯稀血痰，心悸胸闷，咳喘，肢冷自汗，水肿，舌淡苔白、脉沉细或结代。

病机分析：由于心肾阳虚，阴阳不相为守，卫气虚散，阴血妄行，即“阳虚阴必走”。

治法：温通阳气，收敛止血。

常用方：桂枝甘草龙骨牡蛎汤（《伤寒论》）加白及、仙鹤草、白茅根。

桂枝、甘草、龙骨、牡蛎、白及、白茅根、仙鹤草。

（二）阴虚火旺

症舌脉：咯血鲜红，心悸心烦不得眠，口干咽燥，头晕耳鸣，腰膝酸软，舌红少苔、脉细数。

病机分析：心衰日久，阳虚阴竭，阴虚于下，火亢于上，灼伤血络，故出现咯血。

治法：滋阴降火，凉血止血。

常用方：黄连阿胶汤（《伤寒论》）加侧柏叶、茜草、白茅根。

黄连、阿胶、白芍、鸡子黄、侧柏叶、茜草、白茅根。

(三)瘀血阻络

症舌脉:咯血紫黯或血块,心悸气喘,胸闷胸痛,口干,两颧潮红,唇甲发绀,舌红、脉涩。

病机分析:心衰患者因虚致瘀,瘀血阻塞脉道,血流不通,溢于脉外,则引起咯血。

治法:活血降逆止血。

常用方:血府逐瘀汤(《医林改错》)加三七、花蕊石、藕节、旋覆花。

生地黄、桃仁、红花、枳壳、赤芍、柴胡、川芎、桔梗、牛膝、甘草、三七、花蕊石、藕节、旋覆花。

九、疗效评定标准

(一)心功能疗效判定标准

按 NYHA 分级方法评定心功能疗效。

(1)显效:心功能基本控制或心功能提高 2 级以上者。

(2)有效:心功能提高 1 级,但不足 2 级者。

(3)无效:心功能提高不足 1 级者。

(4)恶化:心功能恶化 1 级或 1 级以上。

(二)心衰计分法疗效判定标准(Lee 计分系统)

(1)显效:治疗后积分减少≥75%者。

(2)有效:治疗后积分减少在 50%~75%者。

(3)无效:治疗后积分减少<50%者。

(4)加重:疗前积分。

(三)中医证候疗效判定标准

疗前评分与疗后评分百分数折算法:(治疗前评分-治疗后评分)/治疗前评分×100%。

(1)显效:主次症基本或完全消失,证候积分为 0 或减少≥70%。

(2)有效:治疗后证候积分减少≥30%。

(3)无效:治疗后证候积分减少不足 30%

(4)加重:治疗后积分超过治疗前的积分。

十、古训今释

(一)病名溯源

《内经》虽没有心力衰竭的病名,但有关心力衰竭时不同阶段的症状表现已有所论述。如《素问·平人气象论》曰:“颈脉动,喘疾咳,曰水,……足胫肿曰水。”最早提出了与心力衰竭有关的临床表现,并名之为“水”。汉代张仲景在《金匮要略·水气病脉证并治》中明确提出“心水”之名,症见身体乏力而沉重,下肢水肿,气短,不足以息,甚则喘不得卧,心烦躁扰不安,肝大等一系列表现,在《内经》的基础上进一步认识到,其心力衰竭是由水气客于心所致。在后世的论述中,多见有心悸、怔忡、心劳、心胀的描述,如宋代陈言在《三因极一病证方论·心小肠经虚实寒热证治》说:“心气郁结,忪悸,噎闷,四肢水肿,上气,喘急。”此忪悸也即怔忡。罗芷园《芷园医话·怔忡》曰:“此症原因,不外心脏衰弱……治不得法,多取死亡之转归。”明确指出怔忡是由心脏功能衰竭所致,若治疗不当,可导致死亡之危重疾病。清代何梦瑶在《医碥·悸》又说:“悸者,心筑筑之惕惕然,动而不安也。俗名心跳……一由于停饮,水停心下,心火为水所逼,不能下达而上浮,故动而不安也。必有气喘之证。肾水上浮凌心,义亦如之。”又根据其症状表现,命之为“心气虚”“心气不足”。可见历代对于心水、心悸、怔忡、心劳、心胀等的描述与现代心力衰竭的症状类似。

关于“心衰”一词首见于唐代，唐代孙思邈在《备急千金要方·心脏门》中首次提出“心衰”一词，曰“心衰则伏”，之后，《圣济总录·心脏门》提出“心衰则健忘”，《医述·脏腑》中有“心主脉，爪甲色不华，则心衰矣”的论述。《医方辨难大成》还说：“人身主宰者心……心之气尤贵充足……人身运用者心，心之血固贵滋荣……否则，心先受病……即如怔忡之证……而心系悬悬者，即心脏之衰败也。”诸家所提到的“心衰”与今日之心衰是否同病？首先来解读孙思邈所说的“伏”之义，黄蕴兮《脉确》认为：“阴盛阳衰，四肢厥逆，六脉俱伏。”朱栋隆《四海回春》认为：“心脉无力之中，又带迟伏之脉，是心脉不足而又寒矣，即断以怔忡。”《金匮要略·水气病脉证并治》说：“热止相搏，名曰伏；沉伏相搏名曰水。沉则脉络虚，伏则小便难，虚难相搏，水走皮肤，即为水矣”，是指热留于内，与水相搏，阳气不化而小便难少，出现水肿。可见“伏”，一是指心阳虚衰、阴寒内盛所致；二是热水相搏出现水肿，均符合心衰之心阳虚损，鼓动无力，四肢失于温煦，小便难之表现。古人亦认为“伏”是怔忡之候、健忘之义，《圣济总录·健忘》：“健忘之本，本于心衰，血气衰少。”陈文治《诸证提纲》指出：“怔忡日久则生健忘。”皇甫中《明医指掌·惊悸怔忡健忘证》曰怔忡“日久不已，精神短少，心气空虚，神不清而生痰，痴迷心窍，则遇事多忘。……名曰健忘”，符合心脏病日久不愈，心功能逐渐衰退而发展为心衰的病理转化过程；爪甲不华为心衰患者之爪甲青黯、发绀之表现，是从“心脏外证”之所见，论述心脏之衰。

以上所述对心衰症状的描述，与西医学所述心衰表现类似，但并非所有古人有关心衰的论述都等同于西医学所说的心力衰竭，如《圣济总录·心脏门》提出“心衰则健忘，不足则胸腹胁下与腰背引痛，少颜色，舌本强”，并非心衰特征性改变，其他疾病如中风等内科疾病均可见到上述症状，故阅读古书时要仔细辨别。

（二）医论撮要

1.证候

“心衰”的主症为“怔忡”，如《素问·至真要大论》曰：“心澹澹大动，胸胁胃脘不安，…病本于心。”《灵枢·经脉》进一步描写为“心惕惕如人将捕之”。上述表现，古医家称之为“怔忡”，为心悸之严重者，即在无惊恐、过劳等诱因的情况下，自觉心中跳动不安，作无休止，程度严重。怔忡是患者的自觉症状，从外在表现上可见左乳下搏动应衣，如《素问·平人气象论》曰：“胃之大络，名曰虚里，贯膈络肺，出于左乳下，其动应手，脉宗气也。盛喘数绝者，则病在中，结而横，有积矣；绝不至曰死。乳之下，其动应衣，宗气泄也。”虚里在左乳下乳根穴处，为心尖冲动之处，其跳动轻者可以应手，为气血循行如常之证，其跳动剧甚，疾数并伴有中断而应衣者，是气血运行失常，精气外泄之表现，也为怔忡之外在表现。

心衰患者除怔忡外，还可见身重水肿，少气不足以息，甚则喘促不能平卧，右胁下瘕块等。如《素问·水热穴论》说：“水病下为胕肿大腹，上为喘呼不得卧。”巢元方在《诸病源候论·水病诸候·二十四水候》中说：“夫水之病……令遍体肿满，喘息上气……目裹水肿，颈脉急动……小便不通。”这些症状描述与心衰时出现的喘不得卧，尿少，水肿相同。《金匮要略·水气病脉证并治》中“心下坚，大如盘，边如旋杯”之描述极符合今之心衰引起肝脏瘀血肿大。另外，宋《太平圣惠方·治风惊悸诸方》中又补充“心气不足，惊悸汗出，烦闷……咽喉痛，口唇黑”，与现代口唇发绀之体征相符。从上述诸医家的论述可确认：心衰虽以心悸气短为主症，还伴有尿少水肿，喘促不能平卧，口唇发绀，颈脉动，虚里搏动应衣，触及疾数或有不齐，足胫肿，严重者可见腹水，或见烦躁多汗。结合病名的论述，还可伴有咽干、善噫等症。

心衰的脉象变化也各不相同，有“参伍不调者”(《素问·三部九候论》)，有“乍数乍疏”者(《灵枢·根结》)。《素问·平人气象论》说：“人一呼脉一动，一吸脉一动，曰少气，人一呼脉三动，一吸脉三动而躁，……人一呼脉四动以上曰死，脉绝不至曰死，乍疏乍数曰死。”我们发现心力衰竭患者不但可出现窦性心动过速，还可见各种心律失常，如各种期前收缩，房室或室内传导阻滞等，与上述脉象描述极其吻合。

2.病因

(1)邪痹心脉论：反复外感六淫及温热邪毒，循经入心，寒则伤阳，热则耗散，心气受伤，久伤不复则损，久损不复则衰。《素问·痹论》说：“风寒湿三气杂至，合而为痹……脉痹不已，复感于邪，内舍于心。”在六淫中，古人更重视寒邪伤人对心病发生的重要作用，《素问·举痛论》中“寒气客于冲脉，冲脉起于关元，随腹直上，寒气客则脉不通，脉不通则气因之，故喘动应手矣”，为感受外邪，损于心脉而引起心悸、喘促等心衰表现。

(2)情志内伤论：猝受惊恐，或思虑过度，所愿不遂可引发惊悸、怔忡，心气不足，心神涣散，继而发展为心衰。明代虞抟在《医学正传·怔忡惊悸健忘证》中说：“夫怔忡惊悸之候，或因怒气伤肝，或因惊气入胆……又或遇事繁冗，思想无穷，则心君亦为之不宁，故神明不安而怔忡悸之证作矣。”在惊恐、忧思的基础上，又提出恼怒可使心君不宁而发为怔忡。

(3)水饮凌心论：心主火，主血脉，血液在脉道内正常循行，必赖于心阳之温煦与鼓动。水火相克，水饮上凌于心，必损心之阳气，上凌于肺，则肺失宣降，故见怔忡、喘促、水肿等。正如《素问·逆调论》说：“夫不得卧，卧则喘者，是水气之客也。”《金匮要略·水气病脉证并治》认为：“水在心”“水停心下”可出现“心下坚筑、短气、恶心不欲饮”及暴喘满……甚者则悸，微则短气等心衰之证候，并由此而提出“心水”之名。后世医家有“心有水气”“水气乘心”等相同的论述。

(4)虚损论：衰即虚损衰竭之意。心衰为久患心系疾病，渐积而成。在疾病的慢性演变过程中，必损及正气，心气虚则心动无力，久则心力内乏，乏久必竭。故心衰初期，多见心气不足，如《金匮要略·惊悸吐衄下血胸满瘀血病脉证治》说：“寸口脉动而弱，动即为惊，弱则为悸。”《中藏经·虚实大要论》《脉经》中有相同记载，《诸病源候论·五脏六腑病诸候·心病候》中又说：“心气不足则胸腹大，胁下与腰背相引痛，惊悸恍惚，少颜色，舌本强，善忧悲，是为心气之虚也。”《圣济总录·心脏门》也云：“心虚之状，气血衰少，面黄烦热，多恐悸不乐，心腹痛，难以言，时出清涎，心膈胀满，梦寝不宁，精神恍惚，皆手少阴经虚寒所致。”从上述条文可见，古人认为心气虚是心衰发生的原因之一。

综上，引起心衰的病因较多，且错综复杂，感受外邪可致正虚，正虚之人易感外邪；情志不遂使气机不畅，日久亦伤正气，或产生水饮、痰浊、血瘀等病理产物；劳倦过度，损及正气及病后失治、误治等均可单独或合并为病。

3.病机学说

(1)心脉痹阻学说：心主血脉，不论何种病因损及于心，使心不能主持脉道，运血而行，必使心之用受损，心之体受伤，体用俱损，则必见衰竭之象。如《医学衷中参西录·医论》在“论心病治法”条中说：“有非心机亢进而若心机亢进者，怔之证是也。心之本体，原长发动以运行血脉，然无病之人初不觉其动也，惟患怔忡者则时觉心中跳动不安。……此其脉象多微细，或脉搏兼数……有因心体肿胀，或有瘀滞，其心房之门户变为窄小，血之出入致有激荡之力。而心遂因之觉动者。此似心机亢进而亦非心机亢进也。其脉恒为涩象，或更兼迟。”此所论怔忡者，心跳动剧烈似心机亢进，而实则脉微细或迟，为气(阳)阴亏损之虚证，并在本虚的基础上出现“瘀滞”之病理，“脉涩曰痹”（《素问·平人气象论》），从其所见脉象也为心脉痹阻。且心衰者多伴水肿，汪昂《医方集解》说：“水肿有痰阻、食积、血瘀。何以证明心衰为血脉被阻？”王焘《外台秘要·脉极论》曰：“手少阴气绝则脉不通。手少阴者，心脉也，心者，脉之合也，脉不通则血不流，血不流则发色不泽，故面黑如漆紫，则血脉先死。”从中医理论已知，“气”可代表脏腑之功能，绝为衰也。可见“手少阴气绝”即心功能衰竭，其临床见面黑唇黯，为血流不畅之“瘀”象。

（2）阳虚水泛学说：古人认为心衰的病变过程与“水”有关，由“水气乘心”所致。而水之来源，多因阳气亏虚。张介宾在《景岳全书·杂证谟·肿胀》说：“若病在水分则多为阴证，何也？盖水之与气，虽为同类，但阳旺则气化而水即为精，阳衰则气不化，而精即为水。故凡水病者，水即身中之血气，但其为邪为正，总在化与不化耳。水不能化，因气之虚，岂非阴中无阳乎？此水肿之病，所以多属阳虚也。……而气竭于上，所以下为肿满，上为喘急，标本俱病，危斯极矣。”水为阴邪，赖气以动，阳气虚损，气化不健，气血不归正化而为水，水气上凌心肺则怔忡、喘急，渗于肌肤则肿满。故见本虚（气阳虚）、标实（水饮内犯外溢）之危证。故成无已《伤寒明理论》说：“心悸之由，不越二种：一者，气虚也；两者，停饮也。”

（3）脏腑失常学说：心衰是心系疾病后期，心之体用损伤严重时所表现的证候群。因“心为一身之主”，在心病演变过程中，必累及于他脏，或他脏病变也可累及于心。如陈士铎《辨证玉函·上症下症辨·怔忡》说：“怔忡之症，本是心气之虚，如何分为上下？……肺脉属于心之上，肺气有养则清肃之令下行，足以制肝木之旺，肝木不敢下克脾土，脾土得令，自能运化以分津液而上输于心，而后心君安静无为，何致有怔忡不定之病耶？此所谓上症之源流也。因肺金失令，则肝木寡畏，以克脾土，脾土为肝所制，事肝木之不暇，又安能上奉于心乎？心无脾土之输，而木又旺，自已尊大，不顾心君之子。此心所以摇摇靡定而怔忡之症起矣。但怔忡之病，何以知之，其症必兼咳嗽，而饮食能食而不能消者是也。……其下病奈何？其症吐痰如清水，饮食知味而苦不能多，……此病乃肾水耗竭，不能输于肝木，而肝木自顾不遑，又安能上养于心乎？心血既耗，又安能下通于肾？心肾交困，怔忡时生不止。”由此可见，心衰的病变过程中，除心气内乏外，肺、脾、肝、肾均随之受累。王叔和《脉经·手少阴经病证》曰：“病先发于心者。……一日之肺，喘咳，三日之肝，胁痈之满，五日之脾，闭塞不通，身痛体重。三日不已，死。”肺气失宣，郁闭不畅，津液不布，水道不通，则咳喘，甚则喘急，咳痰，尿少水肿；脾气受损，气机呆滞，运化失常，则食而不消，痰如清水；肝气不疏，藏血而不泄，故胁胀痛，胁下癥块；肾司开阖，主司二便，肾阳不足，蒸化无力，水津不化而为饮，水饮上凌于心则加重心衰，水湿泛于肌肤则水肿，水湿内停则少尿。

十一、现代研究

（一）病证名称与定义

近代医家已经提出心衰的病名，对此病的治疗报道也颇多，但多以西医病名论之，如检索近十年中医关于本病的报道多以西医“充血性心力衰竭”“慢性心衰”等病名，另外也有人将此病分散于中医的“心悸”“怔忡”“喘证”“水肿”等病证中论述。从最早张伯臾主编的《中医内科学》到目前几经改版的国家规范化教材都没有将心衰作为独立疾病来讲述，只是根据其症状表现散见于心悸病的水饮凌心候、喘病的喘脱候、水肿病的脾肾阳虚候等。在中国中医研究院广安门医院主编的《中医诊疗常规》一书中提出“心水”之名，认为心水是指心病而引起的水肿，但与肺脾肾关系密切，这是近代对心衰给予明确病名的书，但并没有得到公认。国家中医药管理局医政司胸痹急症协作组 1992 年在厦门召开的全国胸痹病（冠心病）学术研讨会上，提出“胸痹心水”之名，相当于冠心病心力衰竭，但此病名仅局限于冠心病心衰，不能囊括所有心脏病的心衰，因此未得以推广。最近有人将心衰的中医病名概之为“悸-喘-水肿联证”，这种提法虽有一定见解，但也未得到推广。有学者在《悬壶漫录》中提出心衰病名，认为“本病是临床常见、多发之疾，又是危及生命之患。其临床表现为急者昏厥，气急，不能平卧，呈坐状，面色苍白，汗出如雨，口唇青黑，阵咳，咯出粉色血沫痰，脉多疾数。慢者短气不足以息，夜间尤甚，不能平卧，胸中如塞，口唇爪甲青紫，烦躁，下肢水肿。”这是近代首见冠以“心衰”之名的著作，且对其症状的描述与西医的心力衰竭完全吻合。

(二)病因病机研究

综合各家对心衰的认识，有学者强调心衰的主要病因是内虚。主要分为心气心阳虚衰，不能运血；肺气虚衰，不能通调水道；脾虚失运，水湿内停；肾阳虚衰，膀胱气化不利等。反复发病，则形成本虚标实，产生痰、瘀、水等病理产物，故心衰的病机可用“虚、瘀、水”三者来概括。有学者认为心衰之本为心肾阳虚，而血瘀水停等则是在虚的基础上产生的病理结果，尽管心衰有左右之别，症状有喘憋、水肿之异，而其基本病机则是一致的，即虚、瘀、水，三者互为因果，由虚致实，虚实夹杂，致使虚者更虚，实者更实，形成了心衰逐渐加重的病理链，而心肾阳气亏虚是心衰各个阶段的基本病机。

有的医家从整体观出发，认为诸脏相互联系、相互影响而致心衰。有学者认为心衰发病机制以脏腑功能失调，心、肺、脾、肾阳气不足为主要病机，脏腑失调是心衰的病因，又是机体多种病变的结果。从本病的临床发展过程看，属病久沉痼，耗伤阳气，为本虚标实之疾。有学者认为心衰病位在心，但不局限于心。五脏是一个相互关联的整体，在心衰发生发展过程中，肺、脾、肾、肝都起着一定的作用，将心孤立起来就不可能正确地认识心衰的病因病机。

还有的医家认为本病发生不但阳虚，而且存在阴虚。有学者认为本病发生不单气虚阳虚，临床亦有阴血不足，不能荣养心脉，而致心功能减退者。由于慢性心功能不全多日久难愈，常存在阳损及阴，即使临床没有明显的阴虚症状，也可存在阳损及阴的潜在病机，且在病理发展过程中，因心气不能主血脉，多有瘀血滞脉、瘀血不利化水的病理改变。

总之，心衰是一本虚标实之疾，虚不外气血阴阳亏虚，大多数医家认为以心肾阳虚为主，其病变脏腑始于心及于五脏，其病理产物不外瘀、饮、痰、水。

(三)证候学与辨证规律研究

1.证候学研究

在《中医急诊医学》一书中，陈佑帮、王永炎认为心力衰竭是五脏亏虚，本虚标实之证。心悸是心衰最常见和最早出现的临床表现。心衰之喘，咳嗽短气，动则尤甚，重则喘逆倚息不得卧，呼吸短促难续，深吸为快，咯吐稀白泡沫痰，甚则粉红泡沫样痰，脉沉细或结代。心衰起病缓慢，反复出现，肿势自下而上，常兼咳喘、心悸、气短、腹胀、纳呆、乏力、肢冷。心衰患者开始以心悸为主，而后期则心悸、喘息、水肿并见。

有学者认为心衰的临床表现应有急、慢之分。急者见昏厥、气急、不能平卧，呈坐状，面色苍白，汗出如雨，口唇青黑，阵咳，咯出粉红色血沫痰，脉多疾数。慢者短气不足以息，夜尤甚，不能平卧，胸中如塞，口唇爪甲青紫，烦躁，下肢水肿。

有学者对其临床症状的观察颇为详细。柯氏认为，心衰的水肿来势比较缓慢，患者长期有轻度水肿，其水肿大多起于足跗，渐及身半以上，或早上面肿，下午足肿，卧床者主要肿于腰骶部，水肿处按之凹陷而不起。心衰的气喘有 3 个临床特点：平卧时无病，劳则甚；呼气吸气都感不足，声低息短，若气欲断，慌张气怯；一般情况下，咳嗽不多，痰吐甚少。柯氏除对上述三个症状进行详细描述外，还对其他症状、体征进行了辨析。如口唇发绀是心衰常见征象，原来发绀不明显，突然加重是病危重征象，而肺心病患者发绀较多，面色苍白者病情较重。风心病二尖瓣病变患者多见面颧殷红，病情加重时红色加深，切勿误认为是病情好转。危重患者临终前面红如妆，额汗如油，并非心衰所独有，但心衰出现这种现象，如及早治疗，尚有转机。心衰患者有腹部痞块，乃气滞血瘀表现。如出现指趾欠温是阳气虚衰的征象，如出现四肢冷，则阳虚较严重，如四肢逆冷过腕，达膝则更为严重。头眩与心悸并见，提示心功能欠佳。如出现恶心呕吐，可能是阳气严重虚衰，中焦阳气无力运转，阳不制阴，阴邪上逆所致，或为水饮、瘀血严重阻滞，中焦气机阻塞不通，属危重之象。出现烦躁，可能是真阳衰败、阴邪内盛、虚阳浮越的表现，是十分危重的证候。

心衰的舌脉变化多变，以柯雪帆观察最为细致。有学者认为心衰舌多胖大或有齿痕，瘦小者少见，反映心衰多有水气停留，气虚阳衰；舌面大多润滑，亦水气停留之象；如兼热象或损伤津液者，可见舌面干燥，但这并不否定其气虚阳衰的存在；舌多紫黯，大多偏淡，这是阳气虚衰，血行瘀阻的表现，如兼有热象可以出现紫红舌。舌苔一般为薄白苔，兼有痰饮者多为白腻苔，肺有痰热者，多见黄腻苔或灰黄腻苔，痰湿重者可见灰腻苔。心衰已控制而痰湿、痰热依然存在者，其腻苔仍不能化。对于心衰的脉象，有微细沉伏几乎不能按得的，有弦搏长大按之弹指的；有脉来迟缓，甚至一息不足三至的；有脉来数疾，几乎难以计数，心衰出现脉律不齐者颇多，促、结、代均可出现，更有乍疏乍数、乍大乍小，三五不调者亦颇多见。心衰的脉象与其原发心脏病关系密切。如高血压性心脏病多见弦脉、弦紧脉；肺心病多见弦滑而数的脉象；风心病二尖瓣狭窄者多见微细脉；主动脉瓣闭锁不全者脉象多见来盛去衰；冠心病大多弦而重按无力。另外，柯氏对心衰的脉象细致观察研究后认为还有一些怪脉，如“釜沸”“弹石”“偃刀”“解索”“麻促”“鱼翔”“虾游”“雀啄”脉等，心衰如见到人迎脉明显盛大，而寸口脉却很细弱，两者差别较大甚至 4 倍以上者，多为危重病证。有学者认为心衰而感邪之脉象应见浮象，而阴竭阳绝危证之舌脉表现为舌绛而萎，脉微欲绝，或散涩，或浮大无根。有学者认为心衰的脉象最常见的有四类：①脉象微细而沉，非重取不能按得；②脉象虚弱；③脉象弦搏且虚大弹指；④脉象迟、数、结、代，乍疏乍数，乍大乍小，除此以外还可见到“屋漏”“雀啄”“虾游”等绝脉；李氏还根据脉象判断预后，脉象由数转为缓和，是病好转的标志，若虚大、弦长、弹指重按则无，此乃胃根动摇，胃气将绝之兆，治之较难，数极而人迎盛大者为难治之象。

2.辨证规律研究

目前中医对于心衰的辨证分型还没有统一的标准，卫健委 2002 年编辑出版的《中药新药临床研究指导原则》一书中，将心力衰竭分为 5 个证型：①心气阴虚证；②心肾阳虚证；③气虚血瘀证；④阳虚水泛证；⑤心阳虚脱证。

总结近 10 年医家对心衰的临床辨证分型发现大致分为心气不足、心阳亏虚、心肺气虚、肾不纳气、心肾阳虚、脾肾阳虚、心阴虚损、气阴两虚、气虚血瘀、痰饮阻肺、心肝瘀血、阳气虚脱、阴阳俱衰等，对上述分型进行归纳，以心肾阳虚、脾肾阳虚、阳虚水泛、气滞血瘀、阴竭阳脱为最常见。其共同点是以脏腑辨证为中心，参以八纲及气血津液辨证。如在八纲辨证中，强调表证可加重里证(心衰)，心衰过程是因虚致实，实又可致更虚的恶性循环，强调阳虚为主，日久可致阴阳两虚。在气血津液辨证中，因心肾气(阳)虚，可致水液代谢及血行失常，从而痰饮、瘀血由生。各医家辨证虽各有不同，各有侧重，但总不离乎脏腑及气血津液两个方面。

(四)治则治法研究

1.治则

心衰是急、重、危之疾，对其病理变化，诸家皆趋向于“本虚标实”，故治疗应“急则治标，缓则治本”，这一治疗法则得到大家的共识。有学者本着《难经・十四难》所说“损其心者，调其营卫”的原则，认为“心衰急者，先治其标，缓者，治其本。所谓治其标者，即是调其营卫，祛邪为务，故先用辅而治之，以善呼吸之能，使清气能入，浊气能出，以利于心”。

2.治法

因本病是以气虚、阳虚、血瘀、水停为主要病机，故基本治法可概括为益气、温阳、化瘀、利水几个方面。

(1)益气活血法：益气活血法是目前治疗心衰最常用的治法。益气法可增强心肌收缩力，改善心脏泵功能，活血可改善血液流变学状态，从而降低前负荷，两者配合使用，具有协同改善心功能的作用，这一点不仅符合中医基础理论，而且经实验研究证实。在益气药中首推人参、黄芪。

(2)温阳利水法：温阳法是治疗心衰的常用法，诸多医家在温阳益气的基础上临证变能。赵锡武治心衰，心肾阳虚、痰湿阻滞者，用温阳利水、蠲饮化湿之法；心肾阳衰、肺气失宣者，用温阳纳气、清肺定喘之法；阳虚水逆、上凌心肺、肺气不宣者，治以温阳行气、养心宣肺之法。在温阳利水法治疗心衰的临床报道中，多以真武汤为主方加减治疗，常以附子、桂枝、干姜为主药。

(3)益气养阴法：有学者在治疗充血性心力衰竭时，认为患者在临床上常表现为阳气虚衰，一方面阳虚可导致阴虚，另一方面长期使用利尿药物可导致阴虚，表现少气、干咳、心烦、舌红少津等，故治疗心衰时每辅以滋阴之味。有学者认为治疗心衰重点必须调补心脾之气血阴阳，温心阳和养心阴为治疗心衰的基本原则。益气养阴主要以生脉散为主方加减。

(4)泻肺逐水法：主要用于肺水肿较重的患者，为急则治标的方法。常用药物有葶苈子、桑白皮、汉防己。此类药物大多药效峻猛，常与其他法合用，较少单独使用，对体弱者慎用。

因心衰的病理变化是一个复杂的过程，故治疗并非单守于一法，往往根据不同时期不同的病理变化选用不同的治法。

(五)辨证用药研究

1.辨证论治

根据近年发表的临床资料分析，在辨证治疗心衰的中药使用上，大多以经方为主加减，心肺气虚则多以保元汤为主，气阴两虚者多以生脉散、炙甘草汤为主，阳虚水泛者多以五苓散、真武汤、苓桂术甘汤加减，气虚血瘀者多选用补阳还五汤，水饮犯心肺者多以葶苈大枣泻肺汤为主。

2.病证结合

有学者对于心衰的治疗强调必须病证结合，灵活变通，根据心衰的不同病因适当调整治疗方案。如冠心病心衰多见气虚夹痰，痰瘀互结者可用温胆汤加人参、白术、豨莶草、田三七等；若属阴虚则用温胆汤合生脉散加减。风湿性心脏病者多有风寒湿邪伏留，反复发作特点，宜在原方基础上多加威灵仙、桑寄生、豨莶草、防己、鸡血藤、桃仁、红花。肺源性心脏病者可配合三子养亲汤、猴枣散以及海浮石等。高血压心脏病者则配合平肝潜阳之法，常用药物有决明子、石决明、代赭石、龟甲、牡蛎、钩藤、牛膝等。原有糖尿病或甲亢者以生脉散加味。

有学者认为风湿性心脏病心衰，多伴房颤，容易出现不同部位的栓塞表现，治疗上要加用活

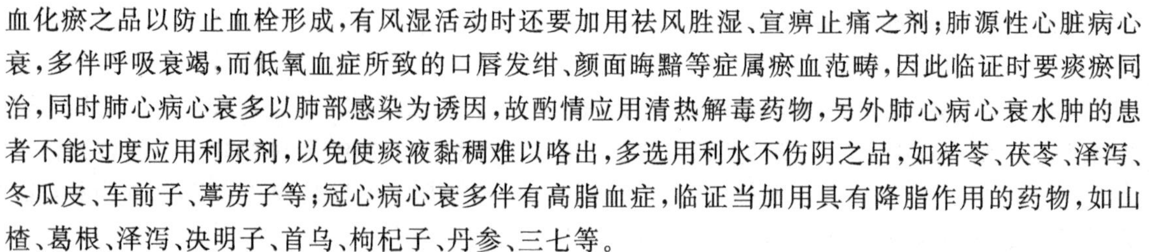

血化瘀之品以防止血栓形成，有风湿活动时还要加用祛风胜湿、宣痹止痛之剂；肺源性心脏病心衰，多伴呼吸衰竭，而低氧血症所致的口唇发绀、颜面晦黯等症属瘀血范畴，因此临证时要痰瘀同治，同时肺心病心衰多以肺部感染为诱因，故酌情应用清热解毒药物，另外肺心病心衰水肿的患者不能过度应用利尿剂，以免使痰液黏稠难以咯出，多选用利水不伤阴之品，如猪苓、茯苓、泽泻、冬瓜皮、车前子、葶苈子等；冠心病心衰多伴有高脂血症，临证当加用具有降脂作用的药物，如山楂、葛根、泽泻、决明子、首乌、枸杞子、丹参、三七等。

3.中成药研究

目前很多医家根据多年临床经验，创立了很多有效的治疗心衰的方剂，且取得了较好疗效。

还有许多医家研制出各种剂型成药治疗慢性心衰，相对汤剂服用更方便，适合慢性心衰患者长期服用。有学者研制的暖心胶囊治疗气虚血瘀型心衰(由人参、附子、薏苡仁、茯苓、法半夏、橘红、三七组成)。有学者采用温肾益心丹(由真武汤加红参、丹参组成)治疗慢性心衰。有学者根据心衰的发病特点，研制了强心冲剂(由西洋参、桂枝、丹参、汉防己、葶苈子、益母草、枳壳组成)治疗慢性心衰。有学者应用强心复脉丸(由人参、附子、黄芪、当归、川芎、丹参、五味子等组成)治疗慢性心衰。有学者应用强心胶囊(由黄芪、附片、生晒参、桂枝、血竭、益母草、三七、泽兰、桑白皮、葶苈子、五加皮、关木通、车前子、枳实组成)治疗慢性心衰。上述临床研究报道均采用随机对照观察方法，其科学性较强，可信度较高。

目前有许多治疗心衰的中成药被推向了市场，且疗效肯定，尤其是在改善心功能，提高生活质量方面，优于西药治疗。如补益强心片、强心力胶囊、心宝丸等。另外，用于纠正心功能常用的注射剂有黄芪注射液、生脉注射液、参附注射液、川芎嗪注射液等。

(六)康复

慢性心衰是一种以运动能力下降、疲劳和劳力性呼吸困难为特点的综合征，以往运动训练是心衰患者的绝对禁忌证，强调心衰患者需要限制体力活动、严格卧床休息，然而长期安静休息可引起骨骼肌萎缩、运动耐力下降甚至静脉血栓形成，导致发生肺栓塞等严重并发病。近年来，对运动训练在心衰康复中的作用有了新的认识，有许多试验研究确定了运动训练的临床效果和安全性，认为运动训练是心衰综合治疗方案的一部分。运动训练早已成为心肌梗死、冠脉搭桥和心脏移植患者恢复的常规程序，目前应用于心衰患者，也取得一定效果。研究报道运动训练通过改善内皮功能和骨骼肌的生物化学和组织特征而减轻临床症状、降低心功能分级、提高运动贮量、降低再住院率，而无明显不利影响。虽然运动训练不降低心衰患者的发病率和病死率，但对于经选择的患者进行运动训练是有益的，许多试验的结果均显示了运动训练在心力衰竭患者康复中的积极作用。有学者报道对慢性心衰患者在常规药物治疗基础上实行综合康复治疗，心肺功能明显改善，步行距离延长，心肌耗氧量降低，同时减低外周血管阻力，增加骨骼肌的血流量及周围血管摄氧能力，有效地改善了运动能力，减轻了慢性心衰患者疲劳和呼吸困难的感觉，也调节焦虑、抑郁情绪，提高生存率。另外，也有研究发现，心衰患者运动后炎性细胞因子和氧化应激显著高于正常人，有学者研究证明心衰患者血浆可溶性黏附分子水平较正常升高，6 分钟步行运动试验升高心衰患者血浆sICAM-1、sVCAM-1 水平，接近日常生活活动强度的运动训练可降低两者水平。

(赵　地)

第四节 真 心 痛

真心痛是指以突然发作的剧烈而持久的胸骨下部后方或心前区压榨性、闷胀性或窒息性疼痛为临床表现特点的一种严重病症，是胸痹的进一步发展。疼痛可放射到左肩、左上肢前内侧及无名指和小指，一般持续时间较长，常伴有心悸、水肿、肢冷、喘促、面色苍白、汗出、焦虑和恐惧感等症状，甚至危及生命。多因劳累、情绪激动、饱食、受寒等因素诱发。《灵枢·厥病篇》描述了真心痛的发作和预后，称："真心痛，手足青至节，心痛甚，旦发夕死，夕发旦死。"

现代医学的冠状动脉粥样硬化性心脏病、心肌梗死、心律失常、心源性休克等，出现真心痛的临床表现时，可参考本节进行辨证论治。

一、病因病机

真心痛病因病机和"胸痹"类同，与年老体衰，阳气不足，七情内伤，气滞血瘀，痰浊化生，寒邪侵袭，血脉凝滞等因素有关。如寒凝气滞，血瘀痰浊，闭阻心脉，心脉不通，可出现心胸疼痛（胸痹），严重者部分心脉突然闭塞，气血运行中断，可见心胸猝然大痛，而发为真心痛。

真心痛之病位在心，其本在肾。总的病机是本虚标实，本虚是发病基础，标实是发病条件，急性发作时以标实为主，总由心之气血失调、心脉痹阻不畅而致。

二、诊断要点

（一）症状

突然发作胸骨后感心前区剧痛，呈压榨性或窒息性疼痛。疼痛常可放射至左肩背和前臂，持续时间可长达数小时或数天，可兼心悸、恶心、呕吐等。

（二）检查

1.心电图检查

根据 ST 段或 T 波的异常变化来判断心肌缺血的部位及程度，同时根据相应导联所出现病理性 Q 波及 ST 段抬高的表现，来确定心肌梗死的部位。

2.胸部 X 线平片

胸部 X 线平片以及冠状动脉造影有助于诊断。

三、辨证

本病病位在心，其本在肾，本虚标实是其发病的主要机制，而在急性期则以标实为主。

若心气不足，运血无力，心脉瘀阻，或心血亏虚，气血运行不利，可见心动悸，脉结代（心律失常）；若心肾阳虚，水邪泛滥，水饮凌心射肺，可出现心悸、水肿、喘促（心力衰竭），或亡阳厥脱，亡阴厥脱（心源性休克），或阴阳俱脱，最后导致阴阳离决。

（一）气虚血瘀

证候：心胸刺痛，胸部闷窒，动则加重，伴短气乏力，汗出心悸，舌体胖大，边有齿痕，舌质黯淡或瘀点瘀斑，舌苔薄白，脉弦细无力。

分析：元气素虚，无力推动血液运行，血行缓慢而滞涩，闭阻心脉，心脉不通，则心胸刺痛，胸部闷窒；动则耗气更甚，故短气乏力，汗出；气虚心搏加快，故心悸；舌体胖大，边有齿痕，苔薄白为气虚之象；舌质黯淡，有瘀点瘀斑为血瘀之征。

（二）寒凝心脉

证候：胸痛彻背，胸闷气短，心悸不宁，神疲乏力，形寒肢冷，舌质淡黯，苔白腻，脉沉迟，迟缓或结代。

分析：寒邪内侵，阳气不运，气机阻痹，故见胸痛彻背；胸阳不振，气机不利，故见胸闷气短，心悸不宁；阳气不足，上不荣头面，外不达四肢，故面色苍白，形寒肢冷；舌淡黯，苔白腻，脉沉迟缓或结代，均为寒凝心脉、阳气不运之候。

（三）正虚阳脱

证候：心胸绞痛，胸中憋闷或有窒息感，喘促不宁，心慌，面色苍白，大汗淋漓，烦躁不安或表情淡漠；重则神志昏迷，四肢厥冷，口开目合，手撒尿遗，脉疾数无力或脉微欲绝。

分析：阳气虚衰，胸阳不运，痹阻气机，血行瘀滞，故见胸憋闷、绞痛或有窒息感；少气不续，不能维持正常心搏，故心慌，喘促不宁；大汗淋漓，烦躁不安或表情淡漠，乃为阳脱阴竭；阳气消乏，清阳不升，或失血过多，血虚不能上承，故见神志昏迷；气血不能达四末，则四肢厥冷；营阴内衰，正气不固，故口开目合，手撒遗尿；脉疾数无力或脉微欲绝，乃亡阳伤阴之征。

四、治疗

本病在发作期必须选用有速效止痛作用之药物，以迅速缓解心痛症状。疼痛缓解后予以辨证施治，常以补气活血、温阳通脉为法。

（一）中药治疗

1.气虚血瘀

治法：益气活血，通脉止痛。

处方：保元汤合血府逐瘀汤加减。

方中人参、黄芪补气益心；桃仁、红花、川芎活血祛瘀；赤芍、当归、牛膝养血活血；柴胡、枳壳、桔梗行气豁痰宽胸；生地黄、肉桂敛汗温阳定悸；甘草调和诸药。

另外，可选用速效救心丸，每天 3 次，每天 4～6 粒，急性发作时每次 10～15 粒。

2.寒凝心脉

治法：温补心阳，散寒通脉。

处方：当归四逆汤加减。

方中当归补血活血；芍药养血和营；桂枝温经散寒；细辛祛寒除痹止痛；炙甘草、大枣益气健脾，通行血脉。

本证寒象明显，可加干姜、蜀椒、荜茇、高良姜；气滞加白檀香；痛剧急予苏合香丸，每服 1～4 丸。

3.正虚阳脱

治法：回阳救逆，益气固脱。

处方：四味回阳饮加减。

方中以红参大补元气；附子、炮姜回阳；可加肉桂、山萸肉、龙骨、牡蛎温助心阳，敛汗固脱；加玉竹配炙甘草养阴益气。阴竭亡阳，合生脉散。

另外，可选用丹参滴丸，10～15 粒，每天 3 次。或用参附注射液 100 mL 加 5%葡萄糖注射液250 mL，静脉滴注。

(二)针灸治疗

1.基本处方

内关、郄门、阴郄、膻中。

内关、郄门同经相配，郄门、阴郄二郄相配，更和心包之募膻中，远近相配，共调心气。

2.加减运用

(1)气虚血瘀证：加脾俞、足三里、气海以益气通络。诸穴针用补法。

(2)寒凝心脉证：加心俞、厥阴俞、命门以温经祛寒、通络止痛。诸穴针用补法，或加灸法。

(3)正虚阳脱证：重灸神阙、关元以回阳救逆固脱。余穴针用补法。

3.其他

(1)耳针疗法：取心、神门、交感、皮质下、内分泌，每次选 3～4 穴，强刺激，留针 30～60 分钟。

(2)电针疗法：取膻中、巨阙、郄门、阴郄，用连续波，快频率刺激 20～30 分钟。

(3)穴位注射疗法：取心俞、厥阴俞、郄门、足三里，每次选 2 穴，用复方丹参注射液或川芎嗪注射液，每穴注射 2 mL，每天 1 次。

(4)头针疗法：取额旁 1 线，平刺激，持续捻转 2～3 分钟，留针 20～30 分钟。

(赵　地)

第五节　不　寐

不寐，即一般所谓“失眠”，古代文献中亦有称为“不得卧”或“不得眠”者，是以经常不易入寐为特征的一种病证。不寐的证情不一，有初就寝即难以入寐；有寐而易醒，醒后不能再寐；亦有时寐时醒，寐而不稳，甚至整夜不能入寐等。

不寐的原因很多，如思虑劳倦，内伤心脾；阳不交阴，心肾不交；阴虚火旺，肝阳扰动；心胆气虚以及胃中不和等，均可影响心神而导致不寐。张景岳将其概括为“有邪”与“无邪”二类。他说：“寐本乎阴，神其主也。神安则寐，神不安则不寐；其所以不安者，一由邪气之扰，一由营气之不足耳。有邪者多实，无邪者皆虚。”张氏所称的“有邪”“无邪”，主要是指由于机体内在气血、精神、脏腑功能的失调，或痰热的影响而言。因此，不寐的治疗原则，应着重在内脏的调治，如调补心脾、滋阴降火、益气宁神、和胃化痰等。

本病常兼见头晕、头痛、心悸、健忘，以及精神异常等证。凡以不寐为主证的为本节讨论范围，其并见于其他疾病过程中的不寐则从略。

一、病因病机

(1)思虑劳倦，伤及心脾，心伤则阴血暗耗，神不守舍，脾伤则无以生化精微，血虚难复，不能上奉于心，致心神不安，而成不寐。正如张景岳所说：“劳倦思虑太过者，必致血液耗亡，神魂无主，所以不眠。”《类证治裁》也说：“思虑伤脾，脾血亏损，经年不寐。”可见心脾不足而致失眠的，关键在于血虚。所以失血不复、妇人产后、久病虚弱，以及老人的不寐，大都与血虚有关。

（2）禀赋不足，房劳过度，或久病之人，肾阴耗伤，不能上承于心，水不济火，则心阳独亢；或五志过极，心火内炽，不能下交于肾，故肾阴虚则志伤，心火盛则神动，心肾失交而神志不宁，因而不寐。正如徐东皋所说："有因肾水不足，真阴不升，而心火独亢，不得眠者。"《金匮要略》所举的"虚烦不得眠"，当亦属于此类。此外，也有肝肾阴虚，肝阳偏盛，相火上亢，心君受扰，神魂不安于宅而致不寐者。

（3）心胆虚怯，遇事易惊，神魂不安，亦能导致不寐。形成心胆虚怯的原因有二：一为体质柔弱，心胆素虚，善惊易恐，夜寐不安，如《沈氏尊生书》所说，"心胆俱怯，触事易惊，睡梦纷纭，虚烦不寐"；一为暴受惊骇，情绪紧张，终日惕惕，渐致胆怯心虚而不寐。二者又每每相互为因。

（4）饮食不节，肠胃受伤，宿食停滞，或积为痰热，壅遏中宫，致胃气不和而卧不得安。这就是《内经》所说："胃不和则卧不安。"《张氏医通》更具体指出："脉滑数有力不眠者，中有宿滞痰火，此为胃不和则卧不安。"

综上所述，导致不寐的原因虽多，总与心脾肝肾诸脏有关。因血之来源，由于水谷精微所化，上奉于心，则心得所养；受藏于肝，则肝体柔和；统摄于脾，则生化不息；调节有度，化而为精，内藏于肾，肾精上承于心，心气下交于肾，则神安志宁。若思虑、忧郁、劳倦等，伤及诸脏，精血内耗，彼此影响，每多形成顽固性的不寐性的不寐。

二、辨证施治

不寐有虚实之分，证候表现也各有不同，当审其邪正虚实而施治。大抵虚证多由于阴血不足，重在心脾肝肾；宜补益气血，壮水制火。实证多因食滞痰浊，责在胃腑；当消导和中，清降痰火。实证病久，则精神委顿，食欲缺乏，亦可转成虚证。

（一）心脾血亏

主证：多梦易醒，心悸健忘，体倦神疲，饮食无味，面色少华，舌淡苔薄，脉象细弱。

证候分析：由于心脾亏损，血少神不守舍，故多梦易醒，健忘心悸。血不上荣，故面色少华而舌质色淡。脾失健运，则饮食无味。生化之源不足，血少气衰，故四肢倦怠，精神萎疲而脉见细弱。

治法：补养心脾以生血气。

方药：归脾汤为主，养血以宁心神，健脾以畅化源。不效，可与养心汤同用，方中五味子、柏子仁有助于宁神养心。如兼见脘闷纳呆，舌苔滑腻者，乃脾阳失运，湿痰内生，可选用半夏、陈皮、茯苓、肉桂等（肉桂对脉涩者尤为相宜），温运脾阳而化内湿，然后再用前法调补。

（二）阴亏火旺

主证：心烦不寐，头晕耳鸣，口干津少，五心烦热，舌质红，脉细数；或有梦遗、健忘、心悸、腰酸等证。

证候分析：肾水不足，心火独亢，故心烦不寐，健忘，心悸，腰酸。口干津少，五心烦热，舌红，脉细数，均是阴亏于下，虚火上炎之征。肝肾阴亏，相火易动，故见眩晕、耳鸣、梦遗等证。

治法：壮水制火，滋阴清热。

方药：黄连阿胶汤、朱砂安神丸、天王补心丹等，随证选用。三方同为清热安神之剂，黄连阿胶汤重在滋阴清火，适用于阴虚火旺及热病后之心烦失眠；朱砂安神丸亦以黄连为主，方义相似，做丸便于常服；天王补心丹重在滋阴养血，对阴虚而火不太旺者最宜。如由于肝火偏盛的，可用琥珀多寐丸，方以羚羊角、琥珀为主，有清肝安神之功。

（三）心胆气虚

主证：心悸多梦，时易惊醒，舌色淡，脉象弦细。

证候分析：心虚则神摇不安，胆虚则善惊易恐，故心悸多梦而易醒。舌色淡，脉弦细，亦为气血不足之象。

治法：益气镇惊，安神定志。

方药：安神定志丸、酸枣仁汤随证选用。前方以人参益气，龙齿镇惊为主。后者重用枣仁，酸能养肝，肝与胆相为表里，养肝亦所以补胆之不足；知母能清胆而宁神。证情较重者，二方可以同用。

（四）胃中不和

主证：失眠，脘闷嗳气，腹中不舒，苔腻脉滑，或大便不爽，脘腹胀痛。

证候分析：脾胃运化失常，食滞于中，升降之道受阻，故脘闷嗳气，舌苔腻，腹中不舒，因而影响睡眠。宿滞内停，积湿生痰，因痰生热，故脉见滑象。便燥腹胀，亦是热结之征。

治法：消导和胃为主，佐以化痰清热。

方药：先用保和汤以消导积滞。如食滞已化，而胃气不和，不能成寐者，可用半夏秫米汤以和胃安神。如兼见痰多胸闷，目眩口苦，舌苔黄腻，脉滑数者，乃痰热内阻，可用温胆汤以化痰清热；如心烦，舌尖红绛，热象较著者，再加山栀、黄连以清火宁神。

此外，若病后虚烦不寐，形体消瘦，面色㿠白，容易疲劳，舌淡，脉细弱，或老年人除一般衰弱的生理现象外，夜寐早醒而无虚烦之证的，多属气血不足，治宜养血安神，一般可用归脾汤。亦有病后血虚肝热而不寐的，宜用琥珀多寐丸。心肾不交，心火偏旺者，可用交泰丸，方中以黄连清火为主，反佐肉桂之温以入心肾，是引火归元之意。

本证除上述药物治疗外，可配合气功、针灸等疗法，则效果更佳。此外，患者还必须消除顾虑及紧张情绪，心情应该舒畅，寡嗜欲，戒烦恼，临睡前宜少谈话、少思考、避免烟酒浓茶等品，每天应有适当的体力劳动或体育锻炼，这些都是防治不寐的有效方法。单独依靠药物，而不注意精神及生活方面的调摄，往往影响疗效。

（赵　地）

第六节　健　忘

健忘是指以记忆力减退，遇事善忘为主要临床表现的一种病证，亦称“喜忘”“善忘”“多忘”等。

关于本病的记载，《素问·调经论》有载：“血并于下，气并于上，乱而喜忘。”《伤寒论·辨阳明病脉证并治》有载：“阳明证，其人善忘者，必有蓄血，所以然者，本有久瘀血。”自宋代《圣济总录》中称“健忘”后，本病名沿用至今。

历代医家认为本证病位在脑，与心脾肾虚损、气血阴精不足密切相关，亦有因气血逆乱、痰浊上扰所致。

宋·陈无择《三因极一病证方论·健忘证治》曰：“脾主意与思，意者记所往事，思则兼心之所为也……今脾受病，则意舍不清，心神不宁，使人健忘，尽心力思量不来者是也。”

元代《丹溪心法·健忘》认为：“健忘精神短少者多，亦有痰者”。

清·林佩琴《类证治裁·健忘》指出：“人之神宅于心，心之精依于肾，而脑为元神之府，精髓之海，实记性所凭也。”明确指出了记忆与脑的关系。

清·汪昂《医方集解·补养之剂》曰：“人之精与志，皆藏于肾，肾精不足则肾气衰，不能上通于心，故迷惑善忘也。”

清·陈士铎《辨证录·健忘门》亦指出：“人有气郁不舒，忽忽有所失，目前之事，竟不记忆，一如老人之健忘，此乃肝气之滞，非心肾之虚耗也。”

现代医学的神经衰弱、神经官能症、脑动脉硬化等疾病，出现健忘的临床表现时，可参考本节进行辨证论治。

一、病因病机

本病多由心脾不足，肾精虚衰所致。

盖心脾主血，肾主精髓，思虑过度，伤及心脾，则阴血损耗；房事不节，精亏髓减，则脑失所养，皆能令人健忘。高年神衰，亦多因此而健忘。

故本病证以心、脾、肾虚损为主，但肝郁气滞、瘀血阻络、痰浊上扰等实证亦可引起健忘。

二、诊断要点

脑力衰弱，记忆力减退，遇事易忘。现代医学的神经衰弱，脑动脉硬化及部分精神心理性疾病中出现此症状者，亦可作为本病的诊断依据。

三、辨证

健忘可见虚实两大类，虚证多见于思虑过度，劳伤心脾，阴血损耗，生化乏源，脑失濡养，或房劳，久病年迈，损伤气血阴精，肾精亏虚，导致健忘；实证则见于七情所伤，久病入络，致瘀血内停，痰浊上蒙。临床以本虚标实，虚多实少，虚实兼杂者多见。

（一）心脾不足

证候：健忘失眠，心悸气短，神倦纳呆，舌淡，脉细弱。

分析：思虑过度，耗心损脾。心气虚则心悸气短；脾气虚则神倦纳呆；心血不足，血不养神则健忘失眠；舌淡，脉细为心脾两虚之征。

（二）痰浊上扰

证候：善忘嗜卧，头重胸闷，口黏，呕恶，咳吐痰涎，苔腻，脉弦滑。

分析：喜食肥甘，损伤脾胃，脾失健运，痰浊内生，痰湿中阻，则胸闷，咳吐痰涎，呕恶；痰浊重着黏滞，故嗜卧，口黏；痰浊上扰，清阳闭阻，故善忘；苔腻，脉弦滑为内有痰浊之象。

（三）瘀血闭阻

证候：突发健忘，心悸胸闷，伴言语迟缓，神思欠敏，表现呆钝，面唇暗红，舌质紫黯，有瘀点，脉细涩或结代。

分析：肝郁气停，瘀血内滞，脉络被阻，气血不行，血滞心胸，心悸胸闷；神识受攻，则突发健忘，神思不敏；脉络血瘀，气血不达清窍，则表现迟钝；唇暗红，舌紫黯，有瘀点，脉细涩或结代均为瘀血闭阻之象。

(四)肾精亏耗

证候：遇事善忘，精神恍惚，形体疲惫，腰酸腿软，头晕耳鸣，遗精早泄，五心烦热，舌红，脉细数。

分析：年老精衰，或大病，纵欲致肾精暗耗，髓海空虚，则遇事善忘，精神恍惚；精衰则血少，上不达头，则头晕耳鸣；下不荣体，则形体疲惫；肾虚则腰酸腿软；精亏则遗精早泄；五心烦热，舌红，脉细数均为肾之阴精不足之象。

四、治疗

本病以本虚标实，虚多实少，虚实夹杂者多见。治疗当以补虚泻实，以补益为主。

(一)中药治疗

1.心脾不足

治法：补益心脾。

处方：归脾汤加减。

本方具有补益心脾作用，用于心脾不足引起的健忘。方中人参、炙黄芪、白术、生甘草补脾益气；当归身、龙眼肉养血和营；茯神、远志、酸枣仁养心安神；木香调气，使补而不滞。

2.痰浊上扰

治法：降逆化痰，开窍解郁。

处方：温胆汤加减。

方中半夏、苍术、竹茹、枳实化痰泄浊；白术、茯苓、甘草健脾益气；加菖蒲、郁金开窍解郁。

3.瘀血痹阻

治法：活血化瘀。

处方：血府逐瘀汤加减。

方中桃仁、红花、当归、生地黄、赤芍、牛膝、川芎化瘀养血活血；柴胡、枳壳、桔梗行气以助血行；甘草益气扶正。

4.肾精亏耗

治法：补肾益精。

处方：河车大造丸加减。

方中紫河车大补精血；熟地黄、杜仲、龟甲、牛膝益精补髓；天门冬、麦门冬滋补阴液；人参益气生津；黄柏清相火。加菖蒲开窍醒脑；酸枣仁、五味子养心安神。

(二)针灸治疗

1.基本处方

四神聪透百会、神门、三阴交。

四神聪透百会，穴在巅顶，百会属督脉，督脉入络脑，针用透刺法，补脑益髓，养神开窍；神门为心之原穴，三阴交为足三阴经交会穴，二穴相配，补心安神，以助记忆。

2.加减运用

(1)心脾不足证：加心俞、脾俞、足三里以补脾益心。诸穴针用补法。

(2)痰浊上扰证：加丰隆、阴陵泉以蠲饮化痰，针用平补平泻法。余穴针用补法。

(3)瘀血闭阻证:加合谷、血海以活血化瘀,针用平补平泻法。余穴针用补法。

(4)肾精亏耗证:加心俞、肾俞、太溪、悬钟以填精益髓。诸穴针用补法。

(三)其他针灸疗法

1.耳针疗法

取心、脾、肾、神门、交感、皮质下,每次取 2~3 穴,中等刺激,留针 20~30 分钟,隔天 1 次,10 次为 1 个疗程,或用王不留行籽贴压,每隔 3~4 天更换 1 次,每天按压数次。

2.头针疗法

取顶颞后斜线、顶中线、颞后线、额旁 1 线、额旁 2 线、额旁 3 线、枕上旁线,平刺进针后,快速捻转,120~200 次/分,留针 15~30 分钟,间歇运针 2~3 次,每天 1 次,10~15 次为1 个疗程。

3.皮肤针疗法

取胸部夹脊穴,用梅花针由上至下叩刺,轻中等度刺激,每天或隔天 1 次,10 次为 1 个疗程。

五、转归预后

针刺和中药治疗本病有较好的疗效,如配合心理治疗则效果更佳。对老年人之健忘,疗效一般。本节所述健忘,是指后天失养,脑力渐至衰弱者,先天不足,生性愚钝的健忘不属于此范围。

(赵　地)

第五章

肺系病证的内科治疗

第一节 感 冒

感冒是感受触冒风邪，邪犯卫表而导致的常见外感疾病，临床表现以鼻塞、流涕、喷嚏、咳嗽、头痛、恶寒、发热、全身不适、脉浮为其特征。

本病四季均可发生，尤以春冬两季为多。病情轻者多为感受当令之气，称为伤风、冒风、冒寒；病情重者多为感受非时之邪，称为重伤风。在一个时期内广泛流行、病情类似者，称为时行感冒。

早在《黄帝内经》即已有外感风邪引起感冒的论述，如《素问·骨空论》说："风者百病之始也……风从外入，令人振寒，汗出头痛，身重恶寒。"《素问·风论》也说："风之伤人也，或为寒热。"汉代张仲景《伤寒论·辨太阳病脉证并治》篇论述太阳病时，以桂枝汤治表虚证，以麻黄汤治表实证，提示感冒风寒有轻重的不同，为感冒的辨证治疗奠定了基础。

感冒病名出自北宋《仁斋直指方·诸风》篇。元·朱丹溪《丹溪心法·中寒二》提出："伤风属肺者多，宜辛温或辛凉之剂散之。"明确本病病位在肺，治疗应分辛温、辛凉两大法则。

及至明清，多将感冒与伤风互称，并对虚人感冒有进一步的认识，提出扶正达邪的治疗原则。至于时行感冒，隋·巢元方《诸病源候论·时气病诸候》中即已提示其属"时行病"之类，具有较强的传染性。如所述："时行病者，春时应暖而反寒，冬时应寒而反温，非其时而有其气。是以一岁之中，病无长少，率相近似者，此则时行之气也。"即与时行感冒密切相关。

至清代，不少医家进一步强化了本病与感受时行之气的关系，林佩琴在《类证治裁·伤风》中明确提出了"时行感冒"之名。徐灵胎《医学源流论·伤风难治论》说："凡人偶感风寒，头痛发热，咳嗽涕出，俗谓之伤风……乃时行之杂感也。"指出感冒乃属触冒时气所致。

凡普通感冒（伤风）、流行性感冒（时行感冒）及其他上呼吸道感染而表现感冒特征者，皆可参照本节内容进行辨证论治。

一、病因病机

感冒是因六淫、时行之邪，侵袭肺卫；以致卫表不和，肺失宣肃而为病。

（一）病因

感冒是由于六淫、时行病毒侵袭人体而致病。以风邪为主因，因风为六淫之首，流动于四时之中，故外感为病，常以风为先导。

但在不同季节，每与当令之气相合伤人，而表现力不同证候，如秋冬寒冷之季，风与寒合，多为风寒证；春夏温暖之时，风与热合，多见风热证；夏秋之交，暑多夹湿，每又表现为风暑夹湿证候。但一般以风寒、风热为多见，夏令亦常夹暑湿之邪。至于梅雨季节之夹湿，秋季兼燥等，亦常可见之。再有遇时令之季，如旱天其情为火为热为燥，伤阴津，耗五脏之阴气血，其证为干燥竭液证，治多以润、清、凉育之，如冬旱、春旱、夏秋之旱都常出现，应按此调之。

若四时六气失常，非其时而有其气，伤人致病者，一般较感受当令之气为重。而非时之气夹时行疫毒伤人，则病情重而多变，往往相互传染，造成广泛的流行，且不限于季节性。正如《诸病源候论·时气病诸候》所言："夫时气病者，此皆因岁时不和，温凉失节，人感乖戾之气而生，病者多相染易。"

(二)病机

外邪侵袭人体是否发病，关键在于卫气之强弱，同时与感邪的轻重有关。《灵枢·百病始生》曰："风雨寒热不得虚，邪不能独伤人"。

若卫外功能减弱，肺卫调节疏解，外邪乘袭卫表，即可致病。如气候突变，冷热失常，六淫时邪猖獗，卫外之气失于调节应变，即每见本病的发生率升高。或因生活起居不当，寒温失调及过度疲劳，以致腠理不密，营卫失和，外邪侵袭为病。

若体质虚弱，卫表不固，稍有不慎，即易见虚体感邪。它如肺经素有痰热、痰湿，肺卫调节功能低下，则更易感受外邪，内外相引而发病。加素体阳虚者易受风寒，阴虚者易受风热、燥热，痰湿之体易受外湿。正如清·李用粹《证治汇补·伤风》篇说："肺家素有痰热，复受风邪束缚，内火不得疏泄，谓之寒暄。此表里两因之实证也。有平昔元气虚弱；表疏腠松；略有不慎，即显风证者。此表里两因之虚证也。"

外邪侵犯肺卫的途径有二，或从口鼻而入，或从皮毛内侵。风性轻扬，为病多犯上焦。故《素问·太阴阳明论》篇说："伤于风者，上先受之。"肺处胸中，位于上焦，主呼吸，气道为出入升降的通路，喉为其系，开窍于鼻，外合皮毛，职司卫外，为人身之藩篱。故外邪从口鼻、皮毛入侵，肺卫首当其冲，感邪之后，随即出现卫表不和及上焦肺系症状。因病邪在外、在表，故尤以卫表不和为主。

由于四时六气不同，以及体质的差异，临床常见风寒、风热、暑湿三证。若感受风寒湿邪，则皮毛闭塞，邪郁于肺，肺气失宣；感受风热暑燥，则皮毛疏泄不畅，邪热犯肺，肺失清肃。如感受时行病毒则病情多重，甚或变生它病。在病程中亦可见寒与热的转化或错杂。

一般而言，感冒预后良好，病程较短而易愈，少数可因感冒诱发其他宿疾而使病情恶化。对老年、婴幼儿、体弱患者及时感重症，必须加以重视，防止发生传变，或同时夹杂其他疾病。

二、诊查要点

(一)诊断依据

(1)临证以卫表及鼻咽症状为主，可见鼻塞、流涕、多嚏、咽痒、咽痛、周身酸楚不适、恶风或恶寒，或有发热等。若风邪夹暑、夹湿、夹燥，还可见相关症状。

(2)时行感冒多呈流行性，在同一时期发病人数剧增，且病证相似，多突然起病，恶寒、发热(多为高热)、周身酸痛、疲乏无力，病情一般较普通感冒为重。

(3)病程一般3～7天，普通感冒一般不传变，时行感冒少数可传变入里，变生它病。

(4)四季皆可发病,而以冬、春两季为多。

(二)病证鉴别

1.感冒与风温

本病与诸多温病早期症状相类似,尤其是风热感冒与风温初起颇为相似,但风温病势急骤,寒战发热甚至高热,汗出后热虽暂降,但脉数不静,身热旋即复起,咳嗽胸痛,头痛较剧,甚至出现神志昏迷、惊厥、谵妄等传变入里的证候。而感冒发热一般不高或不发热,病势轻,不传变,服解表药后,多能汗出热退,脉静身凉,病程短,预后良好。

2.普通感冒与时行感冒

普通感冒病情较轻,全身症状不重,少有传变。在气候变化时发病率可以升高,但无明显流行特点。若感冒 1 周以上不愈,发热不退或反见加重,应考虑感冒继发它病,传变入里。时行感冒病情较重,发病急,全身症状显著,可以发生传变,化热入里,继发或合并它病,具有广泛的传染性、流行性。

(三)相关检查

本病通常可做血白细胞计数及分类检查,胸部 X 线检查。部分患者可见白细胞总数及中性粒细胞升高或降低。有咳嗽、痰多等呼吸道症状者,胸部 X 线摄片可见肺纹理增粗。

三、辨证论治

(一)辨证要点

本病邪在肺卫,辨证属表、属实,但应根据证情,区别风寒、风热和暑湿兼夹之证,还需注意虚体感冒的特殊性。

(二)治疗原则

感冒的病位在卫表肺系,治疗应因势利导,从表而解,遵《素问·阴阳应象大论》"其在皮者,汗而发之"之义,采用解表达邪的治疗原则。风寒证治以辛温发汗;风热证治以辛凉清解;暑湿杂感者,又当清暑祛湿解表。

(三)证治分类

1.风寒束表证

恶寒重,发热轻,无汗,头痛,肢节酸疼,鼻塞声重,或鼻痒喷嚏。时流清涕,咽痒,咳嗽,咳痰稀薄色白,口不渴或渴喜热饮,舌苔薄白而润,脉浮或浮紧。

证机概要:风寒外束,卫阳被郁,腠理闭塞,肺气不宣。

治法:辛温解表。

代表方:荆防达表汤或荆防败毒散加减。两方均为辛温解表剂,前方疏风散寒,用于风寒感冒轻证;后方辛温发汗,疏风祛湿,用于时行感冒,风寒夹湿证。

常用药:荆芥、防风、苏叶、豆豉、葱白、生姜等解表散寒;杏仁、前胡、桔梗、甘草、橘红宣通肺气。

若表寒重,头痛身痛,憎寒发热,无汗者,配麻黄、桂枝以增强发表散寒之功用;表湿较重,肢体酸痛,头重头胀,身热不扬者,加羌活、独活祛风除湿,或用羌活胜湿汤加减;湿邪蕴中,脘痞食少,或有便溏,苔白腻者,加藿香、苍术、厚朴、半夏化湿和中;头痛甚,配白芷、川芎散寒止痛;身热较著者,加柴胡、薄荷疏表解肌。

2.风热犯表证

身热较著,微恶风,汗泄不畅,头胀痛,面赤,咳嗽,痰黏或黄,咽燥,或咽喉乳蛾红肿疼痛,鼻塞,流黄浊涕,口干欲饮,舌苔薄白微黄,舌边尖红,脉浮数。

证机概要:风热犯表,热郁肌腠,卫表失和,肺失清肃。

治法:辛凉解表。

代表方:银翘散或葱豉桔梗汤加减。两方均有辛凉解表,轻宣肺气功能,但前者长于清热解毒,适用于风热表证热毒重者,后者重在清宣解表,适用于风热袭表,肺气不宣者。

常用药:金银花、连翘、黑山栀、豆豉、薄荷、荆芥辛凉解表,疏风清热;竹叶、芦根清热生津;牛蒡子、桔梗、甘草宣利肺气,化痰利咽。

若风热上壅,头胀痛较甚,加桑叶、菊花以清利头目;痰阻于肺,咳嗽痰多,加贝母、前胡、杏仁化痰止咳;痰热较盛,咳痰黄稠,加黄芩、知母、瓜蒌皮;气分热盛,身热较著,恶风不显,口渴多饮,尿黄,加石膏、黄芩清肺泻热;热毒壅阻咽喉,乳蛾红肿疼痛,加青黛、玄参清热解毒利咽;时行感冒热毒较盛,壮热恶寒,头痛身痛,咽喉肿痛,咳嗽气粗,配大青叶、蒲公英、鱼腥草等清热解毒;若风寒外束,入里化热,热为寒遏,烦热恶寒,少汗,咳嗽气急,痰稠,声哑,苔黄白相兼,可用石膏和麻黄内清肺热,外散表寒;风热化燥伤津,或秋令感受温燥之邪,伴有呛咳痰少,口、咽、唇、鼻干燥,苔薄,舌红少津等燥象者,可酌配南沙参、天花粉、梨皮清肺润燥,禁用伍辛温之品。

3.暑湿伤表证

身热,微恶风,汗少,肢体酸重或疼痛,头昏重胀痛,咳嗽痰黏,鼻流浊涕,心烦口渴,或口中黏腻,渴不多饮,胸闷脘痞,泛恶,腹胀,大便或溏,小便短赤,舌苔薄黄而腻,脉濡数。

证机概要:暑湿遏表,湿热伤中,表卫不和,肺气不清。

治法:清暑祛湿解表。

代表方:新加香薷饮加减。本方功能清暑化湿,用于夏月暑湿感冒,身热心烦,有汗不畅,胸闷等症。

常用药:金银花、连翘、鲜荷叶、鲜芦根清暑解热;香薷发汗解表;厚朴、扁豆化湿和中。

若暑热偏盛,可加黄连、山栀、黄芩、青蒿清暑泻热;湿困卫表,肢体酸重疼痛较甚,加豆卷、藿香、佩兰等芳化宣表;里湿偏盛,口中黏腻,胸闷脘痞,泛恶,腹胀,便溏,加苍术、白蔻仁、半夏、陈皮和中化湿;小便短赤加滑石、甘草、赤茯苓清热利湿。

感冒小结:体虚感冒应选参苏饮、血虚宜不发汗等补血解表。

四、西医治疗

呼吸道病毒感染目前无特异性抗病毒药物,治疗着重在减轻症状,休息,多饮水,戒烟,室内保持一定的温度和湿度,缩短病程,防止继发细菌感染和并发症的发生为主。

(一)对症治疗

发热、头痛可选用阿司匹林、对乙酰氨基酚或一些抗感冒制剂,也可选用中成药。咽痛可选用咽漱液或咽含片。声音嘶哑可用雾化吸入。鼻塞流涕可用1%麻黄素滴鼻液等。

(二)抗菌药物治疗

一般患者不必用抗菌药物,如年幼体弱、有慢性呼吸道炎症或细菌感染时,可根据临床情况及病原菌选择抗菌药物,临床常首选青霉素、磺胺类、大环内酯类或第一代头孢菌素。

(三)抗病毒药物治疗

早期应用抗病毒药物有一定效果,并可缩短病程。利巴韦林对流感病毒、副流感病毒和呼吸道合胞病毒有较强的抑制作用。奥司他韦对甲、乙型流感病毒有效。也可选用金刚烷胺、吗啉胍或抗病毒中成药。

五、预防调护

(一)在流行季节须积极防治

(1)生活上应慎起居,适寒温,在冬春之际尤当注意防寒保暖,盛夏亦不可贪凉露宿。

(2)注意锻炼,增强体质,以御外邪。

(3)常易患感冒者,可坚持每天按摩迎香穴,并服用调理防治方药。冬春风寒当令季节,可服贯众汤(贯众、紫苏、荆芥各 10 g,柴胡 10 g,甘草 3 g);夏令暑湿当令季节,可服藿佩汤(藿香、佩兰各 10 g,薄荷3 g,鲜者用量加倍);如时邪毒盛,流行广泛,可用贯众、板蓝根、生甘草煎服。

(4)在流行季节,应尽量少去人口密集的公共场所,防止交叉感染,外出要戴口罩。室内可用食醋熏蒸,每立方米空间用食醋 5~10 mL,加水 1~2 倍,加热熏蒸 2 小时,每天或隔天 1 次,做空气消毒,以预防传染。

(二)治疗期间应注意护理

(1)发热者须适当休息。

(2)饮食宜清淡。

(3)对时感重症及老年、婴幼儿、体虚者,须加强观察,注意病情变化,如高热动风、邪陷心包、合并或继发其他疾病等。

(4)注意煎药和服药方法。汤剂煮沸后 5~10 分钟即可,过煮则降低药效。趁温热服,服后避风覆被取汗,或进热粥、米汤以助药力。得汗、脉静、身凉为病邪外达之象,无汗是邪尚未祛。出汗后尤应避风,以防复感。

(王传香)

第二节 咳 嗽

咳嗽是由六淫之邪侵袭肺系,或脏腑功能失调,内伤及肺,肺气不清,失于宣肃所成,临床以咳嗽,咳痰为主症的疾病。咳指有声无痰,嗽指有痰无声,咳嗽则是有声有痰之症也。

《素问·宣明五气论》:“五气所病……肺为咳。”《素问·咳论》:“五脏六腑皆令人咳,非独肺也。”《河间六书·咳嗽论》:“咳谓无痰而有声,肺气伤而不清也,嗽为无声有痰,脾湿动而为痰也,咳嗽谓有声有痰……”。《景岳全书》:“咳嗽之要,止惟二证,何有二证?一曰外感,一曰内伤,而尽之矣。”

本病证相当于现代医学上的呼吸道感染,肺炎,急、慢性支气管炎,支气管扩张,肺结核,肺气肿等肺部疾病。

一、病因病机

(一)外感咳嗽

六淫外邪,侵袭肺系,多因肺的卫外功能减弱或失调,以致在天气寒暖失常、气温突变的情况下,邪从口鼻或皮毛而入,均可使肺气不宣,肃降失司而引起咳嗽。由于四时主气的不同,因而感受外邪亦有区别。风为六淫之首,其他外邪多随风邪侵袭人体,所以,外感咳嗽有风寒、风热和燥热之分。

(二)内伤咳嗽

内伤致咳的原因甚多,有因肺的自身病变;有因其他脏腑功能失调,内邪干肺所致。他脏及肺的咳嗽,可因嗜好烟酒,过食辛辣,熏灼肺胃;或过食肥甘,脾失健运,痰浊内生,上干于肺致咳;或由情志刺激,肝失条达,气郁化火,火气循经上逆犯肺,引起咳嗽。因肺脏自病者,常因肺系多种疾病迁延不愈,肺脏虚弱,阴伤气耗,肺的主气及宣降功能失常,而致气逆为咳。

外感咳嗽与内伤咳嗽可相互影响。外感咳嗽如迁延失治,邪伤肺气,更易反复感邪,咳嗽屡发,肺气日损,渐转为内伤咳嗽;而内伤咳嗽患者,由于脏腑虚损,肺脏已病,表卫不固,因而易受外邪而使咳嗽加重。

二、诊断与鉴别诊断

(一)诊断

1.病史

有肺系病史或有其他脏腑功能失调伤及肺脏病史。

2.临床表现

以咳嗽为主要症状。

(二)鉴别诊断

1.哮病、喘证

哮病、喘证、咳嗽均有咳嗽的表现。哮病以喉中哮鸣有声,呼吸困难气促,甚则喘息不能平卧为主症,发作与缓解均迅速。喘证以呼吸困难,甚则张口抬肩,不能平卧为主要临床表现。咳嗽则以咳嗽、咳痰为主症。

2.肺胀

肺胀除咳嗽外,还伴有胸部嘭满,咳喘上气,烦躁心慌,甚则面目紫暗,肢体水肿,病程反复难愈。

3.肺痨

肺痨以咳嗽、咯血、潮热、盗汗、消瘦为主症的肺脏结核病,具有传染性。X线可见斑片状或空洞、实变等表现。

4.肺癌

肺癌以咳嗽、咯血、胸痛、发热、气急为主要表现的恶性疾病,X线可见包块,细胞学检查可见癌细胞。

三、辨证

(一)辨证要点

首先辨外感与内伤。外感咳嗽多是新病,发病急,病程短,常伴肺卫表证,属于邪实,治疗当以宣通肺气，疏散外邪为主，根据脉象、舌苔、痰色、痰质及咳痰难易等情况，辨明风寒、风热、燥热之不同，治以发散风寒，疏散风热，清热润燥等法。内伤咳嗽多为久病，常反复发作，病程长，可伴见其他脏腑病证，多属邪实正虚，治疗当以调理脏腑，扶正祛邪，分清虚实主次处理。

（二）治疗要点

外感咳嗽治宜疏散外邪，宣通肺气为主。内伤咳嗽治宜调理脏腑为主，健脾、清肝、养肺补肾，对虚实夹杂者应标本兼治。

四、辨证论治

（一）风寒袭肺

1.临床表现

咽痒咳嗽声重，咳痰稀薄色白；鼻塞流涕、头痛，肢体酸痛，恶寒发热，无汗；舌苔薄白，脉浮或浮紧。

2.治疗原则

疏风散寒，宣肺止咳。

3.代表处方

杏苏散：茯苓 20 g，杏仁、苏叶、法半夏、枳壳、桔梗、前胡、生甘草各 10 g，陈皮 5 g，大枣5 枚，生姜 3 片。

4.加减应用

(1)咳嗽甚者加矮地茶、金沸草各 10 g，祛痰止咳。

(2)咽痒者加葶苈子、蝉衣各 10 g。

(3)鼻塞声重者加辛夷花、苍耳子各 10 g。

(4)风寒咳嗽兼咽痛，口渴，痰黄稠(寒包火)，加天花粉 20 g，黄芩、桑白皮、牛蒡子各 10 g。

（二）风热咳嗽

1.临床表现

咳嗽频剧，咳声粗亢；痰黄稠，咳嗽汗出，咳痰不爽；发热恶风，喉干口渴，舌苔薄黄，脉浮数。

2.治疗原则

疏风清热，宣肺止咳。

3.代表处方

桑菊饮：芦根 20 g，桑叶、菊花、薄荷、杏仁、桔梗、连翘、生甘草各 10 g。

4.加减应用

(1)肺热内盛者加黄芩、知母各 10 g，以清泻肺热。

(2)咽痛、声嗄者配射干、赤芍各 10 g。

(3)口干咽燥，舌质红，加南沙参、天花粉各 20 g。

（三）风燥伤肺

1.临床表现

新起咳嗽，咳声嘶哑，咽喉干痛；干咳无痰或痰少而粘连成丝状，不易咳出或痰中带血丝；或初起伴鼻塞、头痛、微寒、身热等表证，舌质红干而少苔、苔薄白或薄黄，脉浮数或细数。

2.治疗原则

疏风清肺，润燥止咳。

3.代表处方

桑杏汤:沙参、梨皮各 20 g,浙贝母 15 g,桑叶、豆豉、杏仁、栀子各 10 g。

4.加减应用

(1)津伤甚者加麦冬、玉竹各 20 g。

(2)热重者加石膏 20 g(先煎),知母 10 g。

(3)痰中带血丝加白茅根 20 g,生地黄 10 g。

(4)另有凉燥证乃由燥证加风寒证而成,可用杏苏散加紫菀、款冬花、百部各 10 g 治之,以达温而不燥,润而不凉。

(四)痰湿蕴肺

1.临床表现

咳嗽反复发作,咳声重浊,胸闷气憋,痰色白或带灰色;伴体倦、脘痞、食少,腹胀便溏;苔白腻,脉濡滑。

2.治疗原则

燥湿化痰、理气止咳。

3.代表处方

二陈汤合三子养亲汤。①二陈汤:茯苓 20 g,法半夏、陈皮、生甘草各 10 g。②三子养亲汤:苏子15 g,白芥子 10 g,莱菔子 20 g。

4.加减应用

(1)寒痰较重者,痰黏白如泡沫者,加干姜、细辛各 10 g,温肺化痰。

(2)脾虚甚者加党参 20 g,白术 10 g,健脾益气。

(五)痰热郁肺

1.临床表现

咳嗽、气息粗促或喉中有痰声,痰稠黄、咳吐不爽或有腥味或吐血痰;胸胁胀满,咳时引痛,面赤身热,口干引饮,舌红,苔薄黄腻,脉滑数。

2.治疗原则

清热肃肺,化痰止咳。

3.代表处方

清金化痰汤:茯苓 20 g,浙贝母 15 g,黄芩、山栀、知母、麦冬、桑白皮、瓜蒌、桔梗、生甘草各 10 g,橘红 6 g。

4.加减应用

(1)痰黄而浓有热腥味者,加鱼腥草、冬瓜子各 20 g。

(2)胸满咳逆、痰多、便秘者,加葶苈子、生大黄各 10 g(先煎)。

(六)肝火犯肺

1.临床表现

气逆咳嗽,干咳无痰或少痰;咳时引胁作痛,面红喉干;舌边红,苔薄黄,脉弦数。

2.治疗原则

清肝泻火,润肺止咳化痰。

3.代表处方

黛蛤散加黄芩泻白散。①黛蛤散:海蛤壳 20 g,青黛 10 g(包煎)。②黄芩泻白散:黄芩、桑白皮、地骨皮、粳米、生甘草各10 g。

4.加减应用

(1)火旺者加冬瓜子20 g,山栀、丹皮各10 g,以清热豁痰。

(2)胸闷气逆者加葶苈子10 g,瓜蒌皮20 g,以理气降逆。

(3)胸胁痛者加郁金、丝瓜络各10 g,以理气和络。

(4)痰黏难咳加浮海石、浙贝母、冬瓜仁各20 g,以清热豁痰。

(5)火郁伤阴者加北沙参、百合各20 g,麦冬15 g,五味子10 g,以养阴生津敛肺。

(七)肺阴虚损

1.临床表现

干咳少痰或痰中带血或咯血;潮热,午后颧红,盗汗,口干;舌质红、少苔,脉细数。

2.治疗原则

滋阴润肺,化痰止咳。

3.代表处方

沙参麦冬汤:沙参、玉竹、天花粉、扁豆各20 g,桑叶、麦冬、生甘草各10 g。

4.加减应用

(1)咯血者加白及20 g,三七15 g,侧柏叶、仙鹤草、阿胶(烊服)、藕节各10 g,以止血。

(2)午后潮热,颧红者加银柴胡、地骨皮、黄芩各10 g。

(3)肾不纳气,久咳不愈,咳而兼喘者可用参蚧散加熟地、五味子各10 g。

五、其他治法

(一)中成药疗法

(1)麻黄止嗽丸、小青龙糖浆适用于风寒袭肺咳嗽。

(2)桑菊感冒片、蛇胆川贝液适用于风热咳嗽。

(3)秋燥感冒冲剂、二母宁嗽丸适用于风燥咳嗽。

(4)半贝丸、陈夏六君丸适用于痰湿蕴肺咳嗽。

(5)琼玉膏、玄麦甘桔冲剂适用于肺阴虚损咳嗽。

(6)千金化痰丸、三蛇胆川贝末适宜用于肝火犯肺咳嗽。

(7)双黄连口服液、清金止嗽化痰丸适用于痰热郁肺咳嗽。

(二)针灸疗法

(1)选肺俞、脾俞、合谷、丰隆等穴,以平补平泻手法,每天1次,适用于脾虚痰湿咳嗽。

(2)选肺俞、足三里、三阴交等穴,针用补法,每天1次,适用于肺阴虚损咳嗽。

(3)选肺俞、列缺、合谷等穴,毫针浅刺用泻法,每天1次,适用于外感咳嗽。

(4)选肺俞、尺泽、太冲、阳陵泉等穴,以平补平泻手法,每天1次,适用于肝火犯肺咳嗽。

(三)饮食疗法

(1)以薏苡仁、山药各60 g,百合、柿饼各30 g,同煮米粥,每早晚温热服食,适用于脾虚痰湿咳嗽。

(2)大雪梨1个,蜂蜜适量,去梨核入蜂蜜,放炖盅内蒸熟,每晚睡前服1个,适用于肺阴虚损咳嗽。

(3)新鲜芦根(去节)100 g,粳米50 g同煮粥,每天2次温服,适用于肺热咳嗽。

(4)百合 30 g,糯米 50 g,冰糖适量,煮粥早晚温服,适用于肺燥咳嗽。

六、预防调摄

(1)平素应注意气候变化,防寒保暖,预防感冒。
(2)易感冒者可服玉屏风散。
(3)加强锻炼,增强抗病能力。
(4)咳嗽患者饮食不宜过于肥甘厚味、辛辣刺激。
(5)内伤久咳者,应戒烟。

(王传香)

第三节　肺　　痿

肺痿是指肺叶痿弱不用,临床以咳吐浊唾涎沫为主症,为肺脏的慢性虚损性疾病。《金匮要略心典·肺痿肺痈咳嗽上气病》中说:"痿者萎也,如草木之萎而不荣。"用形象比喻的方法以释其义。

一、源流

肺痿之病名,最早记载于仲景的《金匮要略》。该书将肺痿列为专篇,对肺痿的主症特点、病因、病机、辨证均做了较为系统的介绍。如《金匮要略·肺痿肺痈咳嗽上气病脉证并治》说:"寸口脉数,其人咳,口中反有浊唾涎沫者何?师曰:为肺痿之病"。"肺痿吐涎沫而不咳者,其人不渴,必遗尿,小便数,所以然者,以上虚不制下故也"。隋·巢元方在《金匮要略》的基础上,对本病的成因、转归等做了进一步探讨。其在《诸病源候论·肺痿候》论及肺痿曰:"肺主气,为五脏上盖,气主皮毛,故易伤于风邪,风邪伤于脏腑,而气血虚弱,又因劳役大汗之后,或经大下而亡津液,津液竭绝,肺气壅塞,不能宣通诸脏之气,因成肺痿也"。明确认为是外邪犯肺,或劳役过度,或大汗之后,津液亏耗,肺气受损,壅塞而成。并指出其预后、转归与咳吐涎沫之爽或不爽、小便之利或不利、咽燥之欲饮或不欲饮等都有关联,如"咳唾咽燥欲饮者,必愈;欲咳而不能咳,唾干沫,而小便不利者难治"。唐·孙思邈《千金要方·肺痿门》将肺痿分为热在上焦及肺中虚冷二类,认为"肺痿虽有寒热之分,从无实热之例。"清·李用粹结合丹溪之说,对肺痿的病因病机、证候特点做了简要而系统的归纳。如《证治汇补·胸膈门》说:"久嗽肺虚,寒热往来,皮毛枯燥,声音不清,或嗽血线,口中有浊唾涎沫,脉数而虚,为肺痿之病。因津液重亡,火炎金燥,如草木亢旱而枝叶萎落也。"《张氏医通·肺痿》对肺痈和肺痿的鉴别,进行了分析比较,提出"肺痈属在有形之血……肺痿属在无形之气。"

综上所述,历代医家共同认识到肺痿是多种肺系疾病的慢性转归,故常与相关疾病合并叙述,单独立论者较少,并且提示肺痈、肺痨、久嗽、喘哮等伤肺,均有转化成为肺痿的可能。如明·王肯堂将肺痿分别列入咳嗽门和血证门论述,《证治准绳·诸气门》说:"肺痿或咳沫,或咳血,今编咳沫者于此,咳血者人血证门。"《证治准绳·诸血门》还认为"久嗽咳血成肺痿"。戴原礼在《证治要诀·诸嗽门》中提到:"劳嗽有久嗽成劳者,有因病劳久嗽者,其证往来寒热,或独热无寒,咽干嗌痛，精神疲极，所嗽之痰，或脓，或时有血，腥臭异常。”戴氏所指劳嗽之临床表现与肺痿有相似之处。陈实功《外科正宗·肺痈论》中说：“久嗽劳伤，咳吐痰血，寒热往来，形体消削，咯吐瘀脓，声哑咽痛，其候转为肺痿。”指出肺痈溃后，热毒不净，伤阴耗气，可以转为肺痿。唐·王焘《外台秘要·咳嗽门》引许仁则论云：“肺气嗽经久将成肺痿，其状不限四时冷热，昼夜咳常不断，唾自如雪，细沫稠粘，喘息上气，乍寒乍热，发作有时，唇口喉舌干焦，亦有时唾血者，渐觉瘦悴，小便赤，颜色青白，毛耸，此亦成蒸。”说明肺痨久嗽，劳热熏肺，肺阴大伤，进一步发展则成肺痿；它如内伤久咳，或经常喘哮发作，伤津耗气，亦可形成肺痿。

在肺痿的治法方面，《金匮要略·肺痿肺痈咳嗽上气病脉证并治》对肺痿的治疗原则也做了初步的探讨，认为应以温法治之。清·李用粹《证治汇补·胸膈门》说：“治宜养血润肺，养气清金。”喻嘉言《医门法律》对本病的理论认识和治疗原则做了进一步的阐述，此后，有的医家主张用他创制的清燥救肺汤治疗虚热肺痿。张璐在其《张氏医通·肺痿》按喻嘉言之论将肺痿的治疗要点概括为“缓而图之，生胃津，润肺燥，下逆气，开积痰，止浊唾，补真气”，旨在“以通肺之小管”，“以复肺之清肃。”这些证治要点，理义精深，非常切合实用。

在肺痿的选方用药方面，《金匮要略》设甘草干姜汤以温肺中虚冷。唐·孙思邈《千金要方·肺痿门》指出虚寒肺痿可用生姜甘草汤、甘草汤，虚热肺痿可用炙甘草汤、麦门冬汤、白虎加人参汤，对《金匮要略》的治法，有所补充。清·李用粹《证治汇补·胸膈门》主张根据本病的不同阶段分别施治：“初用二地二冬汤以滋阴，后用门冬清肺饮以收功。”沈金鳌《杂病源流犀烛·肺病源流》进一步对肺痿的用药忌宜等做了补充，他说：“其症之发，必寒热往来，自汗，气急，烦闷多唾，或带红线脓血，宜急治之，切忌升散辛燥温热。大约此证总以养肺、养气、养血、清金降火为主。”可谓要言不烦。

二、病因病机

本病病因可分久病损肺和误治津伤两个方面，而以前者为主。病变机理为肺虚津气失于濡养所致。

（一）久病损肺

如痰热久嗽，热灼阴伤；或肺痨久嗽，虚热内灼，耗伤阴津；肺痈余毒未清，灼伤肺阴；或消渴津液耗伤；或热病之后，邪热伤津，津液大亏，以致热壅上焦，消灼肺津，变生涎沫，肺燥阴竭，肺失濡养，日渐枯萎。若大病久病之后，耗伤阳气；或内伤久咳，冷哮不愈，肺虚久喘等，肺气日耗，渐伤及阳；或虚热肺痿日久，阴伤及阳，亦可致肺虚有寒，气不化津，津液失于温摄，反为涎沫，肺失濡养，肺叶渐痿不用。此即《金匮要略》所谓“肺中冷”之类。

（二）误治津伤

因医者误治，滥用汗、吐、下等治法，重亡津液，肺津大亏，肺失濡养，发为肺痿。如《金匮要略·肺痿肺痈咳嗽上气病脉证并治》说：“热在上焦者，因咳为肺痿，肺痿之病……或从汗出，或从呕吐，或从消渴，小便利数，或从便难，又被快药下利，重亡津液，故得之。”

综上所述，本病总由肺虚，津气大伤，失于濡养，以致肺叶枯萎。其病位在肺，但与脾、胃、肾等脏腑密切相关。脾虚气弱，无以生化、布散津液，或胃阴耗伤，胃津不能上输养肺，土不生金，均可致肺燥津枯，肺失濡养；久病及肾，肾气不足，气化失司，气不化津，或因肾阴亏耗，肺失濡养，亦可发为肺痿。

因发病机理的不同，肺痿有虚热、虚寒之分。虚热肺痿，一为本脏自病所转归，一由失治误治，或它脏之病导致。因热在上焦，消亡津液，阴虚生内热，津枯则肺燥，肺燥且热，清肃之令不行，脾胃上输之津液转从热化，煎熬而成涎沫，或因脾阴胃液耗伤，不能上输于肺，肺失濡养，遂致肺叶枯萎。虚寒肺痿为肺气虚冷，不能温化布散脾胃上输之津液，反而聚为涎沫，复因治节无权，上虚不能制下，膀胱失于约束，而小便不禁。《金匮要略心典·肺痿肺痈咳嗽上气病》说："盖肺为娇脏，热则气灼，故不用而痿；冷则气沮，故亦不用而痿也。遗尿，小便数者，肺金不用而气化无权，斯膀胱无制而津液不藏也。"指出肺主气化，为水之上源，若肺气虚冷，不能温化，固摄津液，由气虚导致津亏，肺失濡养，亦可渐致肺叶枯萎不用。

三、诊断

(1)有反复发作的特点。

(2)有肺系内伤久咳病史，如痰热久嗽，或肺痨久咳，或肺痈日久，或冷哮久延等。

(3)临床表现以咳吐浊唾涎沫、胸闷气短为主症。

四、病证鉴别

肺痿为多种慢性肺系疾病转化而来，既应注意肺痿与其他肺系疾病的鉴别，又要了解其相互联系。

(一)肺痈

肺痿以咳吐浊唾涎沫为主症，而肺痈以咳则胸痛，吐痰腥臭，甚则咳吐脓血为主症。虽然多为肺中有热，但肺痈属实，肺痿属虚，肺痈失治久延，可以转为肺痿。

(二)肺痨

肺痨主症为咳嗽，咳血，潮热，盗汗等，与肺痿有别。肺痨后期可以转为肺痿重症。

五、辨证

(一)辨证要点

主要辨虚热虚寒，虚热证易火逆上气，常伴咳逆喘息，虚寒证常见上不制下，小便频数或遗尿。

(二)辨证候

1.虚热证

咳吐浊唾涎沫，其质较黏稠，或咳痰带血，咳声不扬，甚则音哑，气急喘促，口渴咽燥，午后潮热，形体消瘦，皮毛干枯，舌红而干，脉虚数。

病机分析：肺阴亏耗，虚火内炽，肺失肃降，则气逆咳喘。热灼津液成痰，故咯吐浊唾涎沫，其质黏稠。燥热伤津，津液不能濡润上承，故咳声不扬，音哑，咽燥，口渴。阴虚火旺，灼伤肺络，则午后潮热，咯痰带血。阴津枯竭，内不能洒陈脏腑，外不能充身泽毛，故形体消瘦，皮毛干枯。舌红而干，脉虚数，乃是阴枯热灼之象。

2.虚寒证

咯吐涎沫，其质清稀量多，不渴，短气不足以息，头眩，神疲乏力，食少，形寒，小便数，或遗尿，舌质淡，脉虚弱。

病机分析：肺气虚寒，气不化津，津反为涎，故咯吐多量清稀涎沫。阴津未伤故不渴。肺虚不能主气，则短气不足以息。脾肺气虚则神疲食少。清阳不升故头眩。阳不卫外则形寒。上虚不能制下，膀胱失约，故小便频数或遗尿。舌质淡，脉虚弱，皆属气虚有寒之征。

3.寒热夹杂证

虚热及虚寒证状可以同时出现，或虚热证状较多，或虚寒证状较多，如咳唾脓血，咽干口燥，同时又有下利肢凉，形寒气短等，即是上热下寒之证。其他情况亦可出现，可根据临床证候分析之。

六、治疗

(一)治疗要点

治疗总以补肺生津为原则。虚热证，治当生津清热，以润其枯；虚寒证，治当温肺益气，而摄涎沫。寒热夹杂证，治当寒热平调，温清并用。

临床以虚热证为多见，但久延伤气，亦可转为虚寒证。治应时刻注意保护津液，重视调理脾肾。脾胃为后天之本，肺金之母，培土有助于生金；肾为气之根，司摄纳，温肾可以助肺纳气，补上制下。不可妄投燥热之药，以免助火伤津，亦忌苦寒滋腻之品碍胃，切勿使用峻剂驱逐痰涎，犯虚虚之戒。

(二)分证论治

1.虚热证

治法：滋阴清热，润肺生津。

方药：麦门冬汤合清燥救肺汤加减。前方润肺生津，降逆下气，用于咳嗽气逆，咽喉干燥不利，咯痰黏浊不爽。后方养阴润燥，清金降火，用于阴虚燥火内盛，干咳痰少，咽痒气逆。

药用麦门冬滋阴润燥；太子参益气生津；甘草、大枣、粳米甘缓补中；伍入半夏下气降逆，止咳化痰，以辛燥之品，反佐润燥之功；桑叶、石膏清泄肺经燥热；阿胶、麦冬、胡麻仁以滋肺养阴；杏仁、枇杷叶可化痰止咳。

如火盛，出现虚烦、咳呛、呕逆者，则去大枣，加竹茹、竹叶清热和胃降逆。如咳吐浊黏痰，口干欲饮，则可加天花粉、知母、川贝母清热化痰。津伤甚者加沙参、玉竹以养肺津。潮热加银柴胡、地骨皮以清虚热，退蒸。

2.虚寒证

治法：温肺益气。

方药：甘草干姜汤或生姜甘草汤加减。前方甘辛合用，甘以滋液，辛以散寒。后方则以补脾助肺，益气生津为主。

药用甘草入脾益肺，取甘守津回之意；干姜温肺脾，使气能化津，水谷归于正化，则吐沫自止。肺寒不著者亦可改用生姜以辛散宣通，并取人参、大枣甘温补脾，益气生津。

另可加白术、茯苓增强健脾之功；尿频、涎沫多者加煨益智；喘息、短气可配钟乳石、五味子，另吞蛤蚧粉。

3.寒热夹杂证

治法：寒热平调，温清并用。

方药：麻黄升麻汤加减。本方温肺散寒与清热润肺并用，适合于寒热夹杂，肺失润降之咽喉不利，咳唾脓血等症。

药用麻黄、升麻以发浮热；用当归、桂枝、生姜以散其寒；用知母、黄芩寒凉清其上热；用茯苓、白术以补脾；用白芍以敛逆气；用葳蕤、麦冬、石膏、甘草以润肺除热。

七、单方验方

(1)紫河车1具,研末,每天1次,每服3 g,适用于虚寒肺痿。

(2)熟附块、淫羊藿、黄芪、白术、党参各9 g,补骨脂12 g,茯苓、陈皮、半夏各6 g,炙甘草4.5 g,用于虚寒肺痿。

(3)山药30 g,太子参15 g,玉竹15 g,桔梗9 g,用于肺痿气虚津伤者。

(4)百合30 g煮粥,每天1次,适用于虚热肺痿。

(5)银耳15 g,冰糖10 g,同煮内服,适用于虚热肺痿。

(6)冬虫夏草10～15 g,百合15 g,鲜胎盘半个,鲜藕50 g,隔水炖服,隔天1次,连服10～15次为1个疗程。

(7)新鲜萝卜500 g,白糖适量。将萝卜洗净切碎,用洁净纱布绞取汁液,加白糖调服。每天1次,常服。

(8)夏枯草15～25 g,麦冬15 g,白糖50 g。先将夏枯草、麦冬用水煎10～15分钟,再加白糖煮片刻,代茶饮,每天1剂,常服。用于虚热肺痿。

八、中成药

(一)六味地黄丸

1.功能与主治

滋阴补肾。用于虚热肺痿。

2.用法与用量

口服,一次8粒,1天3次。

(二)金匮肾气丸

1.功能与主治

温补肾阳。用于虚寒肺痿。

2.用法与用量

口服,一次8粒,1天3次。

(三)补中益气口服液

1.功能与主治

补中益气,升阳举陷。用于肺痿脾胃气虚,见发热、自汗、倦怠等症者。

2.用法与用量

口服,一次1支,1天3次。

(四)参苓白术散

1.功能与主治

益气健脾,和胃渗湿。用于肺痿脾胃虚弱,见食少便溏,或吐或泻,胸脘胀闷,四肢乏力等症者。

2.用法与用量

口服,一次5 g,1天3次。

(五)琼玉膏

1.功能与主治

滋阴润肺,降气安神。用于虚热肺痿。

2.用法与用量

口服,一次 1 勺,1 天 2 次。

九、其他疗法

艾条点燃,对准足三里穴,并保持一定距离,使局部有温热感、皮肤微红为度。艾灸时间一般为 10～15 分钟,每天 1 次。用于虚寒肺痿。

(王传香)

第四节 哮 病

哮病是由于宿痰伏肺,遇诱因引触,导致痰阻气道,气道挛急,肺失肃降,肺气上逆所致的发作性痰鸣气喘疾病。发时喉中哮鸣有声,呼吸气促困难,甚则喘息不能平卧。

一、病因病机

哮病的发生,乃宿痰内伏于肺,复因外感、饮食、情志、劳倦等诱因引触,以致痰阻气道,气道挛急,肺失肃降,肺气上逆所致。

(一)外邪侵袭

外感风寒或风热之邪;未能及时表散,邪气内蕴于肺,壅遏肺气,气不布津,聚液生痰而成哮病之因。

(二)饮食不当

饮食不节致脾失健运,饮食不归正化,水湿不运,痰浊内生,上干于肺,壅阻肺气而发哮病。

(三)情志失调

情志不遂。肝气郁结,木不疏土;或郁怒伤肝,肝气横逆,木旺乘土均可致脾失健运,失于转输,水湿蕴成痰浊,上干于肺,阻遏肺气,发生哮病。

(四)体虚病后

素体禀赋薄弱,体质不强,或病后体弱(如幼年患麻疹、顿咳,或反复感冒,咳嗽日久等)导致肺、脾、肾虚损,痰浊内生,成为哮病之因。若肺气耗损,气不化津,痰饮内生;或阴虚火盛,热蒸液聚,痰热胶固;脾虚水湿不运,肾虚水湿不能蒸化,痰浊内生,均成为哮病之因。

哮病的病理因素以痰为根本,痰的产生责之于肺不能布散津液,脾不能转输精微,肾不能蒸化水液,以致津液凝聚成痰,伏藏于肺,成为哮病发生的"夙根"。此后每遇气候突变、饮食不当、情志失调、劳累过度等诱因导致气机逆乱而发作。

二、辨证论治

(一)辨证要点

1.辨已发未发

哮病发作期和缓解期临床表现不同,发作期以喉中哮鸣有声,呼吸气促困难,甚则喘息不能平卧等为典型临床表现。缓解期无典型症状,若病程日久,反复发作,导致身体虚弱,平时可有轻度哮症，而以肺、脾、肾虚损为主要表现，或肺气虚，或肺气阴两虚，或脾气虚、肾气虚、肺脾气虚、肺肾两虚等。

2.辨证候虚实

哮病属邪实正虚之证，发作时以邪实为主，证见呼吸困难，呼气延长，喉中痰鸣有声，痰黏量少，咯吐不利，甚则张口抬肩，不能平卧，端坐俯伏，胸闷窒塞，烦躁不安，或伴寒热，苔腻，脉实。未发时以正虚为主，肺虚者，气短声低，咯痰清稀色白，喉中常有轻度哮鸣音，自汗恶风；脾虚者，食少，便溏，痰多；肾虚者，平素短气息促，动则为甚，吸气不利，腰酸耳鸣。

3.辨痰性质

发作期痰阻气道，气道挛急，肺失肃降，以邪实为主，痰有寒痰、热痰、痰湿之异，分别引起寒哮、热哮、痰哮。一般寒哮内外皆寒，其证喉中哮鸣如水鸡声，咳痰清稀，或色白如泡沫，口不渴，舌质淡，苔白滑，脉浮紧；热哮痰热壅盛，其证喉中痰鸣如吼，胸高气粗，咳痰黄稠胶黏，咯吐不利，口渴喜饮，舌质红，苔黄腻，脉滑数。寒热征象不明显，喘咳胸满，但坐不得卧，痰涎涌盛，喉如曳锯，咯痰黏腻难出者，为痰哮。

（二）类证鉴别

喘证：与哮病的病因病机不同，喘证由外感六淫，内伤饮食、情志，或劳欲、久病，致邪壅于肺，宣降失司所致，或肺不主气，肾失摄纳而成；哮病乃宿痰伏肺，遇诱因引触，致痰阻气道，气道挛急，肺失肃降而成。临床表现亦有明显区别，哮病与喘证都有呼吸急促的表现，但哮必兼喘，而喘未必兼哮。哮指声响言，喉中有哮鸣声，是一种反复发作的独立性疾病；喘指气息言，为呼吸气促困难，是多种急慢性疾病的一个症状。

（三）治疗原则

发时治标，平时治本为哮病治疗的基本原则。发时攻邪治标，祛痰利气，寒痰宜温化宣肺，热痰当清化肃肺，痰浊壅肺应去壅泻肺，风痰当祛风化痰，表证明显者兼以解表；反复日久，正虚邪实者又当攻补兼顾，不可拘泥；平时扶正治本，阳气虚者应温补，阴虚者宜滋养，分别采取补肺、健脾、益肾等法，以冀减轻、减少或控制其发作。

（四）分证论治

1.发作期

（1）寒哮：证候、治法、方药如下。

证候：呼吸急促，喉中哮鸣有声，胸膈满闷如塞。咳不甚，痰少咯吐不爽，或清稀呈泡沫状，口不渴，或渴喜热饮，面色晦暗带青，形寒怕冷。或小便清，天冷或受寒易发，或恶寒、无汗、身痛。舌质淡、苔白滑。脉弦紧或浮紧。

治法：温肺散寒，化痰平喘。

方药：射干麻黄汤。若病久，本虚标实，当标本同治，温阳补虚，降气化痰，用苏子降气汤。

（2）热哮：证候、治法、方药如下。

证候：气粗息涌，喉中痰鸣如吼，胸高胁胀。咳呛阵作，咳痰色黄或白，黏浊稠厚，咯吐不利，烦闷不安，不恶寒，汗出，面赤，口苦，口渴喜饮。舌质红，舌苔黄腻，脉滑数或弦滑。

治法：清热宣肺，化痰定喘。

方药：定喘汤。若病久痰热伤阴，可用麦门冬汤加沙参、冬虫夏草，川贝、天花粉。

（3）痰哮：证候、治法、方药如下。

证候：喘咳胸满，但坐不得卧，痰涎涌盛，喉如曳锯，咯痰黏腻难出。呕恶，纳呆。口黏不渴，神倦乏力，或胃脘满闷，或便溏，或胸胁不舒，或唇甲青紫。舌质淡或淡胖，或舌质紫暗或淡紫，舌苔厚浊，脉滑实或带弦、涩。

治法：化浊除痰，降气平喘。

方药：二陈汤合三子养亲汤。如痰涎涌盛者，可合用葶苈大枣泻肺汤泻肺除壅；若兼意识朦胧，似清似昧者，可合用涤痰汤涤痰开窍。

2.缓解期

(1)肺虚：证候、治法、方药如下。

证候：气短声低，咯痰清稀色白，喉中常有轻度哮鸣音，每因气候变化而诱发。面色㿠白，平素自汗，怕风，常易感冒，发前喷嚏频作，鼻塞流清涕。舌质淡，苔薄白。脉细弱或虚大。

治法：补肺固卫。

方药：玉屏风散。

(2)脾虚：证候、治法、方药如下。

证候：气短不足以息，少气懒言，平素食少脘痞，痰多，便溏，倦怠无力，面色萎黄不华，或食油腻易腹泻，或泛吐清水，畏寒肢冷，或少腹坠感，脱肛。舌质淡，苔薄腻或白滑，脉象细软。

治法：健脾化痰。

方药：六君子汤。若脾阳不振，形寒肢冷，便溏者，加桂枝、干姜或合用理中丸以振奋脾阳；若中气下陷，见便溏，少腹下坠，脱肛等，则可改用补中益气汤。

(3)肾虚：证候、治法、方药如下。

证候：平素短气息促，动则为甚，吸气不利，劳累后喘哮易发。腰酸腿软，脑转耳鸣。或畏寒肢冷，面色苍白；或颧红，烦热，汗出黏手。舌淡胖嫩，苔白；或舌红苔少。脉沉细或细数。

治法：补肾摄纳。

方药：金匮肾气丸或七味都气丸。阴虚痰盛者，可用金水六君煎滋阴化痰。

（王传香）

第五节 喘 证

喘证以呼吸困难，甚则张口抬肩，鼻翼翕动，难以平卧为特征，是肺系疾病常见症状之一，多由邪壅肺气，宣降不利或肺气出纳失常所致。

西医学中的喘息性支气管炎、肺部感染、肺气肿、慢性肺源性心脏病、心源性哮喘等，均可参照本节进行辨证治疗。

一、病因病机

(一)外邪犯肺

外感风寒、风热之邪，或肺素有痰饮，复感外邪，卫表闭塞，肺气壅滞，宣降失常，肺气上逆而喘。

(二)痰浊内蕴

恣食肥甘油腻，过食生冷或嗜酒伤中，脾失健运，湿浊内生，聚湿成痰，上渍于肺，阻遏气道，肃降失常，气逆而喘。

（三）久病劳欲

久病肺虚，劳欲伤肾，肺肾亏损，气失所主，肾不纳气，肺气上逆而喘。

二、辨证论治

喘证的辨证，重在辨虚实寒热。实喘一般起病急，病程短，呼吸深长有余，气粗声高，脉有力；虚喘多起病缓慢，病程长，呼吸短促难续，气怯声低，脉无力；热喘胸高气粗，痰黄黏稠难咯，面赤烦躁、唇青鼻煽，舌红苔黄腻、脉数；寒喘面白唇青，痰涎清稀，舌苔白、脉迟。

治疗原则：实证祛邪降逆平喘；虚证培补摄纳平喘。

（一）实喘

1.风寒束肺

（1）证候：咳喘胸闷，痰稀色白，初起多兼恶寒发热，头痛无汗，身痛等表证，舌苔薄白，脉浮紧。

（2）治法：祛风散寒，宣肺平喘。

（3）方药：麻黄汤加减。方中麻黄、桂枝辛温发汗，散寒解表，宣肺平喘；杏仁、甘草降气化痰。若表寒不重，可去桂枝，即为宣肺平喘之三拗汤；痰白清稀量多起沫加细辛、生姜温肺化痰；痰多胸闷甚者加半夏、陈皮、白芥子理气化痰。

2.风热袭肺

（1）证候：喘促气粗，痰黄而黏稠，身热烦躁，口干渴，汗出恶风，舌质红，苔薄黄，脉浮数。

（2）治法：祛风清热，宣肺平喘。

（3）方药：麻杏石甘汤加减。方中麻黄、石膏相使为用疏风清热，宣肺平喘；杏仁、甘草化痰利气。若痰多黏稠、烦闷者加黄芩、桑白皮、知母、瓜蒌皮、鱼腥草，增强清热泻肺化痰之力；大便秘结者加大黄、枳实泻热通便；喘甚者加葶苈子、白果化痰平喘。

3.痰浊壅肺

（1）证候：喘咳痰多，胸闷，呕恶，纳呆，口黏不渴，舌淡胖有齿痕，苔白厚腻，脉缓滑。

（2）治法：燥湿化痰，降逆平喘。

（3）方药：二陈汤合三子养亲汤加减。方中陈皮、半夏、茯苓、甘草燥湿化痰，理气和中；莱菔子、苏子、白芥子化痰降逆平喘，二方合用效专力宏。若痰涌、便秘、喘不能卧加葶苈子、大黄涤痰通便。

（二）虚喘

1.肺气虚

（1）证候：喘促气短，咳声低弱，神疲乏力，自汗畏风，痰清稀，舌淡苔白，脉缓无力。

（2）治法：补肺益气定喘。

（3）方药：补肺汤合玉屏风散加减。方中人参、黄芪补益肺气；白术、甘草健脾补中助肺；五味子、紫菀、桑白皮化痰止咳，敛肺定喘；防风助黄芪益气护表。若兼见痰少质黏，口干，舌红少津，脉细数者，为气阴两虚。治宜益气养阴，敛肺定喘。方用生脉散加沙参、玉竹、川贝、桑白皮、百合养阴益气滋肺。

2.肾气虚

（1）证候：喘促日久，气不得续，动则尤甚，甚则张口抬肩，腰膝酸软，舌淡苔白，脉沉弱。

(2)治法:补肾纳气平喘。

(3)方药:七味都气丸合参蛤散加减。方中熟地、山茱萸、山药、丹皮、泽泻、茯苓、五味子补肾纳气;人参大补元气,蛤蚧肺肾两补,纳气平喘。

3.喘脱

(1)证候:喘逆加剧,张口抬肩,鼻煽气促,不能平卧,心悸,烦躁不安,面青唇紫,汗出如珠,手足逆冷,舌淡苔白,脉浮大无根。

(2)治法:扶阳固脱,镇摄纳气。

(3)方药:参附汤送服黑锡丹。方中人参、附子回阳固脱、救逆;黑锡丹降气定喘。

三、针灸治疗

(一)实喘

尺泽、列缺、天突、大柱,针刺,用泻法。

(二)虚喘

鱼际、定喘、肺俞,针刺,用补法,可灸。

(三)喘脱

定喘、肺俞、关元、神阙,灸法。

四、护理与预防

饮食宜清淡而富有营养,忌油腻酒醪及辛热助湿生痰动火食物。室内空气要保持新鲜,避免烟尘刺激。痰多者要注意排痰,保持呼吸道通畅。慎起居,适寒温,节饮食,薄滋味,戒烟酒,节房事。适当参加体育活动,增强体质。保持良好的心态。

(王传香)

第六章

脾胃系病证的内科治疗

第一节 嘈杂

一、概念

嘈杂俗名“嘈心”“烧心症”，是指胃中空虚，似饥非饥，似辣非辣，似痛非痛，胸膈懊憹，莫可名状的一种病症，常兼有嗳气、吐酸等，亦可单独出现，常见于西医学的功能性消化不良、反流性食管炎、慢性胃炎和消化性溃疡等疾病中。因胃癌、胆囊炎等疾病引起的嘈杂不在本病证讨论范围。

二、病因病机

嘈杂主要由饮食不节、情志不和、脾胃虚弱和营血不足等因素导致痰热、肝郁、胃虚、血虚，从而发生嘈杂。

(一)病因

1.饮食不节

饮食不节，暴饮暴食，损伤脾胃；或过食辛辣香燥，醇酒肥甘，或生冷黏滑难消化之食物，积滞中焦，痰湿内聚，郁而化热，痰热内扰而成嘈杂。

2.情志不和

肝主疏泄，若忧郁恼怒，使肝失条达，横逆反胃，致肝胃不和，气失顺降而致嘈杂。

3.脾胃虚弱

由于脾胃素虚，或病后胃气未复，阴分受损，或过食寒凉生冷，损伤脾阳，以致胃虚气逆，扰乱中宫而致嘈杂。

4.营血不足

由于素体脾虚，或思虑过度，劳伤心脾，或因失血过多，皆能造成营血不足，使胃失濡润，心失所养，致嘈杂萌生。

(二)病机

1.病因病机脾胃虚弱为本，胃失和降为发病关键

脾胃虚弱，可导致痰饮内生，或土虚木乘，若湿热或痰热久恋，日久阴液暗耗，或热病之后津液受戕，胃阴不足，濡润失司，致和降无能；或体质素弱，形瘦胃薄，复加生冷伤胃，饥饱伤脾，中气

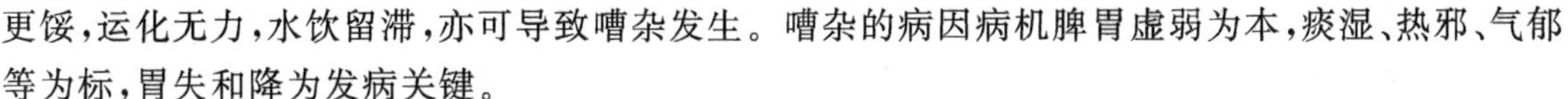

更馁，运化无力，水饮留滞，亦可导致嘈杂发生。嘈杂的病因病机脾胃虚弱为本，痰湿、热邪、气郁等为标，胃失和降为发病关键。

2.嘈杂病位在胃，其发病与脾、肝关系密切

脾主运化，胃主受纳，脾为胃运化水谷精微，脾宜升则健，胃宜降则和，而脾胃土的健运又有赖于肝木的正常疏泄。大凡经常饥饱不一或饮食不节，日积月累，脾胃运化失常，致湿热或痰热中阻，胃失通降之职；或性格内向，常常郁郁寡欢，致肝失条达，横逆犯胃，肝胃不和，胃失和降，均可引发嘈杂。

三、诊断与病证鉴别

（一）诊断依据

（1）胃脘部空虚感，似饥非饥，似辣非辣，似痛非痛，胸膈懊憹等症状，可伴有上腹部压痛。

（2）可伴有泛酸，嗳气，恶心，食欲缺乏，胃痛等上消化道症状。

（3）多有反复发作病史，发病前多有明显的诱因，如天气变化、情志不畅、劳累、饮食不当等。

（4）胃镜、上消化道钡餐等理化检查有明确的胃十二指肠疾病，并排除其他引起上腹部疼痛的疾病。

（二）辅助检查

电子胃镜、上消化道钡餐，可做急、慢性胃炎，胃十二指肠溃疡病等的诊断，并可与胃癌做鉴别诊断；幽门螺杆菌（Hp）检测、血清胃泌素含量测定、血清壁细胞抗体测定、胃蛋白酶原测定及内因子等检查有利于慢性胃炎的诊断；肝功能、血尿淀粉酶、血脂肪酶化验和肝胆脾胰彩超、CT、MRI等检查可与肝、胆、胰疾病做鉴别诊断；血常规、腹部X线检查可与肠梗阻、肠穿孔等做鉴别诊断。

（三）病证鉴别

1.嘈杂与胃痛

嘈杂是指胃内似饥非饥、似痛非痛，莫可名状的证候，常兼有嗳气、恶心、吐酸、干哕、胃痛等症。胃痛是指胃脘部感觉有隐痛、胀痛、刺痛、灼痛等不适的证候。嘈杂与胃痛的共同点是两者均属于胃脘部不适之证，其病因病机为饮食劳倦、肝气犯胃等以致损伤脾胃而发病。而鉴别的关键在于能否准确表达出症状，也就是说，嘈杂者无法清楚地说明自己的痛苦，但一般比疼痛症状较轻，也可发生于疼痛的前期；而胃痛则能准确表达清楚其部位、性质，一般发病较急，时好时犯。

2.嘈杂与吞酸

《张氏医通·嘈杂》曰："嘈杂与吞酸一类，皆由肝气不舒……中脘有饮则嘈，有宿食则酸。"指出嘈杂与吞酸病位相同，并具有相同的肝气不舒的病机，区别在于病因不同：嘈杂为饮邪所致，而吞酸的关键在于有宿食留滞。从临床实践来看，两者的临床表现明显不同，后者常自觉有酸水上泛，前者主要是胃中空虚，似饥非饥之状，但两者也可同时出现。引起嘈杂、吞酸的原因很多，也有由同一原因的不同表现。

四、辨证论治

（一）辨证思路

1.辨虚实

本病首先当分虚实。实证分为胃热（痰热）证与肝胃不和证，虚证又可分为胃气虚、脾胃虚寒、胃阴虚及血虚。胃热者，嘈杂而兼恶心吐酸，口渴喜冷，舌质红，舌苔黄或干，脉多滑数；肝胃

不和者，胃脘嘈杂如饥，似有烧灼感，胸闷懊憹，嗳气或泛酸，两胁不舒，发作与情绪关系较大，舌红，苔薄白，脉细弦；胃气虚者，嘈杂时作时止，兼口淡无味，食后脘胀，体倦乏力，舌淡，苔白，脉虚；脾胃虚寒者，嘈杂，多见泛吐清水或酸水，或兼恶心，呕恶，食少，腹胀，便溏，甚则形寒，舌淡，苔白，脉细弱；胃阴虚者，嘈杂时作时止，饥而不欲食，口干舌燥，舌质红，少苔或无苔，脉细数；血虚者，嘈杂而兼血虚征象。

2.辨寒热

次当辨寒热，胃热（痰热）证属实热证，胃阴虚证阴虚化热时，可出现五心烦热等而形成虚热证，胃气虚进一步发展，可见畏寒肢冷等而形成脾胃虚寒证。

3.辨脏腑

嘈杂痛病位主要在胃，但与肝、脾关系密切。辨证时要注意辨别病变脏腑的不同。如肝郁气滞致病导致肝胃不和嘈杂，其发病多与情志因素有关，痛及两胁，心烦易怒、嗳气频频；胃气虚证及脾气虚弱，中阳不振所致嘈杂，常伴食欲缺乏、便溏，面色少华，舌淡脉弱等脾胃虚弱或虚寒之征象；口苦、泛酸，食油腻后加重者，多为胃热（痰热）证。

4.辨病势缓急轻重顺逆

凡嘈杂起病急骤者，病程较短，多由饮食不节，过食生冷，暴饮暴食，饮酒恼怒、情绪激动诱发，致寒伤中阳，食滞不化，肝气郁结，胃失和降而致嘈杂；凡嘈杂起病缓慢，疼痛渐发，病程较长。多由脾胃虚弱，失于调治，或重病大病，损伤脾胃，造成中气不足，升降失司，脾虚不能运化滞浊，胃气不和而致嘈杂。

嘈杂经过正确的治疗，病邪祛除，正气未衰，嘈杂可很快好转，嘈杂持续时间缩短，复发减少，多为顺象。若治疗不能坚持，或延误诊治，或复感新病邪，急性嘈杂发展为慢性嘈杂，经常复发，间隔时间缩短，嘈杂时间可长达数年。嘈杂若失治则可延为便闭、三消、噎膈之症，故应及时诊治，谨防恶变可能。

（二）治疗原则

脾胃位居中焦，胃气宜通、宜降、宜和，通则胃气降，降则气机和，和则纳运正常，纳运和，则嘈杂自陈，故治疗嘈杂应抓住通、降、和三法。在治疗嘈杂的过程中，应时时注意顾护胃气。

（三）分证论治

1.胃热（痰热）证

症状：嘈杂而兼恶心吐酸，口渴喜冷，心烦易怒，或胸闷痰多，多食易饥，或似饥非饥，胸闷不思饮食，舌质红，舌苔黄或干，脉多滑数。

病机分析：胃热嘈杂，多由饮食伤胃，湿浊内留，积滞不化；或肝气失畅，郁而化热，气机不利，痰热内扰中宫，故出现心烦易怒、口渴，胸闷吞酸等症状；舌红苔黄，脉滑数，为热邪犯胃之象。

治法：清胃降火，和胃除痰。

代表方药：黄连温胆汤加减。方中以黄连、半夏为君，黄连直泻胃火，半夏降逆和胃化痰，与黄连配伍辛开苦降，宣通中焦；以寒凉清降的竹茹、枳实为臣清胆胃之热，降胆胃之逆，既能泻热化痰，又可降逆和胃；佐以陈皮理气燥湿，茯苓健脾渗湿，使湿祛而痰消；取少量生姜辛以通阳，甘草益脾和胃，调和诸药，共为使药。此方应去大枣不用，因大枣性味甘温，有滋腻之性。诸药合用，可使痰热清，胆胃和，诸症可愈。

加减：胃痛者加延胡索、五灵脂；腹胀者加川厚朴、莱菔子；嗳气者加代赭石、旋覆花；泛酸者加瓦楞子、海螵蛸；纳呆者加山楂、神曲；便秘者加大黄；舌红郁热者加黄芩；苔腻湿重者加苍术、佩兰；热盛者，可加黄芩、山栀等，以增强其清热和胃功效。

2.肝胃不和证

症状：胃脘嘈杂如饥，似有烧灼感，胸闷懊憹，嗳气或泛酸，两胁不舒，发作与情绪关系较大。妇女可兼经前乳胀，月经不调，舌质红，苔薄白，脉细弦。

病机分析：肝主疏泄，若忧郁恼怒，使肝失条达，横逆犯胃，致肝胃不和，气失顺降，而致嘈杂。

治法：抑木扶土。

代表方药：四逆散加减。方中佛手、枳壳、白芍、绿萼梅疏肝抑木，石斛、白术、茯苓、甘草健脾胃补中气，瓦楞子、蒲公英抑酸护膜清热。

加减：妇女兼经前乳胀，月经不调者，可予丹栀逍遥散，两胁胀痛明显者，可加香橼、延胡索以增强疏肝理气作用。

3.胃气虚证

症状：嘈杂时作时止，兼口淡无味，食后脘胀，体倦乏力，舌淡，苔白，脉虚。

病机分析：胃者水谷之海，五脏六腑皆禀气于胃，如因素体虚弱，劳倦或饮食所伤，以致胃虚气逆，扰乱中宫，故见嘈杂。

治法：补益胃气。

代表方药：四君子汤加味。方中党参、白术、茯苓、甘草长于补中气，健脾胃，怀山药、白扁豆增强健脾之效。

加减：兼气滞者，加木香、砂仁调气和中；胃寒明显者，加干姜温胃散寒。

4.脾胃虚寒证

症状：嘈杂，多见泛吐清水或酸水，或兼恶心，呕恶，食少，腹胀，便溏，甚则形寒，中脘冰冷感，水声辘辘。面色萎黄或少华，舌质淡，苔白，脉细弱。

病机分析：脾胃虚弱，失于调治，或重病大病，损伤脾胃，造成中气不足，升降失司，脾虚不能运化滞浊，胃气不和而致嘈杂。

治法：温中健脾，理气和胃。

代表方药：四君子汤合二陈汤加减。方中党参、白术、茯苓、甘草、怀山药、黄芪等益气健脾；陈皮、半夏、木香、砂仁理气和胃；炒薏苡仁、白扁豆健脾渗湿。

加减：若寒痰停蓄胸膈，或为胀满少食而为嘈杂者，宜和胃二陈煎，或和胃饮。若脾胃虚寒，停饮作酸嘈杂者，宜温胃饮，或六君子汤。若脾肾阴分虚寒，水泛为饮，作酸嘈杂者，宜理阴煎，或金水六君煎。

5.胃阴虚证

症状：嘈杂时作时止，饥而不欲食，食后饱胀，口干舌燥，大便干燥，舌质红，少苔或无苔，脉细数。

病机分析：胃阴不足，胃失濡养，胃失和降，胃虚气逆，故见嘈杂，饥而不欲食，食后饱胀，口干舌燥，大便干燥，舌红，少苔或无苔，脉细数为胃阴不足之象。

治法：滋养胃阴。

代表方药：益胃汤加减。方中沙参、麦冬、生地黄、玉竹、石斛、冰糖甘凉濡润，益胃生津，冀胃阴得复而嘈杂自止。

加减：胃脘胀痛者，可加玫瑰花、佛手、绿萼梅、香橼等理气而不伤阴之品；食后堵闷者，可加鸡内金、麦芽、炒神曲等以消食健胃；大便干燥者，加瓜蒌仁、火麻仁、郁李仁等润肠通便；阴虚化热者，可加天花粉、知母、黄连等清泄胃火；泛酸者，可加煅瓦楞子、海螵蛸等以制酸。

6.血虚证

症状：嘈杂而兼面黄唇淡，心悸头晕，夜寐多梦，善忘，舌质淡，苔薄白，脉细弱。

病机分析：营血不足，心脾亏虚，胃失濡养，故见嘈杂。心失血养，故心悸，夜寐梦多；脑失血濡，故头晕，善忘；面黄唇淡，舌淡，脉细弱均为血虚之征。

治法：益气补血，补益心脾。

代表方药：归脾汤加减。方中取四君子汤补气健脾，使脾胃强健而气血自生，乃补血不离健脾之意；木香理气，生姜、大枣调和营卫，龙眼、酸枣仁、远志养心安神，用于血虚嘈杂，甚为合拍。

加减：兼气虚者，可加黄芪、党参、白术、茯苓以健脾益气；泛吐清水者加吴茱萸、高良姜；便溏甚者加薏苡仁；腹胀明显者加枳壳、厚朴。

(四)其他疗法

1.单方验方

(1)煅瓦楞30 g，炙甘草10 g，研成细粉末，每次3 g，每天3次口服。

(2)海螵蛸15 g，浙贝母15 g，研成细粉末，每次2 g，每天3次口服。

(3)煅瓦楞15 g，海螵蛸15 g，研成细粉末，每次2 g，每天3次口服。

(4)鸡蛋壳去内膜洗净，炒黄，研成细粉末，每次2 g，每天2次口服。

(5)龙胆草1.5 g，炙甘草3 g，水煎2次，早晚分服。

2.常用中成药

(1)香砂养胃丸。①功用主治：温中和胃。用于胃脘嘈杂，不思饮食，胃脘满闷或泛吐酸水。②用法用量：每次3 g，每天3次。

(2)胃复春。①功用主治：健脾益气，活血解毒。用于脾胃虚弱之嘈杂。②用法用量：每次4片，每天3次。

(3)养胃舒。①功用主治：滋阴养胃，行气消导。用于口干、口苦、食欲缺乏、消瘦等阴虚嘈杂证。②用法用量：每次1～2包，每天3次。

(4)小建中颗粒。①功用主治：温中补虚，缓急止痛。用于脾胃虚寒，脘腹疼痛，喜温喜按，吞酸的嘈杂。②用法用量：每次15 g，每天3次。

3.针灸疗法

胃热者选穴：足三里、梁丘、公孙、内关、中脘、内庭；脾胃虚寒者选穴：足三里、梁丘、公孙、内关、中脘、气海、脾俞；胃寒者选穴：足三里、梁丘、公孙、内关、中脘、梁门；肝郁者选穴：足三里、梁丘、公孙、内关、中脘、期门、太冲；胃阴不足者选穴：足三里、梁丘、公孙、内关、中脘、三阴交、太溪。

操作：毫针刺，实证用泻法，虚证用补法，胃寒及脾胃虚寒宜加灸。

4.外治疗法

(1)取吴茱萸25 g，将吴茱萸研末，过200目筛，用适量食醋和匀，外敷涌泉穴，每天1次，每次30分钟。

(2)取吴茱萸5 g，白芥子3 g，研为细末，用纱布包扎，外敷中脘穴，每次20分钟，并以神灯(TDP治疗仪)照射。

五、临证参考

(一)明确诊断,掌握预后

明确诊断是采取正确治疗的前提。嘈杂所对应的相关疾病整体预后较好,但萎缩性胃炎、胃溃疡等疾病为胃癌前状态性疾病,有潜在恶变的可能性,应根据病变的轻重程度,以及时复查,明确病情的转归,以及时更改治疗方案。慢性胃炎伴重度异型增生患者需及时行内镜或手术治疗;消化性溃疡注意有无合并出血、幽门梗阻或癌变者,如出现这些合并症,当中西医结合治疗。

(二)判断病情的特点,注意辨证辨病相结合

嘈杂治疗上应注意辨证辨病相结合,辨证时必须注意辨别病情的轻重缓急、病性的寒热虚实,审察气血阴阳,观察整个病程中的症情转化,做到随证化裁。同时,采用理化检查以明确疾病诊断,病证结合,进一步判断疾病的特点,既不延误病情,又能针对性地指导治疗。如对于消化性溃疡,考虑到其致病因素主要为胃酸,在辨证施治的基础上可配合使用制酸护膜、生肌愈疡的药物,如白及、乌贼骨、瓦楞子、浙贝母等;对于萎缩性胃炎,应注意濡润柔养,兼以活血通络,切勿刚燥太过;对于胃食管反流病,则应注意泄肝和胃降逆。

(三)结合胃镜及组织病理特点选用药物

胃镜及组织病理检查为中医辨证施治提供了更客观、更丰富的临床资料,治疗时应不忘结合胃镜病理特点治疗。如伴有幽门螺杆菌(Hp)感染的患者,特别是根除失败的患者,在西医标准三联根除 Hp 治疗方案的基础上,我们可以配合黄连、黄芩、黄芪、党参等扶正清热解毒中药治疗,以冀提高 Hp 的根除率;对于慢性萎缩性胃炎伴有肠上皮化生或异性增生者,在辨证论治的基础上,可予健脾益气,活血化瘀中药,并适当选用白花蛇舌草、半枝莲、半边莲、藤梨根等抗癌中药,并告知患者定期复查胃镜及组织病理;伴有食管、胃黏膜糜烂者,在配伍三七粉、白及、乌贼骨、煅瓦楞等制酸护膜药物。

六、预防调护

(1)注意在气候变化的季节里及时添加衣被,防寒保暖。

(2)1 天 3 餐定时定量,细嚼慢咽,避免进食过烫、过冷的食物和辛辣刺激性食品,避免进食过咸、过酸及甜腻的食物,戒烟酒等。

(3)慎用对胃黏膜有损伤的药物,如非甾体抗炎药、糖皮质激素、红霉素等。

(4)保持心情舒畅,保持正常的生活作息规律,避免劳累过度。

(王传香)

第二节 胃 缓

一、概念

胃缓是由于长期饮食失调,或劳倦过度等,使中气亏虚,脾气下陷、肌肉瘦削不坚,固护升举无力,以致胃体下坠。以脘腹坠胀作痛,食后或站立时加重为主症的病证。本病主要指西医学中的胃下垂。各种慢性病中出现的胃肠功能障碍等类似病症者不在本病证范围。

二、病因病机

胃缓主要由饮食不节，内伤七情，劳倦过度，或先天禀赋薄弱等因素导致脾胃虚弱，中气下陷，升降失和，使形体瘦削，肌肉不坚所引起。

(一)病因

1.饮食不节，损伤脾胃

饮食不节，暴饮暴食，饥饱无常，损伤脾胃；或五味过极，辛辣无度，肥甘厚腻，过嗜烟酒，蕴湿生热，伤脾碍胃；或嗜食寒凉生冷，损伤脾阳，水谷不能化生精微，停痰留饮。均可因脾胃失和而致胃缓。

2.情志失调，内伤脾胃

情志拂逆，木郁不达，横逆犯胃，以致肝胃不和；忧思伤脾，脾失健运，胃失和降，升降失和致胃缓。

3.禀赋不足，脾胃虚弱

素体禀赋不足，或劳倦内伤、或久病产后等原因损伤脾胃，脾胃虚弱，中阳不足，虚寒内生，胃失温养；或因热病伤阴，或因胃热火郁，灼伤胃阴，或久服香燥之品，耗伤胃阴，或汗吐下太过，胃阴受损，胃失濡养；纳食减少，味不能归于形，形体瘦削，肌肉不坚而形成胃缓。

(二)病机

1.病机关键为脾胃失和，升降失常

脾主升，胃主降；脾主运化，胃主受纳，脾胃失和即表现为脾胃这一对矛盾的功能紊乱，或为脾气下陷，或为胃气上逆，或脾不运化，或胃不受纳。饮食不节，损伤脾胃，湿热痰饮内生；或情志失调，内伤脾胃；或禀赋不足，劳倦内伤、久病产后损伤脾胃，胃失温养或濡养，导致脾胃虚弱，中气下陷，升降失和而形成胃缓。

2.病位在胃，与肝脾肾密切相关

本病病位在胃，与肝、脾、肾相关。脾胃同居中焦，互为表里，共为后天之本。生理上两者纳运互用，升降协调，燥湿相济，阴阳相合，病理上也相互影响。肝与胃是木土乘克的关系，若肝气郁滞，势必克脾犯胃，致气机郁滞，胃失通降；肝气久郁，或化火伤阴，或成瘀入络，或伤脾生痰，使胃缓缠绵难愈。肾为胃之关，脾胃运化腐熟，全赖肾阳之温煦，若肾阳不足，可致脾肾阳虚，中焦虚寒，胃失温养；若肾阴亏虚不能上济于胃，则胃失于濡养。

3.病理性质有虚实寒热之异，且可相互兼夹

胃缓，本为虚证，脾胃气虚，脾肾阳虚或脾胃阴虚，脾胃脏腑功能失调，常导致气滞、热郁、血瘀、食积、湿阻、饮停，临床多见虚实夹杂。本病主要的病理因素气滞、热郁、血瘀、食积、湿阻、饮停等，可单一致病，又可相兼为病，亦可相互转化，出现如气病及血等情况。

三、诊断与病证鉴别

(一)诊断依据

(1)不同程度的上腹部饱胀感，食后尤甚，腹胀可于餐后、站立过久和劳累后加重，平卧时减轻，腹部疼痛呈隐痛或胀痛，无周期性及节律性。

(2)常伴有厌食、嗳气、便秘、腹痛及消瘦、头晕、乏力等胃肠功能失调的症状及全身虚弱

表现。

(3)起病缓慢,多发生于瘦长体形,经产妇及消耗性疾病进行性消瘦等。饮食不节、情志不畅、劳累等均为诱发因素。

(4)上消化道X线钡餐造影检查可见胃小弯角切迹、胃幽门管低于髂嵴连线水平;胃呈长钩形或无张力型,上窄下宽,胃体与胃窦靠近,胃角变锐。胃的位置及张力均低,整个胃几乎位于腹腔左侧。

根据站立位胃角切迹与两侧髂嵴连线的位置,将胃下垂分为3度:轻度角切迹的位置低于髂嵴连线下1～5 cm;中度角切迹的位置位于髂嵴连线下5.1～10 cm;重度角切迹的位置低于髂嵴连线下10 cm以上。

(二)辅助检查

上消化道钡餐是目前诊断的主要方法,饮水B超检查也具有辅助诊断作用。电子胃镜、上消化道钡餐,可排除胃黏膜糜烂,胃十二指肠溃疡病,胃癌等病变并明确诊断;肝功能、淀粉酶化验和B超、CT、MRI等检查可与肝、胆、胰疾病做鉴别诊断;血常规、腹部X线检查可与肠梗阻、肠穿孔等做鉴别诊断;血糖、甲状腺功能检查可与糖尿病、甲状腺疾病做鉴别诊断。

(三)病证鉴别

1.胃缓与胃痞

胃缓与胃痞均以脘腹痞满为主症,但胃缓的脘腹痞满多见于饭后,同时可兼见胀急疼痛,或胃脘部常有形可见,与一般的痞满不同。

2.胃缓与胃痛

胃缓可见脘腹痞满及疼痛,但胃缓之胃脘疼痛多为坠痛,餐后、站立过久和劳累后加重,平卧时减轻,呈隐痛或胀痛,无周期性及节律性,与一般胃痛不难鉴别。

四、辨证论治

(一)辨证思路

1.辨虚实

脾胃气虚者,病势绵绵,多伴有食欲缺乏,纳后脘胀,神疲乏力,舌淡胖有齿印,脉弱;脾虚气陷者,脘腹重坠作胀,食后益甚,或便意频数,肛门重坠,或脱肛,或小便混浊,或久泄不止;脾肾阳虚者,脘腹胀满,食后更甚,喜温喜按,食少便溏,畏冷肢凉,胃中振水,呕吐清水,腰酸,舌淡胖,苔白滑,脉沉弱。脾虚阴损者,胃脘痞满,食后更显,神疲乏力,气短懒言,咽干口燥,烦渴欲饮,午后颧红,小便短少,大便干结,舌体瘦薄,苔少而干,脉虚数。脾胃脏腑功能失调,常导致气滞、热郁、血瘀、食积、湿阻、饮停;气滞者,痛无定处,时发时止,胃痛且胀,多由情志诱发;热郁者,舌红苔黄,口臭泛酸,得热则甚,脉数;血瘀者,病久痛有定处,痛如针刺,入夜尤甚,舌紫黯或有瘀斑,脉涩。食积者,多有饮食不节史,可伴嗳腐泛酸,大便秘结;湿阻者,苔厚而腻,脉滑;饮停者,胃中振水,泛吐涎沫或呕吐清水,舌淡胖,苔白滑;临床多见虚实夹杂,相兼为病。

2.辨寒热

脾虚气陷,脾肾阳虚多见虚寒征象,表现为病程较久,脘腹痞满,隐隐而痛,喜温喜按,伴泛吐清水,遇寒痛甚,得温痛减,饮食喜温,舌苔白滑,脉象弦紧或舌淡苔薄,脉弱等特点;气滞郁而化热,湿阻或食积久而化热,阴液不足等均可见热之征象,如脘腹胀满,按之不适,口苦,厌食,舌苔黄腻或咽干口燥,午后颧红,小便短少,大便干结,舌体瘦薄,苔少而干,脉虚数。

3.辨脏腑

胃缓病位主要在胃，但与肝、脾、肾密切相关，辨证时要注意辨别病变脏腑的不同。脾胃虚弱，中气下陷所致胃缓，常见脘腹重坠作胀，食后益甚，或便意频数，肛门重坠，或脱肛；脾肾阳虚胃缓，常伴喜温喜按，食少便溏，畏冷肢凉，胃中振水，呕吐清水，腰膝酸软；肝郁气滞、肝胃郁热等致病多与情志因素有关，脘腹胀满，胸胁满闷，心烦易怒，嗳气频频。

（二）治疗原则

根据胃缓的病机，其治疗原则以益气升阳，行气降逆为主。凡脾气虚弱，治以健脾益气；脾气不升或中气下陷，宜益气升阳；胃失和降，气机不利，上逆为呕、为哕，则宜行气降逆；胃缓多为虚中夹实，因脾阳不足而痰饮内停，治以温化痰饮；因气机阻滞，久而入络有瘀血者，治以活血化瘀；因脾胃升降失调，寒热夹杂或湿热蕴结者，治宜辛开苦泄。

（三）分证论治

1.脾虚气陷证

症状：脘腹重坠作胀，食后益甚，或便意频数，肛门重坠，或脱肛，或小便混浊，或久泄不止，神疲乏力，食少，消瘦，便溏，眩晕，舌淡，脉弱。

病机分析：脾胃气虚，升降失司，中气下陷，故脘腹重坠作胀，食后益甚，或便意频数，肛门重坠，或脱肛，或久泄不止；脾虚运化无力，故食少便溏；脾胃为气血生化之源，脾主四肢，脾失健运，清阳不升，生化不足，故神疲乏力，消瘦，眩晕；舌淡，脉弱亦为脾虚之征。

治法：补气升陷。

代表方药：补中益气汤合升陷汤加减。黄芪、党参、白术、当归、炙甘草益气健脾生血，柴胡、升麻、桔梗升举清阳，枳壳、陈皮理气和胃降逆。

加减：兼肝郁气滞，加柴胡、香附、厚朴、槟榔；泛酸，加左金丸、乌贼骨、煅瓦楞；瘀血阻滞，加丹参、蒲黄、五灵脂、三七；湿热中阻，加茵陈、佩兰、豆蔻、黄连；食积纳呆，加焦山楂、麦芽、谷芽、神曲；泄泻便溏，加仙鹤草、炒山药、芡实、莲子。

2.脾肾阳虚证

症状：脘腹胀满，食后更甚，喜温喜按，食少便溏，畏冷肢凉，胃中振水，呕吐清水，腰酸，舌淡胖，苔白滑，脉沉弱。

病机分析：脾主运化，脾主四肢，脾肾阳虚，运化失司，故脘腹胀满，食后更甚，喜温喜按，食少便溏；四肢失于温煦，故畏冷肢凉；脾胃虚寒，痰饮内生，胃失和降故胃中振水，呕吐清水；腰为肾之府，肾阳虚衰故腰酸；舌淡胖，苔白滑，脉沉弱亦为脾肾阳虚，痰饮内停之征。

治法：温补脾肾。

代表方药：附子理中汤合苓桂术甘汤加减。干姜、附子、党参温补脾肾，桂枝、白术、炙甘草、茯苓以温化水饮。

加减：腰酸明显，加杜仲、牛膝、淫羊藿、续断；呕吐清水，加陈皮、半夏；久泄不止，加石榴皮(壳)、煨诃子、罂粟壳、芡实、莲子。

3.脾虚阴损证

症状：胃脘痞满，食后更显，神疲乏力，气短懒言，咽干口燥，午后颧红，小便短少，大便干结，舌体瘦薄，苔少而干，脉虚数。

病机分析：脾胃气阴两虚，脾胃气虚，健运失常，故胃脘痞满，食后更显，神疲乏力，气短懒言；胃津不足，津液不能上承，故咽干口燥；阴虚内热，故午后颧红；阴液亏虚，化源不足，大肠失于濡润,故小便短少,大便干结;舌体瘦薄,苔少而干,脉虚数均为气阴亏虚,虚中有热之征。

治法:补脾益胃。

代表方药:参苓白术散合益胃汤加减。太子参、生黄芪、炙甘草、山药补脾益气,玉竹、麦冬、石斛益胃生津,佛手、桔梗理气和胃。

加减:失眠多梦,加夜交藤、酸枣仁、柏子仁、茯神;大便干结,加火麻仁、冬瓜仁、瓜蒌、杏仁。

(四)其他疗法

1.单方验方

(1)苍术 15 g,加水武火煮沸 3 分钟,改用文火缓煎 20 分钟,亦可直接用沸水浸泡,少量频饮,用于脾虚湿阻者。

(2)枳实 12 g,水煎服,用于脾虚气滞者。

(3)黄芪 30 g,砂仁 10 g(布包),乌鸡半只,共煲至烂熟,去砂仁,加盐调味,饮汤吃肉,用于脾虚气陷者。

(4)黄芪 30 g,陈皮 9 g,猪肚 1 只,猪肚洗净,将黄芪、陈皮用纱布包好放入猪肚中,麻线扎紧,加水文火炖煮,熟后去掉药包,趁热食肚饮汤,用于中气不足、脾胃虚弱者。

(5)桂圆肉 30 g,加水煮沸后备用,将鸡蛋 1 个打入碗内,用煮好的桂圆肉水冲入蛋中搅匀,煮熟食用,每天早、晚各 1 次,用于脾胃阳虚者。

(6)乌龟肉 250 g、炒枳壳 15 g,共煲汤,加盐调味,吃肉饮汤,用于胃阴亏虚者。

2.常用中成药

(1)补中益气丸:功用主治及用法用量如下。

功用主治:补中益气,升阳举陷。用于脾胃虚弱、中气下陷所致的体倦乏力、食少腹胀、便溏久泻、肛门下坠。

用法用量:每次 6 g,每天 3 次。

(2)枳术宽中胶囊:功用主治及用法用量如下。

功用主治:健脾和胃,理气消痞。用于脾虚气滞引起的脘胀、呕吐、反胃、纳呆、反酸等。

用法用量:饭后服用。每次 3 粒,每天 3 次。

(3)香砂养胃丸:功用主治及用法用量如下。

功用主治:温中和胃。用于不思饮食,胃脘满闷或泛吐酸水。

用法用量:每次 3 g,每天 3 次。

(4)胃苏颗粒:功用主治及用法用量如下。

功用主治:理气消胀,和胃止痛。用于胃脘胀痛。

用法用量:每次 15 g,每天 3 次。

(5)保和丸:功用主治及用法用量如下。

功用主治:消食,导滞,和胃。用于食积停滞,脘腹胀满,嗳腐吞酸,不欲饮食。

用法用量:每次 8 粒,每天 2 次。

(6)理中丸:功用主治及用法用量如下。

功用主治:温中祛寒,补气健脾。用于胃下垂属脾胃虚寒者。

用法用量:每次 9 g,每天 2～3 次。

(7)金匮肾气丸:功用主治及用法用量如下。

功用主治:温补肾阳,化气行水。用于肾阳虚损引起的脘腹胀满,腰膝酸软,小便不利,畏寒肢冷。

用法用量：每次 6 g，每天 2 次。

（8）胃乐宁：功用主治及用法用量如下。

功用主治：养阴和胃。用于胃阴亏虚引起的痞满，腹胀。

用法用量：每次 1 片，每天 3 次。

（9）达立通颗粒：功用主治及用法用量如下。

功用主治：清热解郁，和胃降逆，通利消滞，用于肝胃郁热所致痞满证，症见胃脘胀满、嗳气、食欲缺乏、胃中灼热、嘈杂泛酸、脘腹疼痛、口干口苦；运动障碍型功能性消化不良见上述症状者。

用法用量：温开水冲服，1 次 1 袋，1 天 3 次。于饭前服用。

3.针灸疗法

（1）针刺：针足三里、中脘、关元、中极、梁门、解溪、脾俞、胃俞等穴。

（2）灸法：灸足三里、天枢、气海、关元等穴。

（3）耳针：用毫针柄在耳郭的胃肠区按压，寻找敏感点，然后在此点上加压 2～3 分钟，每天 1 次。

4.外治疗法

（1）外敷法：①取升麻研粉与石榴皮适量捣烂，制成 1 枚直径 1 cm 的药球，置于患者神阙穴，胶布固定。患者取水平卧位，将水温 60 ℃的热水袋熨敷肚脐，每次半小时以上，每天 3 次。②用蓖麻子仁 98%、五倍子末 2%，按此比例打成烂糊，制成每颗约 10 g，直径 1.5 cm 的药饼备用。用时在百会穴剃去与药饼等大头发 1 块，将药饼紧贴百会穴上，纱布绷带固定，每天早、中、晚各 1 次，每次 10 分钟左右，以感觉温热而不烫痛皮肤为度。

（2）推拿疗法：患者先取俯卧位，医师双手由患者的 T_3～L_5 两侧揉捏 2～3 遍，用右肘尖分别在脊柱两旁按压肝俞、胆俞、脾俞、胃俞等穴 2～3 遍，双手掌根同时由腰部向背部弹性快速推按 4～5 遍。转仰卧位，医师双手掌自下而上反复波形揉压腹部 2～3 遍，然后用拇指点压中脘、天枢、气海、关元、气冲、足三里、内关各 1 分钟，每次约按摩 30 分钟，每天 1 次，2 个月为 1 个疗程。

五、临证参考

（一）以虚为主，虚中兼实

临床上胃缓多以虚为主，脾胃气虚是其发病的根本，临床常见脾虚气陷，脾肾阳虚，脾虚阴损等证型。但可因体质、药物、饮食、情志、气候等多种因素，在疾病发展过程中易出现痰饮、食积、气滞、血瘀等证候，治疗应善于抓主症，解决主要矛盾，因虚致实者当以补虚为主，佐以祛邪；以实为著者当以祛邪为主，佐以补虚。

（二）病在脾胃，涉及肝肾

生理上，脾胃同居中焦，脾以升为健；胃以降为和，两者升降相因，为气机升降之枢纽。病理情况下，脾胃气机升降失常，脾气不能升清，则胃气不能降浊；胃气失于和降，则脾的运化功能失常。治疗时注意调畅中焦气机，恢复脾胃受纳运化之职，以合“治中焦如衡，非平不安”的用药原则，常用方法有补中益气法、益胃养阴法、辛开苦降法等。肝属木，脾胃属土，土壅木郁，土虚木乘，临床上常见肝脾不和及肝胃不和，故从肝论治胃缓也十分重要。叶天士提出“醒胃必先制肝”“培土必先制木”的用药原则。在具体用药中，又当区分肝气郁滞、肝郁化火、肝阴不足等不同的病理机制，给予疏肝、清肝、泄肝、柔肝和平肝等治疗。肾为胃之关，脾胃运化腐熟，全赖肾阳之温

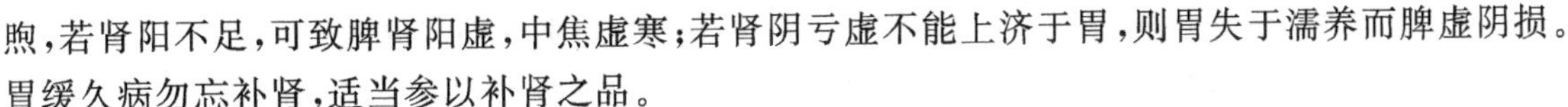

煦，若肾阳不足，可致脾肾阳虚，中焦虚寒；若肾阴亏虚不能上济于胃，则胃失于濡养而脾虚阴损。胃缓久病勿忘补肾，适当参以补肾之品。

（三）内外兼治，综合治疗

胃缓多病程较长，以虚为主，患者餐后脘腹坠胀，食欲缺乏，消瘦，若单纯以汤药长期调养，患者的依从性较差。因此，治疗胃缓应内服与外治结合，内服以汤药浓煎，多次频服，或以膏散剂型；外治以敷贴、针灸、推拿，兼以自我锻炼。

（四）合理营养，增强信心

胃缓者多脘腹坠胀，食欲缺乏，消瘦，存在营养不良，久而影响康复的信心，出现焦虑或抑郁的情绪。膳食应荤素搭配，食材新鲜，营养合理，做工精细；忌肥甘厚腻、粗糙不易消化之物。也要注意调节患者的情绪，并得到患者家庭的支持，以增强康复的信心。

六、预防调护

(1)加强体育锻炼，如仰卧起坐、俯卧撑等可增加肌力，有助于防治本病。

(2)饮食营养丰富，烹调以蒸、煮、炖为主，宜少吃多餐，餐后宜平卧少许时间；进餐定时，细嚼慢咽，禁止暴饮暴食，避免进食不易消化的食物，如坚硬、粗糙、油腻及粗纤维的食品。

(3)经产多胎易致腹壁松弛，应计划生育，少生优生。

(4)保持心情舒畅，生活作息规律，避免过度劳累。

（刘文鉴）

第三节　胃　　痛

胃痛是指以胃脘部近心窝处疼痛为主要临床表现的一种病证。又称胃脘痛。

《黄帝内经》对本病的论述较多，如《灵枢·邪气脏腑病形》曰："胃病者，腹䐜胀，胃脘当心而痛。"最早记载了"胃脘痛"的病名；又《灵枢·厥病》云："厥心痛，腹胀胸满，心尤痛甚，胃心痛也。"所论"厥心痛"的内容，与本病有密切的关系。

《黄帝内经》还指出造成胃脘痛的原因有受寒、肝气不舒及内热等，《素问·举痛论》曰："寒气客于肠胃之间、膜原之下，血不得散，小络急引故痛。"《素问·六元正纪大论》曰："木郁之发，民病胃脘当心而痛。"《素问·气交变大论》曰："岁金不及，炎火通行，复则民病口疮，甚则心痛。"迨至汉代，张仲景在《金匮要略》中则将胃脘部称为心下、心中，将胃病分为痞证、胀证、满证与痛证，对后世很有启发。如"心中痞，诸逆心悬痛，桂枝生姜枳实汤主之。""按之心下满痛者，此为实也，当下之，宜大柴胡汤"。书中所拟的方剂如大建中汤、大柴胡汤等，都是治疗胃脘痛的名方。《仁斋直指方》对胃痛的原因已经认识到"有寒，有热，有死血，有食积，有痰饮，有虫"等不同。《备急千金要方·心腹痛》在论述九痛丸功效时指出，其胃痛有虫心痛、疰心痛、风心痛、悸心痛、食心痛、饮心痛、寒心痛、热心痛、去来心痛九种。

对于胃脘痛的辨证论治，《景岳全书·心腹痛》分析极为详尽，对临床颇具指导意义，指出："痛有虚实……辨之之法，但当察其可按者为虚，拒按者为实；久痛者多虚，暴病者多实；得食稍可者为虚，胀满畏食者为实；痛徐而缓，莫得其处者多虚，痛剧而坚，一定不移者为实；痛在肠脏，中有物有滞者多实，痛在腔胁经络，不干中脏，而牵连腰背，无胀无滞者多虚。脉与证参，虚实自辨。”除此之外，还须辨其寒热及有形无形。《丹溪心法·心脾痛》在论述胃痛治法时指出“诸痛不可补气”的观点，对后世影响很大，而印之临床，这种提法尚欠全面，后世医家逐渐对其进行纠正和补充。

《证治汇补·胃脘痛》对胃痛的治疗提出“大率气食居多，不可骤用补剂，盖补之则气不通而痛愈甚。若曾服攻击之品，愈后复发，屡发屡攻，渐至脉来浮大而空者，又当培补”，值得借鉴。

古代文献中所述胃脘痛，在唐宋以前医籍多以“心痛”代之，宋代之后，医家对胃痛与心痛相混谈提出质疑，至金元《兰室秘藏》首立“胃脘痛”一门，明确区分了胃痛与心痛，至明清时期胃痛与心痛得以进一步区别开来。如《证治准绳·心痛胃脘痛》就指出：“或问丹溪言心痛即胃脘痛然乎？曰：心与胃各一脏，其病形不同，因胃脘痛处在心下，故有当心而痛之名，岂胃脘痛即心痛者哉！”《医学正传·胃脘痛》亦云：“古方九种心痛……详其所由，皆在胃脘，而实不在于心也。”

现代医学的急、慢性胃炎，消化性溃疡，胃神经官能症，胃癌等疾病，以及部分肝、胆、胰疾病，出现胃痛的临床表现时，可参考本节进行辨证论治。

一、病因病机

胃痛的发生，主要责之于外邪犯胃、饮食伤胃、情志不畅和先天脾胃虚弱等，致胃气郁滞，胃失和降，不通则痛。

(一)外邪犯胃

外邪之中以寒邪最易犯胃，夏暑之季，暑热、湿浊之邪也间有之。邪气客胃，胃气受伤，轻则气机壅滞，重则和降失司，而致胃脘作痛。寒主凝滞，多见绞痛；暑热急迫，常致灼痛；湿浊黏腻，常见闷痛。

(二)饮食伤胃

若纵恣口腹，过食肥甘，偏嗜烟酒，或饥饱失调，寒热不适，或用伤胃药物，均可伐伤胃气，气机升降失调而作胃痛。尤厚味及烟酒，皆湿热或燥热之性，易停于胃腑伤津耗液为先，久则损脾。

(三)情志不畅

情志不舒，伤肝损脾，亦致胃痛。如气郁恼怒则伤肝，肝失疏泄条达，横犯脾胃，而致肝胃不和或肝脾不和，气血阻滞则胃痛；忧思焦虑则伤脾，脾伤则运化失司，升降失常，气机不畅也致胃痛。

(四)脾胃虚弱

身体素虚，劳倦太过，久病不愈，可致脾胃不健，运化无权，升降转枢失利，气机阻滞，而致胃痛；或因胃病日久，阴津暗耗，胃失濡养，或伴中气下陷，气机失调；或因脾胃阳虚，阴寒内生，胃失温养，均可导致胃痛。

胃痛与胃、肝、脾关系最为密切。胃痛初发多属实证，病位主要在胃，间可及肝；病久常见虚证，其病位主要在脾；亦有虚实夹杂者，或脾胃同病，或肝脾同病。

胃痛病因虽有上述不同，病性尚有虚实寒热、在气在血之异，但其发病机制有其共性，即所谓“不通则痛”。胃为阳土，喜润恶燥，主受纳、腐熟水谷，以降为顺。胃气一伤，初则壅滞，继则上逆，此即气滞为病。其中首先是胃气的壅滞，无论外感、食积均可引发；其次是肝胃气滞，即肝气郁结，横逆犯胃所造成的气机阻滞。另外，气为血帅，气行则血行，气滞日久，必致血瘀，也即久患者络之意；“气有余便是火”，气机不畅，可蕴久化热，火能灼伤阴津，或出血之后，血脉瘀阻而新血不生，致阴津亦虚，均可致胃痛加重，每每缠绵难愈。脾属阴土，喜燥恶湿，主运化，输布精微，以升为健，与胃互为表里，胃病延久，可内传于脾。脾气受伤，轻则中气不足，运化无权；继则中气下陷，升降失司；再则脾胃阳虚，阴寒内生，胃络失于温养。若胃痛失治误治，血络损伤，还可见吐血、便血等证。

二、诊断要点

(一)症状

胃脘部疼痛，常伴有食欲缺乏，痞闷或胀满，恶心呕吐，吞酸嘈杂等。发病常与情志不遂、饮食不节、劳累、受寒等因素有关。起病或急或缓，常有反复发作的病史。

(二)检查

上消化道 X 线钡餐造影、纤维胃镜及病理组织学检查等，有助诊断。

三、鉴别诊断

(一)胃痞

二者部位同在心下，但胃痞是指心下痞塞，胸膈满闷，触之无形，按之不痛的病证。胃痛以痛为主，胃痞以满为患，且病及胸膈，不难区别。

(二)真心痛

心居胸中，其痛常及心下，出现胃痛的表现，应高度警惕，防止与胃痛相混。典型真心痛为当胸而痛，其痛多刺痛、剧痛，且痛引肩背，常有气短、汗出等症，病情较急，如《灵枢・厥病》曰："真心痛，手足青至节，心痛甚，旦发夕死，夕发旦死。"中老年人既往无胃痛病史，而突发胃脘部位疼痛者，当注意真心痛的发生。胃痛部位在胃脘，病势不急，多为隐痛、胀痛等，常有反复发作史。X 线、胃镜、心电图及生化检查有助鉴别。

四、辨证

胃痛的主要部位在上腹胃脘部近心窝处，往往兼见胃脘部痞满、胀闷、嗳气、吐酸、纳呆、胁胀、腹胀，甚至出现呕血、便血等症。常反复发作，久治难愈。至于临床辨证，当分虚实两类。实证多痛急拒按，病程较短；虚证多痛缓喜按，缠绵难愈，这是辨证的关键。

(一)寒邪客胃

证候：胃痛暴作，得温痛减，遇寒加重；恶寒喜暖，口淡不渴，或喜热饮，舌淡，苔薄白，脉弦紧。

分析：寒凝胃脘，气机阻滞，则胃痛暴作，得温痛减，遇寒加重；阳气被遏，失去温煦，则恶寒喜暖，口淡不渴，或喜热饮；舌淡，苔薄白，脉弦紧，为内寒之象。

(二)饮食伤胃

证候：胃脘疼痛，胀满拒按，嗳腐吞酸，或呕吐不消化食物，其味腐臭，吐后痛减，不思饮食，大便不爽，得矢气及便后稍舒，舌苔厚腻，脉滑。

分析：饮食积滞，阻塞胃气，则胃脘疼痛，胀满拒按；食物不化，胃气上逆，则嗳腐吞酸，或呕吐不消化食物，其味腐臭，吐后痛减；胃失和降，腑气不通，则不思饮食，大便不爽，得矢气及便后稍舒；舌质淡，苔厚腻，脉滑，为饮食内停之征。

(三)肝气犯胃

证候：胃脘胀痛，连及两胁，攻撑走窜，每因情志不遂而加重，善太息，不思饮食，精神抑郁，夜寐不安，舌苔薄白，脉弦滑。

分析：肝气郁结，横逆犯胃，肝胃气滞，故胃脘胀痛；胁为肝之分野，故胃痛连胁，攻撑走窜；因情志不遂加重气机不畅，故以息为快；胃失和降，受纳失司，故不思饮食；肝郁不舒，则精神抑郁，夜寐不安；舌苔薄白，脉弦滑为肝胃不和之象。

（四）湿热中阻

证候：胃脘灼热而痛，得凉则减，遇热加重。伴口干喜冷饮，或口臭不爽，口舌生疮。甚至大便秘结，排便不畅，舌质红，苔黄少津，脉滑数。

分析：胃气阻滞，日久化热，故胃脘灼痛，得凉则减，遇热加重，口干喜冷饮或口臭不爽，口舌生疮；胃热久积，腑气不通，故大便秘结，排便不畅；舌质红，苔黄少津，脉象滑数，为胃热蕴积之象。

（五）瘀血停胃

证候：胃脘疼痛，状如针刺或刀割，痛有定处而拒按，入夜尤甚。病程日久，胃痛反复发作而不愈，面色晦暗无华，唇黯，舌质紫黯或有瘀斑，脉涩。

分析：气滞则血瘀，或吐血、便血之后，离经之血停积于胃，胃络不通，而成瘀血，瘀血停胃，故疼痛状如针刺或刀割，固定不移，拒按；瘀血不净，新血不生，故面色晦黯无华，唇黯；舌质紫黯，或有瘀点、瘀斑，脉涩，为血脉瘀阻之象。

（六）胃阴亏耗

证候：胃脘隐痛或隐隐灼痛，伴嘈杂似饥，饥不欲食，口干不思饮，咽干唇燥，大便干结，舌体瘦，质嫩红，少苔或无苔，脉细而数。

分析：气郁化热，热伤胃津，或瘀血积留，新血不生，阴津匮乏，阴津亏损则胃络失养，故见胃脘隐痛；若阴虚有火，则可见胃中灼痛隐隐；胃津亏虚则胃纳失司，故嘈杂似饥，知饥而不欲纳食；阴液亏乏，津不上承，故咽千唇燥；阴液不足则肠道干涩，故大便干结；舌体瘦舌质嫩红，少苔或无苔，脉细而数，皆为胃阴不足而兼虚火之象。

（七）脾胃虚寒

证候：胃脘隐痛，遇寒或饥时痛剧，得温或进食则缓，喜暖喜按。伴面色不华，神疲肢怠，四末不温，食少便溏，或泛吐清水。舌质淡而胖，边有齿痕，苔薄白，脉沉细无力。

分析：胃病日久，累及脾阳。脾胃阳虚，故胃痛绵绵，遇寒或饥时痛剧，得温熨或进食则缓，喜暖喜按；气血虚弱，故面色不华，神疲肢怠；阳气虚不达四末，故四肢不温；脾虚不运，转输失常，故食少便溏；脾阳不振，寒湿内生，饮邪上逆，故泛吐清水；舌质淡而胖，边有齿痕，苔薄白，脉沉细无力，为脾胃虚寒之象。

五、治疗

治疗以理气和胃止痛为主，审证求因，辨证施治。邪盛以祛邪为急，正虚以扶正为先，虚实夹杂者，则当祛邪扶正并举。虽有“通则不痛”之说，但决不能局限于狭义的“通”法，要从广义的角度理解和运用“通”法。属于胃寒者，散寒即所谓通；属于血瘀者，化瘀即所谓通；属于食停者，消食即所谓通；属于气滞者，理气即所谓通；属于热郁者，泻热即所谓通；属于阴虚者，益胃养阴即所谓通；属于阳虚者，温运脾阳即所谓通。

(一)中药治疗

1.寒邪客胃

治法:温胃散寒,行气止痛。

处方:香苏散合良附丸加减。

方中高良姜、吴茱萸温胃散寒;香附、乌药、陈皮、木香行气止痛。

如兼见恶寒、头痛等风寒表证者,可加苏叶、藿香等以疏散风寒,或内服生姜汤、胡椒汤以散寒止痛;若兼见胸脘痞闷,胃纳呆滞,嗳气或呕吐者,是为寒夹食滞,可加枳实、神曲、鸡内金、制半夏、生姜等以消食导滞,降逆止呕。若寒邪郁久化热,寒热错杂,可用半夏泻心汤辛开苦降,寒热并调。

中成药可选用良附丸、胃痛粉等。

2.饮食伤胃

治法:消食导滞,和胃止痛。

处方:保和丸加减。

方中神曲、山楂、莱菔子消食导滞;茯苓、半夏、陈皮和胃化湿;连翘散结清热。

若脘腹胀甚者,可加枳实、砂仁、槟榔等以行气消滞;若胃脘胀痛而便闭者,可合用小承气汤或改用枳实导滞丸以通腑行气;胃痛急剧而拒按,伴见苔黄燥,便秘者,为食积化热成燥,则合用大承气汤以泻热解燥,通腑荡积。

中成药可选用加味保和丸、枳实消痞丸等。

3.肝气犯胃

治法:疏肝解郁,理气止痛。

处方:柴胡疏肝散加减。

方中柴胡、芍药、川芎、郁金、香附疏肝解郁;陈皮、枳壳、佛手、甘草理气和中。

若胃痛较甚者,可加川楝子、延胡索以加强理气止痛作用;嗳气较频者,可加沉香、旋覆花以顺气降逆;泛酸者加乌贼骨、煅瓦楞子中和胃酸。痛势急迫,嘈杂吐酸,口干口苦,舌红苔黄,脉弦或数,乃肝胃郁热之证,改用化肝煎或丹栀逍遥散加黄连、吴茱萸以疏肝泻热和胃。

中成药可选用气滞胃痛冲剂、胃苏冲剂等。

4.湿热中阻

治法:清化湿热,理气和胃。

处方:清中汤加减。

方中黄连、栀子清热燥湿;制半夏、茯苓、草豆蔻祛湿健脾;陈皮、甘草理气和中。

湿偏重者加苍术、藿香燥湿醒脾;热偏重者加蒲公英、黄芩清胃泻热;伴恶心呕吐者,加竹茹、橘皮以清胃降逆;大便秘结不通者,可加大黄(后下)通下导滞;气滞腹胀者加厚朴、枳实以理气消胀;纳呆少食者,加神曲、谷芽、麦芽以消食导滞。

中成药可选用清胃和中丸。

5.瘀血停胃

治法:理气活血,化瘀止痛。

方药:失笑散合丹参饮加减。

前方以五灵脂、蒲黄活血祛瘀,通利血脉以止痛;后方重用丹参活血化瘀,檀香、砂仁行气止痛。

若因气滞而致血瘀,气滞仍明显时,宜加理气之品,但忌香燥太过。若血瘀而兼血虚者,宜合四物汤等养血活血之味。若血瘀而兼脾胃虚衰者,宜加炙黄芪、党参等健脾益气以助血行。若瘀血日久,血不循常道而外溢出血者,应参考吐血、便血处理。

中成药可选用九气拈痛丸。

6.胃阴亏耗

治法:滋阴益胃,和中止痛。

处方:益胃汤合芍药甘草汤加减。

方中沙参、玉竹补益气阴;麦冬、生地黄滋养阴津;冰糖生津益胃;芍药、甘草酸甘化阴,缓急止痛。

若气滞仍著时,加佛手、香橼皮、玫瑰花等轻清畅气而不伤阴之品;津伤液亏明显时,可加芦根、天花粉、乌梅等以生津养液;大便干结者,加火麻仁、郁李仁、瓜蒌仁等润肠之品。若兼肝阴亦虚,症见脘痛连胁者,可加白芍、枸杞、生地黄等柔肝之品,也可用一贯煎化裁为治。

中成药可选用养胃舒胶囊。

7.脾胃虚寒

治法:温中健脾。

方药:黄芪建中汤加减。

方中以黄芪补中益气、饴糖益气养阴为君;以桂枝温阳气、芍药益阴血为臣;以生姜温胃、大枣补脾为佐;炙甘草调和诸药,共奏温中健脾,和胃止痛之功。

若阳虚内寒较重者,也可用大建中汤化裁,或加附子、肉桂、荜茇等温中散寒;兼泛酸者,可加黄连汁炒吴茱萸、煅瓦楞、海螵蛸等制酸之品;泛吐清水时,可予小半夏加茯苓汤或苓桂术甘汤合方为治;兼见血虚者,也可用归芪建中汤治之。若胃脘坠痛,证属中气下陷者,可用补中益气汤化裁为治。

此外,临床上胃强脾弱,上热下寒者也不少见,症状除胃脘疼痛以外,还可见恶心呕吐,嗳气,肠鸣便溏或大便秘结,舌质淡,苔薄黄腻,脉细滑等,治疗时,可选用半夏泻心汤、黄连理中汤或乌梅丸等以调和脾胃,清上温下。

中成药可选用人参健脾丸、参苓白术丸等。

(二)针灸治疗

1.基本处方

中脘、内关、足三里。中脘、足三里募合相配,内关属心包经,历络三焦,通调三焦气机而和胃,三穴远近结合,共同调理胃腑气机。

2.加减运用

(1)寒邪客胃证:加神阙、梁丘以散寒止痛,神阙用灸法。余穴针用平补平泻法。

(2)饮食伤胃证:加梁门、建里、璇玑以消食导滞。诸穴针用泻法。

(3)肝气犯胃证:加期门、太冲以疏肝理气,针用泻法。余穴针用平补平泻法。

(4)湿热中阻证:加阴陵泉、内庭以清利湿热,阴陵泉针用平补平泻法。余穴针用泻法。

(5)瘀血停胃证:加膈俞、阿是穴以化瘀止痛,针用泻法。余穴针用平补平泻法,或加灸法。

(6)胃阴亏耗证:加胃俞、太溪、三阴交以滋阴养胃。诸穴针用补法。

(7)脾胃虚寒证:加神阙、气海、脾俞、胃俞以温中散寒,神阙用灸法。余穴针用补法,或加灸法。

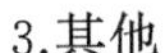

3.其他

(1)指针疗法:取中脘、至阳、足三里等穴,以双手拇指或中指点压、按揉,力度以患者能耐受并感觉舒适为度,同时令患者行缓慢腹式呼吸,连续按揉3～5分钟即可止痛。

(2)耳针疗法:取胃十二指肠、脾、肝、神门、下脚端,每次选用3～5穴,毫针浅刺,留针30分钟;或用王不留行籽贴压。

(3)穴位注射疗法:根据中医辨证,分别选用当归注射液、丹参注射液、参附注射液或生脉注射液等,也可选用维生素 B_1 或维生素 B_{12} 注射液,按常规取2～3穴,每穴注入药液2～4 mL,每天或隔天1次。

(4)埋线疗法。取穴:肝俞、脾俞、胃俞、中脘、梁门、足三里。方法:将羊肠线用埋线针植入穴位内,无菌操作,每月1次,连续3次。适用于慢性胃炎之各型胃痛症者。

(5)兜肚法:取艾叶30 g,荜茇、干姜各15 g,甘松、山柰、细辛、肉桂、吴茱萸、延胡索、白芷各10 g,大茴香6 g,共研为细末,用柔软的棉布折成15 cm直径的兜肚形状,将上药末均匀放入,紧密缝好,日夜兜于中脘穴或疼痛处,适用于脾胃虚寒胃痛。

(刘文鉴)

第四节 反 胃

反胃是以脘腹痞胀,宿食不化,朝食暮吐,暮食朝吐为主要临床表现的一种病。

一、历史沿革

反胃又称胃反。胃反之名,首见于汉代张仲景《金匮要略·呕吐哕下利病脉证治》篇。宋代《太平圣惠方·治反胃呕吐诸方》则称之为"反胃"。其后亦多以反胃名之。

《金匮要略·呕吐哕下利病脉证治》中说:"趺阳脉浮而涩,浮则为虚,涩则伤脾;伤脾则不磨,朝食暮吐,暮食朝吐,宿谷不化,名为胃反。"明确指出本病的病机主要是脾胃损伤,不能腐熟水谷。有关治疗方面,提出了使用大半夏汤和茯苓泽泻汤,至今仍为临床所常用。

隋代巢元方《诸病源候论·胃反候》对《金匮要略》之说有所发挥,将病因病机归纳为血气不足、胃寒停饮、气逆胃反,指出"荣卫俱虚,其血气不足,停水积饮,在胃脘则脏冷,脏冷则脾不磨,脾不磨则宿谷不化,其气逆而成胃反也"。

唐代王冰在《黄帝内经·素问》注文中更将本病精辟总结为"食入反出,是无火也"。宋代《圣济总录·呕吐门》也说:"食久反出,是无火也。"

金元时期,朱丹溪《丹溪心法·翻胃》提出血虚、气虚、有热、有痰之说,治法方药则更趋丰富全面。

明代张景岳对于反胃的病因、病机、辨证、治法、方药等有了系统性的阐发,他在《景岳全书·反胃》一节中说:"或以酷饮无度,伤于酒湿,或以纵食生冷,败其真阳;或因七情忧郁,竭其中气;总之,无非内伤之甚,致损胃气而然。"又说:"反胃一证,本属火虚,盖食入于胃,使胃暖脾强,则食无不化,何至复出……然无火之由,则犹有上中下三焦之辨,又当察也。若寒在上焦,则多为恶心或泛泛欲吐者,此胃脘之阳虚也。若寒在中焦,则食入不化,每食至中脘,或少顷或半日复出者,此胃中之阳虚也。若寒在下焦，则朝食暮吐，暮食朝吐，乃以食入幽门，丙火不能传化，故久而复出，此命门之阳虚也”“虚在上焦，微寒呕吐者，惟姜汤为最佳，或橘皮汤亦可，虚在中焦而食入反出者，宜五君子煎、理中汤……虚在下焦而朝食暮吐……其责在阴，非补命门以扶脾土之母，则火无以化，土无以生，亦犹釜底无薪，不能腐熟水谷，终无济也。宜六味回阳饮，或人参附子理阴煎，或右归饮之类主之。此屡用之妙法，不可忽也”“反胃由于酒湿伤脾者，宜葛花解酲汤主之，若湿多成热，而见胃火上冲者，宜黄芩汤或半夏泻心汤之类主之。”其中补命门火之说是他对本病治疗上的一大创见。

明代李中梓根据临床实际，进一步丰富了反胃的辨证内容。他在《医宗必读・反胃噎嗝》中说：“反胃大都属寒，然不可拘也。脉大有力，当作热治，脉小无力，当作寒医。色之黄白而枯者为虚寒，色之红赤而泽者为实热，以脉合证，以色合脉，庶乎无误。”

清代李用粹《证治汇补・反胃》对七情致病认识较为深刻。他说：“病由悲愤气结，思虑伤脾……皆能酿成痰火，妨碍饷道而食反出。”对反胃的病因病机，做了新的补充。清代陈士铎《石室秘录・噎嗝反胃治法》说：“夫食入于胃而吐出，似乎病在胃也，谁知肾为胃之关门，肾病而胃始病。”这种看法，与张景岳补命门以扶脾土的观点基本相同。清代沈金鳌《杂病源流犀烛・噎塞反胃关格源流》言：“反胃原于真火衰微，胃寒脾弱，不能纳谷，故早食晚吐，日日如此，以饮食入胃，既抵胃之下脘，复返而出也。若脉数，为邪热不杀谷，乃火性上炎，多升少降也”。同时指出：“亦有瘀血阻滞者，亦有虫而反出者，亦有火衰不能生土，其脉沉迟者。”进一步丰富了对反胃病因病机的认识。

以上所引各家之说，从不同的方面对反胃做了阐述，使本病的辨证论治内容日趋完善。

二、范围

西医学的胃十二指肠溃疡病，胃十二指肠憩室，急慢性胃炎，胃黏膜脱垂症，十二指肠郁积症，胃部肿瘤，胃神经症等，凡并发胃幽门部痉挛、水肿、狭窄，或胃动力紊乱引起胃排空障碍，而在临床上出现脘腹痞胀，宿食不化，朝食暮吐，暮食朝吐等症状者，均可参照本节内容辨证论治。

三、病因病机

反胃多由饮食不节，酒色过度，或长期忧思郁怒，损伤脾胃之气，并产生气滞、血瘀、痰凝阻胃，使水谷不能腐熟，宿食不化，导致脘腹痞胀，胃气上逆，朝食暮吐，暮食朝吐。

（一）脾胃虚寒

饥饱失常，嗜食寒凉生冷，损及脾阳，以致脾胃虚寒，不能消化谷食，终至尽吐而出。思虑不解，或久病劳倦多可伤脾，房劳过度则伤肾。脾伤则运化无能不能腐熟水谷，肾伤则命火衰微，不能温煦脾土，则脾失健运，谷食难化而反。

（二）痰浊阻胃

酒食不节、七情所伤、房室、劳倦等病因，均可损伤脾胃，因之水谷不能化为精微而成湿浊，积湿生痰，痰阻于胃，逐使胃腑失其通降下行之功效，宿食不化而成反胃。

（三）瘀血积结

七情所伤，肝胃气滞，或遭受外伤，或手术创伤等原因可导致气滞血瘀。胃络受阻，气血不和，胃腑受纳、和降功能不及，饮食积结而成反胃。

(四)胃中积热

多由于长期大量饮酒,吸烟,嗜食膏粱厚味,经常进食大量辣椒等辛烈之品,均可积热成毒,损伤胃气,而成反胃之证。抑或痰浊阻胃,瘀血积结,郁久化热。邪热在胃,火逆冲上,不能消化饮食,而见朝食暮吐,暮食朝吐。此即《素问·至真要大论篇》病机十九条中所说"诸逆冲上,皆属于火""诸呕吐酸……皆属于热"之意。

由此可见,本病病位在胃,脾胃虚寒、不能腐熟水谷是导致本病的最主要因素,但同时与肝、脾、肾等脏腑密切相关。除气滞、气逆外,还有痰浊、水饮、积热、瘀血等病理因素共同参与发病过程,而且各种病因病机之间往往相互转化。痰浊、水饮多为脾胃虚寒所致;痰浊、瘀血等可使气虚、气滞、食停,同时也可郁久化热;诸因均可久病入络,而成瘀血积结。

四、诊断与鉴别诊断

(一)诊断

1.发病特点

反胃在临床上较为常见,患者以成年人居多,男女性别差异不大,对老年患者要特别提高警惕,注意是否有癌肿等病存在。

2.临床表现

本病一般多为缓起,先有胃脘疼痛,吐酸,嘈杂,食欲缺乏,食后脘腹痞胀等症状,若迁延失治或治疗不当,病情则进一步加剧,逐渐出现脘腹痞胀加剧,进食后尤甚,饮食不能消化下行,停积于胃腑,终致上逆而呕吐。其呕吐的特点是朝食暮吐,暮食朝吐,呕出物多为未经消化的食物,或伴有痰涎血缕;严重患者亦可呕血。

患者每因呕吐而不愿进食,人体缺乏水谷精微之濡养,日见消瘦,面色萎黄,倦怠无力。由于饮食停滞于胃脘不能下行,按压脘部则感不适,有时并可触及包块;振摇腹部,可听到漉漉水声。

脉象,舌质,舌苔,则每随其或寒或热,或虚或实而表现不同,可据此作为进一步的辨证依据。

(二)鉴别诊断

1.呕吐

从广义言,呕吐可以包括反胃,而反胃也主要表现为呕吐。但一般呕吐多是食已即吐,或不食亦吐,呕吐物为食物、痰涎、酸水等,一般数量不多。反胃则主要是朝食暮吐,暮食朝吐,患者一般进食后不立即呕吐,但因进食后,食物停积于胃腑,不能下行,至一定时间,则尽吐而出,吐后始稍感舒畅。所吐出的多为未经消化的饮食,而且数量较多。

2.噎膈

噎膈是指吞咽时哽噎不顺,饮食在胸膈部阻塞不下,和反胃不同。反胃一般多无吞咽哽噎,饮食不下是饮食不能下通幽门,在食管则无障碍。噎膈则主要表现为吞咽困难,饮食不能进入贲门。噎膈虽然也会出现呕吐,但都是食入即吐,呕吐物量不多,经常渗唾痰涎,据此亦不难做出鉴别。

五、辨证

(一)辨证要点

1.注意呕吐的性质和呕吐物的情况

反胃的主要特征是朝食暮吐,暮食朝吐,因此在辨证中必须掌握这一特点。要详细询问病史,例如呕吐的时间、呕吐的次数、呕吐物性状及多少等,这对于辨证很有价值。

2.要细辨反胃的证候

反胃的辨证可概括为寒、热、痰、瘀四个主要证型。除从呕吐物的性质内容判断外，其他症状、脉象、舌质、舌苔、患者过去和现在的病史、身体素质等，均有助于辨证。

(二)证候

1.脾胃虚寒

症状：食后脘腹胀满，朝食暮吐，暮食朝吐，吐出宿食不化及清稀水液，吐尽始觉舒适，大便溏少，神疲乏力，面色青白，舌淡苔白，脉细弱。甚者面色苍白，手足不温，眩晕耳鸣，腰膝酸软，精神萎靡。舌淡白，苔白滑，脉沉细无力。

病机分析：此证之主要病机是脾胃虚寒，即胃中无火。因胃中无火，胃失腐熟通降之职，不能消化与排空，乃出现朝食暮吐，暮食朝吐，宿食不化之症状，一旦吐出，消除停积，故吐后即觉舒适。《素问·至真要大论篇》云："诸病水液，澄澈清冷，皆属于寒。"患者吐出清稀水液，故云属寒，大便溏少，神疲乏力，面色青白，亦属脾胃虚寒；舌淡白，脉弱，均为阳气虚弱之症。其严重者面色苍白，手足不温，舌质淡白，脉沉细无力，为阳虚之甚；腰膝酸软，眩晕耳鸣属肾虚；精神萎靡属肾精不足神气衰弱之征。这些表现，是由肾阳衰弱，命火不足，火不生土，脾失温煦而致，此属脾肾两虚之证，较前述之脾胃虚寒更为严重。

2.胃中积热

症状：食后脘腹胀满，朝食暮吐，暮食朝吐，吐出宿食不化及混浊酸臭之稠液，便秘，溺黄短，心烦口渴，面红。舌红干，舌苔黄厚腻，脉滑数。

病机分析：朝食暮吐，暮食朝吐，宿食不化，是属反胃之症。《素问·至真要大论篇》说："诸转反戾，水液浑浊，皆属于热。"今患者吐出混浊酸臭之液，故属于热证。内热消烁津液，故口渴便秘，小便短黄；内热熏蒸，故心烦，面红。舌红干，苔黄厚，脉滑数，皆为胃中积热之征。

3.痰浊阻胃

症状：经常脘腹胀满，食后尤甚，上腹或有积块，朝食暮吐，暮食朝吐，吐出宿食不化，并有或稠或稀之痰涎水饮，或吐白沫，眩晕，心下悸。舌苔白滑，脉弦滑，或舌红苔黄浊，脉滑数。

病机分析：有形痰浊，阻于中焦，故不论已食未食，常见脘腹胀满。呕吐白色痰涎水饮或白沫，乃痰浊之征；痰浊积于中焦，故可见上腹部积块；眩晕乃因痰浊中阻，清阳不升所致；心下悸为痰饮阻于心下；舌苔白滑，脉弦滑，是痰证之特征；舌红，苔黄浊，脉滑数者，是属痰郁化热的表现。

4.血瘀积结

症状：经常脘腹胀满，食后尤甚，上腹或有积块，朝食暮吐，暮食朝吐，吐出宿食不化，或吐黄沫，或吐褐色浊液，或吐血便血，上腹胀满刺痛拒按，上腹部积块坚硬，推之不移。舌质暗红或兼有瘀点，脉弦涩。

病机分析：有形之瘀血，阻于胃关，影响胃气通降下行，故不论已食未食，常见腹部胀满；吐黄沫或褐液，解黑便，皆由瘀血阻络，血液外溢所致；腹胀刺痛属血瘀；上腹积块坚硬，推之不移，舌暗有瘀点，脉涩等皆为血瘀之征。

六、治疗

(一)治疗原则

1.降逆和胃

以降逆和胃为基本原则，阳气虚者，合以温中健脾，阴液亏者，合以消养胃阴，气滞则兼以理气，有瘀血或痰浊者，兼以活血祛痰。病去之后，当以养胃气、胃阴为主。如此，方能巩固疗效，利于健康。

2.注意服药时机

掌握服药的时机，也是治疗反胃的一个关键。由于反胃患者，宿食停积胃腑，若在此时服药，往往不易吸收，影响药效。故反胃患者应在空腹时服药，或在宿食吐净后再服药，疗效较佳。

(二)治法方药

1.脾胃虚寒

治法：温中健脾，和胃降逆。

方药：丁蔻理中汤加减。方中以党参补气健脾，干姜温中散寒；寒多以干姜为君，虚多以党参为君；辅以白术健脾燥温；甘草补脾和中，加白豆蔻之芳香醒胃，丁香之理气降浊，共奏温阳降浊之功。

吐甚者，加半夏、砂仁，以加强降逆和胃作用。病久脾肾阳虚者，可在上方基础上，加入温补命门之药，如附子、肉桂、补骨脂、吴茱萸之类；如寒热错杂者，可用乌梅丸。

除上述方药之外，尚可用丁香透膈散或二陈汤加味。如《证治汇补·反胃》说："主以二陈汤，加藿香、蔻仁、砂仁、香附、苏梗；消食加神曲、麦芽；助脾加人参、白术；抑肝加沉香、白芍；温中加炮姜、益智仁；壮火加肉桂、丁香，甚用附子理中汤，或八味丸。"又介绍用伏龙肝水煎药以补土，糯米汁以泽脾，代赭石以镇逆。《景岳全书·反胃》用六味回阳饮，或人参附子理阴煎，或右归饮之类，皆经验心得之谈，可供临床参考。

2.胃中积热

治法：清胃泻热，和胃降浊。

方药：竹茹汤加减。方中竹茹、栀子清胃泻热，兼降胃气；半夏、陈皮、枇杷叶和胃降浊。

热重可加黄芩、黄连；热积腑实，大便秘结，可加大黄、枳实、厚朴以降泄之。

久吐伤津耗气，气阴两虚，表现反胃而唇干口燥，大便干结，舌红少苔，脉细数者，宜益气生津养阴，和胃降逆，可用大半夏汤加味。《景岳全书·反胃》谓："反胃出于酒湿伤脾者，宜葛花解酒汤主之；若湿多成热，而见胃火上冲者，宜黄芩汤，或半夏泻心汤主之。"亦可随宜选用。

3.痰浊阻胃

治法：涤痰化浊，和胃降逆。

方药：导痰汤加减。方中以半夏、南星燥湿化痰浊；陈皮、枳实以和胃降逆；茯苓、甘草以渗湿健脾和中。

痰郁化热者，宜加黄芩、黄连、竹茹；若体尚壮实者可用礞石滚痰丸攻逐顽痰。痰湿兼寒者，可加干姜、细辛；吐白沫者，其寒尤甚，可加吴茱萸汤；脘腹痞满、吐而不净者可选《证治汇补》木香调气散(白豆蔻、丁香、木香、檀香、藿香、砂仁、甘草)行气醒脾、化浊除满。

吐出痰涎如鸡蛋清者，可加人参、白术、益智仁，以健脾摄涎。如《杂病源流犀烛·噎嗝反胃关格源流》云："凡饮食入胃，便吐涎沫如鸡子白，脾主涎，脾虚不能约束津液，故痰涎自出，非参、术、益智不能摄也。"

4.瘀血积结

治法：祛瘀活血，和胃降浊。

方药：膈下逐瘀汤加减。方中以香附、枳壳、乌药理气和胃，气为血帅，气行则血行；复以川芎、当归、赤芍以活血；桃仁、红花、延胡索、五灵脂以祛瘀；丹皮以清血分之伏热。可再加竹茹、半夏以加强降浊作用。

吐黄沫，或吐血，便血者，可加降香、田七以活血止血；上腹剧痛者可加乳香、没药；上腹结块坚硬者，可加鳖甲、牡蛎、三棱、莪术。

（三）其他治法

(1)九伯饼：天南星、人参、半夏、枯矾、枳实、厚朴、木香、甘草、豆豉为末，老米打糊为饼，瓦上焙干，露过，每服一饼，细嚼，以姜煎平胃散下，此方加阿魏甚效。

(2)壁虎（即守宫）1～2只（去腹内杂物捣烂），鸡蛋1个。用法：将鸡蛋一头打开，装入壁虎，仍封固蒸熟，每天服1个，连服数天。

(3)雪梨1个、丁香50粒，梨去核，放入丁香，外用纸包好，蒸熟食用。

七、转归及预后

反胃之证，可由胃痛、嘈杂、泛酸等证演变而来，一般起病缓慢，变化亦慢。临床所分四证，可以独见，亦可兼见。

病初多表现为单纯的脾胃虚寒或胃中积热，其病变在无形之气，温之清之，适当调治，较易治疗。

患病日久，反胃频繁，除影响进食外，还可损伤胃阴，常在脾胃虚寒的同时并见气血、阴液亏虚；同时多为本虚而标实，或见寒热错杂，或合并痰浊阻胃或瘀血积结，其病变在有形之积，耗伤气血更甚，较难治疗。此时治疗时应注重温清同进，补泻兼施，用药平稳，缓缓图之。

久治不效，应警惕癌变可能。年高体弱者，发病之时已是脾肾两亏，全身日见衰弱，四种证候可交错兼见，进而发展为真阴枯竭或真火衰微之危症，则预后多不良。

八、预防与护理

要注意调节饮食，戒烟酒刺激之品，保持心情舒畅，避免房事劳倦。出现胃痛、嘈杂、泛酸之证者，应及时诊治，尽量避免贪食竹笋和甜腻等食品，以免变生反胃。得病之后，饮食宜清淡流质，避免粗硬食物；患者呕吐之时，应扶助患者以利吐出。药汁宜浓缩，空腹服。中老年患者一旦出现反胃，应注意排除癌肿可能。

（刘文崟）

第五节　噎　　膈

噎膈是指以吞咽食物梗噎不顺，重则食物不能进入胃腑，食入即吐为主要临床表现的一种病证。噎，指吞咽时梗塞不顺；膈，指格拒，食物不能下，下咽即吐。噎较轻，是膈之前期表现，在临床中往往二者同时出现，故并称噎膈。

膈之病名，首见于《黄帝内经》。《素问·阴阳别论》篇指出“三阳结，谓之膈”。《灵枢·上膈》篇曰：“脾脉……微急为膈中，食饮之而出，后沃沫”。在《黄帝内经》的许多章节中还记述了本病证的病因、病位、传变及转归，认识到其发病与精神因素、阳结等有关，所病脏腑多在胃脘，对后世治疗启迪很大。隋朝对此病有进一步的认识，如巢元方《诸病源候论·痞膈病诸候·气膈候》中认为:“此由阴阳不和,脏气不理,寒气填于胸膈,故气噎塞不通,而谓之气噎”。并将噎膈分为气、忧、食、劳、思五噎;忧、恚、气、寒、热五膈。唐宋以后将噎膈并称,孙思邈《备急千金要方·噎塞论》引《古今录验》,对五噎的证候,做了详细描述:“气噎者,心悸,上下不通,噎哕不彻,胸胁苦满”。至明清时期对其病因病机的认识较为全面,如李用粹在《证治汇补·噎膈》篇中曰:“有气滞者,有血瘀者,有火炎者,有痰凝者,有食积者,虽有五种,总归七情之变,由气郁化火,火旺血枯,津液成痰,痰壅而食不化也”。这些理论至今仍有重要的指导意义。

现代医学的食管癌、贲门癌及贲门痉挛、贲门弛缓、食管憩室、反流性食管炎、弥漫性食管痉挛、胃神经官能症等疾病,出现噎膈的临床表现时,可参考本节进行辨证论治。

一、病因病机

噎膈之病,主要为七情内伤,饮食不节,年老体弱等原因,致使气、痰、瘀相互交阻,日久津气耗伤,食管失于润养,胃失通降而见噎膈。

(一)七情内伤

由于忧思恼怒,情志不遂,肝郁气滞,肝气横犯脾胃,脾伤则气结,运化失司,水湿内停,滋生痰浊,痰气相搏,阻于食管,食管不利或狭窄而见噎膈;肝伤则气郁,气郁则血凝,瘀血阻滞食管,饮食噎塞难下而成噎膈。

(二)饮食不节

因过食肥甘辛辣燥热之品,或嗜酒过度,造成胃肠积热,则津伤血燥,以致食管干涩而成噎膈。或常食发霉、粗糙之品,损伤食管脾胃而致噎膈。

(三)久病年老

由于大病久病,或年老气虚,或阴损及阳,久则脾肾衰败,阳气虚衰,运化无力,浊气上逆,壅阻食管咽喉,则吞咽困难而成噎膈。

噎膈之病位在食管,属胃所主,其病变脏腑又与肝、脾、肾有密切关系,因三脏与胃、食管皆有经络联系。脾为胃行其津液,若脾失健运,可聚湿生痰,阻于食管。胃气之和降,赖于肝气之条达,若肝失疏泄,则胃失和降,气机郁滞,久则气滞血瘀,食管狭窄。中焦脾胃赖于肾阴的濡养和肾阳的温煦,若肾阴不足,失于濡养,或脾肾衰败,阳气虚弱,运化受阻,浊气上逆均可发为噎膈。

噎膈之病因病机复杂,但主要为七情内伤,饮食不节,日久则气郁生痰,气滞血阻,滞于食管而见噎膈;其次为年老体弱等原因,致阴津亏虚,气血枯燥,食管失于润养,干涩难下而见噎膈。但时常虚实交错,相互影响,互为因果,因而使病证极为复杂,病情缠绵难愈。

二、诊断要点

(一)症状

初起咽部或食管内有异物感,进食时有停滞感,继则咽下梗噎,重则食不得咽下或食入即吐。常伴有胃脘不适,胸膈疼痛,甚则形体消瘦,肌肤甲错,精神疲惫等。

(二)检查

口腔与咽喉检查,食管、胃的 X 线检查,食管与胃的内镜及病理组织学检查,食管脱落细胞检查及 CT 检查有助于早期诊断。

三、鉴别诊断

(一)梅核气

噎膈与梅核气两者均见吞咽过程中梗塞不舒的症状。梅核气自觉咽喉中有物梗塞,吐之不出,咽之不下,但饮食咽下顺利,无噎塞感,系气逆痰阻于咽喉所致。噎膈则饮食咽下暗梗阻难下,甚则不通。

(二)反胃

噎膈与反胃两者均有食入复出的症状,但反胃饮食能顺利咽下入胃,经久复出,朝食暮吐,暮食朝吐,宿谷不化,病证较噎膈轻,预后较好。

四、辨证

首先辨清噎膈的虚实。气滞血瘀,痰浊内阻者为实;津枯血燥,气虚阳弱者为虚。新病多实,或实多虚少;久病多虚,或虚中夹实。吞咽困难,梗塞不顺,胸膈胀痛者多实;食管干涩,饮食难下,或食入即吐者多虚。然而临证时,多为虚实相杂,应注意详辨。噎膈以正虚为本,夹有气滞、痰阻、血瘀等为标实。初起以标实为主,可见梗塞不舒,胸膈胀满、疼痛等气血郁滞之证。后期以正虚为主,出现形体消瘦,皮肤枯燥,舌红少津等津亏血燥之候;面色㿠白,形寒气短,面浮足肿等气虚阳微之证。临证时应仔细辨明标本的轻重缓急,利于辨证施治。

(一)气滞痰阻

1.证候

咽食梗阻,胸膈痞满,甚则疼痛,随情志变化可加重或减轻,伴有嗳气呃逆,呕吐痰涎,口干咽燥,大便干涩,舌质红,苔薄腻,脉弦滑。

2.分析

由于气滞痰阻于食管,食管不利,则咽食困难,胸膈痞满,遇情绪舒畅可减轻,精神抑郁则加重;气结津液不能上承,且郁热伤津,故口干咽燥;津不下润则大便干涩;痰气交阻,胃气上逆,则嗳气呃逆,呕吐痰涎;舌质红,苔薄腻,脉弦滑,为气郁痰阻,兼有郁热伤津之象。

(二)瘀血阻滞

1.证候

吞咽梗阻,胸膈疼痛,食不得下,甚则滴水难进,食入即吐,或吐出物如赤豆汁,兼面色黯黑,肌肤枯燥,形体消瘦,大便坚如羊屎,或便血,舌质紫暗,或舌红少津,脉细涩。

2.分析

血瘀阻滞食管或胃口,道路狭窄,故吞咽困难,胸膈疼痛,食不得下,食入即吐;久病阴伤肠燥,故大便干结,坚如羊屎;久瘀伤络,血渗脉外,则吐物如赤豆汁,或便血;长期饮食不入,化源告竭,肌肤失养,故形体消瘦,肌肤枯燥;面色黯黑,为瘀血阻滞之征;舌质紫暗,少津,脉细涩为血亏瘀结之象。

(三)津亏热结

1.证候

进食时咽喉梗涩而痛,水饮可下,食物难进,或入食即吐,兼胸背灼痛,五心烦热,口干咽燥,形体消瘦,肌肤枯燥,大便干结,舌质红而干,或有裂纹,脉弦细数。

2.分析

由于胃津亏耗，不能上润，故进食时咽喉梗涩而痛；热结痰凝，阻塞食管，故食物反出；热结灼阴，津亏失润，则口干咽燥，大便干结；胃不受纳，无以化生精微，故五心烦热，形体消瘦，肌肤枯燥；舌红而干，或有裂纹，脉弦细而数，均为津亏热结之象。

（四）脾肾阳衰

1.证候

长期吞咽受阻，饮食不下，胸膈疼痛，面色㿠白，形瘦神衰，气短畏寒，面浮足肿，泛吐清涎，腹胀便溏，舌淡苔白，脉细弱。

2.分析

噎膈日久，阴损及阳，脾肾阳衰，饮食无以受纳和运化，浊气上逆，故吞咽受阻，饮食不下，泛吐涎沫；脾肾衰败，化源衰微，肌体失养，故面色㿠白，形瘦神衰；阳气衰微，寒湿停滞，气短畏寒，面浮肢肿，腹胀便溏；舌淡苔白，脉细弱，均为脾肾阳衰之象。

五、治疗

噎膈的治疗在初期重在治标，宜以行气化痰、活血祛瘀为主；中、后期重在治本，以滋阴润燥、补气温阳为主。但本病表现极为复杂，常常虚实交错，治疗时应根据病情区分主次，全面兼顾。

（一）中药治疗

1.气滞痰阻

（1）治法：化痰解郁，润燥降气。

（2）处方：启膈散（《医学心悟》）。方中丹参、郁金、砂仁理气化痰，解郁宽胸；沙参、贝母、茯苓润燥化痰，健脾和中；荷叶蒂和胃降逆；杵头糠治卒噎。

痰湿较重可加瓜蒌、天南星、半夏以助化痰之力；若津液耗伤加麦冬、石斛、天花粉以润燥；若郁久化热，心烦口干者，加黄连、栀子、山豆根；若津伤便秘者加桃仁、蜂蜜以润肠通便。

2.瘀血阻滞

（1）治法：活血祛瘀，滋阴养血。

（2）处方：通幽汤（《脾胃论》）。方中生地黄、熟地、当归身滋阴润肠，解痉止痛；桃仁、红花活血祛瘀，通络止痛；甘草益脾和中；升麻升清降浊。

若胸膈刺痛，酌加三七、丹参、赤芍、五灵脂活血祛瘀，通络止痛；胸膈闷痛，加海藻、昆布、贝母、瓜蒌软坚化痰，宽胸理气；若呕吐痰涎，加莱菔子、生姜汁以温胃化痰。

3.津亏热结

（1）治法：滋阴养血，润燥生津。

（2）处方：沙参麦冬汤（《温病条辨》）加减。方中沙参、麦冬、玉竹滋补津液；桑叶、天花粉养阴泻热；扁豆、甘草安中和胃；可加玄参、生地黄、石斛以助养阴之力；加栀子、黄连、黄芩以清肺胃之热。

若肠燥失润，大便干结，可加当归、瓜蒌仁、生首乌润肠通便；若腹中胀满，大便不通，胃肠热盛，可用人参利膈丸或大黄甘草汤泻热存阴，但应中病即止，以免耗伤津液；若食管干涩，口燥咽干，可用滋阴清膈饮以生津养胃。

4.脾肾阳衰

（1）治法：温补脾肾，益气回阳。

(2)处方:补气运脾汤(《统旨方》)加减。方中人参、黄芪、白术、茯苓、甘草补脾益气;砂仁、陈皮、半夏和胃降逆;加旋覆花降逆止呕;加附子、干姜温补脾阳;加枸杞子、杜仲温养肝肾,填充精血。若气阴两虚加石斛、麦冬、沙参以滋阴生津。

若中气下陷、少气懒言可用补中益气汤;若气血两亏、心悸气短可用十全大补汤加减。

在此阶段,阴阳俱竭,如因阳竭于上而水谷不入,阴竭于下而二便不通,称为关格,系开合之机已废,为阴阳离决的一种表现,当积极救治。

(二)针灸治疗

1.基本处方

取穴:天突、膻中、内关、上脘、膈俞、足三里、胃俞、脾俞。天突散结利咽,宽贲门;膻中、内关宽胸理气,降逆止吐;上脘和胃降逆,调气止痛;膈俞利膈宽胸;足三里、胃俞、脾俞和胃扶正。

2.加减运用

(1)气滞痰阻证:加丰隆、太冲以理气化痰,针用泻法。余穴针用平补平泻法。

(2)瘀血阻滞证:加合谷、血海、三阴交以行气活血,针用泻法。余穴针用平补平泻法。

(3)津亏热结证:加天枢、照海以滋补津液、泻热散结,针用补法。余穴针用平补平泻法。

(4)脾肾阳衰证:加命门、气海、关元以温补脾肾、益气回阳。诸穴针用补法,或加灸法。

3.其他

(1)耳针疗法:取神门、胃、食管、膈,用中等刺激,每天 1 次,10 次为 1 个疗程,或贴压王不留行籽。

(2)穴位注射疗法:取足三里、内关,用维生素 B_1、维生素 B_6 注射液,每穴注射 1 mL,每 3 天注射1 次,10 次为 1 个疗程。

(刘文鉴)

第六节 呃 逆

呃逆是以喉间呃呃有声,声短而频,不能自控为主要临床表现的一种病证。古称"哕",又称"哕逆",俗称打嗝。

呃逆在《黄帝内经》中称"哕",并阐发了其病机,《素问·宣明五气》篇曰:"胃气上逆,为哕。"同时记载了三种简便的治疗方法,如《灵枢·杂病》云:"哕,以草刺鼻,嚏而已;无息而立迎引之,立已;大惊之,亦可已。"至元·朱丹溪始称"呃",《丹溪心法·呃逆》篇曰:"古谓之哕,近谓之呃,乃胃寒所生,寒气自逆而呃上。亦有热呃,亦有其他病发呃者"。至明代统称"呃逆",《景岳全书·呃逆》篇曰:"而呃之大要,亦惟三者而已,则一曰寒呃,二曰热呃,三曰虚脱之呃。"对本病分类可谓提纲挈领。清·李用粹《证治汇补·呃逆》篇,将呃逆分为火、寒、痰、虚、瘀五种,并对每种呃逆的临床表现进行了较详细的论述,至今仍有一定的临床指导意义。

现代医学的单纯性膈肌痉挛、胃肠神经官能症、食管癌、胃炎、胃扩张、肝硬化晚期、脑血管病、尿毒症等疾病,以及胃、食管手术后或其他原因引起的膈肌痉挛,出现呃逆的临床表现时,可参考本节进行辨证论治。

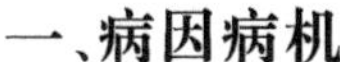

一、病因病机

呃逆的病因多为饮食不当、情志不舒和正气亏虚等，或突然吸入冷空气而引发呃逆。其病机主要是胃失和降，胃气上逆，动膈冲喉。

(一)外感寒邪

外感寒邪，胃中吸入冷气，寒遏胃阳，气机不利，气逆动膈，上冲于喉，发出呃呃之声，不能自制。

(二)饮食不当

由于过食生冷，或因病而服寒凉药物过多，寒气蕴结中焦，损伤胃阳，胃失温煦，或过食辛辣煎炒之物，或醇酒厚味，或因病过用温补之剂，燥热内生，胃火炽盛，胃失和降，反作上逆，发生呃逆。

(三)情志不舒

因恼怒太过，肝失条达，气机不利，以致肝气横逆犯胃，胃失和降，气逆动膈。或因肝气郁结，不能助脾运化，聚湿生痰；或因忧思伤脾，脾失健运，滋生痰湿；或因气郁化火，灼津成痰；或素有痰饮内停，复因恼怒，皆可致逆气挟痰，上犯动膈而发生呃逆。

(四)体虚病后

禀赋不足，年老体弱，久病肾虚，或劳累太过耗伤中气，脾阳失温，胃气虚衰，清气不升，浊气不降，气逆动膈冲喉而发生呃逆。或过汗、吐、下，虚损误攻，妇人产后，或热病伤阴，使胃阴不足，失于润养，和降失职，虚火上炎动膈冲喉而发生呃逆。

呃逆之病位在膈，病变关键脏腑在胃，与肺、肝、脾、肾诸脏有关。膈位于肺胃之间，膈上为肺，膈下为胃，二脏与膈位置邻近，经脉又相连属。若肺失肃降或胃气上逆，皆可致膈间气机不利，逆气动膈，上冲喉间，发出呃呃之声。手太阴肺之经脉，起于中焦，下络大肠，还循胃口，上膈属肺，将胃、膈、肺三者紧密相连。另外，胃之和降，还赖于肝之条达，若肝气郁滞，横逆犯脾胃，气逆动膈，亦成呃逆。肺胃之气的和降，又赖于肾气的摄纳，若久病伤肾，肾失摄纳，则肺胃之气不能顺降，上逆动膈而发呃逆。可见呃逆病机关键在于胃失和降，胃气上逆，动膈冲喉。胃气上逆，除胃本身病变外，同时与肺气肃降，肾气摄纳，肝气条达之功能紊乱等均有关系。

二、诊断要点

(一)症状

自觉气逆上冲，喉间呃呃连声，声短而频，不能自制为主证，其呃声或高或低，发作间隔或疏或密，间歇时间不定。伴有胸膈痞闷，胃脘不舒，嘈杂灼热，腹胀嗳气，心烦不寐等症状。多与受凉，过食寒凉、辛辣，或情志郁怒等诱发因素有关。偶发性的呃逆，或病危胃气将绝时之呃逆，为短暂症状，不列为呃逆病。

(二)检查

X 线胃肠钡透及内镜等检查有助于诊断。必要时检查肝肾功能、B 超、心电图、CT 等有助于鉴别诊断。

三、鉴别诊断

(一)嗳气

嗳气与呃逆同属胃气上逆之证，嗳气声音低缓而长，可伴酸腐气味，气排出后自感舒适，病势较缓，多在饱食、情志不畅时发病。而不同于呃逆喉间呃呃连声，声短而频，不能自制。

（二）干呕

干呕与呃逆同属胃气上逆之证，干呕患者可见呕吐之状，但有声无物，或有少量痰涎而无食物吐出。干呕之声为呕声，也不同于呃逆的呃呃连声，声短而频。

四、辨证

辨证时首先要分清功能性呃逆、病理性呃逆。若因受寒或肝郁出现短暂的呃逆，又无明显兼症，可不治自愈。非器质性病变引起的呃逆为功能性疾病，经治可愈。若呃逆反复发作，并有明显的兼症，或出现在其他慢性病症的过程中，可视为病理性呃逆，当辨证治疗。首先辨清此病的寒热虚实。寒者呃声沉缓有力，得热则减，遇冷加重，伴胃脘不适，苔白脉缓；热者呃声洪亮，声高短促，伴口臭烦渴，便秘溲赤，苔黄脉大；虚者呃声低长，时断时续，体虚脉弱；实者呃声洪亮，连续发作，脉弦有力等。

（一）胃寒气逆

1.证候

呃逆声沉缓有力，得热则减，遇寒加重，喜食热饮，恶食冷饮，膈间及胃脘痞满不适，或有冷感，口淡不渴，舌质淡，苔白或白滑，脉象迟缓。多在过食生冷，受凉、受寒后发病。

2.分析

由过食生冷或受凉等，致寒积中焦，胃气为寒邪阻遏，胃失和降，上逆动膈冲喉而成呃逆；胃中实寒，故呃声沉缓有力；胃气不和，故脘膈痞闷不适。得热则减，遇寒更甚者，是因寒气得温则行，遇寒则凝之故；口淡不渴，舌苔白，脉迟缓者，均属胃中有寒之象。

（二）胃火上逆

1.证候

呃声洪亮，冲逆而出，口臭烦渴，多喜冷饮，尿黄便秘，舌红苔黄或黄燥，脉滑数。多在过食辛辣，或饮酒等后发病。

2.分析

由于嗜食辛辣烤制及醇酒厚味之品，或过用温补药物，或素体阳盛再加辛辣等品，久则胃肠积热化火，胃火上冲，故呃声洪亮，冲逆而出；阳明热盛，灼伤胃津，故口臭烦渴而喜冷饮；热邪内郁，肠间燥结，故大便秘结，小便短赤；舌苔黄，脉滑数，均为胃热内盛之象。

（三）气逆痰阻

1.证候

呃逆连声，呼吸不利，脘胁胀满，或肠鸣矢气，可伴恶心嗳气，头目昏眩，脘闷食少，或见形体肥胖，平时多痰，舌苔薄腻，脉象弦滑。常在抑郁恼怒后加重，情志舒畅时缓解。

2.分析

因七情所伤，肝气郁结，失于条达，横犯脾胃，胃气上冲动膈而成呃逆；肝郁气滞，故胸胁胀满不舒；气郁日久化火，灼津成痰，或因肝木克脾，脾失健运，聚湿成痰，痰气互结，阻于肺则呼吸不利，阻于胃则恶心嗳气，阻于肠则肠鸣矢气；清气不升，浊阴不降，故见头目昏眩；舌苔薄腻，脉象弦滑，皆为气逆痰阻之象。

（四）脾胃虚寒

1.证候

呃声低沉无力，气不得续，泛吐清水，面色苍白，手足欠温，伴有脘腹冷痛，食少乏力，或见腰膝无力，大便稀溏或久泻。舌淡苔白，脉沉细而弱。

2.分析

若饮食不节或劳倦伤中，使脾胃阳气受损；或素体阳虚，脾胃无力温养，脾胃升降失调，则胃气上逆，故呃声低弱无力，气不得续。脾胃俱虚，运化无力，则食少乏力；阳虚则水饮停胃，故泛吐清水；若久病及肾，肾阳衰微，则腰膝无力，便溏久泻；手足不温，舌淡苔白，脉沉而细，均为阳虚之象。

（五）胃阴不足

1.证候

呃声短促，气不连续，口干舌燥，烦渴少饮，伴不思饮食，或食后饱胀，大便干燥，舌质红少苔，或有裂纹，脉细而数。

2.分析

由于热病或郁火伤阴，或辛温燥热之品耗损津液，使胃中津液不足，胃失濡养，难以和降，气逆扰膈，故呃声短促，虚则气不连续；胃阴耗伤不能上润，则见口干舌燥，烦渴少饮；脾胃虚弱，运化无力，故见不思饮食，食后饱胀；津液耗伤，大肠失润，故大便干燥；舌质红，苔少而干，脉细数，均为阴虚之象。

五、治疗

呃逆治疗当以和胃、降逆、平呃为主。但要根据病情的寒热虚实之偏重不同，分别以寒则温之，热则清之，实则泻之，虚则补之。若重病中出现呃逆，治当大补元气，或滋阴养液以急救胃气。

（一）中药治疗

1.胃寒气逆

（1）治法：温中散寒，降逆止呃。

（2）处方：丁香散（《古今医统》）。方中丁香辛温，散寒暖胃为君，柿蒂味苦，下气降逆止呃为臣，二者相合，温中散寒，降逆止呃，两者相得益彰，疗效甚好，为临床治疗呃逆常用要药；佐以良姜温中散寒，宣通胃阳；使以炙甘草和胃益气。

若兼痰湿者，症见脘闷腹胀不舒，可加半夏、厚朴、陈皮等和降胃气，化痰导滞；兼表寒者，加苏叶、藿香以散寒解表，和胃降逆。

寒呃日久，中阳受伤可选用丁香柿蒂汤，以益气温中，降逆止呃；日久虚寒呃逆，可选用加味四逆汤，以补阳散寒，降逆止呃。

另可选用朴沉化郁丸，每次 9 g，每天 2 次，温开水送服；或用荜澄茄、良姜各等份，研末，加醋少许调服，每天 1 剂，连用 3 天。

2.胃火上逆

（1）治法：清热和胃，降逆止呃。

（2）处方：竹叶石膏汤（《伤寒论》）。方中竹叶、生石膏辛凉甘寒，清泻胃火为主药；佐以法半夏和胃降逆；人参、麦冬养胃生津；粳米、甘草益胃和中。

若胃气不虚者去人参，常加柿蒂、竹茹降逆止呃；便秘者则合小承气汤，用大黄、枳实、厚朴通利大便，釜底抽薪，此乃上病下治之法；若中焦积热日久伤阴，可选用清胃散以清泻胃火，凉血养阴，降逆止呃。

另可用左金丸，每次 9 g，每天 2 次，温开水送服；或用柿蒂、黄连各 10 g，水煎内服治疗热呃。

3.气逆痰阻

(1)治法：理气化痰，降逆止呃。

(2)处方：旋覆代赭石汤(《伤寒论》)方中旋覆花下气消痰，代赭石重镇降逆，二药相配，一轻一重，共成和降之功为主药；法半夏、生姜化痰和胃，佐以人参补中益气；甘草、大枣和中并引药归经。

如胃气不虚，可去人参、甘草、大枣，以防壅滞气机，加木香以行气止呃；若痰湿明显，可加陈皮、茯苓、浙贝以醒脾化痰；若兼热象，可加黄芩、竹茹以清热化痰。

本型还可选用木香顺气丸，每次 6 g，每天 2 次，温开水冲服；疏肝丸，每次 1 丸，每天 2 次，温开水送服。

4.脾胃虚寒

(1)治法：温补脾胃，和中降逆。

(2)处方：理中丸(《伤寒论》)加减。方中干姜温中祛寒为主药；辅以人参、白术、炙甘草健脾益胃；加入刀豆甘温，温中下气，善治呃逆；丁香、白豆蔻辛温芳香，行气暖胃，宽膈止呃。

若寒甚者，加附子温中祛寒；肾阳不足者加肉桂、山萸肉等以温肾补脾。本型也可选用附子理中丸，每次 1 丸，每天 2 次，温开水送服。

5.胃阴不足

(1)治法：益气养阴，和胃止呃。

(2)处方：益胃汤(《温病条辨》)加减。方中沙参、麦冬、玉竹、生地黄、冰糖甘润养阴益胃；可酌加柿蒂、刀豆、枇杷叶等顺气降逆。全方合用以达益气养阴、和胃止呃之效。

若神疲乏力，气阴两虚者，可加沙参、白术、山药；若食欲缺乏腹胀加炒麦芽、炒谷芽等；若阴虚火旺，咽喉不利加石斛、芦根以养阴清热。

本型也可选用枇杷膏，每次 10 g，每天 3 次，温开水冲服；或用大补阴丸，每次 1 丸，每天 2 次，温开水送服。

(二)针灸治疗

1.基本处方

取穴：膈俞、内关、膻中、中脘、足三里。

膈俞利膈止呃；内关宽胸利膈，畅通三焦气机；膻中宽胸理气，降逆止呃；中脘、足三里和胃降逆。

2.加减运用

(1)胃寒气逆证：加梁门、气海以温胃散寒、疏通膈气、降逆止呃，针用补法，或加灸法。余穴针用平补平泻法，或加灸法。

(2)胃火上逆证：加内庭以清泻胃火、降逆止呃。诸穴针用泻法。

(3)气逆痰阻证：加太冲、阴陵泉以降逆化痰。诸穴针用平补平泻法。

(4)脾胃虚寒证：加关元、命门以温补中焦、和胃止呃。诸穴针用补法，或加灸法。

(5)胃阴不足证：加胃俞、三阴交以养阴止呃。诸穴针用补法。

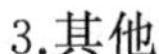

3.其他

(1)耳针疗法:取耳中、胃、神门、肝、心,毫针强刺激,留针30分钟,每天1次;也可采用耳针埋藏或用王不留行籽贴压法。

(2)拔罐法:取中脘、梁门、气海,或用膈俞、肝俞、胃俞,每次留罐15～20分钟,每天1～2次。

(3)穴位贴敷法:用麝香粉0.5 g,放入神阙穴内,用伤湿止痛膏固定,适用于实证呃逆,尤其以肝郁气滞者取效更捷;或用吴茱萸10 g,研细末,用醋调成膏状,敷于双侧涌泉穴,胶布或伤湿止痛膏固定,可引气火下行,适用于各种呃逆,对肝、肾气逆引起的呃逆尤为适宜。

(4)指压疗法:翳风、攒竹、内关、天突,任取1穴,用拇指或中指重力按压,以患者能耐受为度,连续按揉1～3分钟,同时令患者深吸气后屏住呼吸,常能立即止呃;或取T_2～L_1双侧夹脊穴、肺俞-肾俞的膀胱经,先用拇指或掌根摩揉,再提捏膀胱经3～5遍,后用拇指点按双侧膈俞1～2分钟。

(刘文鉴)

第七节 痞 满

痞满是指以自觉心下痞塞,胸膈胀满,触之无形,按之柔软,压之无痛为主要症状的病证。按部位痞满可分为胸痞、心下痞等。心下痞即胃脘部。本节主要讨论以胃脘部出现上述症状的痞满,又可称胃痞。

一、病因病机

感受外邪、内伤饮食、情志失调等可引起中焦气机不利,脾胃升降失职而发生痞满。

(一)病因

1.感受外邪

外感六淫,表邪入里,或误下伤中,邪气乘虚内陷,结于胃脘,阻塞中焦气机,升降失司,遂成痞满。如《伤寒论》曰:“脉浮而紧,而复下之,紧反入里,则作痞,按之自濡,但气痞耳。”

2.内伤饮食

暴饮暴食,或恣食生冷,或过食肥甘,或嗜酒无度,损伤脾胃,纳运无力,食滞内停,痰湿阻中,气机被阻,而生痞满。如《伤寒论》云:“胃中不和,心下痞硬,干噫食臭”;“谷不化,腹中雷鸣,心下痞硬而满”。

3.情志失调

抑郁恼怒,情志不遂,肝气郁滞,失于疏泄,横逆乘脾犯胃,脾胃升降失常,或忧思伤脾,脾气受损,运化不力,胃腑失和,气机不畅,发为痞满。如《景岳全书·痞满》言:“怒气暴伤,肝气未平而痞。”

(二)病机

脾胃同居中焦,脾主运化,胃主受纳,共司饮食水谷的消化、吸收与输布。脾主升清,胃主降浊,清升浊降则气机调畅。肝主疏泄,调节脾胃气机。肝气条达,则脾升胃降,气机顺畅。上述病因均可影响到胃,并涉及脾、肝,使中焦气机不利,脾胃升降失职,而发痞满。

痞满初期，多为实证，因外邪入里，食滞内停，痰湿中阻等诸邪干胃，导致脾胃运纳失职，清阳不升，浊阴不降，中焦气机阻滞，升降失司出现痞满；如外感湿热、客寒，或食滞、痰湿停留日久，均可困阻脾胃而成痞；肝郁气滞，横逆犯脾，亦可致气机郁滞之痞满。实痞日久，可由实转虚，正气日渐消耗，损伤脾胃，或素体脾胃虚弱，而致中焦运化无力；湿热之邪或肝胃郁热日久伤阴，阴津伤则胃失濡养，和降失司而成虚痞。因痞满常与脾虚不运、升降无力有关，脾胃虚弱，易招致病邪内侵，形成虚实夹杂、寒热错杂之证。此外，痞满日久不愈，气血运行不畅，脉络瘀滞，血络损伤，可见吐血、黑便，亦可产生胃痛或积聚、噎膈等变证。

总之，痞满的基本病位在胃，与肝、脾的关系密切。中焦气机不利，脾胃升降失职为导致本病发生的病机关键。病理性质不外虚实两端，实即实邪内阻（食积、痰湿、外邪、气滞等），虚为脾胃虚弱（气虚或阴虚），虚实夹杂则两者兼而有之。因邪实多与中虚不运，升降无力有关，而中焦转运无力，最易招致病邪的内阻。

二、诊断要点

（一）诊断依据

（1）临床以胃脘痞塞，满闷不舒为主症，并有按之柔软，压之不痛，望无胀形的特点。

（2）发病缓慢，时轻时重，反复发作，病程漫长。

（3）多由饮食、情志、起居、寒温等因素诱发。

（二）相关检查

电子胃镜或纤维胃镜可诊断慢性胃炎并排除溃疡病、胃肿瘤等，病理组织活检可确定慢性胃炎的类型及是否有肠上皮化生、异型增生，X线钡餐检查也可以协助诊断慢性胃炎、胃下垂等，胃肠动力检测（如胃肠测压、胃排空试验、胃电图等）可协助诊断胃动力障碍、紊乱等，幽门螺杆菌（Hp）相关检测可查是否为Hp感染，B超、CT检查可鉴别肝胆疾病及腹水等。

三、病证鉴别

（一）痞满与胃痛

两者病位同在胃脘部，且常相兼出现。然胃痛以疼痛为主，胃痞以满闷不适为患，可累及胸膈；胃痛病势多急，压之可痛，而胃痞起病较缓，压无痛感，两者差别显著。

（二）痞满与鼓胀

两者均为自觉腹部胀满的病证，但鼓胀以腹部胀大如鼓，皮色苍黄，脉络暴露为主症；胃痞则以自觉满闷不舒，外无胀形为特征；鼓胀发于大腹，胃痞则在胃脘；鼓胀按之腹皮绷急，胃痞却按之柔软。如《证治汇补·痞满》曰："痞与胀满不同，胀满则内胀而外亦有形，痞满则内觉满塞而外无形迹。"

（三）痞满与胸痹

胸痹是胸中痞塞不通，而致胸膺内外疼痛之证，以胸闷、胸痛、短气为主症，偶兼脘腹不舒。如《金匮要略·胸痹心痛短气病脉证治》云："胸痹气急胀满，胸背痛，短气。"而胃痞则以脘腹满闷不舒为主症，多兼饮食纳运无力之症，偶有胸膈不适，并无胸痛等表现。

（四）痞满与结胸

两者病位皆在脘部，然结胸以心下至小腹硬满而痛，拒按为特征；痞满则在心下胃脘，以满而不痛，手可按压，触之无形为特点。

四、辨证论治

(一)辨证要点

应首辨虚实。外邪所犯,食滞内停,痰湿中阻,湿热内蕴,气机失调等所成之痞皆为有邪,有邪即为实痞;脾胃气虚,无力运化,或胃阴不足,失于濡养所致之痞,则属虚痞。痞满能食,食后尤甚,饥时可缓,伴便秘,舌苔厚腻,脉实有力者为实痞;饥饱均满,食少纳呆,大便清利,脉虚无力者属虚痞。次辨寒热。痞满绵绵,得热则减,口淡不渴,或渴不欲饮,舌淡苔白,脉沉迟或沉涩者属寒;而痞满势急,口渴喜冷,舌红苔黄,脉数者为热。临证还要辨虚实寒热的兼夹。

(二)治疗原则

痞满的基本病机是中焦气机不利,脾胃升降失宜。所以,治疗总以调理脾胃升降、行气除痞消满为基本法则。根据其虚、实分治,实者泻之,虚者补之,虚实夹杂者补消并用。扶正重在健脾益胃,补中益气,或养阴益胃。祛邪则视具体证候,分别施以消食导滞、除湿化痰、理气解郁、清热祛湿等法。

(三)实痞

1.饮食内停证

脘腹痞闷而胀,进食尤甚,拒按,嗳腐吞酸,恶食呕吐,或大便不调,矢气频作,味臭如败卵,舌苔厚腻,脉滑。

(1)证机概要:饮食停滞,胃腑失和,气机壅塞。

(2)治法:消食和胃,行气消痞。

(3)代表方:保和丸加减。本方消食导滞,和胃降逆,用于食谷不化,脘腹胀满者。

(4)常用药:山楂、神曲、莱菔子消食导滞,行气除胀;制半夏、陈皮和胃化湿,行气消痞;茯苓健脾渗湿,和中止泻;连翘清热散结。

若食积较重者,可加鸡内金、谷芽、麦芽以消食;脘腹胀满者,可加枳实、厚朴、槟榔等理气除满;食积化热,大便秘结者,加大黄、枳实通腑消胀,或用枳实导滞丸推荡积滞,清利湿热;兼脾虚便溏者,加白术、扁豆等健脾助运,化湿和中,或用枳实消痞丸消除痞满,健脾和胃。

2.痰湿中阻证

脘腹痞塞不舒,胸膈满闷,头晕目眩,身重困倦,呕恶纳呆,口淡不渴,小便不利,舌苔白厚腻,脉沉滑。

(1)证机概要:痰浊阻滞,脾失健运,气机不和。

(2)治法:除湿化痰,理气和中。

(3)代表方:二陈平胃汤加减。本方燥湿健脾,化痰利气,用于脘腹胀满,呕恶纳呆之症。

(4)常用药:制半夏、苍术、藿香燥湿化痰;陈皮、厚朴理气消胀;茯苓、甘草健脾和胃。

若痰湿盛而胀满甚者,可加枳实、紫苏梗、桔梗等,或合用半夏厚朴汤以加强化痰理气;气逆不降,嗳气不止者,加旋覆花、代赭石、枳实、沉香等;痰湿郁久化热而口苦、舌苔黄者,改用黄连温胆汤;兼脾胃虚弱者加用党参、白术、砂仁健脾和中。

3.湿热阻胃证

脘腹痞闷,或嘈杂不舒,恶心呕吐,口干不欲饮,口苦,纳少,舌红苔黄腻,脉滑数。

(1)证机概要:湿热内蕴,困阻脾胃,气机不利。

(2)治法:清热化湿,和胃消痞。

(3)代表方:泻心汤合连朴饮加减。前方泻热破结,后方清热燥湿,理气化浊,两方合用可增强清热除湿,散结消痞,用于胃脘胀闷嘈杂,口干口苦,舌红苔黄腻之痞满者。

(4)常用药:大黄泻热散痞,和胃开结;黄连、黄芩苦降泻热和阳;厚朴理气祛湿;石菖蒲芳香化湿,醒脾开胃;制半夏和胃燥湿;芦根清热和胃,止呕除烦;栀子、豆豉清热除烦。

若恶心呕吐明显者,加竹茹、生姜、旋覆花以止呕;纳呆不食者,加鸡内金、谷芽、麦芽以开胃导滞;嘈杂不舒者,可合用左金丸;便溏者,去大黄,加扁豆、陈皮以化湿和胃。如寒热错杂,用半夏泻心汤苦辛通降。

4.肝胃不和证

脘腹痞闷,胸胁胀满,心烦易怒,善太息,呕恶嗳气,或吐苦水,大便不爽,舌质淡红,苔薄白,脉弦。

(1)证机概要:肝气犯胃,胃气郁滞。

(2)治法:疏肝解郁,和胃消痞。

(3)代表方:越鞠丸合枳术丸加减。前者长于疏肝解郁,善解气、血、痰、火、湿、食六郁,后者消补兼施,长于健脾消痞,合用能增强行气消痞功效,适用于治疗胃脘胀满连及胸胁,郁怒心烦之痞满者。

(4)常用药:香附、川芎疏肝散结,行气活血;苍术、神曲燥湿健脾,消食化滞;栀子泻火解郁;枳实行气消痞;白术健脾益胃;荷叶升养胃气。

若气郁明显,胀满较甚者,酌加柴胡、郁金、厚朴等,或用五磨饮子加减以理气导滞消胀;郁而化火,口苦而干者,可加黄连、黄芩泻火解郁;呕恶明显者,加制半夏、生姜和胃止呕;嗳气甚者,加竹茹、沉香和胃降气。

(四)虚痞

1.脾胃虚弱证

脘腹满闷,时轻时重,喜温喜按,纳呆便溏,神疲乏力,少气懒言;语声低微,舌质淡,苔薄白,脉细弱。

(1)证机概要:脾胃虚弱,健运失职,升降失司。

(2)治法:补气健脾,升清降浊。

(3)代表方:补中益气汤加减。本方健脾益气,升举清阳,用于治疗喜温喜按、少气乏力的胃脘胀满者。

(4)常用药:黄芪、党参、白术、炙甘草益气健脾,鼓舞脾胃清阳之气;升麻、柴胡协同升举清阳;当归养血和营以助脾;陈皮理气消痞。

若胀闷较重者,可加枳壳、木香、厚朴以理气运脾;四肢不温,阳虚明显者,加制附子、干姜温胃助阳,或合理中丸以温胃健脾;纳呆厌食者,加砂仁、神曲等理气开胃;舌苔厚腻,湿浊内蕴者,加制半夏、茯苓,或改用香砂六君子汤加减以健脾祛湿,理气除胀。

2.胃阴不足证

脘腹痞闷,嘈杂,饥不欲食,恶心嗳气,口燥咽干,大便秘结,舌红少苔,脉细数。

(1)证机概要:胃阴亏虚,胃失濡养,和降失司。

(2)治法:养阴益胃,调中消痞。

(3)代表方:益胃汤加减。本方滋养胃阴,行气除痞,用于口燥咽干、舌红少苔之胃痞不舒者。

(4)常用药:生地、麦冬、沙参、玉竹滋阴养胃;香橼疏肝理脾,消除心腹痞满。若津伤较重者,可加石斛、天花粉等以加强生津；腹胀较著者，加枳壳、厚朴花理气消胀；食滞者加谷芽、麦芽等消食导滞；便秘者，加火麻仁、玄参润肠通便。

五、护理与预防

(1)患者应节制饮食，勿暴饮暴食，同时饮食宜清淡，忌肥甘厚味、辛辣醇酒及生冷之品。

(2)注意精神调摄，保持乐观开朗，心情舒畅。

(3)慎起居，适寒温，防六淫，注意腹部保暖。

(4)适当参加体育锻炼，增强体质。

（刘文鉴）

针灸推拿与康复篇

第七章

神经内科疾病的针灸治疗

第一节 头　　痛

一、概述

头痛是指由于外感与内伤，致使脉络绌急或失养，清窍不利所引起的以患者自觉头部疼痛为特征的一种常见病证。

头痛一证，有外感内伤之分。外感头痛多为新患，其病程较短，兼有表证，痛势较剧而无休止，可有风寒、风热、风湿之别。内伤头痛多为久痛，不兼表证，其病程较长，痛势较缓而时作时止，当辨虚实，因证而治。

头痛在古代医书中，有“真头痛”“脑痛”之称，另有“首风”“脑风”“头风”等名称，如《灵枢·厥病》曰：“真头痛，头痛甚，脑尽痛，手足寒至节，死不治。”《中藏经》云：“病脑痛，其脉缓而大者，死。”可见此所谓之“真头痛”“脑痛”，是指头痛之重危症。

二、诊察

（一）一般诊察

中医诊查四诊合参，通过问诊了解患者头痛部位及诱发原因，患者多见头痛不舒，眉头紧锁，甚或目不能睁，部分患者头痛绵绵，神疲乏力，倦怠懒言，可根据头痛的剧烈程度、持续时间及部位，结合舌脉进一步诊查。

西医学诊查，通常询问患者一般情况，既往史，疼痛部位、时间、发生速度、伴随症状等。相关检查包括体温、血压、神经系统检查、头颅 CT、MRI、脑血流图等。应注意颈椎病对头痛的诱发。

（二）经穴诊察

部分头痛患者可在头部局部疼痛、足厥阴肝经下肢循行路线上的行间、太冲等部位触及压痛敏感或条索状阳性反应物，部分患者可在肝俞、肾俞等部位出现敏感点。

有些患者在耳穴反射区神门、皮质下、胃、肝、胆、额、颞、枕等穴区出现压痛敏感、皮肤皱褶、发红或脱屑等阳性反应。

三、辨证

头为诸阳之会，六腑之阳气，五脏之精血皆会于此，故能够引起头痛的原因很多，当各种因素导致清阳不升，或邪气循经上逆，则引发头痛。本证以脏腑辨证为主，由于部位的不同，经络辨证同样重要，在脏腑主要与肝、脾、肾相关，在经络主要与太阳、阳明、少阳、厥阴相关，寒、热、痰、郁为主要致病因素。

基本病机为清窍不利，主要病机为外感或内伤引起的邪犯清窍或清阳不升。实证主要包括外感风寒、外感风热、外感风湿、肝阳上亢等，虚证主要包括中气虚弱、血虚阴亏等，本虚标实主要包括瘀血阻络、痰浊上蒙等。

(一)常用辨证

1.外感风寒头痛

外感风寒头痛为风寒之邪所致，故于吹风受寒之后发病。太阳主表，其经脉上循巅顶，下行项背；风寒外袭，循经脉上犯，阻遏清阳之气而作头痛，且痛连项背；寒主收引，故痛有紧束之感，“因寒痛者，细急而恶寒战栗”(《证治汇补·头痛》)。寒为阴邪，得暖则缓，故喜戴帽裹头避风寒以保暖。风寒在表，尚未化热则不渴。脉浮为在表，脉紧为有寒邪，舌苔薄白亦属风寒在表之象。其辨证要点为：形寒身冷，头部紧束作痛，得暖则缓，遇风寒加重。可取手少阳三焦、足少阳胆、阳维、阳跷之交会穴风池，祛风散寒止痛。

2.风热头痛

可由风寒不解郁而化热，或由风夹热邪中于阳络。热为阳邪，喜升喜散，故令头痛发胀，遇热加重甚则胀痛如裂；热炽于上则面目赤红；风热犯卫，则发热恶风；脉浮数，舌尖红，苔薄黄皆属风热之象。以头胀痛，遇热加重，痛甚如裂为特点。可取手阳明大肠经之合穴以疏风清热止痛。

3.风湿头痛

风湿头痛为风夹湿邪上犯，清窍为湿邪所蒙，故头重如裹，昏沉作痛，“因湿痛者，头重而天阴转甚”(《证治汇补·头痛》)。阴雨湿重，故头痛加剧。湿性黏腻，阻于胸中则气滞而胸闷，扰于中焦则脘满而纳呆。脾主四肢，湿困脾阳则肢体沉重。湿蕴于内，分泌清浊之功失调，则尿少便溏，舌苔白腻，脉濡滑皆湿盛之象。其特点为：头重如裹，昏沉疼痛，阴雨痛增。可取风池与手太阴肺经络穴以祛风湿止痛。

4.外感头痛

迁延时日，经久不愈，或素有痰热，又当风乘凉，古人认为外邪自风府入于脑，可成为“头风痛”。其痛时作时止，一触即发，常于将风之前一天发病，以及风至其痛反缓。恼怒烦劳亦可引发头痛。发病时头痛激烈，连及眉梢，目不能开，头不能抬，头皮麻木。

5.肝阳上亢头痛

属于内伤头痛。由于情志不舒，怒气伤肝，肝火上扰；或肝阴不足，肝阳上亢，清窍被扰而作眩晕头痛，并且怒则加重。肝为足厥阴经，其脉循胁而上达巅顶，足厥阴与足少阳胆经相表里，胆经经脉循头身两侧，故肝阳头痛连及巅顶或偏两侧，或有耳鸣胁痛。肝之阳亢火旺，耗伤阴液则口干面赤，热扰心神则烦躁易怒难寐，舌红少苔，脉细数为阳亢阴伤之象。其特点为头痛眩晕，怒则发病或加重，常兼耳鸣胁痛。若头痛目赤，口干口苦，尿赤便秘，苔黄，脉弦数，属肝旺火盛。肝阳头痛，经久不愈，其痛虽不甚剧，但绵绵不已，且现腰膝酸痛，盗汗失眠，舌红脉细，为肝病及肾，水亏火旺。可取手厥阴肝经之输穴、手少阴肾经之输穴滋阴、平肝潜阳以止痛。

6.中气虚弱头痛与血虚阴亏头痛

两证均属虚证。一为久病或过劳伤气，令中气不足。气虚则清阳不升，浊阴不降，因而清窍不利，绵绵作痛，身倦无力，气短懒言，劳则加重；中气虚不能充于上则头脑空痛；中气不足，运化无力则食欲缺乏而便溏。一为失血过多或产后失调，以致阴血不足。血虚不能上荣则头痛隐隐而作痛，面色苍白；血不养心则心悸失寐；血虚则目涩而昏花。可取胃经募穴与合穴，补中益气以止痛；取血会与肝、脾、肾三经交会穴，补血虚以止痛。

7.瘀血阻络头痛与痰浊上蒙头痛

两者皆属实证，瘀血头痛多因久痛入络，血滞不行；或有外伤，如《灵枢·厥病》所说："头痛不可取于输者，有所击堕，恶血在于内。"败血瘀结于脉络，不通则痛。临床特点是：头痛如针刺，痛处固定，舌有瘀点等。痰浊头痛多因平素饮食不节，脾胃运化失调，痰浊内生，痰浊为阴邪，上蒙清窍则昏沉作痛，阻于胸脘则满闷吐涎。如《证治汇补·头痛》所说："因痰痛者，昏重而眩晕欲吐。"可取足太阴脾经之血海与手厥阴心包经之络穴，活血化瘀以止痛；取足阳明胃经之络穴、脾经之输穴化痰开窍以止痛。

（二）经络辨证

根据疼痛部位与经络循行的相应关系，偏头痛为少阳头痛；前额痛为阳明头痛。《兰室秘藏·头痛门》："阳明头痛，自汗发热，恶寒，脉浮缓长实"；《冷庐医话·头痛》："头痛属太阳者，自脑后上至巅顶，其痛连项"，故后头痛为太阳头痛；巅顶痛为厥阴头痛。《兰室秘藏·头痛门》："厥阴头项痛，或吐痰沫，厥冷，其脉浮缓。"可在以上辨证的基础上，根据部位加以局部取穴，可达到良好的治疗效果。

四、治疗

（一）刺法灸法

1.主穴

神庭、太阳、印堂、头维。

2.配穴

外感风寒者加风池、风府；外感风热者加曲池、大椎；外感风湿者加风池、列缺；肝阳上亢者加太冲、太溪；中气虚弱者加中脘、足三里；血虚阴亏者加膈俞、三阴交；瘀血阻络者加血海、内关；痰浊上蒙者加丰隆、脾俞。

3.方义

神庭为督脉，足太阳、足阳明之会，刺之可镇静安神、清头散风；印堂、太阳为局部取穴，具有疏通经络、活血止痛的作用；刺头维可祛风明目、清热泻火。配风池、风府疏风散寒，通络止痛；曲池、大椎疏散风热，通络止痛；风池、列缺祛风化湿，通络止痛；太冲、太溪滋阴潜阳，平肝止痛；中脘、足三里补中益气，通络止痛；膈俞、三阴交滋阴养血，活血通络；血海、内关活血化瘀，通络散结；丰隆、脾俞健脾化痰，开窍止痛。

4.操作

穴位常规消毒，神庭平刺0.5～0.8寸，行提插捻转平补平泻法；印堂提捏局部皮肤，平刺0.3～0.5寸，行提插捻转泻法；太阳直刺0.3～0.5寸，行提插捻转平补平泻法；头维平刺0.5～1寸，行提插捻转平补平泻法。配穴根据虚补实泻的原则，采用提插捻转补泻的方法。针刺得气后，留针30分钟。

本证外感风寒者及虚证，可针灸并用，每次灸30分钟。

(二)针方精选

1.现代针方

(1)处方1。分为外感风寒头痛、外感风热头痛、外感风湿头痛、肝阳上亢头痛、痰浊上蒙头痛、瘀血阻络头痛、阴血亏虚头痛、中气虚弱头痛等8型。外感风寒头痛治以疏风散寒解表,取肺俞、天柱、通谷、前谷。外感风热头痛治以祛风清热解表,取风门、风池、液门、曲池、大椎、风府。外感风湿头痛治以祛风胜湿,取风池、阴陵泉、合谷、足三里、悬厘。肝阳上亢头痛治以清泄肝胆,取太冲、阳辅、风池、丝竹空或透率谷、内关、百会。痰浊上蒙头痛治以化痰降逆,取列缺、丰隆、公孙、印堂或神庭。瘀血阻络头痛治以祛瘀通络,取膈俞、血海、太阳、外关、丰隆。阴血亏虚头痛治以补气升血,取三阴交、膈俞、胃俞、血海、大椎、气海。中气虚弱头痛治以补益中气,取足三里、三阴交、气海、中脘。

(2)处方2。头痛头昏:百会、印堂、头维、太阳、风池、合谷、行间。

2.经典针方

(1)《针灸大成》:“头风顶痛:百会、后顶、合谷。头顶痛,乃阴阳不分,风邪串入脑户,刺故不效也。先取其痰,次取其风,自然有效。中脘、三里、风池、合谷。疟疾头痛目眩,吐痰不已,合谷、中脘、列缺。囟会后一寸半,骨间陷中……主头风目眩,面赤肿,水肿……头面门:脑风而痛,少海。”

(2)《针灸玉龙经・玉龙歌》:“头风偏正最难医,丝竹金针亦可施。更要沿皮透率谷,一针两穴世间稀。偏正头风有两般,风池穴内泻因痰。若还此病非痰饮,合谷之中仔细看。头风呕吐眼昏花,穴在神庭刺不差。”

(3)《针灸聚英卷二・杂病》:“头痛有风,风热,痰湿、寒、真头痛。手足青至节,死不治。灸,疏散寒。针,脉浮,刺腕骨、京骨。脉长合骨、冲阳。脉弦阳池、风府、风池。”

(4)《儒门事亲卷一・目疾头风出血最急》说:“神庭、上星、囟会、前顶、百会。其前五穴,非徒治目疾,至于头痛腰脊强,外肾囊燥痒,出血皆愈。凡针此勿深,深则伤骨。”

(付　琳)

第二节　面　痛

面痛是指以眼、面颊部抽掣疼痛为主要症状的一种疾病。多由于风邪侵袭,阳明火盛、肝阳亢逆、气血运行失畅所致。

西医学的三叉神经痛属于本病范畴。

一、辨证

本病以眼、面颊阵发性抽掣疼痛为主要症状,根据病因不同分为风寒、风热、瘀血面痛。

(一)风寒外袭

疼痛为阵发性抽掣样痛,痛势剧烈,面色苍白,遇冷加重,得热则舒,多有面部受寒因素,舌淡苔白,脉浮紧。

(二)风热浸淫

疼痛阵作,为烧灼性或刀割性剧痛,痛时颜面红赤,汗出,目赤,口渴,遇热更剧,得寒较舒,发热或着急时发作或加重,舌质红,舌苔黄,脉数。

(三)瘀血阻络

面痛反复发作,多年不愈,发作时疼痛如锥刺难忍,面色晦滞,少气懒言,语声低微,舌质紫黯,苔薄,脉细涩。

二、治疗

(一)针灸治疗

治则:疏通经脉,活血止痛。以手、足阳明经穴位为主。

主穴:百会、阳白、攒竹、四白、迎香、下关、颊车、合谷。

配穴:风寒外袭加风门、风池、外关;风热浸淫加大椎、关冲、曲池;瘀血阻络加太冲、血海。

操作:毫针刺,用泻法。

方义:本方以近部取穴为主,远部取穴为辅,旨在疏通面部筋脉气血,散寒清热,活血通络止痛。

(二)其他治疗

1.耳针

选面颊、上颌、下颌、额、神门等穴,每次取2～3穴,毫针刺,强刺激,留针20～30分钟,约隔5分钟行针1次;或用埋针法。

2.水针

用维生素B_{12}或B_1注射液,或用2%利多卡因注射液,注射压痛点,每次取1～2点,每点注入0.5 mL,隔2～3天注射1次。

(付　琳)

第三节　面　瘫

面瘫是以口眼㖞斜为主要症状的一种疾病。多由络脉空虚,感受风邪,使面部经筋失养,肌肉纵缓不收所致。西医学的周围性面神经炎属于本病范畴。

一、辨证

本病以口眼㖞斜为主要症状。起病突然,多在睡眠醒后,发现一侧面部麻木、松弛、示齿时口角歪向健侧,患侧露睛流泪、额纹消失、鼻唇沟变浅。部分患者伴有耳后、耳下乳突部位疼痛,少数患者可出现患侧耳道疱疹、舌前2/3味觉减退或消失及听觉过敏等症。病程日久,可因患侧肌肉挛缩,口角歪向病侧,出现“倒错”现象。根据发病原因不同可分为风寒证和风热证。

(一)风寒证

多有面部受凉因素,如迎风睡眠,电风扇对着一侧面部吹风过久等。

(二)风热证

多继发于感冒发热之后，常伴有外耳道疱疹、口渴、舌苔黄、脉数等症。

二、治疗

(一)针灸治疗

治则：疏风通络、濡养经脉，取手足少阳、阳明经穴位。

主穴：风池、翳风、地仓、颊车、阳白、合谷。

配穴：风寒加风门、外关；风热加尺泽、曲池。

操作：急性期用平补平泻法，恢复期用补法，面部穴可用透刺法，如地仓透颊车，阳白透鱼腰等。

方义：本病为风邪侵袭面部阳明、少阳脉络，故取风池、翳风以疏风散邪；地仓、颊车、阳白等穴以疏通阳明、少阳经气，调和气血；“面口合谷收”，合谷善治头面诸疾。

(二)其他治疗

1.水针

选翳风、牵正等穴，用维生素 B_1 或 B_{12} 注射液，每穴注入 0.5～1 mL，每天或隔天 1 次。

2.皮肤针

用皮肤针叩刺阳白、太阳、四白、牵正等穴，使轻微出血，用小罐吸拔 5～10 分钟，隔天1 次。本法适用于发病初期，或面部有板滞感觉等面瘫后遗症。

3.电针

选地仓、颊车、阳白、合谷等穴。接通电针仪治疗 5～10 分钟，刺激强度以患者感到舒适、面部肌肉微见跳动为宜。本法适用于病程较长者。

(付　琳)

第四节　神　　乱

一、概述

神乱即精神错乱或神志异常，其临床表现为焦虑恐惧、狂躁不安、神情淡漠或痴呆及猝然昏倒等症，常见于癫病、狂病、痫病、脏躁等患者。《寿世保元》：“癫者，喜笑不常，癫倒错乱之谓也。”俗称“文痴”。《素问・长刺节论》：“病在诸阳脉，且寒且热，诸分且寒且热，名曰狂。刺之虚脉，视之分尽热，病已止”。《素问・奇病论》中的“癫疾”、唐代《备急千金要方》中的“五癫”，皆指痫而言。后世多把癫狂相提并论。

本症相当于西医学中的单纯型精神分裂症、妄想型精神分裂症、神经官能症、更年期神经病、狂躁症、癫痫等病症。

二、诊察

(一)一般诊察

中医诊查本症从癫、狂、痫三方面进行诊查分析，癫病患者多表情淡漠，神志痴呆，喃喃自语，哭笑无常；狂病患者多狂躁妄动，胡言乱语，打人骂詈，不避亲疏；痫病多见突然昏倒，口吐涎沫，两目上视，四肢抽搐，醒后如常的症状。

西医学本症的诊查，根据实际情况分别从抑郁症、躁狂症或精神分裂症青春型、癫痫切入。抑郁症患者在排除神经系统病变的基础上，尿液、脑脊液5-羟色胺含量具有一定诊断意义；躁狂症可与抑郁交替发生，表现为情绪高涨、妄想、言语夸张等，精神分裂青春型到后期多表现为喜怒无常，行为多具有冲动性等特点；癫痫通过贝美格诱发试验、脑电图具有诊断意义，头颅CT、MRI对脑部病变具有鉴别意义。

（二）经穴诊察

一部分患者可在神门、通里、阴郄、合谷、太冲、足三里等穴出现压痛或条索、结节状病理产物。部分患者可在心俞、肝俞、脾俞、巨阙、中脘等俞募穴出现敏感点。

有些患者在耳穴反射区心、肝、肾、脑、神门、皮质下、枕、耳颞神经点出现压痛敏感点或皮肤皱褶、隆起、颜色改变等阳性反应。

三、辨证

正常人体阴阳平衡，脏腑调和，经络通畅，气血充足，心神安宁。当人体阴阳失于平衡，心神受扰，则发神乱症。本证以脏腑辨证与经络辨证并重，在脏腑主要与心、肝、胆、脾、肾相关，在经络主要与心、肝、胆、脾、胃、心包经有关，火、痰、郁、瘀为主要致病因素。

基本病机为心神不宁，阴阳不和。病因较多，具体表现也有差别，但主要病机为心肝胆脾肾的阴阳失调。虚证主要包括心脾两虚、血虚发痫、肾虚发痫；实证包括痰气郁结、痰火上扰、阳明热盛、肝胆郁火、瘀血内阻、痰火发痫、痰瘀发痫。

（一）常用辨证

1.痰气郁结

肝气被郁，伤及脾脏，脾气不升，气郁痰结，蒙蔽神明，故表现为表情淡漠，神志痴呆等精神异常的证候。痰浊中阻，故不思饮食，舌苔腻，脉弦滑。治当化痰解郁，可取肝经之原穴与胃经之丰隆。

2.心脾两虚

多由患病日久，心血内亏，心神失养，故见心悸易惊，神思恍惚，善悲欲哭等症。血少气衰，脾气健运，故饮食量少，肢体乏力，舌色淡，脉细无力，均为心脾两亏，气血俱衰之征。治当取三阴交、足三里以健脾养心。

3.痰火上扰

是因心胃火盛，灼津为痰，痰火搏结，上蒙心窍所致。症见起病急骤，性情急躁，两目怒视，叫骂不休，毁物殴人，头痛失眠，面红目赤，大便秘结，舌质红，苔黄腻，脉弦滑数。治疗时可取神门、中脘，以化痰宁心为法。或因惊恐气乱，或脾失运化，痰热内生。若偶遇恼怒，痰随火升，上扰清窍，蒙蔽心神，症见突然昏倒，四肢抽搐，口吐黏沫，气粗息高，直视，或口作五畜声，胸膈阻塞，情志抑郁，心烦失眠，头痛目赤。发无定时，醒后疲乏，一如常人。舌质红、苔黄腻，脉弦滑数有力。治宜清热化痰，开窍醒神，可取太冲、中脘、神门。

4.阳明热盛

邪热内传阳明，热结阳明所致。症见面红耳赤，弃衣而走，登高而歌，逾垣上屋，或数天不食。腹满不得卧，便秘，尿黄，苔黄，脉沉数有力。治当清泻阳明，可取曲池、天枢。

5.肝胆郁火

因七情内伤，肝胆气滞，气郁化火，上扰神明所致。心神受扰，则心神烦乱，神不内守则言语失常，或咏或歌，或言或笑，心神不安，则或惊或悸，肝胆气滞则胸胁胀痛。症见狂躁易怒，心神烦乱，言语无伦，惊悸不安，神不守舍，或咏或歌，或言或笑，胸胁胀痛，口苦发干，舌红苔黄，脉弦数。治当泻火解郁，可取肝经之原穴。

6.瘀血内阻

邪热入里，血热互结，上扰神明所致。症见胸中憋闷，精神不宁，狂扰不安，言语不休，或沉默寡言，甚则终日骂詈，少腹胀满，疼痛拒按，舌质红紫或见瘀斑，脉沉实有力。治当取合谷、太冲、血海、膈俞以清热活血。

7.风痰上蒙

多因脾虚痰盛，积聚则气逆不顺，升降失调，清阳不升，浊阴不降，痰蒙清窍所致，故发作前有短时头晕，发作时口吐白沫或清涎是风痰的特点。症见发作前每有短时头晕，胸闷、泛恶，随即猝然仆倒，不知人事，手足搐搦强直，两目上视，口噤，口眼牵引，喉中发出五畜之声，将醒之时，口吐白沫或流清涎，醒后唯觉疲惫不堪，有时醒后又发，时发时止，或数天数月再发，疲劳时发作更频，每于感寒则易诱发，体壮者脉多滑大，舌苔白厚腻。治宜取丰隆、行间以化痰息风。

8.痰瘀阻络

瘀血夹痰，上扰神明。多有颅脑外伤，或小儿娩产时产伤，或母孕时跌伤，或情志不畅，气滞血瘀等，皆可致瘀血内生，若瘀阻于上，脑络闭阻，虚风随生，则发作前多有头痛；若瘀血夹痰上冲于头，则神志被蒙，遂发痫证，症见发时头晕头痛，旋即尖叫一声，瘛疭抽搐，口吐涎沫，脸面口唇青紫，口干但欲漱水不欲咽。多有颅脑外伤病史，每遇阴雨天易发，舌质紫有瘀血点，脉弦或弦涩。当取百会、膈俞以化瘀开窍。

9.血虚生风

多因血虚风动而发作，症见痫厥屡发，发前头晕心悸，手足搐动，发时突然昏倒不省人事，口噤目闭，吐白沫，抽搐时间长短不定，醒后如常人，伴见心悸怔忡，双目干涩等症状，或于月经期前后发作频繁，唇甲淡白，脉细滑，舌质色淡或舌尖红，苔薄白少。治疗时可取脾俞、膈俞、足三里、血海，养血息风。

10.肾气亏虚

多由病症已久，肾气亏虚，精血不足，症见反复发作数年不愈，突然昏倒，神志昏聩，面色苍白，四肢抽搐，或头与眼转向一侧，口吐白沫，二便自遗，出冷汗，继则发出鼾声而昏睡，移时渐渐苏醒，平素或腰膝酸软，足跟痛，或遗精阳痿早泄，或白带多，甚或智力渐退，脉沉细滑，舌质淡，苔薄少。治宜滋补肝肾，益精养血，可取肝俞、肾俞、太溪、照海。

(二)经络辨证

从经络的角度讲，本证与心、肝、胆、脾、胃、心包经皆有联系。《素问·阴阳脉解》说："四肢者，诸阳之本也，阳盛则四肢实，实则能登高而歌也""热盛于身，故弃衣欲走也""阳盛则使人妄言骂詈不避亲疏，而不欲食，不欲食，故妄走也"。《景岳全书·癫狂痴呆》说："凡狂病多因于火，此或以谋为失志，或以思虑郁结，屈无所伸，怒无所泄，以致肝胆气逆，木火合邪，是诚东方实也，此其邪乘于心，则为神魂不守，邪乘于胃，则为暴横刚强。"上述所云胃、肝、胆三经实火上扰心神皆可发为狂病。

值得注意的是，虽然癫、狂、痫皆是神乱的表现，但其病因病机有一定差别，经络辨证上也应注意，如《素问・大奇论》曰："心脉满大，痫瘛筋挛。肝脉小急，痫瘛筋挛。二阴急为痫厥"，清代叶天士的《临证指南医案》龚商年按总结道："狂由大惊大恐，病在肝胆胃经，三阳并而上升，故火炽而痰涌，心窍为之闭塞。癫由积忧积郁，病在心脾包络，三阴闭而不宣，故气郁则痰迷，神志为之混淆。"狂者多为阳经所病，癫、痫者多发于阴经。

四、治疗

(一)刺法灸法

1.主穴

百会、水沟；癫者取肝俞、脾俞；狂者取大陵；痫者取身柱、鸠尾、阳陵泉、本神、十宣。

2.配穴

癫者，痰气郁结者加太冲、丰隆，心脾两虚加三阴交、足三里。狂者，痰火扰心加神门、中脘；阳明热盛加曲池、天枢；火盛伤阴加神门、三阴交；气血瘀滞加合谷、太冲、血海、膈俞。痫者，痰火扰神者加丰隆、行间；风痰闭窍者加丰隆、风池；瘀血阻络者加膈俞；血虚风动者加脾俞、膈俞、足三里、血海；肾虚精亏加肝俞、肾俞、太溪、照海。

3.方义

本症多因肝气郁滞，脾气不升，气滞痰结，神明逆乱，故取肝俞以疏肝解郁，配脾俞以益气健脾祛痰；脑为元神之府，督脉入脑，取督脉之百会穴、水沟穴，可醒脑开窍，安神定志。大陵为心包经原穴，可加强醒神开窍的作用。鸠尾为治疗痫证的效穴。水沟、十宣可以开窍醒神。太冲可疏肝行气，丰隆以化痰浊；癫证日久可出现心脾亏损，取三阴交、足三里以补益心脾。加神门、中脘清心豁痰；曲池为手阳明合穴，天枢为手阳明之募穴，两穴相配可泄热通便，清泻阳明实热；神门、三阴交以滋阴降火、安神定志；合谷、太冲合为四关穴，行气化瘀，醒脑开窍；血海、膈俞活血化瘀。四穴相配共奏活血化瘀、醒脑开窍之功。

4.操作

诸穴均按常规消毒后，背部不宜深刺，以免伤及体内重要脏器；百会针向脑后方向，沿皮平刺0.3～0.5 寸；水沟用 1 寸毫针，针尖向上斜刺 0.5～0.8 寸，行捻转泻法，以患者能忍受疼痛为度；余穴根据辨证施以适当补泻手法。每天或隔天 1 次。

本证中属虚证者可以加用灸法，每次 30 分钟，每天或隔天 1 次。

(二)针方精选

1.现代针方

(1)处方 1。处方：肝俞、脾俞、丰隆、神门、心俞。本病由于肝气郁滞，脾气不升，凝聚津液，化为痰浊，神明蒙蔽。故取肝俞、脾俞、丰隆，以疏肝郁，运脾气，化痰浊以治本，取神门、心俞，开窍以苏神明。

(2)处方 2。治法：理气豁痰，醒神开窍。以手足厥阴经、督脉为主。主穴：内关、水沟、太冲、丰隆、后溪。配穴：肝郁气滞者，加行间、膻中；痰气郁结者，加中脘、阴陵泉；心脾两虚者，加心俞、脾俞；哭笑无常者，加间使、百会；纳呆者，加足三里、三阴交。

(3)处方 3。治法：涤痰开窍、养心安神。心脾两虚者针灸并用，补法；痰气郁结、气虚痰凝、阴虚火旺者以针刺为主，泻法或平补平泻。处方：脾俞、丰隆、心俞、神门。痰气郁结加中脘、太冲；气虚痰凝加足三里、中脘；心脾两虚加足三里、三阴交；阴虚火旺加肾俞、太溪、大陵、三阴交。

2.经典针方

(1)《素问·通评虚实论》:"刺痫惊脉五,针手太阴各五,刺经,太阳五,刺手少阴经络傍者一,足阳明一,上踝五寸,刺三针。"

(2)《肘后备急方》卷三·治卒发癫狂病方第十七:"斗门方,治癫痫,用艾于阴囊下谷道正门当中间,随年数灸之。"

(3)《针灸大全》卷四·窦文真公八法流注:"五痼等证口中吐白沫。内关……后溪二穴、神门二穴、心俞二穴、鬼眼四穴。"

(4)《针灸大成》卷九·医案:"患痫症二十余载……病入经络,故手足牵引,眼目黑瞀,入心则搐叫,须依理取穴,方保得痊……取鸠尾,中脘,快其脾胃,取肩髃、曲池等穴,理其经络,疏其痰气,使气血流通,而痫自定矣。"

(三)其他疗法

1.头针

取额中线、顶中线、顶旁1线、顶上正中线。强刺激,不留针。每天1次。大发作取胸腔区(双)、舞蹈震颤控制区(双),小发作取运动区、制癫区,精神运动发作取晕听区。

2.腧穴埋线

取头针的胸腔区、运动区、神门、足三里、三阴交。羊肠线埋线,可嘱患者自行按摩。每周1次。

(吴晓花)

第五节 神 昏

一、概述

神昏以不省人事,神志昏乱,呼之不应,触之不觉,不易迅速苏醒为特点,多为危急重症。神昏的深度常与疾病的严重程度有关。

《素问·至真要大论》:"暴喑,心痛,郁冒不知人,乃洒淅恶寒,振栗谵妄。"《伤寒论》:"伤寒若吐若下后不解,不大便五六日,上至十余日,日晡所发潮热,不恶寒,独语如见鬼状。如剧者,发则不识人,循衣摸床,惕而不安,微喘直视,脉弦者生,涩者死。微者,但发热,谵语者……"

本病相当于古代的"暴不知人""不知与人言""尸厥""大厥""不识人""昏瞆""昏不知人""昏迷"等。多见于西医学的肝衰竭、酒精中毒、中毒性痢疾等疾病。

二、诊察

(一)一般诊察

中医诊查,患者多见不省人事,神志昏乱,呼之不应,触之不觉,不易迅速苏醒等表现,根据病因不同可有不同兼症,当根据四诊进一步诊查,具体见常用辨证部分。

现代诊查除脉搏、血压、体温、呼吸等生命体征之外,还应检查反射情况如吞咽、咳嗽、角膜、瞳孔反射等,判断神昏的程度,检查患者是否存在外伤、出血等因素,同时进行神经系统检查,确定能否引出阳性病理体征。结合发病患者相关病史进行进一步诊查。

(二)经穴诊察

一部分神昏患者可在手厥阴经原穴、督脉上出现压痛敏感点或条索状、结节状阳性反应物，部分患者在肝经原穴可有明显压痛，同时可在三阴交、极泉等穴出现敏感点。

有些患者在耳穴反射区心、肝、枕、肾上腺、神门、皮质下等穴区可出现压痛敏感，或片状、条索状隆起，局部红晕脱屑等阳性反应。

三、辨证

心藏神，主神明，神志活动为心所司，脑为元神之府，是清窍之所在，脏腑清阳之气均会于此而出于五官，或外邪内攻，或内伤实邪导致气血逆乱，抑或久病者真气耗竭，最终导致清窍闭塞，神明失守而发神昏。本节所论神昏为广义神志模糊，故将谵语、郑声、晕厥一并列入讨论。本证以脏腑辨证为主，经络辨证为辅，主要与心、脾、肝密切相关，热、毒、暑、痰、内风为主要致病因素，同时与心经、心包经、大肠经、肝经有一定联系。

基本病机为心神失守，神志不清。病因较多，且多错杂为病，但主要病机为心、脾、肝的阴阳失调，气血失和。实证主要包括热炽阳明、热陷心包、热盛动风、风痰内闭、暑邪上冒、热毒熏蒸、气血上逆等；虚证主要包括亡阴、亡阳、气虚、血虚等。

(一)常用辨证

1.热炽阳明

太阳之邪不解，邪入阳明，化热化燥，充斥阳明，弥漫全身，症见神志不清，谵言妄语，高热面赤，口渴汗出，气粗如喘，小便短赤，舌红苔黄燥，脉洪大，治宜取手阳明之原穴，足阳明之经穴，泻热醒神。

2.热陷心包

温热之邪侵犯人体，内传心包，燔灼营血，症见高热烦躁，神昏谵语，目赤唇焦，舌謇，发疹发斑，四肢厥冷，小便黄，大便干结，舌质红绛，脉洪而数。治宜取中冲、大椎，清心开窍，泻热醒神。

3.热盛动风

邪热亢盛，燔灼肝经，引动内风，扰及神明，症见高热肢厥，神志昏迷，全身抽搐，角弓反张，颈项强直，两目上翻，面红目赤，小便短赤，大便秘结，舌质红，脉弦数。可取大肠经原穴与肝经荥穴，以清热泻火，平肝息风。

4.风痰内闭

素体痰盛，又感风邪，或肝阳偏亢而生内风，风阳夹痰，内扰心窍，症见突然昏仆，不省人事，震颤抽搐，口角流涎，喉中痰鸣，面色晦黯，胸闷呕恶，口眼㖞斜，半身不遂，舌苔白腻，脉弦滑。治宜开窍化痰，疏肝息风，可取丰隆、太冲。

5.暑邪上冒

见于炎热夏天，为暑邪内袭，耗气伤津，气津暴脱，乱其神明所致，症见猝然昏仆，身热肢厥，气粗如喘，面色潮红，或见面垢，冷汗不止，小便短赤，脉虚数而大。治宜取外关、大椎，以清暑祛湿，开窍醒神。

6.热毒熏蒸

多由感受火毒时疫之邪，或火热之邪郁结成毒，热毒内扰所致，症见壮热谵语，烦躁不安，面赤口渴，疔疮痈肿，流注四窜，或下痢脓血，或绞肠痛绝，舌质红绛，苔黄褐干燥，脉滑数。治疗当取大椎、行间，清热解毒，安神开窍。

7.血气上逆

每因恼怒伤肝，气机逆乱，血随气升，并走于上，扰乱神明，症见突然昏倒，不省人事，牙关紧咬，双手握固，呼吸气粗，面赤唇紫，舌红或紫黯，脉沉弦。治疗时宜疏肝降逆，活血开窍，可取肝经原穴与八会穴之血会。

8.亡阴

多因大吐，大泻，汗出过多，产后失血或外伤出血，或热邪久羁，以致阴精耗竭，心神散乱，症见重语喃喃，神志不清，眼眶深陷，皮肤干瘪，面色潮红，呼吸气促，渴喜冷饮，四肢温暖，舌质红，干燥少苔甚或无苔，脉细数无力，或虚数大。治疗可取配肾经原穴、经穴，以滋补阴精。

9.亡阳

多由亡阴发展而来，或由久病不愈，元气衰微，或寒气大泄，元阳暴脱，或心气耗散，真阳欲绝所致，症见喃喃自语，言语重复，断断续续，精神萎靡，呼之不应，面色苍白，四肢厥逆，气短息微；汗出黏冷，口不渴，喜热饮，舌淡白而润，甚则青紫，脉微欲绝或浮数而空。治当取命门、肾俞，回阳救逆。

10.气虚神昏

每因元气亏耗，致使阳气消乏，宗气下陷，脾气不升，则突然昏仆，症见突然昏晕，面色㿠白，气息微弱，汗出肢冷，舌质淡，脉沉弱。治当健脾益气，取足三里、膏肓。

11.血虚神昏

由大崩大吐，或产后、外伤失血过多，以致气随血脱，神机不运，症见突然晕厥，面色苍白，口唇无华，呼吸缓慢，目陷无光，舌淡，脉细数，无力。治疗可取脾俞、血海，以健脾养血，活血开窍。

（二）经络辨证

经络辨证上，由于本证主要为神明失守，而神志昏蒙。心主神明，心经通过目系与脑相连，故首先从心经、心包经论治，开窍醒神；热炽阳明而致神昏谵语者，当泻阳明经火热；每因肝阳上亢或情志恼怒引动内风者，乃火热夹风夹痰，循肝经上扰，当从肝经论治。

四、治疗

（一）刺法灸法

1.主穴

水沟、涌泉、劳宫。

2.配穴

谵语者加期门、神门、四神聪；郑声者加四神聪、神门、三阴交；昏厥者加百会、内关、三阴交；热炽阳明者加解溪、合谷；热陷心包者加中冲、大椎；热盛动风者加合谷、行间；风痰内闭者加丰隆、太冲；暑邪上冒者加外关、大椎；热毒熏蒸者加大椎、行间；血气上逆者加太冲、膈俞；亡阴者加太溪、复溜；亡阳者加命门、肾俞；气虚者加足三里、膏肓；血虚者加脾俞、血海。

3.方义

水沟为急救常用穴，为醒神开窍之要穴；涌泉为肾经井穴，具有醒脑开窍，泻热通络的作用；劳宫为心经荥穴，能清泻心火，开窍安神。期门为肝之募穴，又是足太阴、阴维之会，刺之可疏肝气、健脾气、调气活血；神门为心经原穴，具有泻心火，宁心安神的作用；四神聪为经外奇穴，具有镇静安神的作用；百会为督脉腧穴，醒神开窍，通络安神；内关属心包络穴，又为八脉交会穴之一，

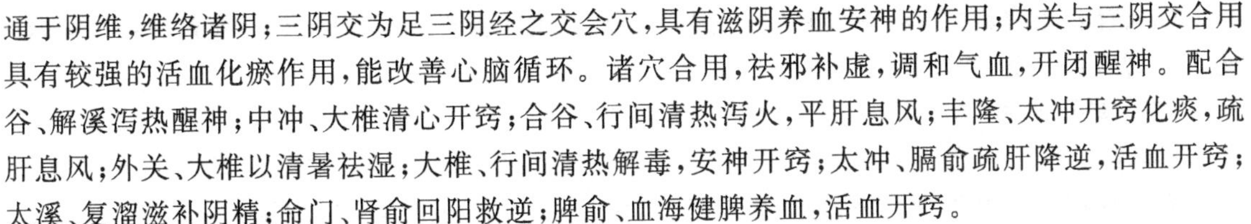

通于阴维，维络诸阴；三阴交为足三阴经之交会穴，具有滋阴养血安神的作用；内关与三阴交合用具有较强的活血化瘀作用，能改善心脑循环。诸穴合用，祛邪补虚，调和气血，开闭醒神。配合谷、解溪泻热醒神；中冲、大椎清心开窍；合谷、行间清热泻火，平肝息风；丰隆、太冲开窍化痰，疏肝息风；外关、大椎以清暑祛湿；大椎、行间清热解毒，安神开窍；太冲、膈俞疏肝降逆，活血开窍；太溪、复溜滋补阴精；命门、肾俞回阳救逆；脾俞、血海健脾养血，活血开窍。

4.操作

腧穴常规消毒，水沟直刺 0.3～0.5 寸，涌泉直刺 0.5～1 寸，劳宫直刺 0.3～0.5 寸，百会、四神聪向后平刺 0.6～0.8 寸，以上诸穴，实证神昏用提插捻转泻法，虚证用平补平泻法。中冲、大椎、膈俞采用点刺放血法，以泻实热。配穴根据虚补实泻的原则，采用提插捻转补泻的方法。针刺得气后，留针 30 分钟。

本症治疗过程中，可在肾俞、命门用灸法，每次施灸 30 分钟。

（二）针方精选

1.现代针方

（1）处方 1：热陷心包神昏治以清营泄热，醒神开窍，取中冲、内关、行间、水沟、膻中；腑热熏蒸神昏治以泻热攻下，醒神开窍，取胃俞、大肠俞、陷谷、合谷、天枢；热毒攻心神昏治以清热解毒，醒神开窍，取足三里、神门、十宣、百会、印堂；湿热蒙蔽神昏治以清热利湿，豁痰开窍，取外关、阴陵泉、丰隆、公孙；暑热上冒神昏治以泄热开窍，取二间、内庭、大椎、百会、水沟；热盛动风神昏治以清热息风，醒神开窍，取十宣、风池、劳宫、行间、大椎；阴虚动风神昏治以补阴潜阳，平肝息风，取太溪、三阴交、太冲、风池；风痰内闭神昏治以平肝息风，涤痰开窍，取行间、风池、丰隆、水沟、内关；瘀血阻心神昏治以祛痰开窍，取膈俞、脾俞、内关、血海；阴竭阳脱神昏治以回阳固脱，益气敛阴，取足三里、气海、复溜；内闭外脱神昏治以豁痰开窍，回阳固脱，取丰隆、列缺、复溜、中脘、百会、气海或关元。

（2）处方 2：神昏指神志昏迷，意识不清，往往由邪热内陷心包或湿热、痰浊蒙闭清窍所引起。治宜息风开窍、清心豁痰。取穴：水沟、十二井、太冲、丰隆、劳宫。

（3）处方 3：热邪毒闭型用毫针刺法，取人中、十宣、百会、涌泉、大椎、内关。人中用雀啄刺法，十宣用点刺放血，余穴常规刺法，用强刺激，留针 30～60 分钟，每天 1～2 次。正衰虚脱型用灸法，取关元、神阙、气海、中脘，均艾炷隔姜重灸，每天 1～2 次。

（4）处方 4：选取巨阙、中脘、内关、肺俞。

2.经典针方

（1）《素问·缪刺论》：“邪客于手足少阴太阴足阳明之络，此五络皆会于耳中，上络左角，五络俱竭，令人身脉皆动，而形无知也，其状若尸，或曰尸厥。刺其足大指内侧爪甲上，去端如韭叶（隐白），后刺足心（涌泉），后刺足中指爪甲上各痏（厉兑），后刺手大指内侧，去端如韭叶（少商），后刺手心主（中冲），少阴锐骨之端（神门），各一痏立已；不已，以竹管吹其两耳，剃其左角之发；方一寸，燔治，饮以美酒一杯，不能饮者，灌之，立已。”

（2）《针灸大成》：“不识人，水沟、临泣、合谷；中暑不省人事，人中、太冲、合谷。尸厥，列缺、中冲、金门、大都、内庭、厉兑、隐白、大敦。”

（3）《简明医彀·厥证》：“忽然厥冷，神昏妄言者，先掐人中……或针入人中至齿，灸关元百壮，鼻尖有汗，苏为度，妇人灸乳下。”

（4）《针灸逢源》：“中风卒倒不醒：神阙（隔盐、姜或川椒代盐）、丹田、气海皆可灸之。”

(5)《针灸集成》:“尸厥,谓急死也,人中针,合谷、太冲皆灸,下三里、绝骨、神阙百壮。若脉似绝,灸间使,针复溜,久留神效。”

(三)其他疗法

1.指针

紧急情况下用拇指重力掐按水沟、合谷、内关穴,以患者出现疼痛反应并苏醒为度。

2.刺血

实证昏厥取大椎、百会、太阳、委中、十宣。点刺出血。

(吴晓花)

第六节 痴 呆

一、概述

痴呆是指神情呆滞,智能低下而言,是智能活动发生严重障碍的表现。痴呆一症,虽有数因,但基本上不外虚实两类。属实者,因于气滞、痰湿;属虚者,缘于阴亏、血少、髓虚。本症又称呆痴,常见于西医学的老年痴呆,小儿脑瘫等病。

痴呆一症,古人有“文痴”“武痴”之分。痴呆伴有精神抑郁,表情淡漠,坐如木偶,沉默寡言,善悲欲哭者,称为“文痴”;痴呆伴有狂乱无知,骂詈呼叫,不避亲疏,弃衣裸体,逾垣上屋者,称为“武痴”。属于狂证,不属本篇讨论范围。

二、诊察

(一)一般诊察

中医诊查可通过望诊及问诊做出初步诊断,患者可见神情淡漠、沉默寡言等表现,小儿痴呆多见五迟五软表现,老年人为渐进性,多由记忆力减退开始。

西医学通过智力量表测试、脑部影像学检查、脑脊液检查、脑电图、神经心理测验都对相关病症具有诊断意义。

(二)经穴诊察

一部分痴呆患者会在心经的神门、肾经的太溪、肝经的太冲等腧穴局部触及压痛,或条索、结节状病理产物,部分患者可在脾俞、肝俞、肾俞等穴出现敏感点。

有些患者可在耳穴反射区心、脾、肾等出现压痛敏感或皮肤皱褶;脑、额、神门、皮质下可见到压痛敏感、皮肤隆起等阳性反应。

三、辨证

脑为元神之府,又为髓海,脑窍清利,脑髓充盛则神机聪明。若先天不足或年迈体虚,精亏髓减,或久病迁延,心脾受损,气虚血少,致髓海亏虚,神志失养,渐成痴呆一症。本证以脏腑辨证为主,与心、肝、脾、肾有密切关系,湿、瘀为主要致病因素。

基本病机为髓海亏虚,神志失养。病因以虚为主,其主要病机为心肝脾肾的阴阳失调。虚证

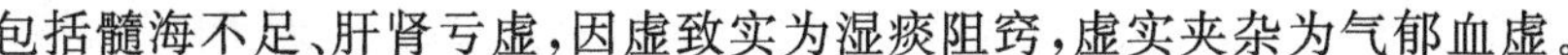

包括髓海不足、肝肾亏虚，因虚致实为湿痰阻窍，虚实夹杂为气郁血虚。

(一)常用辨证

1.湿痰阻窍

多因水湿内蕴，湿聚成痰，上蒙清窍，致使神情呆钝。其临床特点是痴呆时轻时重，不易完全恢复。且必见湿痰征象，如静而少言，或默默不语，头重如裹，倦怠无力，胸闷呕恶，泛吐痰涎，苔白腻，脉沉滑。治当健脾利湿，开窍化痰，可取丰隆、脾俞。

2.气郁血虚

多因胸怀不畅，肝郁克脾，或由大惊卒恐，气血逆乱，以致心失所养，则精神恍惚，痴呆不语。其临床特点是痴呆突然发生，多与情志不畅或突受精神刺激有关。一般病情严重，但持续时间较短，经过治疗可以较快恢复。兼见肝气郁结，心脾血虚的征象，如胸胁胀闷，太息，面色苍白，神志恍惚，心神不宁，悲忧欲哭等表现。治疗当疏肝解郁、养血开窍，可取期门、血海。

3.髓海不足

多缘于先天不足，禀赋薄弱，或近亲配偶，或遗传缺陷，致使脑髓发育不良，而成痴呆。其特点是神情呆滞，齿发难长，骨软痿弱，怠惰嗜卧，舌淡脉细。多见于小儿，智能低下开始并不明显，往往随着患儿年龄之增长，智能障碍则逐渐表现出来。可取太溪、肝俞滋补肝肾。

4.肝肾亏虚

多见于大病、久病，因邪气久居，或热毒深入下焦，劫伤肝肾之阴；或年高体衰，肝肾不足，神失所养，则默默寡言，呆钝如痴。其特点为智能低下常进行性加重，初期记忆不佳，反应迟钝，言语颠倒，其后可发展成白痴。兼见有关节屈伸不利，四肢麻木，语言迟钝，面色憔悴，两目无神，形体消瘦，肌肤甲错等表现。若阴虚阳亢，虚阳妄动，风自内生，还可见有舌强语謇、瘛疭等内风之象。治当填精益髓，取太溪、肾俞。

(二)经络辨证

肾主骨生髓，脑为髓海，《灵枢·海论》说：“髓海不足，则脑转耳鸣，胫酸眩冒，目无所见，懈怠安卧。”此处便是对痴呆较早的描述，从虚的病因来看，痴呆与肾关系最密切，所以从经络辨证的角度，本症与肾经有密切关联。而晋代王叔和《脉经》记载狂痴病的脉象云：“二手脉浮之俱有阳，沉之俱有阴，阴阳皆实盛者，此为冲督之脉也，冲督用事，则十二经不复朝于寸口，其人皆苦恍惚狂痴。”督脉“起于肾下胞中”“挟脊上项，散头上”。可见督脉在肾与脑之间架起了一座“桥梁”，肾的精气不足，不能由督脉滋养于脑，或脉络不通，气血不行，也会导致脑髓失养，而发生痴呆一症。所以本症与督脉也有密切联系。

四、治疗

(一)刺法灸法

1.主穴

四神聪、风池、三阴交、内关、悬钟。

2.配穴

湿痰阻窍者加丰隆、脾俞；气郁血虚者加期门、血海；肝肾亏虚者加太溪、肝俞；髓海不足者加太溪、肾俞。

3.方义

三阴交为肝、脾、肾三经交会穴，能通调肝、脾、肾三脏，养血活血，醒神开窍；风池醒脑开窍；

四神聪为经外奇穴,化瘀通络,开窍醒神;内关属心包络穴,又为八脉交会穴之一,通于阴维,维络诸阴,具有宁心安神之效;悬钟为八会穴之髓会,可滋阴通脉、益髓壮骨。配丰隆、脾俞健脾利湿,开窍化痰;期门、血海疏肝解郁、养血开窍;太溪、肝俞滋补肝肾,醒神开窍;太溪、肾俞填精益髓。

4.操作

腧穴常规消毒,四神聪向后平刺 0.6～0.8 寸,行提插捻转平补平泻法;风池向鼻尖方向刺 0.5～0.8 寸,行提插捻转泻法;三阴交直刺 0.5～1 寸,行提插捻转补法;内关直刺 0.5～1 寸,行提插捻转平补平泻法;悬钟直刺 0.5～0.8 寸,行提插捻转补法。配穴根据虚补实泻的原则,采用提插捻转补泻的方法。针刺得气后,留针 30 分钟。

本症属气血虚弱者,可使用灸法,尤宜在背部俞穴施灸,施灸时应有人看护,或用悬起灸法,每次30 分钟。

(二)针方精选

1.现代针方

(1)处方 1:分为禀赋不足、肝肾亏虚、脾虚痰阻、瘀血阻络 4 型。禀赋不足痴呆治以补肾填精,取太溪、肾俞、百会、四神聪、关元;肝肾亏损痴呆治以补益肝肾,填髓健脑,取肝俞、肾俞、百会、四神聪、悬钟;脾虚痰阻痴呆治以健脾益气,化痰通窍,取足三里、阴陵泉、丰隆、中脘、百会、四神聪;瘀血阻络痴呆治以化瘀通络,健脑益肾,取血海、膈俞、内关、百会、四神聪。

(2)处方 2:毫针法取四神聪、颞三针、人中、内关、三阴交、丰隆。颞三针为颞部耳尖直入发际 2 寸处为第 1 针;以此为中点,同一水平向前、后各 1 寸处,分别为第 2 针、第 3 针;针尖向下沿皮慢慢捻入,深1 寸。四神聪平刺 1 寸。以上均行快速捻转,频率 200 次/分左右,连续 2 分钟。每 10 分钟再次行针,重复3 次后出针。内关穴直刺 0.5～1 寸,行泻法 1 分钟。人中穴向鼻中隔方向斜刺 0.3～0.5 寸,雀啄术至眼球湿润或流泪为度。三阴交,至胫骨内缘向上斜刺进针 1.5 寸,提插补法。丰隆穴,直刺 1 寸,平补平泻。以上 4 穴留针 30 分钟,其间行针 1～2 次。

电针法取四神聪、风池、内关。髓海不足配大椎,脾肾两虚加足三里、太溪,痰浊蒙蔽加丰隆、中脘,气滞血瘀加合谷、太冲。主穴进针得气后。G6805 电针仪通脉冲电流,用连续波,频率60～100 次/分,通电 30 分钟。配穴用提插捻转补泻或平补平泻,留针 30 分钟,每 10 分钟行针 1 次。

每周 5 次,休息 2 天,2 个月 1 个疗程。

(3)处方 3:采用针刺后溪、神门(双侧交替),针刺得气后留针 30 分钟,每隔 5 分钟施行平补平泻手法 1 次。每大 1 次,20 次为 1 个疗程。

(4)处方 4:通过辨证将痴呆分为热浊阻窍型(实)、阴精亏损型(虚)。热浊阻窍型治以清心开窍、降浊通腑。取郄门、通里、水沟、丰隆、行间、内庭。其中郄门、通里、丰隆施提插泻法,使针感向远端放射 1～2 次,余穴施雀啄泻 1～2 秒。阴精亏损型治以滋阴益肾,健脑调神。取上星、印堂、内关、神门、廉泉、复溜、足三里。其中上星、印堂、神门施捻转补法 1～2 秒。内关、足三里施提插补法,令针感向远端放射1 次。廉泉提插雀啄补法 1～2 秒。

(5)处方 5:以百会或四神聪、肾俞为主穴、太冲、关元、三阴交及足三里为配穴,进针得气后行捻转补法,主穴接 G6805 电针治疗仪,施以连续波,频率 2～4 次/秒,强度以腧穴局部肌肉可见抽动或患者耐受为度,留针 30 分钟,每天1 次,针 6 天停 1 天;对照组口服尼莫地平,每次 20～40 mg,每天 3 次。两组均连续治疗 8 周。

2.经典针方

(1)《医学纲目》:"呆滞,刺神门一穴,沿皮向前三分,先补后泻。失志,呆凝,取神门、中冲、鬼眼、鸠尾、百会。”

(2)《扁鹊神应针灸玉龙经》玉龙歌:“痴呆一症少精神,不识尊卑最苦人,神门独治痴呆病,转手骨开得穴真。”

(3)《针灸大成》:“失志痴呆:神门、鬼眼、百会、鸠尾。”

(4)《医学入门》:“神门专治心痴呆,人中间使祛颠妖。”

(5)《针经指南·标幽赋》:“用大钟治心内之呆痴。”

(6)《针经指南·流注通玄指要赋》:“神门去心性之呆痴。”

(三)其他疗法

1.头针

取顶中线、额中线、颞前线、颞后线。每次选2～3穴,毫针强刺激,还可以配合使用电针,疏密波中强度刺激。

2.耳针

取心、肝、肾、枕、脑点、神门、肾上腺。每次选3～5穴,毫针浅刺、轻刺,留针30分钟;也可以用王不留行籽贴压。

(吴晓花)

第七节 癫 狂

癫狂是以精神错乱、言行失常为主要症状的一种疾病。癫证以沉默痴呆、语无伦次、忧郁苦闷、静而多喜为特征;狂证以喧扰不宁、躁妄打骂、哭笑无常、动而多怒为特征。癫属阴、狂属阳,两者病情可相互转化,故统称癫狂。癫狂主要是由于七情内伤、痰气上扰、气血凝滞,使机体阴阳平衡失调,不能互相维系,以致阴盛于下,阳亢于上,心神被扰,神明逆乱所致。

西医学的精神分裂症、狂躁性精神病、抑郁性精神病、反应性精神病、围绝经期精神病等均属本病范畴。

一、辨证

本病以精神错乱、言行失常为主要症状。根据表现症状不同分为癫证和狂证。癫证属阴多呆静,狂证属阳多躁动。

(一)癫证

沉默痴呆,精神抑郁,表情淡漠,或喃喃自语,语无伦次,或时悲时喜,哭笑无常,不知秽洁,不知饮食,舌苔薄腻,脉弦细或弦滑。

(二)狂证

始则性情急躁,头痛失眠,面红目赤,两目怒视等症;继则妄言责骂,不分亲疏,或毁物伤人,力过寻常,虽数天不食,仍精神不倦,舌质红绛,苔黄腻,脉弦滑。

二、治疗

(一)针灸治疗

1.癫证

治则:涤痰开窍,宁心安神。取背俞穴为主,佐以手少阴、足阳明经穴位。

主穴:肝俞、脾俞、心俞、神门、丰隆。

配穴:痰气郁结加膻中、太冲;心脾两虚加三阴交、大陵;不思饮食加足三里、中脘;心悸易惊加内关。

操作:毫针刺,痰气郁结可用泻法,心脾两虚用补法。

方义:病因痰气郁结、蒙蔽心窍所致,故取肝俞以疏肝解郁,脾俞以健脾化痰,心俞以宁心开窍,神门以醒神宁心,丰隆以涤痰化浊,痰气消散,癫证自愈。

2.狂证

治则:清心豁痰。以任脉、督脉、手厥阴和足少阴经穴位为主。

主穴:大椎、风府、内关、丰隆、印堂、水沟。

配穴:痰火上扰加劳宫;火盛伤阴加大钟。

操作:毫针刺,用泻法。

方义:本病由痰火扰心所致,取大椎、水沟能清热醒神,风府、印堂醒脑宁神,内关、丰隆祛痰开窍、宁心安神。

(二)其他治疗

1.水针

选心俞、巨阙、间使、足三里、三阴交穴,每次选用1~2穴,用25~50 mg氯丙嗪注射液,每天注射1次,各穴交替使用。本法适用于狂证。热重加大椎、百会,狂怒加太冲、支沟。

2.耳针

选心、皮质下、肾、枕、额、神门。毫针刺,每次选用3~4穴,留针30分钟。癫证用轻刺激,狂证用强刺激。

3.头针

选运动区、感觉区、足运感区。用1.5寸毫针沿皮刺入,左右捻转1分钟,留针20~30分钟。

4.电针

水沟、百会、大椎、风府透哑门。每次选用一组穴,针后接通电针仪治疗15~20分钟。

(吴晓花)

第八节 郁 证

郁证是以心情抑郁、情绪不宁、胸部满闷、胁肋胀满,或易怒易哭,或咽中如有异物哽塞等为主要临床表现的一类病证。本病主要是因情志内伤,肝失疏泄,脾失健运,心神失养,脏腑阴阳气血失调所致。

西医学的神经官能症、癔症、焦虑症及围绝经期综合征等均属于本病范畴。

一、辨证

本病以精神抑郁善忧，情绪不宁或易怒易哭为主要症状。根据病因可分为肝气郁结、气郁化火、痰气郁结、心神惑乱、心脾两虚和肝肾亏虚型。

（一）肝气郁结

胸胁胀满，脘闷嗳气，不思饮食，大便不调，脉弦。

（二）气郁化火

性情急躁易怒，口苦而干，或头痛、目赤、耳鸣，或嘈杂吐酸，大便秘结，舌红，苔黄，脉弦数。

（三）痰气郁结

咽中如有物哽塞，吞之不下，咯之不出，苔白腻，脉弦滑。

（四）心神惑乱

精神恍惚，心神不宁，多疑易惊，悲忧善哭，喜怒无常，或手舞足蹈等，舌淡，脉弦。

（五）心脾两虚

多思善疑，头晕神疲，心悸胆怯，失眠健忘，食欲缺乏，面色不华，舌淡，脉细。

（六）肝肾亏虚

眩晕耳鸣，目干畏光，心悸不安，五心烦热，盗汗，口咽干燥，舌干少津，脉细数。

二、治疗

（一）针灸治疗

1.治则

调神理气，疏肝解郁。以督脉及手足厥阴、手少阴经穴位为主。

2.主穴

水沟、内关、神门、太冲。

3.配穴

肝气郁结者，加曲泉、膻中、期门；气郁化火者，加行间、侠溪、外关；痰气郁结者，加丰隆、阴陵泉、天突、廉泉；心神惑乱者，加通里、心俞、三阴交、太溪；心脾两虚者，加心俞、脾俞、足三里、三阴交；肝肾亏虚者，加太溪、三阴交、肝俞、肾俞。

4.操作

水沟、太冲用泻法，内关、神门用平补平泻法。配穴按虚补实泻法操作。

5.方义

脑为元神之府，督脉入络脑，水沟可醒脑调神；心藏神，神门为心经原穴，内关为心包经络穴，二穴可调理心神而安神定志；内关又可宽胸理气，太冲可疏肝解郁。

（二）其他治疗

1.耳针

选神门、心、交感、肝、脾。毫针刺，留针 15 分钟，或揿针埋藏，或王不留行籽贴压。

2.穴位注射

选心俞、膻中。用丹参注射液，每穴每次 0.3～0.5 mL，每天 1 次。

（吴晓花）

第八章

妇科疾病的针灸治疗

第一节　痛　　经

妇女正值经期或行经前后，出现小腹部疼痛或痛引腰骶，甚则剧痛至昏厥者，称痛经，亦称经行腹痛。

古代无“痛经”病名，历代医家所论，不外“经行腹痛”“经来腹痛”“月水来腹痛”“少腹坚痛”“月水刺痛”“经事欲行，脐腹绞痛”“妇人经期，气逆作痛”等，现代中医已将该病统称为痛经。

西医学一般将痛经分为原发性与继发性两种。原发性痛经多属功能性痛经，是指经妇科检查，生殖器官无明显器质性病变者，多发生于月经初潮后2～3年的青春期少女或未婚的年轻妇女，原发性痛经多能在生育后缓解。继发性痛经多属器质性痛经，是指生殖器官有明显病变者，如子宫内膜异位症、盆腔炎性疾病、肿瘤等，多见于生育后及中年妇女。本节所讨论的痛经，主要是指原发性痛经。

一、病因病机新论及辨证探要

(一)传统认识

痛经的病机不外虚实两方面，实者“不通则痛”，虚者“不荣则痛”。属于实者，或因忧思恼怒、情志不遂、肝郁气滞，经血运行不畅；或因经期起居不慎，感受风寒湿邪，或嗜食寒凉生冷，以致经血凝滞不通。属于虚者，或素体阳虚，不能温运胞宫，胞宫虚寒，胞脉失养；或肝肾亏损，气血虚弱，经行血海更虚，胞脉失于濡养，不荣则痛。

(二)现代新论

现代研究者认为，本病的发生与冲任、胞宫的周期性生理变化密切相关。其病机主要是经期受各种因素的影响，致冲任瘀阻或寒凝经脉，使气血运行不畅，胞宫经血流通受阻，以致“不通则痛”；或胞宫、冲任失养，“不荣则痛”。其病位在冲任、胞宫，变化在气血，表现在痛症。本病所以随月经周期发作，是与经期冲任气血变化有关。非行经期间，冲任气血平和，致病因素尚未能引起冲任、胞宫气血瘀滞或不足，故不发生疼痛，而在经期前后，由于血海满盈而泻溢，气血变化急骤，致病因素乘时而作，便可发生痛经。

(三)辨证探要

痛经的辨证主要是辨别疼痛的属性,根据疼痛发生的时间、性质、部位及疼痛的程度,结合全身症状辨别寒、热、虚、实。一般经前或行经期疼痛多为实,经后作痛多为虚;痛而拒按者为实,按之痛减者为虚;得热痛甚者为热,得热痛减者为寒;刺痛为热,绞痛为寒;胀甚于痛者属气滞,痛甚于胀者属血瘀。

二、古代治疗经验

本证在古代针灸文献中被描述为经行腹痛、月水来腹痛、月经至则腹痛等,与现代临床上的原发性痛经、继发性痛经相关。早在《针灸甲乙经》中已记载:“女子胞中痛,月水不以时休止,天枢主之。”“小腹胀满痛引阴中,月水至则腰脊痛,胞中瘕,子门有寒,引髌髀,水道主之。”“妇人少腹坚痛,月水不通,带脉主之。”至清末为止,针灸文献中明确治疗本证者共数十条。

(一)选穴特点

1.循经、分部选穴

(1)选任脉与胃经小腹部穴:此为局部取穴法,常用穴为关元、阴交、中极、气海,以及天枢等。如《医心方》曰:“治月水来腹痛方:灸中极穴。”民国初年《针灸实验集》载:“大成桥某女,患行经腹痛,为针中极、气海,灸天枢后遂愈,至今未发。”

(2)选脾、肾经下肢穴:因脾、肾二经上行到达小腹,故也取下肢阴面穴,如三阴交、照海等。《针灸则》云:“经水行后而作痛,血俱虚也,针:三阴交、关元。”《针灸大全》取照海治疗“女人经水正行,头晕,小腹痛。”均为例。

(3)选四肢末端穴:如《医学入门》载:内庭主“行经头晕,小腹痛”。《名医类案》言:“一妇年三十余……经来时必先小腹大痛,口吐涎水,经行后,又吐水三日,其痛又倍……腰腹时痛,小便淋痛,心惕惕惊悸……先为灸少冲、劳宫、昆仑、三阴交,止悸定痛,次用桃仁承气汤,大下之。”

就经络而言,治疗本证多取任脉、胃经、脾经、肾经穴。

2.对症选穴

治疗瘀痛,即经前痛者,《针灸则》曰:“经水未行,临经将来作痛,血实郁滞也,针:大枢、阴交、关元。”“经水欲行,脐腹绞痛,血滞也,针:气海、阴交、大敦。”

治疗虚痛,即经后痛者,《针灸则》载:“经水行后而作痛,血俱虚也,针:三阴交、关元。”

(二)针灸方法

1.针刺

由于针刺疗效快捷,可激发经气,疏通经络,调和气血,从而激发机体自身潜在的调整功能,因此,古人常用针刺治疗本证。上述《针灸则》载:“针:天枢、阴交、关元”“针:气海、阴交、大敦”“针:三阴交、关元”,均为针刺之例。

2.艾灸

艾灸具温阳补气之功,又可扩张血管,消除瘀滞,故能治疗由虚弱和瘀血导致的本证,如上述《医心方》“灸中极穴”,《名医类案》“灸少冲、劳宫、昆仑、三阴交”,均为灸之例。又如民国初年的《针灸实验集》载:“毛琦,年二十余,患月经痛已有多年,每逢月信前来二三日发前驱症,如头眩,全身违和,恶心,食欲缺乏等……以间接灸法,关元、四满二穴,每穴三分钟,一次治疗,次日即不复发,迄今年余,亦未复发。”

三、临床治疗现状

(一)痛经的治疗

1.体针

痛经的辨证治疗见表8-1。

表8-1 痛经常见证型治疗表

证型	症状	主穴	配穴
气滞血瘀	经前一二天或经期小腹胀痛,拒按,或伴胸胁乳房胀痛,或经量少,或经行不畅,经色紫暗有块,血块排出后痛减,经净疼痛消失。舌紫暗或有瘀点,脉弦或弦滑	中极、三阴交、次髎、地机	气海、血海
寒湿凝滞	经前数天或经期小腹冷痛,得热痛减,按之痛甚,经量少,经色暗黑有块,或畏冷身疼。舌苔白腻,脉沉紧		命门、带脉、归来
气血虚弱	经后一二天或经期小腹隐隐作痛,或小腹及阴部空坠,喜揉按,月经量少,色淡质薄,或神疲乏力,或面色不华,或纳少便溏。舌淡,脉细弱		关元、足三里、血海

2.特种针灸法

(1)皮肤针。选穴:中极、三阴交、八髎。方法:常规消毒后,用皮肤针在相应穴位或部位进行叩刺,叩刺时要稳、准,针尖与皮肤垂直,中等强度刺激,每分钟叩刺70～90次,每穴叩刺约1分钟,以局部微出血为度。于每次月经来潮前3～5天开始治疗。

(2)耳穴压丸。选穴:主穴选内生殖器、肝、胆、肾、腹、内分泌、肾上腺、皮质下、耳迷根。配穴当恶心呕吐加胃,心烦不安加心、神门。方法:主穴每次选3～4穴,根据症状加用配穴。用王不留行籽,以胶布固定于所选的耳穴上。

(3)发泡灸。选穴:中极、关元。方法:斑蝥、白芥子各20 g,研极细末,以50%二甲基亚砜调配成软膏。每次选1穴,可交替使用,取麦粒大药膏置于胶布上贴敷。每次于月经前5天贴敷第1次,月经始潮或始觉腹痛贴第2次。一般贴3小时揭去药膏,可出现水疱并逐渐增大,2～3天后渐干瘪结痂。如水疱擦破,外涂1∶5 000呋喃西林盐水湿敷以防感染。

(二)原发性痛经的治疗

1.常用方案

方案一

选穴:主穴用中极、三阴交、地机、次髎。配穴用关元、子宫、血海。

方法:毫针刺。中极穴施予平补平泻手法,使针感在小腹部放散;次髎穴垂直进针,刺入第二骶后孔,均匀提插捻转,得气后施平补平泻手法,使针感向小腹部放射。

方案二

选穴:中极、关元、次髎。

方法:隔姜灸。一般灸5～7壮,灸至皮肤红晕而不起泡为度。在施灸过程中,若患者感觉灼热不可忍受时,可将姜片向上提起,或缓慢移动姜片。

方案三

选穴：中极、关元。

方法：温和灸。将艾卷的一端点燃，对准应灸的腧穴，距皮肤 2～3 cm 处进行熏烤，以患者局部有温热感而无灼痛为宜，每穴灸 30 分钟，至皮肤红晕为度。要注意随时调节施灸时间和距离，防止烫伤。

2.原发性痛经针灸切入点

针灸由于有很好的镇痛效应和调整内分泌作用，因而针灸介入原发性痛经的治疗具有明显的临床优势。原发性痛经最易受精神、神经因素影响，受凉也是发病的重要因素。目前，非甾体抗炎药是最常用的一线药物，该药通过抑制还氧化酶而减少前列腺素的生物合成，从而缓解前列腺素引起的子宫痉挛性收缩，但可导致胃肠道和中枢神经系统的不良反应。针灸治疗痛经既可以迅速达到止痛的效果，又能通过调整患者神经内分泌的作用，使人体阴阳趋于相对平衡，达到治愈的效果，或者达到减少发作、减轻症状的效果。针灸治疗痛经的同时，还能发挥其整体的调节作用，对患者的其他兼症进行治疗，使患者可能伴有的腰痛、食欲缺乏、头痛、精神焦虑等得到改善，从而提高了患者的生活质量。

3.针灸治疗思路

当痛经急性发作时，应急则治标，首先止痛，精选疗效肯定的穴位，所用穴位数量宜少，再根据具体情况辨证配穴。治疗痛经的有效穴位主要集中在腹部和三阴经小腿部，如三阴交与关元已成为现代临床最常用的治疗痛经有效的固定配伍，此外，还可用肾俞、合谷、照海、次髎、地机、太冲、足三里等为常用主穴。

经前施治，预防疼痛。针灸治疗痛经疗效肯定，在经前 3～5 天开始治疗，能起到良好的预防疼痛发作的作用。

4.针灸治疗痛经疗效特点

针灸治疗由于精神、内分泌因素引起的原发性痛经疗效显著，有一定的优势，由于子宫位置过度弯曲、子宫颈管狭窄等造成经血流通不畅而引起的痛经，待分娩后症状可能减轻或消失。月经前 3～5 天进行治疗，有良好预防或减轻疼痛的作用；发作时治疗可迅速止痛，且疗效稳定。对于继发性痛经，针灸可以减轻症状，应积极治疗原发病症。

四、展望

针灸治疗痛经的有效性和安全性已为大量的临床实践所肯定，临床主要采用体穴、腹部穴位为主，针刺治疗为常用的方法，也有应用耳针、灸法等方法的报道。目前针灸治疗痛经在临床上应用较为普遍，但也存在一些问题，如所选用的穴位较为统一，然应用方法众多，尽管结果显示各种方法均具有良好治疗效果，但疗效标准尚欠规范，且目前临床尚缺乏各疗法之间客观比较的评价。经前针灸治疗可提高疗效已为大家的共识，但是缺乏高质量的临床研究依据。另外，针灸治疗痛经的效应特点研究不足，如痛经发作时，针刺刺激量问题，针刺效应的持续时间问题，每天治疗次数问题等。因此，痛经的临床研究应用统一的纳入标准及疗效标准，采用多中心大样本随机对照试验方法，比较不同治疗方法之特点，筛选针灸治疗痛经的最佳方案。

（盛　阳）

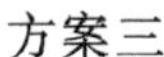

第二节 闭　　经

闭经是以女子年满18周岁，月经尚未来潮，或已行经非怀孕又中断3个月以上的月经病。前者称为原发性闭经，后者称为继发性闭经。闭经又名经闭或不月，妊娠期、哺乳期或生活变迁、精神因素影响等出现停经(3个月内)，因月经可自然恢复不属闭经的范畴。

西医学中的下丘脑性、垂体性、卵巢性等内分泌障碍引起的闭经均可参照本节治疗。

一、病因病机

本证病因病机较为复杂，但不外虚实两端。虚者因肝肾亏虚或气血虚弱，实者由气滞血瘀、痰湿阻滞、血寒凝滞引起。

(一)肾气不足

禀赋不足，肾精未充，冲任失于充养，壬癸不至或多产房劳，堕胎久病，肾气受损，导致闭经。

(二)气血亏虚

饮食劳倦，或忧思过极，损伤心脾，化源不足，大病久病，堕胎小产，吐血下血，虫积伤血，致冲任空虚，无血可下。

(三)气滞血瘀

情志怫郁，郁怒伤肝，肝气郁结，气滞血瘀，胞脉壅塞，经血不得下行。

(四)痰湿阻滞

形体肥胖，痰湿内生；或脾阳失运，湿聚成痰，脂膏痰湿阻滞冲任，胞脉闭而经不行。

(五)阴虚内热

素体阴虚，或久病耗血，失血伤阴，精血津液干涸，均可发为虚劳闭经。

(六)血寒凝滞

经期产后，过食生冷，或外感寒邪，寒凝血滞，而致经闭。

二、辨证

(一)肾气不足

证候：年逾18周岁，月经未至或来潮后复闭，素体虚弱，头晕耳鸣，腰腿酸软，腹无胀痛，小便频数，舌淡红，苔少，脉沉弱或细涩。

治法：益肾调经。

(二)气血亏虚

证候：月经周期后延，经量偏少，经色淡而质薄，继而闭经，羸瘦萎黄，头晕目眩，心悸气短，食欲缺乏，神疲乏力，舌淡边有齿印，苔薄，脉无力。

治法：益气养血调经。

(三)气滞血瘀

证候：月经数月不行，精神抑郁，烦躁易怒，胸胁胀满，少腹胀痛或拒按，舌边紫暗或有瘀点，脉沉弦或沉涩。

治法：理气活血调经。

（四）痰湿阻滞

证候：月经停闭，形体肥胖，神疲嗜睡，头晕目眩，胸闷泛恶，多痰，带下量多，苔白腻，脉濡或滑。

治法：豁痰除湿通经。

（五）阴虚内热

证候：月经先多后少，渐至闭经，五心烦热，颧红升火，潮热盗汗，口干舌燥，舌红或有裂纹，脉细数。

治法：滋阴清热调经。

（六）血寒凝滞

证候：经闭不行，小腹冷痛，得热痛减，四肢欠温，大便不实，苔白，脉沉紧。

治法：温经散寒调经。

三、针灸治疗

（一）刺灸

1.肾气不足

取穴：肾俞、关元、太溪、三阴交。

随症配穴：腰酸者，加命门、腰眼。

刺灸方法：针用补法，可加灸。

方义：肾俞、关元补肾益气调经。太溪为肾经原穴，有益肾的作用。三阴交补肾调肝扶脾，养血调经。

2.气血亏虚

取穴：脾俞、膈俞、气海、归来、足三里、三阴交。

随症配穴：纳少者，加中脘。心悸者，加内关。

刺灸方法：针用补法，可加灸。

方义：脾俞与血会、膈俞健脾养血。气海、归来益气养血调经。足三里配三阴交健脾益气，养血调经。

3.气滞血瘀

取穴：太冲、气海、血海、地机。

随症配穴：少腹胀痛或拒按者，加四满。胸胁胀满加期门、阳陵泉。

刺灸方法：针用泻法，可加灸。

方义：太冲配气海可理气通经，调理冲任。血海配地机，能行血祛瘀通经。

4.痰湿阻滞

取穴：脾俞、中脘、中极、三阴交、丰隆。

随症配穴：白带量多者，加带脉、阴陵泉。胸闷泛恶者，加膻中。

刺灸方法：针用平补平泻法，可加灸。

方义：脾俞、中脘健脾胃化痰湿。中极、三阴交利湿调经。丰隆健脾化痰湿。

5.阴虚内热

取穴：肾俞、肝俞、关元、三阴交、太溪、行间。

随症配穴：潮热盗汗者，加膏肓、然谷。大便燥结者，加照海、承山。

刺灸方法：针用补法。

方义：肾俞、肝俞补益肝肾，滋阴清热。关元、三阴交补肾滋阴，调理冲任。太溪配行间养阴清热调经。

6.血寒凝滞

取穴：关元、命门、三阴交、归来。

随症配穴：小腹冷痛者，加灸神阙。

刺灸方法：针用泻法，可加灸。

方义：关元、命门可温经散寒，调理冲任。三阴交、归来活血通经。

（二）耳针

取内生殖器、内分泌、皮质下、肝、脾、肾、神门，每次选用2～4穴，毫针中度刺激，隔天或每天1次。

（三）电针

取归来、三阴交，中极、地机，天枢、血海三组穴位，每次选1组或2组，或各组穴位交替使用。针刺后通疏密波脉冲电流10～20分钟，隔天或每天1次。

（邓国志）

第三节 崩 漏

崩漏病是指妇女不规则的阴道出血。"崩"是指经血量多、暴下不止，"漏"是指经血量少、淋漓不尽。在发病过程中，两者常交替出现或互相转化，故以崩漏并称。又称崩中、漏下或崩中下血，是妇科常见病，亦是疑难重症。发病以青春期、更年期或产后为多见。

西医学中的功能性子宫出血、子宫内膜脱落不全、盆腔炎性疾病及生殖系统肿瘤等引起的阴道出血可参照本节治疗。

一、病因病机

本证主要因冲任损伤、固摄无权、经血失其制约，故非时而至。

（一）血热

素体阳盛，或感受热邪，或过食辛辣助阳之品，酿成实火；或情志失畅，肝郁化火，伏于冲任，内扰血海，迫血妄行。

（二）瘀血

七情损伤，肝气郁结，气滞血瘀；或经期、产后余血未尽，复感外邪，或夹内伤，瘀阻胞宫，恶血不去，新血不得归经而成崩漏。

（三）肾虚

素体肾虚，或早婚、房劳、多产、年老而致肾衰，肾阳不足，肾失封藏之司，冲任不固，发为崩漏；或肾阴不足，虚火内炽，血海扰动，冲任失约而成崩漏。

（四）脾虚

忧思过度或饮食劳倦，伤及脾胃，中气下陷，统摄无权，致气不摄血，冲任失固，经血妄下。

二、辨证

（一）血热内扰

证候：经血非时忽然大下，或淋漓日久不净，色深红或紫色，质黏稠，面红，口干身热，溲赤便秘，舌红，苔黄或干糙，脉弦数或滑数。

治法：清热凉血，止血调经。

（二）瘀滞胞宫

证候：阴道出血淋漓不净或忽然急下量多，经色紫暗，质稠，夹有血块，小腹疼痛拒按，血块下则痛减，舌紫暗，苔薄白，脉弦紧或沉涩。

治法：活血化瘀，止血调经。

（三）肾虚

证候：肾阳亏虚见阴道出血量多或淋漓不尽，色淡质稀，形寒肢冷，面色晦暗，小腹冷痛，腰膝酸软，小便清长，舌淡胖，有齿痕，苔薄白，脉沉细。肾阴亏虚见阴道出血量时多时少或淋漓不止，色鲜红，质稍稠，头晕耳鸣，五心烦热，失眠盗汗，舌红，无苔或花剥苔，脉细数。

治法：肾阳亏虚者温肾固冲，止血调经；肾阴亏虚者滋肾养阴，止血调经。

（四）气不摄血

证候：阴道出血量多或淋漓不尽，色淡质稀，伴少腹坠胀，面色萎黄，动则气促，神情倦怠，纳呆，便溏，舌淡，苔薄白，脉细弱或芤而无力。

治法：益气摄血，养血调经。

三、针灸治疗

（一）刺灸

1.血热内扰

取穴：血海、中极、行间、水泉、隐白。

随症配穴：面红身热者，加大椎、曲池。便秘者，加天枢。

刺灸方法：针用泻法，隐白可刺血。

方义：血海调理血分，有清热凉血的作用。中极穴近胞宫，可疏调局部经气。行间为肝经荥穴，配肾经水泉以凉血止血。隐白刺血可泄热凉血止血，是治疗崩漏之效穴。

2.瘀滞胞宫

取穴：地机、血海、膈俞、中极、三阴交。

随症配穴：小腹痛甚者，加四满、太冲。

刺灸方法：针用泻法，可加灸。

方义：地机配血海、膈俞可活血化瘀，调经止血。中极、三阴交祛瘀血，理胞宫。

3.肾虚

取穴：肾俞、交信、三阴交、子宫。

随症配穴：肾阳亏虚者，加关元、命门。肾阴亏虚者，加阴谷、太溪。腰膝酸软者，加大肠俞、委阳。失眠者，加神门、四神聪。

刺灸方法：针用补法，肾阳亏虚可加灸。

方义：肾俞强壮肾气。交信为阴跷脉郄穴，可调经止血。三阴交为足三阴经之交会穴，可补肾调经。子宫为经外奇穴，可固胞宫止崩漏。配关元、命门以温肾助阳。配阴谷、太溪以滋肾养阴。

4.气不摄血

取穴：脾俞、足三里、气海、百会、隐白。

随症配穴：便溏者，加天枢、公孙。

刺灸方法：针用补法，可加灸。

方义：脾俞、足三里、气海健脾益气，固摄经血。百会升提阳气，止下漏之血。隐白为治疗崩漏之效穴。

（二）耳针

取内生殖器、内分泌、肝、脾、肾、神门，每次选2～4穴，毫针中度刺激，留针1～2小时，每天或隔天1次。

（三）皮肤针

扣打腰椎至尾椎、下腹部任脉、腹股沟部、下肢足三阴经，中度刺激。

（朱守国）

第四节　经前期紧张综合征

部分妇女在月经期出现生理上、精神上及行为上的改变，称为经前期紧张综合征。女性在此时表现为情绪消极、乏力、烦躁、嗜睡、不愿做家务，甚至哭泣、大怒，个别有自杀行为。有的合并失眠、头痛、乳房胀痛、腹胀、恶心、呕吐、全身水肿等。这种紧张状态一般在月经前4～5天开始，来月经后消失。

一、病因病机

经前期紧张综合征在古医籍中无此病名记载，但其临床症状包括在中医的“经行发热”“经行头痛”“经行身痛”“经行泄泻”“经行水肿”“经行眩晕”“经行口糜”“经行风疹”“经行乳房胀痛”“经行情志异常”等病症中。中医认为本病的形成与经前血注冲任血海，全身阴血相对不足，阴阳失调，脏腑功能紊乱有关。

（一）肝郁气滞

情志所伤，肝郁气滞，失其条达，加之经期阴血下注，益加不足，肝失所养，抑郁益甚，气机不畅，经脉阻滞，故肝经所过部位疼痛；肝郁化火，上扰清窍，则头痛，烦躁失眠；木郁克土，脾失健运，不能化生精血，使心神失养，神无所主，或郁火炼液成痰，痰火上蒙清窍，神明逆乱，致情志异常。

（二）血瘀

气滞或寒凝致血瘀，瘀阻脉络，故而头身疼痛；气血营卫失调则经期发热；瘀血遏阻水道则经行肿胀；气滞血瘀则经行不畅，经血有块。

(三)血虚

素体虚弱或失血致血虚,经行期阴血下注胞宫,精血益虚,脑失所养则头晕头痛;心失所养则心悸少寐;肢体失于濡养则身痛麻木;血虚生风,风胜则痒;血虚气弱,卫阳不固,则发热自汗;血虚不能上荣于面则面色不华;冲任血少则月经量少。

(四)脾虚

素体脾虚或劳倦伤脾,经期气随血下,脾气益虚,运化失职,水湿溢于肌肤则水肿;脾虚清阳不升,浊阴不降则头晕腹胀;血失统摄,冲任不固,则月经量多,色淡质稀。

(五)肾阳虚

素体肾虚或房劳多产,经行之际肾气更虚,命火不足,不能化气行水则经行泄泻;水湿泛溢肌肤则面浮肢肿;肌肤失于温煦则畏寒肢冷;膀胱气化无力则尿少。

(六)肾阴虚

素体阴虚或久病耗伤阴血,或房劳多产致肾阴亏损,经行之时,血注胞宫,肾阴愈虚,虚热内生则见潮热;阴不敛阳则五心烦热;虚阳上扰清空则头晕目眩;乳络失养则经行乳胀痛;肾水不能上济心火,心火上炎,则口舌糜烂;阴虚津亏,不能上承,舌本不荣则音哑;虚热扰及冲任,冲任失调则月经先期;血虚则经量减少。

二、诊断标准

(1)在 3 个月经周期中,周期性出现至少一种精神神经症状,如疲劳乏力、急躁、抑郁、焦虑、忧伤、过度敏感、猜疑、情绪不稳等,和一种体质性症状,如乳房胀痛、四肢肿胀、腹胀不适、头痛等。

(2)症状在月经周期的黄体期反复出现,在晚卵泡期必须存在一段无症状的间歇期,即症状最晚在月经开始后 4 天内消失,至少在下次周期第 12 天前不再复发。

(3)症状的严重程度足以影响患者的正常生活及工作。

三、治疗方法

(一)处方 1

膻中、三阴交、太冲、太溪、合谷。操作方法:刺血前,在预定刺血部位上用左手拇食指向刺血处推按,使血液积聚在刺血部位,继之常规消毒,选择 6 cm 的三棱针,右手拇食中指三指指腹紧靠针身下端,针尖露出 1～2 cm,对准已消毒的部位快速刺入 1～2 cm 深(膻中可提起皮肤斜刺),随即将针退出,轻轻挤压针孔周围,使之出血少许(2～3 滴)。双侧穴位轮流取穴,隔天1 次,月经第 16 天治疗,10 天为 1 个疗程。

(二)处方 2

颈项部及前额部瘀络。操作方法:在颈项及前额部寻找显露的瘀络,若瘀络不明显,可直接选用太阳、阳白、印堂、风池,常规消毒后,选取一次性 5 号注射器针头点刺穴位,使其出血至自然止血,如出血不明显,须用手轻轻挤压针孔周围,使其出血数滴,然后用消毒棉签按压点刺处。此法适用于经行头痛者,头痛发作时,放血每天进行,待头痛缓解后改为每 5 天放血 1 次。

(三)处方 3

头维。操作方法:选取头维穴周围明显血管,常规消毒后,选取一次性 5 号注射器针头点刺穴位,使其出血至自然止血,如出血不明显,须用手轻轻挤压针孔周围,使其出血数滴,然后用消毒棉签按压点刺处。此法适用于经前头痛者，头痛发作时，放血每天进行。

(四)处方 4

百会。操作方法：患者坐位或者卧位，正确选取穴位，常规皮肤消毒后，以三棱针快速点刺，点滴出血即可。

(五)处方 5

四花穴。操作方法：选取膈俞(双)、胆俞(双)，常规皮肤消毒，运用直接点刺法，用一次性注射器针头迅速刺入穴位后立即出针，刺血后在上述穴位加拔玻璃火罐，以帮助血液排出及控制出血量。每次出血量控制在 1～2 mL，留罐 5 分钟后取罐，并用消毒棉签按压针孔。每周 1 次，4 周为 1 个疗程。

四、注意事项

(1)放松心情，保持乐观、自信的态度。

(2)规律饮食，少吃甜食及动物脂肪，少喝酒，多吃富含纤维的食物，如蔬菜、豆类、全麦、荞麦及大麦等。

(3)多做运动，在月经来之前的 1～2 周增加运动量，会缓解不适。

(刘牧鋆)

第五节　围绝经期综合征

妇女在更年期前后可出现一系列因性激素减少所致的症状，包括自主神经功能失调的症状，称为围绝经期综合征，又称更年期综合征，其突出表现为潮热和潮红，易出汗，情绪不稳定，头痛失眠等。更年期为妇女卵巢功能逐渐直至完全消失的一个过渡时期，在更年期的过程中月经停止来潮，称绝经，一般发生于 45～55 岁。绝经为妇女一生中的一个生理过程，正常的卵巢遭到破坏或手术切除，也可能提前绝经，更年期综合征也随之发生。更年期综合征的持续时间因人而异，可持续数月至 3 年或更长。

本病相当于中医学的经断前后诸证或绝经前后诸证。

一、病因病机

本病是因卵巢功能衰退、体内雌激素水平降落所直接产生的，且与机体老化也密切相关，它们共同引起神经血管功能不稳定的综合征。

中医认为本病由肝肾阴虚、肾阳亏虚引起。

(一)肝肾阴虚

素体阴虚，或房劳多产伤肾，天癸将竭，肾阴益亏，阳失潜藏。

(二)肾阳亏虚

素体阳虚，或劳倦过度，大病久病，过用寒凉，日久伤肾，肾阳不足，天癸渐竭，元阳更虚，经脉五脏失于温养。

二、辨证

由于绝经前无排卵周期的增加，月经开始紊乱。表现为月经周期延长，经量逐渐减少，乃至停闭；或周期缩短，经量增加，甚至阴道大出血，或淋漓不断，或由月经正常而突然停止来潮。常见潮红或潮热、汗出、眩晕、心悸、高血压等心血管症状，往往有抑郁、忧愁、多疑、失眠、记忆力减退、易激动，甚至喜怒无常等精神神经症状。因雌激素逐渐减少，外阴及阴道萎缩，分泌物减少可产生老年性阴道炎、外阴瘙痒或灼热感、性交时疼痛、阴道血性分泌物等。常伴骨质疏松，可造成腰部疼痛，易发生骨折或关节痛。因活动减少及新陈代谢改变易致肥胖，消化功能改变产生肠胃胀气及便秘，内分泌改变致水钠潴留而出现水肿等。实验室检查见促性腺激素中促卵泡素(FSH)和促黄体生成素(LH)的含量均增加，但FSH的增加比LH多。血中的雌激素水平很低。阴道细胞学检查，涂片中出现中层及低层细胞。

(一)肝肾阴虚

证候：经行先期，量多色红或淋漓不绝，烘热汗出，五心烦热，口干便艰，腰膝酸软，头晕耳鸣，舌红少苔，脉细数。兼肝旺者，多见烦躁易怒。兼心火旺者，可见心悸失眠。

治法：滋养肝肾，育阴潜阳。

(二)肾阳亏虚

证候：月经后期或闭阻不行，行则量多，色淡质稀，或淋漓不止，神萎肢冷，面色晦暗，头目晕眩，腰酸尿频，舌淡，苔薄，脉沉细无力。兼脾阳虚者，可见纳少便溏，面浮肢肿。兼心脾两虚者，可见心悸善忘，少寐多梦。

治法：温肾助阳，调理冲任。

三、针灸治疗

(一)刺灸

1.肝肾阴虚

取穴：肝俞、肾俞、太溪、三阴交、神门、太冲。

随症配穴：烦躁易怒者，加行间。心悸失眠者，加内关。潮热汗出者，加复溜、合谷。月经量多者，加地机。外阴瘙痒者，加蠡沟。

刺灸方法：针用补泻兼施法。

方义：取肝俞、肾俞调补肝肾。太溪补肾滋阴。三阴交交通肝、脾、肾经，调理冲任。神门养心安神。太冲补可柔肝养血，泻可疏肝解郁。

2.肾阳亏虚

取穴：肾俞、关元、命门、三阴交。

随症配穴：腰酸者，加腰阳关。纳少便溏者，加脾俞、足三里。少寐者，加神门。神疲肢冷者，加灸关元。

刺灸方法：针用补法，可加灸。

方义：针补艾灸肾俞、关元、命门可益肾助阳。三阴交为足三阴经交会穴，可健脾益肾，调理冲任。

(二)耳针

取内分泌、内生殖器、肾、肝、神门、皮质下，每次选2～4穴，毫针中度刺激，留针30～40分钟，或用埋针、埋籽刺激。

(施　莹)

第六节　盆腔炎性疾病

盆腔炎性疾病指女性上生殖道及其周围组织的炎症，主要包括子宫内膜炎、输卵管炎、输卵管卵巢脓肿、盆腔腹膜炎等，最常见的是输卵管炎、输卵管卵巢炎。以小腹或少腹疼痛拒按或坠胀，引及腰骶，或伴发热、白带增多等为主要表现。按其发病过程、临床表现可分为急性盆腔炎性疾病与慢性盆腔炎性疾病两种。

盆腔炎性疾病属于中医学“带下”“痛经”“癥瘕”“不孕”等的范畴。中医认为该病多因先天禀赋不足、平时养护不慎、阴户不洁或劳倦过度、外邪入侵所致。如《妇人良方》载：“妇人月经痞塞不通，或产后余血未尽，因而乘风取凉，为风冷所乘，血得冷则为瘀血也。瘀血在内，则时时体热面黄。瘀久不消，则为积聚癥瘕矣。”

一、诊断

(一)急性盆腔炎性疾病

1.典型临床表现

有急性感染病史，下腹隐痛、肌肉紧张、有压痛及反跳痛，伴有心率快、发热，阴道有大量脓性分泌物。病情严重时可有高热、头痛、寒战、食欲缺乏、大量的黄色白带有味、小腹胀痛、压痛、腰部酸痛等；有腹膜炎时出现恶心、腹胀、呕吐、腹泻等；有脓肿形成时，可有下腹包块及局部压迫刺激症状，包块位于前方可有排尿困难、尿频、尿痛等，包块位于后方可致腹泻。

2.体征

子宫常呈后位，活动受限或粘连固定。若为输卵管炎，则在子宫一侧或两侧触到增粗的输卵管，呈索条状，并有轻度压痛。若为输卵管积水或输卵管卵巢囊肿，则在盆腔一侧或两侧摸到囊性肿物，活动多受限。若为盆腔结缔组织炎时，子宫一侧或两侧有片状增厚、压痛，宫骶韧带增粗、变硬、有压痛。

3.妇科检查

阴道、宫颈充血，有大量脓性分泌物，宫颈举痛明显。子宫压痛，活动受限，输卵管炎时可触及子宫一侧或两侧索条状增粗，压痛明显。结缔组织炎时，子宫一侧或两侧片状增厚，宫骶韧带增粗，触痛明显。盆腔脓肿形成时，可触及边界不清的囊性肿物，压痛。

4.血常规检查

白细胞计数在 10×10^9/L 以上，以中性粒细胞升高为主。

5.B 超检查

示盆腔内有渗出或炎性包块。

根据以上五点即可诊断为急性盆腔炎性疾病，如后穹隆穿刺抽出脓液，即可进一步确诊。有条件者可做血、宫颈分泌物培养或脓液培养，查明病原体，为临床诊断和治疗提供帮助。

(二)慢性盆腔炎性疾病

根据病史、典型的症状和体征，即可做出慢性盆腔炎性疾病的诊断。

1.主要症状

腰骶部疼痛或下腹痛，或因长时间站立、过劳、性交或经前期加重，重者影响工作。或有白带增多、月经紊乱、经血量多、痛经、输卵管阻塞、不孕等。日久或有体质虚弱，精神压力大，常合并神经衰弱。

2.主要体征

子宫多后倾、活动受限或粘连固定，或输卵管增粗压痛，或触及囊性包块，或子宫旁片状增厚压痛等。

二、治疗

(一)中药治疗

1.辨证论治

(1)瘀热互结：多见于慢性盆腔炎性疾病急性发作或急性盆腔炎性疾病。

临床证候：发热或高热，小腹疼痛拒按，痛有定处，或经行不畅，或量多有块，带下量多如脓，臭秽，尿黄便秘。舌质暗红有瘀斑，苔黄，脉滑数或弦数。

主要治法：清热解毒，活血化瘀。

推荐方剂：五味消毒饮（出自《医宗金鉴》）合血府逐瘀汤（出自《医林改错》）加减。

推荐处方：金银花、野菊花、蒲公英、紫花地丁、天葵子、桃仁、红花、当归、生地黄、枳壳、赤芍、柴胡、桔梗、川芎、牛膝、生甘草。

(2)湿热血瘀：多见于慢性盆腔炎性疾病急性发作或急性盆腔炎性疾病。

临床证候：低热，小腹疼痛灼热感，带下量多色黄质稠，或赤黄相兼，小腹胀痛，口苦，口干不欲饮，小便混浊，大便干结，舌暗红，苔黄腻，脉弦滑或弦数。

主要治法：清热祛湿，活血化瘀。

推荐方剂：四妙丸（出自《成方便读》）合桃红四物汤（出自《医宗金鉴》）加减。

推荐处方：苍术、黄柏、牛膝、生薏苡仁、桃仁、红花、当归、生地黄、赤芍、川芎。

(3)冲任虚寒：常见于慢性盆腔炎性疾病。

临床证候：小腹冷痛，喜暖喜按，带下量多、色白质稀，畏寒肢冷，舌质淡，苔薄白，脉沉细。

主要治法：温经化瘀，调理冲任。

推荐方剂：艾附暖宫丸（出自《仁斋直指附遗》）加减。

推荐处方：艾叶炭、香附、吴茱萸、肉桂、当归、川芎、白芍、生地黄、黄芪、续断、莪术、炮山甲。

2.中成药

(1)少腹逐瘀颗粒：由小茴香、干姜、延胡索、没药、当归、川芎、官桂、赤芍、蒲黄、五灵脂等组成。功效：活血祛瘀，温经止痛，适用于寒瘀阻络证。一次 1 袋，1 天 3 次。

(2)桂枝茯苓丸：由桂枝、茯苓、牡丹皮、桃仁、芍药各等分组成。功效：化瘀生新，调和气血，适用于慢性盆腔炎性疾病盆腔有包块者。一次 1 丸，1 天 2 次。

3.中药保留灌肠

可选用酒大黄、蒲公英、败酱草、红花等中药，将一剂中药浓煎 100 mL，每晚睡前保留灌肠，药液温度以 39～41 ℃为宜。

(二)针灸治疗

1.处方 1

次髎。操作方法:选取穴位后用碘伏常规消毒皮肤,左手捏紧周围皮肤,右手持一次性注射器针头快速点刺皮肤 3 下,随后用火罐吸附皮肤上,出血大约 30 mL,留罐 5 分钟后取下。

2.处方 2

带脉、中极、子宫、次髎。湿热瘀结配蠡沟、阳陵泉、膈俞;气滞血瘀配肝俞、膈俞;寒湿凝滞配关元、肾俞、命门;气虚血瘀配足三里、脾俞、血海。操作方法:先寻找腹部和腰骶部压痛点或痛性结节,再配合穴位,选用三棱针,以慢速进针手法进针,当针刺入一定深度后(0.2~0.3 cm 处,挑断皮内纤维即可。如遇皮肤较薄的部位或病情需要,也可挑深至皮下脂肪层及皮下筋膜层),挑断皮下纤维,挑毕出针时要把针口整复,并消毒和保护伤口。

3.处方 3

腰眼、肾俞、关元、三阴交、气海。操作方法:选取穴位后用碘伏常规消毒皮肤,左手捏紧周围皮肤,右手持一次性注射器针头快速点刺皮肤 3 下,随后用火罐吸附皮肤上,出血大约 30 mL,留罐 5 分钟后取下。

4.处方 4

关元、三阴交、大椎、肾俞、十七椎、腰眼、委中,每次 2 穴。操作方法:常规皮肤消毒,选取中号三棱针点刺出血,手法宜轻、浅、快、准,深度以 0.1~0.2 寸为宜,每穴出血 3~5 mL。血止后加拔火罐,10~15 分钟后取罐,擦净血迹,碘伏消毒,2 小时内忌洗澡,每天 1 次,穴位交替使用,15 次为 1 个疗程。

5.处方 5

三江。操作方法:俯卧位,选取第 13 椎下每节一穴,即 7 穴,第 14 椎下旁开 3 寸即6 穴(两边共 12 穴),常规皮肤消毒后,以三棱针快速点刺,点滴出血即可(《董氏奇穴》)。

三、注意事项

(1)注意个人卫生,保持外阴的清洁、干燥。

(2)久坐使盆腔的血液回流不畅,从而引起盆腔炎性疾病。建议女性患者可以选择一些适合自己的运动,例如爬山、慢走、打乒乓球、打羽毛球、骑单车等。

(3)盆腔炎性疾病患者要注意饮食调护,要加强营养,忌食煎烤油腻、辛辣之物。

(4)重视妇科体检,当有外生殖器瘙痒,白带多、有异味,尿频、尿急、尿痛等不适症状时,应尽早到正规医院治疗,如果延迟治疗或治疗不当,将会促使病情发展,导致盆腔感染。

(胡文慧)

第九章

骨科疾病的针灸治疗

第一节　颈项部扭挫伤

颈部扭挫伤是指颈椎周围的肌肉、韧带、关节囊等组织受到外力牵拉、扭捩或外力直接打击而损伤。

一、诊断要点

(1)头颈部有扭捩或外力打击病史。

(2)受伤后颈项、背部疼痛,有时可牵涉到肩部。

(3)检查:①颈项部活动受限,以侧屈、旋转位较明显。②颈项部可扪及痉挛的肌肉,局部有明显压痛,但无上肢放射痛。③臂丛神经牵拉试验阴性,无颈神经压迫体征。④颈椎X线片未见异常。

二、病因病机

头部突然受到外力打击或头部受到撞击或坐车时的急刹车,超过颈部生理活动的范围,造成颈部经筋、脉络的损伤,经血溢于脉外,瘀血痹阻,经气不通,发为疼痛。

三、辨证与治疗

(一)主症

项背部疼痛,连及肩部,颈部活动受限,有明显的压痛。舌质黯,脉弦。

(二)治则

活血化瘀,通经止痛。

(三)处方

天柱、完骨、阿是穴、后溪。

(1)侧屈疼痛加中渚、三间。

(2)旋转疼痛加风池、阳陵泉。

(3)压痛点位于督脉加大椎。

(4)压痛点位于足太阳经加养老、至阴。

(5)压痛点位于足少阳经加外关、悬钟、关冲。

(6)压痛点位于阳明经加合谷。

(四)操作法

诸穴均采用捻转泻法,首先在井穴用三棱针点刺出血,在阿是穴用刺络拔罐法,再针刺四肢远端穴位,针刺时针感要强,并使针感传导,同时令患者活动头颈部,一般会有明显好转。如好转不明显在针刺局部穴位。

(五)方义

本证是由于瘀血阻滞经脉所致,治疗以活血化瘀、破血化瘀为法。阿是穴是瘀血凝聚的部位,刺络拔罐可破瘀血的凝聚,疏通经脉的气血;井穴放血,可消除经脉中残留的瘀血,活血止痛。其他诸穴针刺泻法旨在进一步疏通经络活血止痛。

(付　琳)

第二节　颈项部肌筋膜炎

颈项部肌筋膜炎又称颈项部肌纤维炎,或肌肉风湿病,是指筋膜、肌肉、肌腱和韧带等软组织的病变,引起项背部疼痛、僵硬、运动受限和软弱无力等症状。

一、诊断要点

(1)本病多发生于中年以上女性。

(2)颈项部疼痛、僵硬,常连及背部和肩部。

(3)晨起和气候变凉或受凉时疼痛加重,活动后或遇暖时疼痛减轻。

(4)颈项部可触及压痛点,颈后部可摸到皮下结节、条索肿块,颈项部活动受限。

(5)本病与颈项部扭挫伤症状相似,但颈项部扭挫伤有明显的外伤史,病程较短,颈项部检查无结节。

二、病因病机

本病常累及胸锁乳突肌、肩胛提肌等,一般认为颈项部筋膜炎的发生与轻微外伤、劳累、受凉等因素有关。其病理变化主要为肌筋膜组织纤维化、瘢痕及局限性小结节形成。

本病属于中医"痹症"范畴,引起本证的原因有以下两个方面。

(一)风寒湿邪阻滞

久卧湿地,贪凉受冷或劳累过度,卫外乏力,风寒湿邪入侵经筋,气血痹阻发为痹证。

(二)瘀血阻滞

慢性劳损积累,或轻伤络脉,瘀血停滞,久而成结,气血阻滞发为疼痛。

三、辨证与治疗

(一)风寒湿邪阻滞

1.主症

项背疼痛、僵硬,痛引肩臂,遇寒则痛重,得热则痛减。舌淡苔白,脉弦紧。

2.治则

散风祛湿,温经通脉。

3.处方

天柱、风池、肩井、肩外俞、阿是穴、三间、后溪。

4.操作法

诸穴均用捻转泻法,并在肩井、肩外俞、阿是穴拔火罐,起火罐后再加用灸法,每穴艾灸3分钟左右。

5.方义

天柱、风池、三间、后溪散风祛邪,三间、后溪为五输穴中的“输穴”,“俞主体重节痛”,且配五行属于“木”,木主风,所以二穴是治疗外邪引起肌肉、关节疼痛的重要穴位,正如《针灸甲乙经》所说“颈项强,身寒,头不可以顾,后溪主之”,《席弘赋》“更有三间、肾俞妙,善除肩背浮风劳”。

(二)瘀血阻滞

1.主症

项背疼痛、僵硬,呈刺痛性质,晨起明显,痛有定处,活动后好转。舌质黯,苔薄,脉涩。

2.治则

活血祛瘀,舒筋止痛。

3.处方

风池、阿是穴、肩外俞、膈俞、合谷、后溪。

4.操作法

阿是穴、肩外俞、膈俞刺络拔罐,术后加用灸法。其余诸穴用捻转泻法。

5.方义

本病主要位于胸锁乳突肌和肩胛提肌,手阳明经循行于胸锁乳突肌,其经筋“绕肩胛,夹脊”;手太阳经循行于肩胛提肌部位,其经筋“上绕肩胛,循颈出走太阳之前”,所以治取合谷、后溪为主穴,且二穴对治疗颈项部疼痛有很好的效果,合谷又有行气活血化瘀的作用。阿是穴、肩外俞、膈俞刺络拔罐出血,乃破血祛瘀法,加用灸法,血得热则行,可加强祛瘀通经的效果。

(付　琳)

第三节　项韧带劳损与钙化

项韧带劳损与钙化是临床常见病,也是项背部疼痛的常见原因之一。项韧带属于棘上韧带的一部分,因其特别粗大、肥厚,故称其为项韧带。起于枕外隆凸,向下延续至C_7棘突。项韧带的主要功能是维持颈椎的稳定和牵拉头部由屈变伸。

一、诊断要点

(1)有长期低头工作史,或颈项部外伤史。

(2)颈项部疼痛、酸胀,颈部屈伸时疼痛加重,抬头或颈后伸时疼痛减轻。

(3)检查:颈椎棘突尖压痛,有时在病变的局部可触及硬结或条索状物。X线片检查可见病变部位项韧带钙化影。

二、病因病机

长期的长时间低头工作，因头颈部屈曲而使项韧带拉紧，久而久之则项韧带自其附着点牵拉，部分韧带纤维撕裂，或从项韧带附着点掀起，产生损伤与劳损。损伤后局部出血，组织液渗出，之后发生机化和钙盐沉积，使劳损的项韧带钙化。

中医认为劳伤气血，颈项筋骨失于气血濡养则筋肉挛缩，气血运行受阻，导致络脉瘀血阻滞，久之则瘀血凝结成块；或卫外不固，复感风邪，加重了病情的发展。

三、辨证与治疗

（一）主症

颈项部疼痛、酸胀、僵硬，颈项活动时疼痛，可伴有响声，触摸有压痛。舌质黯，脉弦细。

（二）治则

养血柔筋，活络止痛。

（三）处方

天柱、阿是穴、风府、后溪、承浆、心俞。

（四）操作法

阿是穴针刺捻转泻法，天柱、风府、承浆、后溪龙虎交战手法，心俞针刺补法，天柱针刺后加用灸法。

（五）方义

本病隶属于督脉，故治疗以督脉经穴为主，风府是督脉与阳维脉的交会穴，既可疏通督脉，又可散风通络，主治颈项疼痛，正如《素问·骨空论》所说“颈项痛，刺风府”。承浆是任脉与手足阳明经的交会穴，又是任脉与督脉的连接穴，阳明经多气多血，任脉纳五脏之精血，故承浆可调任、督脉的气血，濡养督脉之经筋。承浆与风府配合，可加强颈项痛的治疗，《玉龙歌》“头项强痛难回顾，牙痛并作一般看，先向承浆明补泻，后针风府即时安。”即是这一组合的明证。后溪是八脉交会穴之一，通于督脉，又是治疗颈项痛的特效穴，是治疗本病的主穴，本穴与天柱相配，局部与远端结合，有利于舒筋通脉。补心俞可调血柔筋，疏解挛缩。

（付　琳）

第四节　胸壁挫伤

胸壁是由骨性胸廓与软组织两部分组成。软组织主要包括胸部的肌肉、肋间神经、血管和淋巴组织等。由于外界暴力挤压、碰击胸部导致胸壁软组织损伤。本病是临床上常见的损伤性疾病，多见于青壮年。

一、诊断要点

(1)患者多由外力致伤病史。

(2)受伤后胸胁部疼痛，疼痛范围相对明确，深呼吸或咳嗽时疼痛加重。

(3)检查：①胸廓部有局限性瘀血肿，有明显压痛点。②抬肩、活动肩胛、扭转躯体时疼痛加重。③X线检查：无异常改变，但可除外骨折、气胸、血胸等。

二、病因病机

胸部挫伤，多因外力直接作用于胸部，如撞击、挤压、拳击、碰撞、跌打损伤等，使胸部皮肤、筋肉受挫，脉络损伤，血溢脉外，瘀血停滞，经脉不通而痛。

三、辨证与治疗

(一)主症

受伤之后，胸胁部痛，深呼吸、咳嗽、举肩、躯体扭转则疼痛加重，局部有明显压痛。舌质紫黯，脉弦。

(二)治则

活血祛瘀，通经止痛。

(三)处方

阿是穴、华佗夹脊穴、内关、支沟、阳陵泉。

(四)操作法

阿是穴用平刺法，术后刺络拔罐出血。华佗夹脊穴应根据病变的部位，选择相应的夹脊穴1～3个，直刺泻法，使针感沿肋间隙传导，最好达到病变处。内关直刺捻转泻法，最好少用提插手法，以免损伤正中神经，引起手指麻木、拘紧等后遗症。支沟、阳陵泉直刺捻转泻法。

(五)方义

阿是穴刺络拔罐出血，祛除瘀血，疏通局部气血的瘀阻；华佗夹脊穴，对于胸胁部疼痛及肋间神经痛有很好效果；内关属于手心包厥阴经，其经脉、经筋布于胸胁部，心包主血脉，故内关可有理血通脉，活血祛瘀的作用；内关又是手厥阴经的络穴，外联手少阳三焦经，三焦“主持诸气”，故内关又有调气活血、理气止痛的功效，所以内关是治疗胸胁部疼痛的主穴；支沟、阳陵泉属于手、足少阳经，其经脉、经筋均分布于胸胁部，是治疗胁肋疼痛的重要组合。

(付　琳)

第五节　胸椎小关节紊乱症

一、概述

胸椎小关节紊乱症是指胸椎后关节在劳损、退变或外伤等因素作用下，导致胸椎小关节发生急、慢性损伤或解剖移位及椎旁软组织发生无菌性炎症反应，刺激、牵拉或压迫其周围的肋间神经、交感神经，引起神经支配区域疼痛、不舒适或胸腹腔脏器功能紊乱等一系列症状，称之为胸椎小关节紊乱症。由于胸腹腔脏腑功能紊乱的症状一般不是与胸椎小关节损伤同时出现，往往较晚一段时间出现，因此医师与患者均难于将胸腹腔脏腑功能紊乱症状与胸椎小关节损伤联系起来，导致临床上常常误诊，遗忘了疾病的根源是胸椎病变。

二、诊断要点

(1)患者有背部外伤或长期姿势不良史，如长期低头、伏案工作等。

(2)胸背部酸胀疼痛或沉重乏力，时轻时重，一般活动后减轻，劳累或受寒后加重。

(3)胸胁部疼痛，疼痛的具体部位因胸椎损伤的部位而异，如 $T_{2\sim5}$ 损伤，可表现为乳房以上胸胁部位的疼痛、心前区痛；$T_{5\sim12}$ 的损伤，可表现为乳房以下区域疼痛、胸痛、胁肋痛、胃区痛、肝区痛、腹部痛等。

(4)自主神经紊乱症状。①汗液排泄障碍：表现为多汗或无汗(局部或半身、全身)。②胸腔脏器功能紊乱症：可见心烦胸闷、胸部压迫感、心律失常、血压异常、咳嗽哮喘等心血管和呼吸系统症状，多见于 $T_{1\sim4}$ 小关节损伤。③腹腔脏器紊乱症状：可见胃脘胀痛、食滞纳呆、嗳气吞酸、腹胀便秘或腹泻等消化功能紊乱症。

(5)检查。①触诊：胸椎棘突、棘突间、椎旁有叩痛、压痛、棘突偏歪或有后凸，或有凹陷。棘突上、棘突间及椎旁的韧带有条索样改变或结节。②X 线检查：可见胸椎有损伤性改变或退行改变、韧带钙化、胸椎侧弯或后凸畸形。可除外结核、肿瘤、类风湿、骨折等。③理化检查：可除外脏腑肿瘤、结石及损伤程度。

三、病因病机

(一)外邪侵袭

人体在疲劳、虚弱的情况下，复感风寒湿邪，导致筋脉痹阻，血行不畅，经脉不通，不通则痛，以致筋肉痉挛，进而引起胸椎小关节功能活动障碍，日久可致筋膜变性、增厚、粘连，从而影响脊神经和自主神经的功能，产生脊背疼痛和脏腑功能紊乱的症状。

(二)跌打损伤

外力打击背部，损伤筋肉、脉络，血溢脉外，瘀血阻滞，筋肉肿胀，挛缩作痛，搏击脊神经和交感神经而发病。

(三)劳伤气血

由于劳力过度或长久伏案用脑过度，劳伤气血，气血亏损。气血虚弱，筋骨失养，筋肉挛缩，胸椎及其小关节失稳，触及交感神经，而发病；气血虚弱，心脾两虚，则胸痛胸闷，心悸烦乱，胃脘疼痛，腹胀便溏等症。

四、辨证与治疗

(一)外邪侵袭

1.主症

背部疼痛，伴有沉重感、紧感、冷感，遇寒加重，得热痛减，疼痛可连及胸胁部。舌苔薄白，脉浮紧。

2.治则

散风祛寒，温经通络。

3.处方

胸椎夹脊阿是穴、大椎、后溪、合谷、外关。

4.操作法

夹脊阿是穴有两种，一是压痛点，二是结节、条索；针刺的方法是采用 0.30 mm×40 mm 的毫针，刺入 20 mm 左右，得气后用捻转泻法；术后加用艾条灸法。针大椎时患者微低头，直刺捻转泻法，术后加用灸法。后溪、合谷、外关均直刺泻法。

5.方义

本证是由于感受风寒湿邪而引起，病变部位属于督脉、太阳经及阳明经筋。针刺并温灸诸阳之会大椎，祛除邪气通经止痛。阿是穴处是邪气痹阻之处，针刺泻法祛邪，艾灸温通除邪。后溪、合谷属于手太阳经和手阳明经，其经筋分布背部，结聚于脊柱，又有良好的行气祛邪，通经止痛的功效。外关属于手少阳经，少阳经循行于胸胁部，是治疗胸胁痛的主要穴位之一；外关又通于阳维脉，阳维脉维系诸阳经而主表，故又有祛除邪气从表而解的功能。诸穴配合可达祛除邪气通经止痛的效果。

(二)瘀血阻滞

1.主症

背部疼痛，疼痛部位固定，呈刺痛性质，肩臂活动则疼痛加重，背部按之作痛。舌质紫黯，脉涩。

2.治则

活血化瘀，通经止痛。

3.处方

胸椎夹脊阿是穴、手三里、后溪、委中。疼痛连及胸胁部加内关。

4.操作法

胸椎夹脊穴的刺法见上，术后刺络拔火罐，委中用三棱针点刺出血，手三里、后溪直刺捻转泻法。内关直刺，捻转泻法。

5.方义

本证是由于瘀血阻滞所致，故取阿是穴刺络拔火罐，取委中放血，祛瘀活血，消肿止痛。手三里、后溪分别属于手阳明经和太阳经，其经筋分布在背部并附着于脊柱，是治疗脊背疼痛的重要穴位。内关属于手厥阴心包经，其经脉、经筋分布在胸胁部，心主血脉，所以内关既可治疗胸胁部的疼痛，又有活血祛瘀的作用。疼痛剧烈时可内关透外关，可有较强的活血化瘀、行气化瘀、通经止痛的功效。

(三)劳伤气血，心脾两虚

1.主症

背部酸痛，劳累后加重，胸闷胸痛，心悸不宁，胃脘疼痛，时发时止，纳呆腹胀，便溏乏力。舌质胖淡，脉沉细。

2.治则

健脾宁心，补益气血。

3.处方

胸椎夹脊阿是穴、膻中、神门、中脘、足三里、三阴交。

4.操作法

胸椎阿是穴的刺法同前，术后加用灸法。膻中针尖向下平刺补法。其余诸穴均用直刺捻转补法。

5.方义

本证是由于气血亏损筋骨失养所致，阿是穴是病变症结的反应点，或为压痛点，或为结节、条索状物，针刺阿是穴可缓解经筋、肌肉的挛缩，消除结节和条索，使经脉通畅，有利于气血对筋骨的濡养。膻中位于胸部正中，是心包的募穴；神门是心经的原穴，二穴配合，可宁心安神，养血通脉。中脘、足三里、三阴交调补脾胃，既可治疗胃脘部和腹部的病证，又可补益气血，乃治本之法。

（付　琳）

第六节　胸廓出口综合征

一、概述

胸廓出口综合征是指臂丛神经、锁骨下动静脉在胸廓出口区域内受压而引起的一组症候群。

胸廓出口亦称胸廓上口（相当于缺盆），其上界为锁骨，下界为第一肋骨，前方为锁骨韧带，后方为中斜角肌，其内侧为肋锁关节，外侧为中斜角肌。在此空隙中，前斜角肌将其分为前后两部分，在前斜角肌与锁骨下肌之间，有锁骨下静脉通过；在前斜角肌与中斜角肌之间，有臂丛神经、锁骨下动脉通过。在正常情况下，臂丛神经、锁骨下动静脉在此间隙中不会受到影响，但当颈肋过长、斜角肌痉挛、肥厚及锁骨骨折畸形愈合等因素，导致此肋锁三角间隙变窄，引起病证。

二、诊断要点

（1）本病多发生于青年和中年，一般女性较多，单侧发病较双侧者多。常表现为臂丛神经和锁骨下动静脉受压或牵拉症状。

（2）臂丛神经受压症状，肩臂手的麻木、疼痛、乏力、酸胀，并有放射感。疼痛性质多为刺痛或灼痛。临床上以尺神经受压较多见。病久不愈，可见神经支配区肌肉萎缩、感觉减退和激励下降。

（3）血管受压的症状，动脉受压，患肢有间歇性无力和缺血性弥漫性疼痛、麻木，桡动脉搏动减弱，并伴有皮肤苍白、发凉、怕冷，患肢高举时更加明显。静脉受压时，患肢浅静脉怒张、水肿、手指发绀、僵硬。

（4）检查。①锁骨上窝饱满、压痛；有颈肋者，可触及骨性隆起；有斜角肌病变者，可触及前斜角肌僵硬、肥厚及压痛。②挺胸试验：患者直立，双手下垂，检查者双手分别触摸患者桡动脉。嘱患者挺胸，上肢伸直，并使肩胛骨尽量以向后下方，此时桡动脉搏动减弱或消失者为阳性。表示肋锁间隙狭窄，挤压臂丛神经及血管。③过度外展试验：将患者上肢过度外展并后伸，桡动脉明显减弱或消失为阳性，表示动脉被胸小肌挤压。④举臂外展运动试验：将患者双侧上肢外展并外旋，双手做连续快速伸屈手指运动，患肢迅速出现向心性疼痛、麻木、乏力，为阳性。健侧可持续1分钟以上。⑤头后仰试验（Adson法）：患者取坐位，检查者双手分别触摸患者桡动脉。嘱患者深吸气并憋住，头后仰并转向患侧，如桡动脉搏动减弱或消失者为阳性，表示斜角肌压迫臂丛神经及动脉。⑥X线片检查：颈椎正侧位片，有助于确诊是否有颈肋、C_7横突过长、锁骨及第一肋骨畸形等。

三、病因病机

(一)外感风寒邪气

风寒邪气侵袭项背肩臂的肌肉、关节、经筋，使斜角肌、胸小肌、锁骨下肌等挛缩、紧张，导致锁肋三角间隙狭窄，经络痹阻，气血运行不畅，不通而痛。

(二)瘀血阻滞

跌扑损伤，瘀血阻滞，肩臂肿胀、疼痛；或疼痛久延不愈，气血长期运行不畅，经气闭塞而成瘀血，导致斜角肌等肌肉痉挛、肿胀、僵硬，使锁肋三角间隙狭窄，经气不通而发病。

(三)气血虚弱

年老体弱，气血不足；或劳作过度，气血亏损，使肩胛部肌肉、经筋乏力而松弛，肩部下垂，锁肋间隙变小，经气不通而痛。

(四)辨证与治疗

胸廓上口相当于缺盆的部位，有众多的经脉和经筋经过，如手太阴经及经筋，手阳明经、足阳明经及经筋，手少阴经及经筋，手太阳经、足太阳经筋，手少阳经、足少阳经及经筋等，故此处发生病变，会引起多条经脉的病证。在辨证与治疗时，既要治疗经络的病证，又要注意病因的治疗。

1.循经辨证论治

(1)主症：肩臂部桡侧疼痛、麻木，属于手阳明经与手太阴经；肩臂部尺侧疼痛、麻木，属于手太阳经与手少阴经；肩臂部内侧疼痛、麻木，属于手厥阴经。

(2)治则：通经止痛。

(3)处方。①肩臂部桡侧疼痛、麻木：颈臂穴、扶突、肩髃、曲池、列缺、合谷、商阳、少商。②肩臂部尺侧疼痛、麻木：颈臂穴、扶突、肩贞、极泉、少海、支正、后溪、少泽、少冲。③肩臂部及上肢内侧疼痛、麻木：颈臂穴、扶突、曲泽、内关、大陵、中冲。

(4)操作法：颈臂穴属于经外穴，位于锁骨内 1/3 与外 2/3 的交点处向上 1 寸，当胸锁乳头肌锁骨头后缘。沿水平方向向后刺入 0.5 寸左右，当出现触电感向上肢传导时，行捻转平补平泻手法后随即出针。扶突直刺 0.5 寸，提插手法，当出现麻感时，行捻转平补平泻法后随即出针。刺极泉时，上臂抬起，用切指法进针，提插手法，当出现触电感时，行捻转泻法，随即出针。井穴均采用三棱针点刺出血法，其余诸穴直刺捻转泻法。

(5)方义：上述处方系根据“经络所通，主治所及”的原则，按照疼痛部位循经取穴的方法，可达疏通经络，调理气血的作用，经络气血通达，疼痛可止。其中疼痛而兼有寒冷、麻木者，可加用灸法，以温通经气，增强止痛效果。

2.风寒痹阻

(1)主症：肩臂疼痛麻木，或上下走穿；或疼痛拒按，筋脉拘紧，皮肤苍白发凉。舌苔薄白，脉弦紧。

(2)治则：祛风散寒，通经止痛。

(3)处方：扶突、颈臂(阿是穴)、肩髃、曲池、外关、合谷、后溪。

(4)操作法：扶突、颈臂的刺法同上。其余诸穴均直刺捻转泻法，并可在肩髃穴或大椎穴或阿是穴加用灸法。

(5)方义：本证是由于风寒邪气痹阻引起的病证，扶突属于手阳明经，有散风祛邪通经止痛的作用，是治疗臂丛神经痛的经验穴。颈臂穴或在锁骨上窝寻找阿是穴，均位于锁骨上窝，属于缺盆范畴。缺盆是诸多经脉、经筋通过的部位，尤其与上肢的手三阳经、手三阴经的关系更为密切，是治疗上肢病证的主要穴位，正如《针灸甲乙经》云缺盆主“肩引项臂不举，缺盆肿痛。”肩髃、曲池、合谷，同属于手阳明经，多气多血，既能疏通经络调理气血，又有祛除外邪的作用，是治疗上肢病变的重要组合。外关属于手少阳经，并通于阳维脉，以及可疏通经脉，又可祛邪外出，长于通经除邪。后溪是手太阳经五输穴中的输穴，“俞主体重节痛”，有散风除湿止痛的作用，是治疗筋骨疼痛的重要穴位。

3.瘀血阻滞

(1)主症：锁骨上窝肿胀疼痛，上肢刺痛或麻木，手指发绀、僵硬。舌质紫黯，脉沉涩。

(2)治则：活血化瘀，通络止痛。

(3)处方：颈臂(阿是穴)、膈俞、极泉、曲泽、少海、曲池、合谷。

(4)操作法：颈臂或阿是穴浅刺 0.5 寸左右，当出现触电感后，行捻转泻法，随即出针。针极泉时患者举肩，用切指法避开动脉进针，提插手法，当出现触电感时，行平补平泻法，随即持针。膈俞行刺络拔罐法，曲泽用三棱针点刺出血。其余诸穴直刺捻转泻法。

(5)方义：本证是由于瘀血阻滞所致，故取血之会穴膈俞和曲泽点刺放血，以活血化瘀，通络止痛。颈臂或阿是穴乃是病变的部位，泻之可消肿祛瘀。极泉、少海均属于手少阴心经，心主血脉，故二穴可行血通脉，主治上肢疼痛，正如《针灸大成》云极泉“主臂肘厥寒，四肢不收”，《医宗金鉴》少海主“漏肩与风吹肘臂疼痛”。曲池、合谷属于手阳明经，阳明经多气多血，二穴配合行气通脉、行气化瘀，是调理气血疏通经络的重要组合。

4.气血虚弱

(1)主症：颈项肩背酸痛，肌肉萎缩，手臂酸痛麻木，手臂乏力，举臂艰难，手指拘挛，甚或头晕心悸。舌淡苔薄，脉细弱。

(2)处方：扶突、颈臂(或阿是穴)、脾俞、少海、手三里、合谷、足三里、三阴交。

(3)操作法：扶突、颈臂(或阿是穴)的针刺法同前，得气后捻转平补平泻法。其余诸穴用捻转补法。

(4)方义：本证是由于气血虚弱，筋肉失养、乏力，肩胛骨、锁骨下垂，导致肋锁间隙狭窄，挤压臂丛神经及锁骨下动静脉，引发病证，治当补气益血。补益气血总应培补生化之源为主，穴用脾俞、手足三里、三阴交调补脾胃，以助气血生化之源。补合谷助肺气，益宗气，“宗气积于胸中，出于喉咙，以贯心脉，而行呼吸。”故可益气通脉。少海是手少阴心经五输穴中的合穴，补之可补血养筋；配手三里用于手臂麻木的治疗，《百症赋》“且如两臂顽麻，少海就傍于三里。”

(付　琳)

第七节　蒂策综合征

蒂策综合征是一种非特异性疾病，又称肋软骨炎、特发性痛性非化脓性肋软骨肿大。本病是胸背部病变的常见病、多发病，表现为肋软骨的痛性肿胀，尤其好发于第二肋骨。本病好发于女性，病程长短不一，常迁延数月或数年，治愈后容易复发。中医无此病名，应属于胸胁痛范畴。

一、诊断要点

(1)好发于女性,男性少见。

(2)胸痛急剧或缓慢发作,伴有胸部压迫感或勒紧感。

(3)疼痛呈持续性或间断性,当深呼吸或平卧时疼痛加重。有时疼痛可向肩及手部放射。

(4)检查:第二、三肋骨与软骨交界处肿胀、隆起,可触及结节状或条索状阳性反应物,质地柔软,按之有明显的局限性压痛。

X线检查可除外胸腔和肋骨等器质性病变,对本病无诊断价值。

二、病因病机

西医对本病的病因尚不明确,一般认为与劳损、外伤或病毒感染有关;疲劳及气候的变化可能是发病的诱因。中医根据本病的病变部位固定、局部肿胀、劳累后发作等证候特点,认为本病与瘀血、痰湿及气血虚弱有关。本病应属于筋骨病,位于胸部,与此有关的经络及经筋主要有:足阳明经及经筋,其经筋从下肢"上腹而布,至缺盆而结";足太阴经及经筋,其经筋"循腹里结于肋,散于胸中";手少阴经及经筋,其经筋"挟乳里,结于胸中";手厥阴经及经筋,其经筋"入腋散胸中";足少阳经及经筋,其经筋"系于膺乳,结于缺盆";足厥阴经布胁肋等,这些经脉或经筋均于本病的发生有关。

(一)瘀血阻滞

胸部受跌打损伤或撞击,损伤经脉,血溢脉外;或上肢过度活动,胸大肌过度收缩,引起胸肋部韧带和肋软骨膜损伤,血溢脉外,经脉瘀阻,引起局部肿痛。

(二)痰瘀互结

肝气郁结,失于疏泄,气机郁滞,气滞则不能载血运性,血滞而为瘀;气滞则津液失于运行,凝聚为痰。痰瘀互结,脉络不通,发为肿痛。

(三)气虚血瘀

体质虚弱,复加长期胸壁劳作,耗伤气血,气虚则血行之力,滞而成瘀血,经脉不通,发为肿痛。

三、辨证与治疗

(一)瘀血阻滞

1.主症

局部肿痛,痛有定处,痛如针刺,夜间加重,疼痛向肋部或脊背放射。舌质紫黯或有瘀点,舌苔薄白,脉弦或沉涩。

2.治则

活血化瘀,疏经通络。

3.处方

阿是穴、心俞、膈俞、合谷、郄门、太冲。

4.操作法

阿是穴、心俞、膈俞刺络拔火罐,其余诸穴直刺捻转泻法。

5.方义

本证是由于瘀血痹阻经脉所致，取阿是穴、心的背俞穴心俞、血之会穴膈俞，刺络拔火罐，祛瘀通络止痛。郄门是心包经的郄穴，心主血脉，功善治疗瘀血阻滞胸部经脉引起的疼痛症。合谷是手阳明经的原穴，原穴是元气流注的部位，与手太阴肺经相表里，阳明经多气多血，故合谷穴可行气祛邪，行气活血，行气通络，通经止痛。太冲是足厥阴肝经的原穴，肝主疏泄，肝藏血，故太冲功在理气调血，理气活血，理气通脉，理气止痛。合谷与太冲配合，名曰“四关”，是疏通经络、调理气血、活血祛瘀、通经止痛的主要穴位组合。

(二)痰瘀互结

1.主症

病程较长，疼痛呈持续性隐痛，局部隆起，肿胀明显，胸部沉闷。舌苔白腻，脉弦滑。

2.治则

理气化痰，活血化瘀。

3.处方

阿是穴、膻中、内关、中脘、丰隆。

4.操作法

阿是穴采用刺络拔火罐法；膻中针尖向下平刺，捻转手法，平补平泻；其余诸穴均直刺，平补平泻手法。

5.方义

本证是由于痰瘀互结阻滞经络所致，阿是穴刺络拔火罐意在祛瘀通络。膻中是气之会穴，针刺平补平泻法，意在调气，调气可活血化瘀，调气可通经除痰；本穴又位于胸部中央，是治疗痰瘀滞留胸部的主穴。内关是手厥阴心包经的络穴，外络三焦经，心主血脉，三焦主气，故内关既可活血化瘀，又可理气化痰，善于治疗胸胁部病证。内关与膻中配合，局部与远端相结合，是治疗胸部、胁肋部及其内部脏腑疾病的主要组合。中脘与丰隆相配合，和胃祛痰，健脾化痰，是治疗痰浊病证的主要组合。

(三)气虚血瘀

1.主症

局部隐痛，疼痛与天气有关，遇冷易于发作，伴有胸背隐痛，心慌气短，体倦乏力。舌质黯红或淡红，脉沉弱。

2.治则

益气养血，通络祛瘀。

3.处方

阿是穴、膻中、太渊、足三里、隐白。

4.操作法

阿是穴采用刺络拔罐法，术后加用灸法。膻中、太渊、足三里针刺补法，隐白用艾炷灸7～9壮。注意针刺太渊时应避开动脉，直刺7～9 mm。

5.方义

本证是由于气虚行血乏力，血液瘀滞胸部，痹阻脉络所致。阿是穴的部位正是瘀血阻滞所在，宗《素问·针解》：“菀陈则除之者，出恶血也。”故在阿是穴处刺络出血，清除瘀血、死血，术后再加用灸法，血得热则行，可加强除瘀血通经络的作用。膻中是气之会穴，太渊是脉之会穴，又是手太阴经的原穴，二穴组合培补宗气，宗气积于胸中，以贯心脉，有益气通脉除瘀血的作用，并可消除胸部疼痛。足三里、隐白健脾补胃，培补气血生化之源，且隐白是治疗胸痛的经验效穴。

（付　琳）

第八节　肋胸骨痛

肋胸骨痛是指肋软骨与胸骨连接处发生的自发性疼痛。本病多由于外伤、病毒感染、受寒冷刺激等原因，引起胸大肌附着处的肌纤维组织炎。

一、诊断要点

(1)胸部自发性疼痛，可连及胁肋部。

(2)疼痛的性质为锐痛或切割样、撕裂样疼痛。

(3)疼痛好发于第 2～5 肋骨软骨与胸骨的接合处。

(4)检查：胸骨外侧缘有明显压痛；加压两侧胸壁时，病变处出现疼痛。

在临床上本病常与肋软骨炎相混淆，应注意鉴别。本病的压痛点在胸骨的外侧缘与肋软骨交界处。

二、病因病机

（一）瘀血阻滞

外伤筋骨，损及血脉，血溢脉外，阻滞脉络，经气不通，不通而痛。

（二）寒瘀凝滞

胸肩部及上肢过度活动，耗伤气血，卫外不固，风寒湿邪趁虚入侵，寒主凝而血瘀，经络气血痹阻，发为疼痛。

三、辨证与治疗

（一）瘀血阻滞

1.主症

胸部疼痛，痛如针刺，部位固定，胸骨外侧缘按之疼痛。舌质紫黯或有瘀点，脉弦或沉涩。

2.治则

活血化瘀，通络止痛。

3.处方

阿是穴、膻中、心俞、膈俞、内关、合谷、太冲。

4.操作法

阿是穴、心俞、膈俞刺络拔火罐，其余诸穴均直刺捻转泻法。

5.方义

本证是由于瘀血痹阻经脉所致，处方选穴与肋软骨炎相同，方解也无差异。

(二)寒瘀凝滞

1.主症

胸部疼痛,痛则剧作,遇寒加重,得热痛减,触之作痛。舌质淡红,苔薄白,脉弦紧。

2.治则

温经祛邪,通经止痛。

3.处方

阿是穴、膻中、大椎、列缺、足三里、隐白。

4.操作法

刺阿是穴用0.25 mm×25 mm的毫针,沿着肋骨的上下缘向胸骨平刺,有酸痛感或胀痛感沿肋骨传导,捻转泻法,术后加用灸法。膻中针尖向下平刺,捻转补法。针大椎时患者坐位,微低头,针尖朝向胸骨柄,进针25 mm(1寸)左右,得气后捻转平补平泻法,术后加用灸法。列缺针尖向上斜刺,得气后行捻转补法。足三里直刺,捻转补法。隐白艾炷灸7～9壮。

5.方义

本证是由于寒瘀凝滞,经络痹阻所致,治疗时重用灸法,温经散寒,疏通经络。阿是穴是寒邪瘀血凝结的部位,属于局部取穴,针刺泻法并灸,针刺泻法可通经祛邪,艾灸可温经散寒,行血通脉。大椎属于督脉,又为诸阳之会,针灸并用,助阳祛邪,行气血通脉。气会膻中与列缺、足三里配合,培补宗气,贯通心脉,温阳除邪。隐白是治疗本病的经验穴,临床用之有明显效果。

(付　琳)

第九节　剑状突起痛

剑状突起痛主要是剑状突起部疼痛,并伴有胸部、胃脘部、胁肋部及肩背部疼痛。剑状突起即胸骨剑突,相当于中医的蔽心骨。

一、诊断要点

(1)剑突部有深在的持续地疼痛。

(2)胃饱满时、扩胸时、弯腰时及扭转身体时可引起疼痛发作。

(3)疼痛可连及胸部、胃脘部、胁肋部。

(4)检查:剑突部有明显压痛,并有向胸部、腹部、胁肋部及肩背部放射痛。

二、病因病机

本病发生在心的下部,应属于心胃病证,循行的经脉有任脉、足阳明胃经、足太阴脾经、足厥阴肝经、手太阳小肠经、手少阳三焦经等,其发生的病因病机与痰热互结、寒与痰浊凝滞、肝郁气滞有关。

(一)痰热互结

痰热内结,滞留心下,不通而痛。本正与伤寒论中的小陷胸汤证相似,《伤寒论・辨太阳病脉症并治》:“小结胸病,正在心下,按之则痛,脉浮滑者,小陷胸汤主之。”

(二)寒痰凝滞

寒与痰涎凝滞,结于胸膈,发为本病。本证与伤寒论中的寒实结胸证相似。痰涎结于膈上或膈下,胸与心下满闷作痛。

(三)肝郁气滞

肝气郁结,失于疏泄,胃气凝滞不通发为疼痛。

三、辨证与治疗

(一)痰热互结

1.主症

心下部疼痛,连及胸胁,按之则痛,心中烦乱,胃脘不适,有呕恶感。舌质红,苔黄腻,脉滑数。

2.治则

化痰清热,理气止痛。

3.处方

膻中、鸠尾、中脘、曲池、丰隆。

4.操作法

针膻中针尖向下平刺 12～20 mm,捻转泻法。针鸠尾穴时两手臂高举置于头部,针尖向下斜刺12 mm左右,切勿直刺,捻转泻法。其余诸穴均直刺捻转泻法。

5.方义

膻中属于任脉,位于胸部正中,为气之会穴,可理气止痛,可理气化痰,是治疗胸痛、胃痛的主要穴位。鸠尾位于胸骨剑突的下缘,又是任脉的络穴,其脉络散于腹,主治心胸痛、胃脘痛;鸠尾又为膏之原,膏即膏脂,由五谷之津液化合而成,所以本穴有化合津液为膏脂的作用,津液不能化合称为膏脂,即变为痰,所以鸠尾又有清化痰浊的作用。中脘、丰隆调理脾胃、除痰浊化生之源。总之,膻中、鸠尾理局部之气机,化病位处的痰浊,中脘、丰隆除痰浊生成之源,曲池清除邪热,标本兼治,病证可愈。

(二)寒痰凝滞

1.主症

心与胸部疼痛,心下按之作痛,痛及胸背,四肢厥冷,胃脘冷痛,呕吐痰饮。舌苔白腻,脉滑而迟。

2.治则

温化痰浊,通经止痛。

3.处方

膻中、鸠尾、中脘、大椎、合谷、足三里。

4.操作法

膻中、鸠尾、中脘针刺手法同前,针刺后加灸。针大椎取坐位,患者微低头,针尖向下颌方向进针,捻转补法,有针感向胸部传导较好,并加用灸法。合谷直刺平补平泻法,足三里针刺补法。

5.方义

膻中、鸠尾、中脘的方解同前,加用灸法,可温阳通脉,可温阳化痰。足三里扶正祛邪,健脾化痰。合谷行气化痰,行气止痛。大椎属于督脉,又是诸阳之会,主治寒热,《素问·骨空论》"灸寒热之法,先灸项大椎",又是治疗结胸症的主穴,对本证的治疗有重要作用,《伤寒论》"太阳与少阳并病……时如结胸，心下痞鞕者，当刺大椎第一间”。

(三)肝郁气滞

1.主症

心下痛，胃脘痛，痛及胸胁，呈胀痛性质，心烦急躁，口苦咽干，局部触之作痛。舌质黯，脉弦。

2.治则

疏肝解郁，理气止痛。

3.处方

膻中、鸠尾、上脘、中脘、期门、内关、太冲。

4.操作法

膻中、鸠尾、中脘的针刺法同前；上脘直刺 7.5～10 mm(0.3～0.5 寸)，平补平泻手法；期门平刺，平补平泻手法；内关、太冲直刺平补平泻手法。

5.方义

膻中、鸠尾方解同前，中脘和胃降逆，主治心胃痛，配期门治疗痛及胸胁，《针灸甲乙经》“心下大坚，肓俞、期门及中脘主之”；配上脘加强治疗心胃痛的效果，《玉龙歌》“九种心痛及脾痛，上脘穴内用神针，若还脾败中脘补，两针神效免灾侵……”。内关、太冲均属于厥阴经，上下配合，调气理气，是疏肝解郁、理气止痛的重要组合。

(付　琳)

第十节　背肌筋膜炎

一、概述

项背肌筋膜炎是指项背部的肌肉、筋膜由于急慢性损伤或感受风寒湿邪等原因发生无菌性炎症，引起项、背、肩等处疼痛、麻木的疾病。本病又称纤维织炎、软组织劳损、肌肉风湿病等。

本病相当于中医学中的“背痛”“肩背痛”的范畴，是针灸治疗的主要适应证之一。

二、诊断要点

(1)项背部疼痛、酸痛或伴有上肢或枕部、头顶部的放射痛，遇阴雨天、寒冷、潮湿等气候症状加重。

(2)背部有沉重感、紧束感，背如石压，或兼见头痛、头晕、视物模糊、胸闷、胸痛、心悸等。

(3)背部肌肉紧张、僵硬、压痛，并可触摸到结节或条索状阳性反应物，常见于肩胛骨内上角附分穴处(病位于肩胛提肌)、肩胛骨内侧缘附分、魄户、膏肓、神堂、等穴位处(病位于菱形肌)、肩井穴位处(病位于斜方肌上部)、肩中俞穴位处(病位于斜方肌中部)、膈关穴位处(病位于背阔肌)、脊旁夹脊穴(病位于竖脊肌)、棘突上(病位于棘上韧带)、两棘突间(病位于棘突间韧带)。

(4)颈背部有扭挫伤史，如慢性劳损史(如长期低头伏案、高枕睡眠等)。

(5)理化检查，排除风湿及类风湿脊柱炎。

三、病因病机

(一)风寒湿邪侵袭

本病位于肩背部，是诸阳经脉分布的区域，最易感受风寒湿邪。或汗出当风，或夜卧受寒，或久居寒湿之处，感受风寒湿邪，稽留于肌肤筋肉之间，致经络气血凝滞不通，发为经肩背痛。正如《灵枢·周痹》云："风寒湿气，客于外分肉之间，迫切而为沫，沫得寒则聚，聚则排分肉而分裂也，分裂则痛。"

(二)瘀血阻滞

因劳力、扭挫或跌打损伤，久痛入络，致瘀血阻滞，脉络不通，不通则痛。

(三)气机逆乱，气血失调

《素问·阴阳别论》："二阳一阴发病，主惊骇背痛，善噫善欠，名曰风厥。"久坐伏案或长久低头工作，劳伤气血，气血不足则筋肉失养，筋肉拘挛，发为疼痛。久坐伤肉损伤脾胃，阻碍气血生化之源。长久伏案，思虑过度，劳伤心脾，耗气伤血，致使气血虚弱，在外则筋肉失养，在内则脏腑功能失调，气机逆乱，肝阳趁机上逆，发为风厥。

(四)辨证与治疗

1.风寒湿邪痹阻

(1)主症：肩背疼痛，遇寒加重，得热痛减，按之作痛和筋结。舌淡红，苔薄白，脉浮紧。

(2)治则：疏风散寒，祛湿通络。

(3)处方：天池、大椎、风门、天宗、阿是穴、后溪、三间。

(4)操作法：针刺泻法，留针 30 分钟，间歇运针，同时艾灸大椎、风门、阿是穴，出针后再拔火罐。

(5)方义：本证是由于风寒湿邪侵袭经络，气血凝滞，阻塞不通所致。太阳、阳维主表，故取足少阳、阳维之会穴风池、足太阳经穴风门及诸阳之会穴大椎，针而灸之，疏风散寒，通经祛邪。复取手太阳经穴天宗，再配以局部阿是穴，针灸同用，并拔火罐，以温通局部经气。后溪、三间是手太阳经和手阳明经的"输"穴，功善祛风止痛，因为二穴配五行属于风，"俞主体重节痛"，且手阳明经筋"绕肩胛，夹脊"，手太阳经筋"上绕肩胛，循颈"，故二穴是可治疗项背疼痛。《标幽赋》"阳跷阳维并督脉，主肩背腰腿在表之病"；《席弘赋》"更有三间、肾俞妙，善除肩背浮风劳"，都表明后溪、三间是治疗肩背痛、项背痛的有效穴位。诸穴合用，可达疏风散寒，祛湿通络的功效。

2.瘀血阻滞

(1)主症：项背部或肩背部疼痛，痛如针刺，部位固定，痛连肩臂，甚或麻木不仁，活动受限，遇寒或劳累则加重。舌质黯有瘀点，苔薄白，脉弦细。

(2)治则：行气活血，通络止痛。

(3)处方：天柱、曲垣、秉风、阿是穴、膈俞、合谷、曲池。

(4)操作法：针刺泻法，间歇行针，留针 30 分钟。并于阿是穴、膈俞刺络拔罐出血，再加用艾条灸，每穴灸 3 分钟。

(5)方义：本证是由于外伤或久痛入络，瘀血阻滞所致，膈俞为血之会穴，阿是穴是瘀血凝聚的部位，刺血拔罐，可活血化瘀，加用灸法可增强活血化瘀的作用。曲池、合谷均属于手阳明经，阳明经多气多血，其经筋分布于肩胛部，曲池善于疏通经络气血，合谷善于行气活血化瘀，二穴同用可疏通肩胛部经络瘀血的痹阻。其余诸穴属于局部取穴，如此局部与远端相配合，可达活血化瘀,疏通经络气血的作用。

3.气血逆乱,肝阳上亢

(1)主症:肩背部酸痛、沉重,头痛头晕,视物模糊,胸闷胸痛,心悸不宁,脘腹胀痛。舌质胖大,脉弦细。

(2)治则:调补气血,平肝潜阳。

(3)处方:风池、心俞、阿是穴、中脘、手三里、足三里、三阴交、太冲。

(4)操作法:风池平补平泻法,阿是穴针刺泻法,并灸法,中脘平补平泻法,手足三里、三阴交针刺补法,太冲针刺泻法。

(5)方义:本证是由于升降失调,气血逆乱,肝阳上亢所致。针刺风池、太冲泻上亢的肝阳,治头痛头晕;心俞、手足三里、三阴交,补脾胃生心血,补益气血生化之源,荣心养目;中脘与足三里配合,既可调补脾胃,又可斡旋气机的升降,使气血调达,升降适度,诸症可解;阿是穴除局部经筋之痉挛,疏通局部经络的痹阻;手足阳明经筋均绕肩胛附属于脊背,故手足三里可补气血荣养肩背部的经筋,缓痉挛以止痛。如此,上下之配合,局部与远端相配合,气血调达,诸症可除。

(付　琳)

第十一节　腰背部肌筋膜炎

腰背部肌筋膜炎是一种常见的腰背部慢性疼痛性疾病,主要是由于感受风寒湿邪或损伤引起的腰背部肌筋膜及肌组织发生水肿、渗出及纤维性变,而出现的一系列临床症状。本病又称腰背筋膜纤维变性。

一、诊断要点

(1)多见于中老年人,可有感受风寒湿或劳损病史。

(2)腰部疼痛,多为隐痛、酸痛或胀痛。疼痛时轻时重,一般晨起痛重,日间减轻,傍晚复重,即轻活动后减轻,劳累后加重。

(3)腰痛多位于脊柱两侧的腰肌及髂嵴的上方。

(4)在弥漫的疼痛区有特定的痛点,按压时可产生剧烈的疼痛,并可向周围、臀部及大腿后部传导,但不过膝部。

(5)检查:①激痛点,仔细检查,可触及激痛点。②可触摸到阳性反应物,筋结或索状物。

二、病因病机

根据本病的疼痛部位,主要涉及足太阳经及其经筋,足少阳经及其经筋,足少阴经及其经筋。

(一)外受风寒湿邪

劳力汗出之后,衣着寒湿;或冒雨涉水;或久居寒冷湿地,风寒湿邪侵袭经脉,经络受阻,气血运行不畅,发为腰痛。

(二)瘀血阻滞

闪挫跌仆,损伤经脉;或劳力过度,伤及脉络;或长期姿势不当,气血阻滞等,导致瘀血停滞,经络闭阻，发为腰痛。

（三）肾精亏损

《素问·脉要精微论》“腰者，肾之府，转摇不能，肾将惫矣”，是说肾虚是造成腰痛的重要原因，素体禀赋不足，或年老精血亏衰；或房劳不节；或大病久病之后，导致肾脏精血亏损，经脉经筋失于濡养，发为腰痛。

三、辨证与治疗

（一）寒湿腰痛

1.主症

腰部冷痛重着，腰部僵硬，活动转侧不利，得热痛缓，遇阴雨天疼痛加重。舌苔白腻，脉迟缓。

2.治则

散寒祛湿，温经通络。

3.处方

肾俞、关元俞、阿是穴、阳陵泉、委中。

4.操作法

肾俞平补平泻法，术后加用灸法；关元俞平补平泻法；阿是穴处有结节或条索时，用齐刺法，针刺泻法，术后加用灸法；委中、阳陵泉针刺泻法。

5.方义

《诸病源候论·腰背痛诸候》认为腰痛多是在肾虚的基础上，复感外邪所得，故云：“劳损于肾，动伤经络，又为风冷所侵，血气搏击，故腰痛也。”故取肾俞针刺并灸，扶正祛邪，温经散寒；阿是穴是寒湿邪气凝聚之处，针刺泻法可祛邪通经，艾灸可散寒化湿；本病位于足太阳经、足少阳经，故取足太阳经的关元俞、委中及足少阳经的阳陵泉，属于循经取穴的方法，正如《灵枢·始终》说“病在腰者取之腘”，此局部与远端相配合，祛邪通经，且阳陵泉为筋之会穴，腰部筋肉拘禁者用之尤为合适。

（二）瘀血腰痛

1.主症

腰痛如刺，痛有定处，昼轻夜重，轻则俯仰不便，重则剧痛不能转侧，痛处拒按。舌质紫黯或有瘀斑，脉涩。

2.治则

活血化瘀，通经和络。

3.处方

膈俞、大肠俞、阿是穴、委中、阳陵泉。

4.操作法

膈俞、阿是穴用刺络拔火罐法，委中是在腘窝部位寻找暴怒的静脉或显露明显的瘀点用三棱针点刺出血，出血量掌握在血的颜色由黯红变鲜红而止。大肠俞、阳陵泉捻转泻法。

5.方义

本证是由于瘀血痹阻经脉，以致气血运行不畅发生的腰痛。膈俞是血之会穴，委中是血之郄穴，二穴又同属于足太阳经，阿是穴是瘀血凝聚的部位，宗《素问·针解》“菀陈则除之者，出恶血也”，用放血的方法，以祛除恶血；《素问·刺腰痛论》“解脉会令人腰痛如引带，常如折腰状，善恐。

刺解脉在郄中结络如黍米，刺之血射，以黑见赤血而已”，解脉即委中穴处的络脉，可见在委中穴处络脉放血是治疗瘀血性腰痛重要的有效的方法，同时也指出放血量应掌握在血色由黑变赤为止。大肠俞属于局部取穴，可疏通腰部经络气血。阳陵泉疏解少阳经气，并对腰部转侧不利有良好效果。

(三)肾虚腰痛

1.主症

腰痛酸软，隐隐作痛，膝软无力，反复发作，遇劳则甚，卧息则减。阳虚者伴有腰部发冷，手足不温，少腹拘紧，舌质淡，脉沉迟；阴虚者伴有五心烦热，咽干口燥，舌质红，脉细数。

2.治则

补肾益精，濡养筋骨。

3.处方

肾俞、关元俞、阿是穴、关元、飞扬、太溪。

4.操作法

阿是穴用齐刺法和灸法，其余诸穴用捻转补法，阳虚者在肾俞、关元俞、关元加用灸法。

5.方义

本证是肾精亏损，腰府失养，引起的腰痛，故补肾俞、关元以补肾益精，濡养肾府。本病位于足太阳经及其经筋，故补足少阴经穴原穴太溪和足太阳经络穴飞扬，原络配合，补肾益精，濡养经筋，再配以阿是穴，可加强解痉止痛的效应。关元俞内应关元穴，是人体元气输注的部位，与关元穴配合培补元气，主治肾虚腰痛，正如《针灸大成》所说：关元俞“主风劳腰痛。”

(付　琳)

第十二节　腰椎骨质增生症

腰椎骨质增生症又称腰椎退行性脊椎炎、腰椎老年性脊椎炎和腰椎骨关节病等。其特征是关节软骨的退行性变，并在椎体边缘有骨赘形成。退行性变多发生在椎体、椎间盘和椎间关节。本症多见于中年以上的腰痛患者。本症属于中医腰痛范畴。

一、诊断要点

(1)患者多在40岁以上，男性多于女性。

(2)腰部酸痛、僵硬。

(3)久坐或晨起疼痛加重、稍微活动后疼痛减轻，但活动过多或劳累后疼痛加重；天气寒冷或潮湿时症状加重。

(4)检查：①腰椎生理前凸减小或消失、弯腰活动受限；腰部肌肉僵硬，有压痛；臀上神经和坐骨神经的径路可有轻度压痛。②X线检查是诊断本病的主要依据，可见脊柱正常生理弧度减小或消失；腰椎体边缘有唇状骨质增生，边缘角形成骨赘，严重者形成骨桥。

二、病因病机

本病多见于中老人。腰骨质增生是一种生理性保护性改变，可以增加脊椎的稳定性、代替软组织限制椎间盘的突出，一般情况下无临床症状。但当脊椎的退行性改变使各椎骨之间的稳定性平衡受到破坏，韧带、关节囊和神经纤维组织受到过度牵拉或挤压时，就会引起腰部疼痛。导致椎骨稳定性失衡的原因主要有以下几个方面。

(一)肝肾亏损

人体随着年龄的增长，尤其是40岁以后，机体各组织细胞的含水分和胶体物质逐渐减少，而含钙的物质逐渐增多，组织细胞的生理功能而随之衰退、老化。其中以软骨的退行性变最显著，使脊椎失去稳定性。随着年龄的增长，人体五八肾气衰、七八肝气衰，或由于禀赋虚弱，或由于房劳过度、精血亏虚、筋骨失养而作痛。腰为肾之府，所以肝肾亏损多见于腰痛。

(二)寒湿痹阻

在肾虚的基础上，复感寒湿邪气，经脉痹阻发为腰痛。《诸病源候论·腰背痛诸候》云“劳损于肾，动伤经络，又为风冷所侵，血气搏击，故腰痛也”。或在劳力汗出之后，衣着冷湿，寒湿邪气常乘虚入侵，或久居寒湿之地，或冒雨涉水，寒湿邪气内侵，气血运行不畅发为腰痛。

(三)瘀血阻滞

随着年龄的增长，肾气逐渐虚弱，腰椎的稳定性减低，在腰部受到牵拉、摩擦、挤压的情况下，极易受到损伤，导致瘀血阻滞、经气不通，发为腰痛。

三、辨证与治疗

(一)肝肾亏损

1.主症

腰痛绵绵、反复发作、喜按喜揉，遇劳则痛甚、卧床休息则痛减，有时伴有耳鸣、阳痿、小便频数等症。舌质淡、脉沉弱。

2.治则

补益肝肾、濡养筋骨。

3.处方

肾俞、关元俞、腰阳关、阳陵泉、飞扬、太溪。

4.操作法

诸穴均采用捻转补法，肾俞、关元俞、腰阳关加用灸法。

5.方义

腰为肾之府，肾精亏损，腰府失养而作痛；肝藏血而主筋，肾虚则精血不足，筋失精血濡养而作痛。治取肾的背俞穴肾俞补肾气、益精血，濡养筋骨而止痛；关元俞内应关元，是人体元气输注之处，补之可补元气、益精血、濡筋骨，善于治疗肾虚腰痛，如《针灸大成》曰关元俞“主风劳腰痛”。太溪配飞扬属于原络配穴，旨在培补肾精，调理太阳、少阳经脉以止痛。用飞扬治疗肾虚性腰痛由来已久，在飞扬穴处又有小络脉分出，名曰飞扬脉，主治腰痛。《素问·刺腰痛论》：“飞扬之脉，令人腰痛。痛上怫怫然，甚则悲以恐，刺飞阳之脉……少阴之前与阴维之会。”用飞扬配太溪治疗肝肾亏损性腰痛确有良好效果。阳陵泉乃筋之会穴，可缓筋急以止痛。诸穴协同相助，补益精血濡养筋骨以止痛。

(二)寒湿腰痛

1.主症

腰部冷痛,遇寒湿则疼痛加重、得温则痛减。可伴有下肢麻木、沉重感。舌质淡、苔白腻、脉迟缓。

2.治则

散寒利湿、兼补肾气。

3.处方

肾俞、大肠俞、腰阳关、委中、阴陵泉。

4.操作法

肾俞用龙虎交战手法,腰阳关平补平泻法,并用灸法,委中、阴陵泉针刺泻法。

5.方义

本证的病变部位在督脉、足太阳经及其经筋,遵照循经取穴的治疗原则,故治疗取穴以足太阳经穴肾俞、大肠俞、委中为主,通经止痛。肾俞益肾助阳、扶正祛邪;《灵枢·终始》说“病在腰者取之腘”,所以委中是治疗腰痛的主穴;大肠俞位于腰部,善于治疗腰痛,正如《针灸大成》所说:大肠俞“主脊强不得俯仰、腰痛”。腰阳关属于督脉,通阳祛寒、利湿止痛。阴陵泉除湿利小便、通经止痛,《针灸甲乙经》:“肾腰痛不可俯仰,阴陵泉主之。”诸穴相配、可达扶正祛邪、通经止痛的功效。

(三)瘀血阻滞

1.主症

腰部疼痛、痛有定处,转侧不利、行动不便。舌质黯、或有瘀斑。

2.治则

活血化瘀、通经止痛。

3.处方

肾俞、阿是穴、膈俞、委中、阳陵泉。

4.操作

肾俞用龙虎交战手法,阿是穴、膈俞用刺络拔火罐法,委中用三棱针点刺放血,阳陵泉针刺平补平泻法。

5.方义

肾俞用龙虎交战手法,补泻兼施、扶正祛瘀。阿是穴、膈俞、委中点刺出血,祛瘀生新、通络止痛。阳陵泉是筋之会穴,舒筋止痛。又患者转侧困难,病在少阳转输不利,故阳陵泉可解转输之筋结、腰痛可除。

(付　琳)

第十三节　腰椎管狭窄症

任何原因引起的椎管、神经根管、椎间孔的变形或狭窄,使神经根或马尾神经受压迫,引起的一系列临床表现者,统称为腰椎管狭窄症。本病是一个综合征,所以又称腰椎管综合征。神经受压迫可能是局限性的，也可能是节段性的或广泛性的；压迫物可能是骨性的，也可能是软组织。腰椎间盘突出引起的椎管狭窄，因有其独特性，不列入腰椎管狭窄症内，但腰椎管狭窄症可合并有椎间盘突出。

腰椎管狭窄症的主要症状是腰腿痛，所以属于中医腰腿痛的范畴。

一、诊断要点

本病发展缓慢，病程较长，病情为进行性加重。

(1)主症：腰痛、腿痛和间歇性跛行。

(2)腰腿痛的特征：腰痛位于下腰部和骶部，疼痛在站立或走路过久时发作，躺下或下蹲位或骑自行车时，疼痛多能缓解或自行消失。腰腿痛多在腰后伸、站立或行走而加重，卧床休息后减轻或缓解。

(3)间歇性跛行是本病的重要特征：在站立或行走时，出现腰痛腿痛、下肢麻木无力，若继续行走可有下肢发软或迈步不稳。当停止行走或蹲下休息后，疼痛则随之减轻或缓解，若再行走时症状又会重新出现。

(4)病情严重者，可引起尿急或排尿困难，下肢不全瘫痪，马鞍区麻木，下肢感觉减退。

(5)检查：主诉症状多，阳性体征少是本病的特点。①腰部后伸受限，脊柱可有侧弯、生理前凸减小。②X线检查：常在 $L_{4\sim5}$、L_5 和 S_1 见椎间隙狭窄、椎体骨质增生、椎体滑脱、腰骶角增大、小关节突肥大等改变，以及椎间孔狭小等。

CT 及 MRI 扫描具有诊断价值。

二、病因病机

腰椎管狭窄症可分为先天性狭窄和继发性狭窄，导致椎管前后、左右内径缩小或断面形态异常。先天型椎管狭窄多由于椎管发育狭窄、软骨发育不良或骶椎裂等所致；后天性椎管狭窄主要是腰椎骨质增生、黄韧带及椎板肥厚、小关节肥大、陈旧性腰椎间盘突出、脊柱滑脱、腰椎骨折恢复不良和脊椎手术后等。先天性椎管狭窄症多见于青年患者，后天性椎管狭窄症多见于中年以上的患者。

中医认为本病发生的主要原因是：先天肾气不足，肾气衰退，以及劳伤肾气，耗伤气血为其发病的内在因素；反复遭受外伤、慢性劳损及风寒湿邪的侵袭为其外因。其主要病机是肾气不足，气血虚弱，以及风寒湿邪痹阻，瘀血阻滞，经络气血不通，筋骨失养，发为腰腿疼痛。

三、辨证与治疗

(一)肾气虚弱

1.主症

腰部酸痛，腿细无力，遇劳加重，卧床休息后减轻，形羸气短，面色无华。舌质淡，苔薄白，脉沉细。

2.治则

调补肾气，壮骨益筋。

3.处方

肾俞、腰阳关、$L_{4,5}$夹脊穴、关元俞、阳陵泉、飞扬、太溪、三阴交。

4.操作法

$L_{4、5}$夹脊穴用龙虎交战手法，其余诸穴均采用捻转补法，并于肾俞、关元俞、腰阳关加用灸法。

5.方义

本证是由于肾气虚弱而引起，主症是腰腿痛，病位于督脉、足太阳、足少阴经。腰为肾之府，肾虚则腰府失养，故治取肾的背俞穴补益肾气，濡养腰府及经脉而止痛；关元俞内应关元，是人体元气输注之处，补之可益元气，益精血濡筋骨，善于治疗肾虚腰痛，如《针灸大成》曰关元俞“主风劳腰痛”。太溪配飞扬属于原络配穴，旨在补益肾气调理太阳、少阴经脉以止痛。在飞扬穴处又有小络脉分出，名曰飞扬脉，主治腰痛，《素问·刺腰痛论》：“飞扬之脉，令人腰痛，痛上怫怫然，甚则悲以恐，刺飞阳之脉……少阴之前与阴维之会。”故飞扬是治疗肾虚及肝虚引起的腰痛。三阴交补益气血，濡养筋骨。阳陵泉乃筋之会穴，可缓筋急以止痛。诸穴协同相助，补益肾气，养筋壮骨以止痛。

(二)寒湿痹阻

1.主症

腰腿疼痛重着，自觉拘紧，时轻时重，遇冷加重，得热症减。舌质淡，太白滑，脉沉紧。

2.治则

祛寒利湿，温通经络。

3.处方

肾俞、关元俞、$L_{4、5}$夹脊穴、腰阳关、委中、阴陵泉、三阴交。

4.操作法

肾俞、关元俞、腰阳关均采用龙虎交战手法，并加用灸法。腰部夹脊穴、委中、阴陵泉针刺泻法。三阴交平补平泻法。

5.方义

本证属于寒湿痹阻，但病之本是肾虚，治疗当用补泻兼施的方法。肾俞、关元俞，补肾气助元气；腰阳关温督脉，通脊骨；采用龙虎交战手法，补泻兼施，扶正祛邪，加用灸法可加强其温补肾气，散寒化湿的作用。腰夹脊穴是病变的症结处，针刺泻法祛除邪气之痹阻，可达痛经止痛的作用。委中通经祛邪，是治疗腰腿痛重要的有效的穴位。阴陵泉除湿利小便，通经止痛，是治疗湿邪痹阻性腰痛的有效穴位，正如《针灸甲乙经》所说：“肾腰痛不可俯仰，阴陵泉主之。”三阴交是足三阴经的交会穴，可健脾利湿，可补肝肾壮筋骨，与肾俞、关元俞配合，既可加强补肝肾的作用，又可利肾腰部的湿邪，加快腰腿痛的缓解。

(三)气虚血瘀

1.主症

腰痛绵绵，部位固定，不耐久坐、久立、久行，下肢麻木，面色少华，神疲乏力。舌质黯或有瘀斑，脉细涩。

2.治则

益气养血，活血化瘀。

3.处方

膈俞、肝俞、脾俞、肾俞、关元俞、腰阳关、腰夹脊穴、足三里、三阴交。

4.操作法

膈俞、腰夹脊穴针刺泻法，并刺络拔火罐法。其余诸穴用捻转补法，病在肾俞、关元俞、腰阳关加用灸法。

5.方义

本证是在肾虚的基础上，复加劳损经脉，瘀血阻滞及劳作日久耗伤气血，筋脉失养所致。选取血之会穴膈俞及病变之症结夹脊穴，刺络拔火罐，铲除瘀血之阻滞，以利气血的通行及筋脉濡养。取肾俞、关元俞、肝俞补肝肾益筋骨。腰阳关温通督脉，通畅脊骨。脾俞、足三里、三阴交温补脾胃，益气血生化之源。诸穴相配，补后天益先天，除瘀血阻滞，可达益气养血，活血化瘀的功效。

（付　琳）

第十四节　腰椎椎弓峡部裂并腰椎滑脱

腰椎椎弓上下关节突之间称为峡部。椎弓峡部裂是指椎弓峡部骨质连续性中断，第五腰椎受累最多。腰椎滑脱是指腰椎逐渐向前或后方滑动移位，椎弓峡部裂的存在，可在一定的条件下是导致腰椎滑脱。本病多见于40岁以上的男性，年龄越大发病率越高，发病部位以第五腰椎最多，第四腰椎次之，是引起腰腿痛的常见疾病。

一、诊断要点

(1)患者可能有腰部外伤或劳损史。

(2)慢性腰痛，站立或弯腰时疼痛加重，卧床休息后减轻；有时疼痛可放射到骶髂部甚至下肢。

(3)滑脱影响到马尾神经时可见下肢乏力，感觉异常，大小便障碍等。

(4)检查：①下腰段前突增加，腰骶交界处可出现凹陷或横纹，或腰部呈现保护性强直。②滑脱棘突有压痛，重压、叩击腰骶部可引起腰腿痛；部分患者可见直腿抬高试验和加强试验阳性。③X线检查应包括腰椎的正侧位片、左右双斜位片、过伸过屈位片；斜位片能显示“狗颈”及峡部的缺损；CT可帮助确定峡部裂的性质；MRI可帮助判断椎间盘的情况。

二、病因病机

腰椎的骨质结构由两部分组成，即前面的椎体和后面的椎弓。椎弓包括椎弓根、椎板、上下关节突、棘突和横突。腰椎峡部位于上下关节突之间，有一条狭窄的皮质骨桥构成将椎板和下关节突与椎弓根和上关节突连接在一起。所以腰椎峡部是椎弓最薄弱的部分，腰部外伤后容易造成损伤；或由于积累性劳损，导致腰椎峡部静力性骨折。一旦双侧腰椎峡部发生骨折，由于剪切力的作用腰椎就可能产生移位。

（一）瘀血阻滞

中医认为本病由于跌仆闪挫，损伤腰部筋骨，瘀血阻滞，筋骨失养，长久不能愈合，酿成本病。

(二)寒湿阻滞

由于劳伤气血,卫外不固,风寒湿邪乘虚而入,痹阻腰部经脉,气血不通,筋骨长久失养,酿成本病。

(三)肾精亏损

由于先天不足,或由于房劳过度,肾气虚弱,精血亏损,筋骨失养,是引起本病的内在因素。

三、辨证与治疗

(一)瘀血阻滞

1.主症

有明显的外伤史,腰骶痛骤作,疼痛剧烈,呈刺痛性,痛有定处,日轻夜重,俯仰受限,步履艰难。舌质紫黯,脉弦。

2.治则

活血化瘀,通经止痛。

3.处方

腰阳关、阿是穴、肾俞、后溪、委中。

4.操作法

先针刺后溪穴,直刺捻转泻法,在行针的同时,令患者轻轻活动腰部,疼痛好转后再针刺其他穴位。阿是穴用刺络拔火罐法,委中用三棱针点刺出血,出血量有黯红变鲜红为止。腰阳关针刺捻转泻法,肾俞用龙虎交战手法。

5.方义

本病证是由于瘀血阻滞所致,病变位于督脉,连及足太阳经,故治疗以督脉和足太阳经为主。腰阳关属于督脉,针刺泻法,疏通阳气,行气活血。后溪是手太阳经的"输穴",功于通经止痛,本穴又交会于督脉,是治疗急性督脉性腰痛的重要穴位。阿是穴位于病变部位,属于局部取穴,刺络拔罐出血,清除恶血,通经止痛。委中又称"穴郄",对于瘀血阻滞者有活血祛瘀,通络止痛的作用,正如《素问・刺腰痛论》:"解脉会令人腰痛如引带,常如折腰状,善恐。刺解脉在郄中结络如黍米,刺之血射,以黑见赤血而已。"解脉即是指位于腘窝委中部位的血脉,点刺放血对瘀血性腰痛有良好效果,出血由黑红变赤红为止。

(二)风寒湿邪阻滞

1.主症

腰骶部重着疼痛,时重时轻,喜温喜暖,得温痛减,肢体麻木。舌苔白腻,脉沉紧。

2.治则

祛风散寒,除湿通络。

3.处方

肾俞、十七椎穴、次髎、后溪、阴陵泉、委中、承山。

4.操作法

肾俞、次髎、十七椎针刺龙虎交战手法,先泻后补,即先拇指向后捻转 6 次,再拇指向前捻转 9 次,如此反复进行,针刺后并用灸法。后溪、阴陵泉也用龙虎交战法。委中、承山针刺捻转泻法。

5.方义

本证是风寒湿邪阻滞督脉及足太阳经所致，故治疗以督脉及太阳经穴为主；本病的内在原因是肾气虚弱，外邪趁之，所以扶正祛邪是治疗本病的大法。肾俞是肾的背俞穴，十七椎穴隶属督脉，针刺补泻兼施，扶正祛邪；针刺后加用灸法，既可温经助阳，又可祛寒除湿。次髎属于足太阳经，有利湿止痛的功效，是治疗寒湿性腰骶痛的主要穴位，正如《针灸甲乙经》所说："腰痛怏怏不可以俛仰，腰以下至足不仁，入脊腰背寒，次髎主之。"如针刺后再加用灸法可助其温阳利湿的作用。阴陵泉属于足太阴脾经，补之可健脾益肾，泻之可渗湿利尿，善于治疗湿浊性腰痛，如《针灸甲乙经》云："肾腰痛不可俯仰，阴陵泉主之。"后溪属于手太阳经的"输穴"，又交会于督脉，"俞主体重节痛"，可用于湿浊性腰痛的治疗；后溪配五行属于木，"木主风"，风可胜湿，所以后溪又有祛风止痛、祛湿止痛的功效。委中配承山疏通足太阳经脉，是治疗腰痛的重要组合。以上诸穴配合，可达祛除邪气通经止痛的作用。

(三)肾精亏损

1.主症

腰骶部酸痛，喜按喜揉，下肢乏力，遇劳则甚，卧床休息后减轻。舌质淡，脉沉细。

2.治则

补肾益精，濡养筋骨。

3.处方

肾俞、命门、关元俞、关元、飞扬、太溪。

4.操作法

飞扬针刺龙虎交战手法，其余诸穴均直刺捻转补法，并在肾俞、命门、关元俞、关元加用灸法。

5.方义

本证是由于肾气虚弱精血亏损而引起，主症是腰腿痛，病位于督脉、足太阳、足少阴经。腰为肾之府，肾虚则腰府失养，故治取肾的背俞穴肾俞及命门补益肾气，濡养腰府及经脉而止痛；关元是人体元阴元阳关藏之处，关元俞内应关元，是人体元气输注之处，补之可益元气，益精血濡筋骨，善于治疗肾虚腰痛，如《针灸大成》曰关元俞"主风劳腰痛。"太溪配飞扬属于原络配穴，旨在补益肾气调理太阳、少阴经脉以止痛。在飞扬穴处又有小络脉分出，名曰飞扬脉，主治腰痛，《素问·刺腰痛论》："飞扬之脉，令人腰痛，痛上怫怫然，甚则悲以恐，刺飞阳之脉，……少阴之前与阴维之会。"故飞扬功在治疗肾虚及肝虚引起的腰痛。诸穴协同相助，补益肾气，养筋壮骨以止痛。

(付　琳)

第十五节　骶髂关节扭伤

骶髂关节扭伤使骶髂关节周围韧带被牵拉而引起的损伤，临床较多见，常造成腰痛，甚至坐骨神经痛，多见于中年以上患者。本病属于中医腰腿痛范畴。

一、诊断要点

(1)有急慢性腰腿痛史或外伤史，或慢性下腰部劳损史。

(2)骶髂关节疼痛,疼痛可放射到臀部、股外侧,甚至放射到小腿外侧。

(3)患侧下肢不敢负重,或不能支持体重,走路跛行,并用手扶撑患侧骶髂部,上下阶梯时需健侧下肢先行。

(4)站立时弯腰疼痛加剧,坐位时弯腰不甚疼痛,平卧时腰骶部有不适感,翻身困难。

(5)检查:①腰椎向健侧侧弯,髂后上、下棘之间有明显压痛。②旋腰试验:患者坐位,两手扶在项部,检查者站在患者背后,双手扶其两肩做左右旋转,使患者的腰部左右旋转,若患者骶髂部有明显疼痛者为阳性。③骨盆分离试验:患者仰卧位,检查着双手按在左右髂前上棘,并向后用力挤压,若患者骶髂关节疼痛加剧者为阳性。④屈髋屈膝试验:患者仰卧位,健侧下肢伸直,将患侧下肢髋、膝关节屈曲,使骶髂关节韧带紧张,患侧疼痛加剧者为阳性。⑤“4”字试验阳性、床边试验阳性。⑥X线检查:急性骶髂关节扭伤X线常无特殊改变;慢性扭伤或劳损,可有骨性关节炎改变,关节边缘骨质密度增加。

二、病因病机

骶髂关节是一个极稳定的关节。骶结节韧带、骶棘韧带和骶髂前韧带,能稳定骶椎,限制骶椎向骨盆内移动,因而骶髂关节只有极小量的有限活动。但当弯腰拿取重物时,下肢腘绳肌紧张,牵拉坐骨向下向前,髂骨被旋向后,易引起骶髂关节损伤。女性在妊娠期间,由于内分泌的改变,骶髂关节附近的肌腱和韧带变得松弛,体重和腰椎前凸增加,容易导致骶髂关节的慢性损伤。解剖结构的变异,如第五腰椎横突骶化,特别在单侧横突骶化的情况下,常因用力不平衡而使一侧骶髂关节发生急性损伤或慢性劳损。

(一)瘀血阻滞

《灵枢·百病始生》说:“用力过度,则络脉伤。阳络伤则血外溢……阴络伤则血内溢。”跌打损伤、猛然搬动过重物体、或姿势不当骤然用力,损伤筋肉、脉络,血脉破损血溢脉外,瘀血凝滞,脉络阻塞,则产生瘀血性痛、活动受限等症。

(二)气血虚弱

劳力过度或长久弯腰工作,耗伤气血,筋骨失于气血的温煦、濡养,即因虚而不荣,因不荣而不通,因不通而生痛。

(三)肝肾亏虚

先天不足,或房劳过度,或久行伤筋,久坐伤骨,导致精血亏损,筋骨失养发为腰骶部疼痛。

三、辨证与治疗

(一)瘀血阻滞

1.主症

扭伤之后,腰骶部骤然疼痛,疼痛激烈,呈刺痛或胀痛性质,痛有定处,日轻夜重,俯仰受限,转侧步履困难。舌紫黯,脉弦细。

2.治则

活血化瘀,通经止痛。

3.处方

十七椎、关元俞、次髎、阿是穴、委中、殷门、阳陵泉。

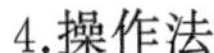

4.操作法

阿是穴、委中、殷门寻找血脉明显处用三棱针点刺出血，病在出血后加拔火罐。其余诸穴均直刺捻转泻法。

5.方义

本证属于瘀血阻滞引起的腰骶部疼痛，位于足太阳经，治疗当活血化瘀，以太阳经穴为主。《素问·针解》："菀陈则除之者，出恶血也。"所以取瘀血结聚处阿是穴、血之郄穴委中和衡络殷门点刺出其恶血，通络止痛。殷门位于腘横纹上8寸，主治腰骶部疼痛，《针灸大成》殷门"主腰脊不可俯仰举重，恶血泄注，外股肿。"殷门穴位于股后浮郄穴之上，衡络处，《素问·刺腰痛论》："衡络之脉，令人腰痛，不可以俯仰，仰即恐仆，得之举重伤腰，衡络绝，恶血归之，刺之在郄阳筋之间，上郄属寸，衡居为二痏出血。"所以衡络应属于股后殷门附近横行的脉络，点刺出血可治疗扭伤性腰骶部疼痛。十七椎穴、关元俞位于腰骶连接处，可疏通此关节的瘀血阻滞。阳陵泉属于足少阳经，其经筋"结于尻"，可治疗腰骶部的疼痛，尤其善于治疗腰骶部左右转侧困难的证候。

(二)气血虚弱

1.主症

腰骶部酸痛，连及臀部和下肢，痛而隐隐，遇劳则甚，体倦乏力，面色无华。舌质淡，脉沉细。

2.治则

补益气血，养筋通脉。

3.处方

膈俞、肝俞、脾俞、肾俞、关元俞、次髎、秩边、三阴交。

4.操作法

膈俞、肝俞、脾俞、肾俞均浅刺补法，关元俞、次髎、秩边均采用龙虎交战手法，三阴交直刺捻转补法。

5.方义

膈俞为血之会，肝俞补肝益肝，二穴配合，调理营血濡养筋骨。脾俞、肾俞、三阴交调后天补先天，益气血生化之源，温煦筋骨。关元俞、次髎、秩边补泻兼施，补法可调气血濡筋养骨，泻法可通经止痛。以上诸穴相配，可达补益气血，濡养筋骨，通脉止痛的功效。

(三)肝肾亏虚

1.主症

腰骶部酸软疼痛，腰背乏力，遇劳则甚，卧则减轻，喜按喜揉。舌质淡，脉沉细。

2.治则

补益肝肾，濡养筋骨。

3.处方

肾俞、肝俞、关元俞、关元、次髎、阳陵泉、悬钟、太溪。

4.操作法

次髎直刺采用平补平泻手法，其余诸穴均用捻转补法，并在肾俞、关元俞、次髎加用灸法，每穴艾灸3～5分钟。

5.方义

肾俞是肾的背俞穴，肝俞是肝的背俞穴，太溪是足少阴肾经的原穴，旨在补肝肾益精血。关元是任脉与足三阴经的交会穴，有补益元气的作用，关元俞是元气输注的部位，二穴前后配合，补元气益精血，善于治疗虚性腰痛，《针灸大成》关元俞："主风劳腰痛"。阳陵泉乃筋之会穴，悬钟乃髓之会穴，补之可柔筋养骨而止痛。

（庞　慧）

第十六节　棘上及棘间韧带损伤

棘上韧带和棘间韧带损伤是临床上常见病，通常归属于腰痛范畴，但在针灸治疗上有其特殊性，故单列一节以引起人们的注意和提高治疗效果。

棘上韧带是跨越各棘突点纵贯脊柱全长的索状纤维组织，自上而下，比较坚韧，但在腰部此韧带比较薄弱。棘间韧带处于相邻的棘突之间，其腹侧与黄韧带相连，其背侧与背长肌的筋膜和棘上韧带融合在一起，棘间韧带的纤维较短，较棘上韧带力弱。

一、诊断要点

(1)有明显的受伤史，受伤时患者常感觉到腰部有一突然响声，随即腰部似有折断样失去支撑感，并出现腰部疼痛。

(2)急性损伤者疼痛剧烈可为断裂样、针刺样或刀割样，慢性损伤者多表现为局部酸痛、不适，不耐久站久立，脊柱前屈时疼痛加重。

(3)检查：①身体屈曲时腰部疼痛。②棘突及棘突间有压痛，棘突上可触及韧带剥离感。棘间韧带损伤压痛点多位于 $L_5 \sim S_1$ 骶椎。

二、病因病机

多因脊椎突然猛烈前屈，使棘上韧带或棘间韧带过度牵拉而造成；或患者在负重时腰肌突然失力，骤然腰部前屈；或长期弯腰工作，使棘上及棘间韧带持续地处于紧张状态等原因，导致韧带撕裂、出血、肿胀，瘀血痹阻，经络气血不通，发为疼痛。

三、辨证与治疗

(一)急性损伤

1.主症

受伤之后，腰骶部剧烈疼痛，活动受限，弯腰时疼痛加重，棘突上、棘突间有明显压痛。舌质黯红，脉弦或涩。

2.治则

活血祛瘀，通络止痛。

3.处方

阿是穴、后溪、水沟、委中。

4.操作法

先刺后溪，用 0.30 mm×25 mm 的毫针，直刺进针，得气后用捻转泻法，在行针的同时令患者活动腰部。针水沟用上述毫针向鼻中隔斜刺，得气后施以捻转泻法。阿是穴用梅花针叩刺出血，再拔火罐，委中用三棱针点刺出血，出血由黯红变鲜红为止。

5.方义

本病位于督脉，是由于瘀血阻滞所致。后溪是手太阳经中的“输穴”，“俞主体重节痛”，功于通经止痛；后溪又通于督脉，善于治疗位于督脉的急性疼痛。水沟属于督脉，又是手、足阳明经的交会穴，阳明经多气多血，所以水沟有行气行血的作用，是治疗急性腰的经验效穴。阿是穴、委中刺络出血，活血祛瘀，通经止痛。

（二）慢性损伤

1.主症

有急性损伤史，但没有彻底治疗，或长期弯腰工作史，腰部或下腰部酸痛、不适，遇劳则加重，遇寒则发。舌质紫黯，脉沉涩。

2.治则

益气养血，活血祛瘀。

3.处方

肾俞、阿是穴、三阴交。

4.操作法

肾俞、三阴交针刺补法，阿是穴刺络拔火罐，术后加用灸法。

5.方义

《景岳全书》：“腰痛证，凡悠悠戚戚，屡发不已者，肾之虚也。”故取肾俞补肾气益精血，配三阴交培补肝脾肾，益气养血，濡养筋骨。阿是穴是瘀血闭阻的部位，刺络拔火罐，可祛除瘀血，加用艾灸法，促进血液运行，进一步消除瘀阻，加快病愈过程。

（孙钟海）

第十七节　骶臀部筋膜炎

骶臀部筋膜炎又称骶臀部纤维质炎、肌肉风湿病、肌筋膜综合征等。本病主要是由于外伤、劳累、潮湿、寒冷等多种原因，导致骶臀部肌肉、筋膜、肌腱和韧带等软组织的慢性疼痛性疾病，是骶臀部的一种常见病，多见于中老年人，属于中医痹证、腰腿痛范畴。

一、诊断要点

(1)骶臀部有广泛的疼痛。

(2)疼痛可涉及腰部和大腿部，为酸痛性质，常伴有沉重、寒凉感。

(3)疼痛在轻微活动后或得温热后减轻，剧烈运动、劳累、寒冷、久站、久坐可诱发或加重疼痛。

(4)检查。①压痛：有明显的压痛，压痛点多位于骶髂关节附近。②结节：可触及结节，多为椭圆形，质地柔软，可移动，有压痛感。③X线检查：多为阴性。

二、病因病机

（一）寒湿邪侵袭

本病位于骶臀部部，是足太阳经、督脉分布的区域，属于中医的痹证，感受风寒湿邪，稽留于肌肤筋肉之间，致经络气血凝滞不通，发为经骶臀疼部痛。日久邪气与气血凝结形成结节，《诸病源候论·结筋候》："体虚者，风冷之气中之，冷气停积，故结聚，为之结筋也。"

（二）气血虚弱

劳役过度，耗伤气血，经筋失于气血的濡养，筋急而痛，《医学正传·卷一》"若动之筋痛，是无血滋筋故痛"，或如筋急日久，气血不通，气虚无力通脉，也可导致气虚血瘀。

（三）肝肾亏损

人到中年之后，肾气渐衰；或房事不节，肾气早衰；或劳役过度，久站伤骨，久行伤筋，耗伤肾气，劳伤筋骨，导致骶臀部疼痛。

三、辨证与治疗

（一）寒湿邪闭阻

1.主症

骶臀部疼痛僵硬，按压可触及结节，疼痛连及腰部及大腿，遇阴雨天或寒冷则疼痛加重，得温热则疼痛减轻。舌质淡，苔薄白，脉弦紧。

2.治则

祛风散寒，利湿止痛。

3.处方

肾俞、腰阳关、次髎、阿是穴、秩边、阳陵泉、委中。

4.操作法

肾俞、腰阳关、阳陵泉针刺龙虎交战手法，秩边用 0.30 mm×75 mm 毫针直刺，并有触电感沿经传导，其余诸穴直刺捻转泻法，并在肾俞、次髎、阿是穴施以灸法。

5.方义

本证是由于寒湿邪闭阻足太阳经引起的痹证，根据"经脉所过，主治所及"的原则，当以足太阳经穴为主，祛除邪气通经止痛。肾俞、次髎、秩边、委中均属于足太阳经，且次髎既可通经止痛，又可除湿利尿；秩边功善腰骶痛，又可除湿利尿；委中是治疗腰骶痛的主要穴位，即《灵枢·始终》所云"病在腰者取之腘"，且委中配五行属于土，所以委中既可祛邪通经止痛，又可健脾利湿；肾俞扶正祛邪，卫气出于下焦，所以肾俞既可祛除邪气通经止痛，又可助卫气以固表。阿是穴是邪气凝聚的部位，针刺泻法和灸法，通其凝散其结。本病属于经筋病证，足少阳经筋"结于尻"，故取筋之会穴阳陵泉散筋结，解筋痛。

（二）气血虚弱

1.主症

腰骶部酸软疼痛，不耐久劳，疲劳后疼痛加重，疲乏无力，在骶臀部按压可触及结节。舌质淡，舌的边缘可有瘀点，脉沉细。

2.治则

益气养血，通脉祛瘀。

3.处方

膈俞、肝俞、脾俞、肾俞、关元俞、阿是穴、足三里、三阴交。

4.操作法

膈俞穴针刺泻法，阿是穴针刺泻法，并兼艾条灸 5～8 分钟，或温针灸 3 壮。其余诸穴均针刺补法，并在肾俞、关元俞加用艾条灸 5 分钟。

5.方义

本证属于气血虚弱，兼有气虚血瘀，治疗以补气养血为主，兼以活血通瘀。故本证治取肝俞、脾俞、肾俞、关元俞、足三里、三阴交温补先天与后天，以益气血生化之源。膈俞乃血之会穴，泻之可活血化瘀。阿是穴是经筋挛缩之处，是血液滞瘀之所，针刺泻法并温灸，可解经筋的挛缩，通经脉的瘀血阻滞，经脉气血通达，经筋得到气血的濡养，疼痛可解。

(三)肝肾亏虚

1.主症

骶臀部疼痛日久不愈，疼痛绵绵，腰膝酸软，遇劳则甚，休息后好转，小便频数，带下清稀。舌质淡，脉沉细。

2.治则

调补肝肾，益筋壮骨。

3.处方

肾俞、关元俞、阿是穴、白环俞、飞扬、太溪。

4.操作法

阿是穴用齐刺法，其余诸穴用捻转补法，并在肾俞、关元俞、阿是穴加用灸法。

5.方义

本证是肾精亏损，筋骨失养，引起的骶臀部疼痛，补肾俞、关元俞以补肾益精，濡养筋骨。本病位于足太阳经及其经筋，故补足少阴经穴原穴太溪和足太阳经络穴飞扬，原络配合，补肾益精，濡养经筋，再配以阿是穴，可加强解痉止痛的效应。关元俞内应关元穴，是人体元气输注的部位，与白环俞配合培补元气，主治肾虚腰背痛，正如《针灸大成》所说白环俞主“腰脊冷痛，不得久卧，劳损虚风，腰背不便，筋挛痹缩……”。

(覃　伟)

第十八节　尾　骨　痛

尾骨痛是指尾骨部、骶骨下部及其邻近肌肉或其他软组织的疼痛，其疼痛特点是长时间的坐位，或从坐为起立时，或挤压尾骨尖端时疼痛加重，是临床常见病，多发于女性。

一、诊断要点

(1)可有尾骶部外伤史。

(2)尾部疼痛，多为局限性，有时可连及腰部、骶部、臀部及下肢。

(3)尾部疼痛，可在坐硬板凳、咳嗽、排大便尤其是大便秘结时疼痛加重，卧床休息后减轻或消失。

(4)检查:①尾骶联合处压痛。②肛门指检:患者取左侧卧位,尽量将髋、膝关节屈曲。检查者戴手套后,用右手示指轻轻伸入肛管内,抵住尾骨,拇指置于尾骨外后方,拇示指将尾骨捏住,前后移动尾骨,检查尾骨的活动度及其感觉,仅有尾骨微动而无疼痛,表明无病变;若尾骨活动时疼痛,表明有尾骨痛。③X线检查无异常发现。

二、病因病机

在尾骨上附着有重要的肌肉和韧带,如臀大肌、肛门括约肌、肛提肌、尾骨肌、骶尾韧带等,尾骨遭受到跌打损伤之后,局部组织出血、水肿形成纤维组织和瘢痕,牵拉或压迫尾骨及其末梢神经,以及局部血液循环障碍,产生疼痛。中医认为是由于外伤经脉,瘀血阻滞经脉,不通则痛,正如清·吴谦《医宗金鉴·正骨心法要旨》说:"尾骶骨,即尻骨也。……若蹲垫壅肿,必连腰胯。"

长期坐位,压迫尾骨周围组织,导致慢性尾骨部劳损,引起尾骨部疼痛,正如《素问·宣明五气》说"久坐伤肉",久坐则气机不畅,导致气滞血瘀,气血运行受阻,经脉不通,筋肉失养引起疼痛。

总之,本病主要是由于瘀血阻滞经脉,经气不通,引起尾骶部疼痛。

三、辨证与治疗

(一)主症

尾骶部疼痛,疼痛可连及臀部,坐位时疼痛明显,不敢坐硬板凳,按之作痛,甚或咳嗽、大便时疼痛加剧。舌质黯,脉涩。

(二)治则

活血化瘀,通经止痛。

(三)处方

百会、次髎、腰俞、会阳、承山。

(四)操作法

先针百会,沿经向后平刺,捻转平补平泻手法,使针感沿经项背部传导。次髎先用刺络拔火罐法,后用毫针直刺30～40 mm,使用龙虎交战手法,并使针感向尾部传导,术后加用艾灸法。腰俞向尾部平刺,捻转平补平泻法,并加用艾灸法。合阳向尾骨斜刺,平补平泻手法。承山直刺,龙虎交战手法。

(五)方义

本病属于瘀血阻滞尾骨及其周围的经脉所致,位于督脉和足太阳经,故取腰俞、百会通督脉的经气,疏通尾骨部的瘀滞以止痛;百会是督脉与足太阳经的交会穴,《灵枢·终始》"病在下者高取之",可疏导尾骨部位气血的瘀滞以止痛。次髎刺络拔火罐可祛除尾骨的瘀血,即"菀陈则除之者,出恶血也"(《素问·针解》)。足太阳经别入于肛,承山、会阳、次髎均属于足太阳经,并且会阳又为督脉气所发,故三穴组合,局部与远端相配合,可有效地疏通尾骨部瘀血的阻滞,且承山是治疗肛门及其周围病变的经验效穴。

(付　琳)

第十章

儿科疾病的推拿治疗

第一节　百　日　咳

百日咳即顿咳，是由百日咳杆菌引起的急性呼吸道传染病。临床以阵发性、痉挛性咳嗽，咳毕有特殊鸡鸣样吸气性吼声为特征，是小儿时期常见的呼吸道传染病之一。

本病一年四季均可发病，主要发生于冬春季节。以 5 岁以下小儿为多见。年龄越小，则病情越重，且病程较长，可持续 2 个月以上。一般预后良好，但年幼体弱患儿发病，往往病情较重，容易并发肺炎喘嗽、惊厥等，甚至危及生命。

本病的传染源主要是患者，发病前 1～2 天至病程 3 周内传染性最强。主要通过飞沫经呼吸道传播。易感儿如密切接触患者后，其发病率可高达 75%～90%。病后有较持久免疫力，若再次感染，症状较轻。

一、病因病机

本病由外感时行疠气侵入肺系，夹痰交结气道，导致肺失肃降，气逆上冲而发病。

(一)邪犯肺卫

本病初起，邪毒从口鼻而入，侵犯肺卫，肺气失宣，表卫失和，则见咳嗽、流涕等肺卫表证，类似感冒咳嗽。

(二)痰火阻肺

邪热不解，深伏于肺，肺失清肃，累及于肝，木火刑金，气冲上逆，则见痉咳不止；邪热蕴肺，日久伤脾，脾运失司，聚湿生痰，痰湿犯肺，则见鸡鸣样吼声；邪热伤津，则见日轻夜重之象。

年幼儿体禀不足，肺气娇弱，痰火内阻，呼吸不利，则见憋气、窒息，甚则内陷心肝，痰浊上蒙，痰盛生惊，而见神昏、抽搐之变证。若痰热闭肺或复感外邪闭肺，可见肺气郁闭，产生发热、咳喘之肺炎喘嗽。

(三)气阴耗伤

病至后期，邪气渐退，气阴暗耗，肺脾俱损，可出现咳声无力或低热盗汗等肺脾气虚或肺阴亏损之象。

二、诊断

(一)诊断要点

(1)当地有本病发生或流行,近期有接触史。

(2)有典型阵发性、痉挛性咳嗽,并作鸡鸣样吼声,伴舌系带溃疡。

(3)年幼体弱儿,常无典型痉咳,主要表现为阵发性憋气、青紫、甚则窒息、惊厥。

(4)实验室检查白细胞数增多,尤以淋巴细胞数增多为主,占60%~80%。

(二)临床表现

1.初咳期

从起病至发生痉咳,1~2周。出现咳嗽、喷嚏、流涕、眼结膜充血或有发热等类似感冒症状。2~3天后,其他症状逐渐消失,但咳嗽日渐加重,以入夜为甚,痰液稀白或稠黄,苔薄白或薄黄,脉浮有力,指纹浮红或浮紫。

2.痉咳期

2~6周。阵发性痉咳为本期特征。咳嗽连续,可达数十声,咳毕常伴有深吸气鸡鸣样回声,然后再发生下一次痉咳。如此反复发作多次,直至吐出痰涎为止。轻者每天数次,重者每天数十次,日轻夜重。痉咳日久,可见面目浮肿、目睛出血、咯血、衄血、舌下生疮、二便失禁,舌红、苔黄,脉滑数,指纹紫滞。3岁以内患儿,常无痉咳和鸡鸣样回声,表现为阵发性憋气、青紫,甚则窒息、惊厥。

3.恢复期

2~3周。阵发性痉咳减轻,次数减少,鸡鸣样吸气性吼声消失,咳声无力,或干咳痰少而稠,神倦乏力,食欲缺乏,明显消瘦,舌红少苔,脉细数。

(三)辅助检查

1.血常规

初咳期末和痉咳期,血白细胞数增多,可达$(20\sim50)\times10^9$/L,淋巴细胞计数增多,可达60%~80%。

2.细菌培养

鼻咽拭子细菌培养和咳碟法细菌培养,可有百日咳嗜血杆菌生长,早期培养阳性率高。

3.免疫学检查

取鼻咽腔分泌物,检测直接荧光抗体,可以快速诊断本病。对各种血清抗体的检测,也是高灵敏的确诊方法。

(四)鉴别诊断

1.支气管炎、肺炎

有时亦有类似百日咳的痉咳,但无鸡鸣样吸气性吼声,常伴发热。肺部听诊,有干性或湿性啰音;胸部X线片提示,有炎症改变。

2.肺门淋巴结核

当气管交叉处淋巴结肿大时,可出现百日咳样痉咳。本病常伴有不规则低热、盗汗、食欲缺乏、疲乏、消瘦等慢性结核中毒症状。结核菌素试验阳性。

3.感冒

百日咳初咳期,类似感冒咳嗽。但感冒咳嗽无日轻夜重和逐日加重的表现。

三、推拿治疗

百日咳的治疗原则以清热泻肺、化痰降逆为主。初期重于宣肺，痉咳期侧重泻肺，恢复期佐以养肺。

(一)治则

清热化痰，降逆止咳。

(二)处方

揉掌小横纹、清肺经、运内八卦、退六腑、搓摩胁肋、揉乳根、揉乳旁、揉肺俞、推揉膻中。

(三)方义

揉掌小横纹，以宽胸宣肺，化痰止咳；清肺经，以宣肺清热；退六腑，以清热泻火；搓摩胁肋，以顺气化痰；揉肺俞、揉乳根、揉乳旁、运内八卦、推揉膻中，以宽胸理气，化痰止咳。

(四)加减

初咳期，加推坎宫、推攒竹、揉太阳；痰多者，加揉丰隆；恢复期，去清肺经、退六腑，加补肺经、补脾经。

四、注意事项

(1)发现百日咳患儿，应及时隔离 3～4 周；有密切接触史者，观察 3 周。

(2)应配合药物治疗，增强疗效。

(3)按期接种百日咳疫苗。

(4)注意休息，饮食清淡，避免接触刺激物，保证室内空气流通。

(5)痉咳时，轻拍背部，防止痰液吸入，阻塞气道，引起窒息。

(吴晓花)

第二节 疳 积

疳积是积滞和疳证的总称，因证候轻重虚实不同，分为积滞和疳证。病因均为伤于乳食，停聚不化，形成积滞；积久不消，进一步发展形成疳证。两者关系密切，故有“积为疳之母，无积不成疳”之说。本病多见于 5 岁以下小儿，发病无季节性，呈慢性过程，迁延日久，影响小儿生长发育。古代疳证被列为儿科“四大要证”之一。

西医学所说的蛋白质-热能营养不良与疳证的临床表现相似，主要是小儿摄入不足或摄入食物不能充分利用的结果。近些年来疳证的发病明显下降，临床症状也有所减轻。

一、病因病机

本病因喂养不当，乳食内积不化或其他疾病影响，致脾胃功能受损而逐渐形成。

(一)乳食不节

小儿饥饱失调，过食肥甘生冷之品，或偏食，致脾胃受损，运化失职，升降不调，而成积滞。积滞日久，脾胃更伤，转化为疳。

（二）喂养不当

因母乳不足，或过早断乳，未能及时添加辅食，使乳食摄入不足，脾胃生化乏源，而致营养失调，日久便形成疳证。

（三）疾病影响

病后失调，反复发热，或久吐久泻，或肠道虫证等，均可耗伤津液，导致脾胃受损，气血生化不足，诸脏失养而成疳证。

（四）禀赋不足

先天禀赋不足，加之后天喂养、调护不当，致脾胃虚弱，乳食不化，停滞中州，营养失调，气血两亏，日久形成疳积。

二、诊断

（一）诊断要点

（1）有消化不良史或其他急、慢性疾病史。

（2）积滞以不思乳食，食而不化，嗳腐吞酸，脘腹胀满，大便不调，但病程不长为特征。

（3）疳证以长期形体消瘦，体重低于正常值40%，面色不华，毛发稀疏枯黄，饮食异常，肚腹膨胀，大便干稀不调，或精神不振，烦躁易怒，有明显的脾胃和精神症状为特征。

（二）临床表现

1.积滞伤脾

形体消瘦，体重不增，肚腹膨胀，纳食不香，精神不振，夜卧不安，大便不调，常有恶臭，或手足心热，舌苔厚腻。

2.气血两亏

面色萎黄或㿠白，骨瘦如柴，毛发枯黄稀疏，精神萎靡，烦躁不安，睡卧不宁，啼哭无力，四肢不温，发育障碍，腹凹如舟，大便溏泄，舌淡苔薄，指纹色淡。

（三）辅助检查

1.血常规

合并贫血时，红细胞、血红蛋白均低于正常值。

2.血浆蛋白

正常或稍偏低；血清蛋白显著减低者，常易发生水肿。

3.大便常规

多有不消化食物残渣或脂肪球。

（四）鉴别诊断

1.营养不良性水肿

水肿前，可有体重减轻、消瘦等表现，但血浆蛋白显著减少。常继发于多种维生素缺乏症，以维生素A、B族维生素、维生素C的缺乏为多见。

2.厌食

主要表现为长期食欲缺乏，但精神状态尚可，无明显形体消瘦和其他症状。

三、推拿治疗

疳积的治疗原则以调理脾胃为主。积滞伤脾者，佐以消食导滞；气血亏虚者，佐以补益气血。

(一)积滞伤脾

1.治则

调理脾胃,消积导滞。

2.处方

补脾经、揉板门、推四横纹、揉中脘、揉天枢、按揉足三里、分腹阴阳、运内八卦、摩腹。

3.方义

补脾经、摩腹、按揉足三里,以健脾和胃,消食和中;揉板门、揉中脘、揉天枢、分腹阴阳,以消积导滞;推四横纹、运内八卦,以理气调中,调和气血。

4.加减

便溏者,加补大肠、揉龟尾;便秘者,加清大肠、按揉膊阳池、推下七节骨。

(二)气血两亏

1.治则

温中健脾,补益气血。

2.处方

补脾经、推三关、揉外劳宫、掐揉四横纹、运内八卦、揉中脘、按揉足三里、捏脊。

3.方义

补脾经、推三关、揉中脘、捏脊,以温中健脾,补益气血;掐揉四横纹,以主治疳积;运内八卦、揉外劳宫,以温阳助运,理气和中;按揉足三里,以健脾和胃,调和气血。

4.加减

烦躁不安者,加掐五指节、清肝经;五心烦热、盗汗者,去推三关、揉外劳宫,加补肾经、揉二马、清肝经;便溏者,加补大肠;便秘者,加清大肠、推下七节骨。

四、注意事项

(1)推拿治疗疳积,疗效显著,每 1 个疗程 7~10 天,单用捏脊法或配合针刺四横纹治疗,隔天 1 次或每周 2 次,效果亦好。病情严重者,配合药物治疗,效果更好。

(2)手法治疗食欲好转时,应逐渐添加食物,防止损伤脾胃。

(3)寻找病因,综合治疗,根治。

(4)调整饮食,给予喂养指导。

(吴晓花)

第三节 厌 食

厌食是指小儿较长时间不欲饮食,甚至拒食的一种病证。临床以食欲缺乏为主要特征。本病多见于 1~6 岁小儿。城市儿童发病率较高,无明显季节性。患儿一般除厌食外,其他情况较好。若长期不愈,营养缺乏,影响小儿生长发育。

一、病因病机

厌食的病因病机主要为喂养不当，或先天不足，或病后失调，导致脾胃不和，受纳运化失健。

（一）喂养不当

饮食过于滋补，或过于溺爱，乱投杂食或纵其所好，养成偏食、吃零食的习惯或饮食不节，饥饱无度等，均可导致脾失健运，胃失受纳，脾胃不和而厌食。

（二）先天不足

先天禀赋不足，加之后天喂养调护不当，致脾胃虚弱，胃不思纳而致厌食。

（三）病后失调

小儿热病伤津或用药不当，过于寒凉或过于温燥或病后调理不当，均可导致胃津受灼，脾胃气阴不足，受纳运化功能失调，而产生厌食。

二、诊断

（一）诊断要点

(1)以长期食欲缺乏为主要特征。

(2)除形体偏瘦，面色少华外，一般无其他阳性体征。

(3)排除其他慢性疾病和外感病。

（二）临床表现

1.脾胃不和

食欲缺乏，甚至厌恶饮食，多食或强迫进食，则脘腹饱胀；形体偏瘦，但精神尚好；舌质淡红，苔薄白或白腻，脉有力，指纹淡红。

2.脾胃气虚

不欲饮食，甚或拒食，面色萎黄，精神倦怠，懒言乏力，大便夹有不消化的食物残渣，舌淡，苔薄白，脉弱无力，指纹色淡。

3.胃阴不足

不欲进食，口干多饮，皮肤干燥，手足心热，大便秘结，小便黄赤，舌红少津，苔少或花剥，脉细数，指纹淡紫。

（三）辅助检查

血生化锌、铜、铁等多种微量元素含量偏低。

（四）鉴别诊断

1.积滞

有伤乳食病史，除食欲缺乏、不思乳食外，伴有嗳气酸腐，大便酸臭，脘腹胀痛。

2.疳证

亦可有食欲缺乏，但也可有食欲亢进，嗜食异物者。以体重下降，明显消瘦，肚腹膨胀，面黄发枯，伴烦躁易怒或萎靡不振的精神症状为主要特征。

3.疰夏

以食欲缺乏为主，可有全身倦息，大便不调，或有发热。本病发生在夏季，有明显季节性。

三、推拿治疗

厌食的治疗原则以开胃运脾为主。根据临床表现的不同，或运脾和胃，或健脾益气，或养胃育阴。

(一)脾胃不和

1.治则

和胃运脾。

2.处方

补脾经、补胃经、揉中脘、按揉足三里、摩腹、揉板门、推四横纹、运内八卦。

3.方义

补脾经、补胃经、按揉足三里,以和胃运脾;揉中脘,以消食助运;摩腹、揉板门,以健脾和胃,理气消食;运内八卦、推四横纹,以调中和胃。

4.加减

手足心热者,加清天河水。

(二)脾胃气虚

1.治则

健脾益气。

2.处方

补脾经、揉脾俞、揉胃俞、摩腹、摩中脘、揉足三里、运内八卦、捏脊、推三关、揉外劳宫、摩脐。

3.方义

补脾经、揉脾俞、揉胃俞、摩中脘、揉足三里,以健脾益气,和胃消食;摩腹、运内八卦、捏脊,以理气和中,补益气血;推三关、揉外劳宫,以温阳益气;摩脐,以补中益气,消食助运。

4.加减

大便不实者,加补大肠。

(三)胃阴不足

1.治则

养胃育阴。

2.处方

补胃经、补脾经、揉二马、揉板门、运内八卦、揉脾俞、揉胃俞、运内劳宫、清天河水。

3.方义

补胃经、补脾经、揉胃俞、揉脾俞,以开胃运脾;揉二马,以养阴清热;揉板门,以健脾和胃,消食导滞;运内八卦,以理气和中;运内劳宫、清天河水,以滋阴退热。

4.加减

大便秘结者,加清大肠、摩腹、推下七节骨、揉龟尾。

四、注意事项

(1)纠正不良饮食习惯。定时进餐,饭前勿吃零食和糖果,荤、素、粗、细粮合理搭配,不挑食、不偏食,少食生冷、肥甘厚味之品。饭前、饭后勿大量饮水或进饮料。

(2)切勿在进食时训斥、打骂小儿。营造良好进食环境,增强小儿食欲。

(3)积极寻找厌食原因,采取针对性有效措施。

(吴晓花)

第四节 腹 痛

腹痛是小儿时期许多疾病中常见的一个症状，是腹部外科疾病主要表现之一，尤其是急腹症。许多内科疾病也经常发生腹痛，其病因十分复杂。本节讨论的是针对小儿常见的由感受寒邪、乳食积滞、虫积腹中、脾胃虚寒引起的非外科急腹症之腹痛。

西医学根据病因将腹痛分为腹内脏器和腹外脏器引起的两类，其中腹内脏器腹痛中有功能性和器质性之分。功能性腹痛，由管腔壁痉挛或蠕动异常所致，如消化不良、胃肠蠕动紊乱、过敏性肠痉挛；腹痛呈阵发性或持续性，无固定痛点，腹肌柔软，间歇时精神好，肠鸣音正常。器质性腹痛，因脏器的炎症、梗阻、穿孔、套叠、扭转等引起，如阑尾炎、肠炎、急性肠梗阻、急性肠套叠等；腹痛呈持续性，部位固定，有压痛或反跳痛、腹肌紧张、可触及肿块或肠型等。腹外脏器病变也可表现局部腹痛。在诊断中，必须详细询问发病经过，注意腹痛性质，伴随症状，以及有关体征，以防贻误病情。

一、病因病机

（一）感受外邪

护理不当，或气候突变，或过食生冷，腹部中寒。寒为阴邪，性主收引，寒凝而滞，经络不通，气机壅阻，不通则发为腹痛。

（二）乳食积滞

乳食不节，或暴饮暴食，或过食不易消化食物，以致脾胃受损，运化失常，食积中焦，壅塞气机，升降失调，传化失职，而致食积腹痛。

（三）虫积

由于感染蛔虫，扰动肠中，或蛔入胆道，或虫多而扭结成团，阻滞气机，致气滞作痛。

（四）脾胃虚寒

由于平素脾胃虚弱，或久病脾虚，致中阳不足，脾运失司，寒湿内停，气机不利，血脉凝滞，而致虚寒腹痛。

二、诊断

（一）诊断要点

（1）疼痛在胃脘以下，脐周及耻骨以上。

（2）腹痛起病急骤或较缓慢。疼痛呈阵发性或持续性，疼痛范围不清楚，痛止后活动如常。

（3）腹软，多喜按，多无包块，无腹膜刺激征，肠鸣音正常或亢进。

（二）临床表现

1.寒痛

腹痛突发，阵阵发作，哭吵不安，得温则舒，面色青白，甚则唇色紫黯，肢冷，或兼大便清稀，小便清长，舌淡、苔白滑，指纹色红。

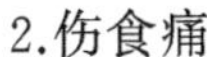

2.伤食痛

腹部胀满疼痛，按之痛甚，不思饮食，嗳嗳酸腐，时有呕吐，吐物酸腐，矢气频作，大便臭秽，或腹痛欲泻，泻后痛减，夜卧不安，苔厚腻，脉滑。

3.虫痛

腹痛突发，以脐周为甚，时作时休，食欲不佳，或嗜食异物，形体消瘦，有时可在腹部摸到蠕动之块状物，按之腹软，可凹陷变形，时隐时现，多有便虫史；若蛔虫窜入胆道，则痛如钻顶，时发时止，伴呕吐。

4.脾胃虚寒

腹痛绵绵，喜暖喜按，精神倦怠，面色萎黄，形体消瘦，食欲缺乏，大便稀溏，舌淡苔薄，指纹色淡。

(三)辅助检查

1.血常规

功能性腹痛一般无异常。器质性腹痛，根据病史，可查血常规、血糖等。

2.粪便常规

虫积腹痛，大便中可找到虫卵。

(四)鉴别诊断

1.急性阑尾炎

本病多见于年长儿，以脐周痛，转移性右下腹疼痛为主，且有明显的压痛、反跳痛和腹肌紧张，常伴呕吐及发热，白细胞计数和中性粒细胞计数增高。

2.肠套叠

多发生在婴幼儿，突然发生间歇性腹痛，伴呕吐，便血，腹部可触到腊肠样肿块。

3.肠扭转

除一般腹痛、腹胀、频繁呕吐等症状外，可触及胀大的肠袢，X线检查可协助诊断。

4.急性坏死性肠炎

腹痛呈阵发性加剧，腹泻，明显中毒现象，排腥臭味、赤豆汤样大便。X线腹部平片可协助诊断。

5.过敏性紫癜

腹型或混合型，常腹痛明显，下肢对称性紫癜及关节疼痛或肿胀。

6.肠痉挛(肠绞痛)

本病亦可出现腹痛，但多由不消化食物刺激，食物过敏，寒冷、饥饿等导致肠蠕动过强，或肠内气体过多所致。

三、推拿治疗

腹痛的治疗原则以理气止痛为主。外感者，佐以温经散寒；食积者，佐以消食导滞；虫积者，佐以安蛔；脾胃虚寒者，佐以温补脾肾。

(一)寒痛

1.治则

温中散寒，理气止痛。

2.处方

补脾经、推三关、揉外劳宫、掐揉一窝风、摩腹、拿肚角、揉中脘、按揉足三里。

3.方义

补脾经、摩腹、揉中脘、按揉足三里，以温中健脾；推三关、揉外劳宫，以助阳散寒；掐揉一窝风、拿肚角，以理气散寒止痛。

4.加减

大便清稀者，加补大肠。

(二)伤食痛

1.治则

消食导滞，和中止痛。

2.处方

揉板门、摩腹、拿肚角、补脾经、清大肠、揉中脘、揉一窝风、分腹阴阳、揉天枢、揉足三里、运内八卦。

3.方义

揉板门、摩腹、补脾经、揉中脘、揉足三里，以健脾和胃，消食导滞，理气止痛；清大肠、揉天枢，以疏调肠腑积滞；揉一窝风，以行气止痛；运内八卦，以宽胸理气，调和气血；拿肚角，以止腹痛。

4.加减

呕吐者，加清胃经、推天柱骨、横纹推向板门；发热者，加退六腑、清天河水。

(三)虫痛

1.治则

温中行气，安蛔止痛。

2.处方

揉一窝风、揉外劳宫、推三关、摩腹、揉脐。

3.方义

揉一窝风、揉外劳宫、推三关，以温中散寒，安蛔止痛；摩腹、揉脐，以健脾和胃，行气止痛。

4.加减

腹痛甚者，加按揉脾俞、胃俞、足三里。

(四)虚寒腹痛

1.治则

温补脾肾，益气止痛。

2.处方

补脾经、补肾经、揉丹田、推三关、揉外劳宫、揉中脘、揉脐、按揉足三里。

3.方义

补脾经、补肾经、推三关、揉外劳宫，以温补脾肾，益气止痛；揉丹田，以温补下元；揉中脘、揉脐、按揉足三里，以温中和胃，散寒止痛。

4.加减

腹泻者，加补大肠、摩腹。

四、注意事项

(1)推拿治疗小儿腹痛效果明显，但需明确诊断，排除非适应证。

(2)急腹症引起的腹痛,应及时采取其他治疗方法,以免延误病情。

(3)部分内科性腹痛,除推拿治疗外,配合药物治疗效果更好。

(4)虫积腹痛者,推拿止痛后,应以驱虫药根治。

(吴晓花)

第五节 夜 啼

夜啼是指婴儿入夜则啼哭不安,或每夜定时啼哭,甚则通宵达旦,而白天如常的病证。民间俗称为“夜啼郎”。本病多见于小婴儿,一般预后良好。如长期夜啼失治,可影响小儿正常生长发育。

夜啼原因甚多,大致可分脾寒、心热、伤食、惊吓4类。此外,若因口疮、发热等疾病引起的夜啼,应积极治疗其主要病症。至于因尿布潮湿,或衣被过暖过寒,或因饥渴等引起者,找出原因及时处理后,啼哭可停止,不必治疗。

一、病因病机

(一)脾寒

由于孕妇素体怯弱,胎儿禀赋不足,虚怯则脏冷或护理不当,沐浴受凉、睡眠时腹部中寒,导致寒邪犯脾。阴盛于夜,阴胜则脏冷愈盛,脾为阴中之至阴,喜温而恶寒,寒则运化不健,气机不利,绵绵腹痛而夜啼不止。

(二)心热

由于孕妇性素躁急,或喜食辛辣香燥之物,导致心热内蕴,胎儿在母腹中感受已偏,出生后蕴有胎热,热盛则心烦而多啼,夜寝不安。

(三)伤食

由于喂养不当,乳食积滞,导致脾胃功能失调,积滞郁结于胃肠不化,胃不和则卧不安,故夜间时时啼哭。

(四)惊吓

小儿脏气娇嫩,神气怯弱,如遇非常之物,或闻特异声响等意外刺激,则心神不宁,神志不安而夜间时时啼哭。

二、诊断

(一)诊断要点

(1)入夜啼哭,不得安睡,甚则通宵不眠,连夜不止,少则数天,多则月余,白天如常。体格检查无异常。

(2)从小儿的年龄、啼哭的时间、精神状况、面色、舌、脉、腹部体征、体温及实验室检查等方面,排除因各种疾病引起的啼哭。

(二)临床表现

1.脾寒啼

面色白,手足欠温,蜷曲而啼,啼声无力,不欲吮乳,口中气冷,腹痛喜按喜暖,大便色青而溏,唇舌淡白，指纹淡红。

2.心热啼

面赤唇红，神烦啼哭，哭声洪亮有力，手腹俱热，吮乳时口中气热，大便秘结，小便短赤，舌尖红，指纹紫滞。

3.伤食啼

夜卧不安，时时啼哭，不欲吮乳，脘腹胀满，或有腹痛拒按，甚则呕吐酸腐，大便秘结或泻下秽臭，苔厚腻，脉滑，指纹滞。

4.惊吓啼

面色青，有恐惧啼哭之状，或睡眠中时作惊惕不安，猝然啼哭惊叫，指纹青色。

(三)辅助检查

实验室及其他各项检查多无异常指标。

三、鉴别诊断

小儿不会言语，啼哭是他的一种表达方式，可以通过听啼哭的声音和伴随症状鉴别因感冒、发热、咳嗽、出疹、腹泻、呕吐、肠套叠、中耳炎等病证引起的啼哭。

四、推拿治疗

夜啼的治疗原则以温脾、清心、镇惊安神为主。

(一)脾寒啼

1.治则

温中健脾，养心安神。

2.处方

推三关、揉外劳宫、补脾经、揉中脘、揉脐、揉小天心、揉百会。

3.方义

推三关、补脾经、揉中脘，温中健脾；揉外劳宫、揉脐，加强温中散寒，止腹痛作用；揉小天心、揉百会能镇惊安神。

(二)心热啼

1.治则

导赤清心，安神。

2.处方

清心经、揉内劳宫、清天河水、掐五指节、捣小天心。

3.方义

清心经、揉内劳宫、清天河水，清心散热，除烦；掐五指节、捣小天心，镇惊安神。

4.加减

小便赤者，加清小肠；腹胀者，加运内八卦、摩腹。

(三)伤食啼

1.治则

消积导滞，和中安神。

2.处方

清补脾经、揉板门、清肝经、运八卦、分腹阴阳、揉中脘、推下七节骨。

3.方义

清肝经、清补脾经,抑木扶土;运内八卦、分腹阴阳,理气消积;揉中脘、推下七节骨,导滞和中,综合方义,积滞得消,胃和则睡安。

(四)惊吓啼

1.治则

平肝,镇惊安神。

2.处方

清肝经、清心经、清补脾经、掐五指节、掐揉小天心、猿猴摘果、清天河水。

3.方义

清肝经、清心经、清补脾经、清天河水,清心平肝;掐五指节、掐揉小天心、猿猴摘果,镇惊安神。

五、注意事项

(1)推拿治疗夜啼疗效显著。

(2)加强新生儿护理,注意保暖,温度适宜;及时换尿布。

(3)保持环境安静,养成良好睡眠习惯。

(4)合理喂养,以满足生长发育需要为原则。

(5)乳母饮食不宜辛辣厚味和寒凉。

(吴晓花)

第六节 惊 风

惊风又称抽风、惊厥。以抽搐伴神昏、两目上视为主要临床特征。多见于6岁以下小儿,年龄越小,发病率越高,病情变化越迅速,是古代中医儿科“四大要证”之一。临床上分为急惊风和慢惊风两种,急惊风来势凶急,处理不当可使脑组织和局部机体缺血缺氧,遗留后遗症,严重的可引起窒息,发生呼吸和循环衰竭,因此治疗要及时、果断,必要时要积极抢救。

西医学认为,惊风是中枢神经系统功能紊乱或器质性异常的一种表现,发病原因很多,本节所述为因高热或中枢神经系统感染而引起的惊风。

一、病因病机

急惊风主要因感受风邪或温热疫毒,出现痰、热、惊、风四证,病位在心、肝两经,属实证、热证;慢惊风多由急惊或大病后等因素所致,病情复杂,多属虚证、寒证。

(一)急惊风

小儿体属纯阳,感受风邪,化热极速,风热化火,侵扰心、肝两经,易发一过性高热惊厥,热退后抽搐自止;感受温热疫毒,邪毒内闭,从热化火,炼津成痰,痰蒙心窍,引动肝风,故见神昏、抽搐；小儿神情怯弱，暴受惊恐或乳食积滞，积滞、痰热内壅，清窍蔽塞，气机逆乱，发为惊风。

（二）慢惊风

急惊延治，或久痢、久泻、久吐、大病后正气亏损，气血津液耗伤，筋脉失于滋养而致虚风内动。

西医学认为小儿中枢神经系统发育不完善，当产伤、高热或炎症刺激时，容易促使大脑皮质运动神经元异常放电，导致全身或局部肌肉暂时性的不随意收缩。

二、诊断

（一）诊断要点

（1）多见于6岁以下小儿。

（2）发病突然，变化迅猛。

（3）以肢体痉挛抽搐、两目上视、意识不清为特征。

（二）临床表现

1.急惊风

（1）高热惊风：急性热病或不明原因的高热致使高热内闭，扰乱神明，引动肝风而发为惊风。患儿体温在39℃以上，初起神情紧张，烦躁不安，项背不适，继则壮热无汗，口渴欲饮，眼红颊赤，神昏谵语，颈项强直，四肢抽搐，牙关紧闭，两目上视，舌质红绛、苔黄，脉数，指纹青紫。

（2）突受惊恐：暴受惊恐后，神情紧张，突然抽搐，惊惕不安，惊叫，面色乍青乍白，睡眠不安，或昏睡不醒，醒时啼哭，四肢厥冷，大便色青，舌苔薄白，脉细数，指纹青紫。

（3）乳食积滞：好发于饱食或过食之后，先见脘腹胀满，呕吐，腹痛，便秘，继而目瞪视呆，神昏抽搐，呼吸短促，苔黄腻，脉滑数。兼有痰湿者，喉中痰声辘辘，咳吐不利，呼吸急促，苔白腻等症。

2.慢惊风

起病缓慢，病程长。面色苍白，嗜睡无神，两手握拳，抽搐无力，时作时止，有的在沉睡中突发痉挛，形寒肢冷，纳呆，便溏，舌淡苔白，脉沉无力。

（三）辅助检查

（1）除血、尿、大便常规外，应有选择性地做血电解质测定、肝肾功能、血糖等化验，必要时做脑脊液检查。

（2）惊厥控制后，要有选择性进行头颅X线、脑电图、CT、MRI等检查。

三、鉴别诊断

癫痫是一种由于脑功能异常所致的疾病，以突然昏仆，不省人事，口吐白沫，两目直视，四肢抽搐，发过即苏，醒后如常人为特征。多见于年长儿，一般不发热，有反复发作病史，发作时，先有猪、羊样叫声。脑电图检查可见棘波或尖波、棘慢或尖慢复合波、高幅阵发性慢波等癫痫波形。

四、推拿治疗

（一）急惊风

1.治则

急则治其标，先以开窍镇惊，然后分别予以清热、导痰、消食以治其本。

2.处方

(1)开窍:掐人中、拿合谷、掐端正、掐老龙,掐十宣、掐威灵、拿肩井、拿仆参(以上穴位可选择应用)。

(2)止抽搐:拿合谷、拿曲池、拿肩井、拿百虫、拿承山、拿委中。

3.方义

掐人中、掐老龙、掐十宣等,醒神开窍;拿合谷、拿委中、拿承山等,止抽搐。

4.加减

(1)肝风内动,角弓反张:拿风池、拿肩井、推天柱骨、推脊、按阳陵泉、拿承山。

(2)痰湿内阻:清肺经、推揉膻中、揉天突、揉中脘、搓摩胁肋、揉肺俞、揉丰隆。

(3)乳食积滞:补脾经、清大肠、揉板门、揉中脘、揉天枢、摩腹、按揉足三里、推下七节骨。

(4)邪热炽盛:清肝经、清心经、清肺经、退六腑、清天河水、推脊。

(二)慢惊风

1.治则

培补元气,息风止搐。急性发作时可按急惊风处理。

2.处方

补脾经、清肝经、补肾经、按揉百会、推三关、拿曲池、揉中脘、摩腹、按揉足三里、捏脊、拿委中。

3.方义

补脾经、补肾经、推三关、揉中脘、摩腹、按揉足三里、捏脊,健脾和胃,培补元气;清肝经、按揉百会、拿曲池、拿委中,平肝息风,止抽搐。

五、注意事项

(1)推拿治疗本病,着重醒神开窍解痉,同时要抓住危及生命的主要矛盾,积极查找病因,中西结合对症治疗。

(2)在发作时,应使患儿侧卧,并用纱布包裹的压舌板放在上下牙齿之间,以免咬伤舌头。

(3)保持环境安静,避免患儿受不良刺激。

(4)对于发热患儿,尤其既往有惊厥病史者,要注意降温,以防体温过高,再次引发惊厥。

(吴晓花)

第七节 遗 尿

遗尿是指3周岁以上小儿在睡眠中小便自遗,醒后方觉的一种疾病,又称"尿床"。本病有原发和继发之分,临床以前者为多见。3岁以下小儿,肾气未盛,脑髓未充,智力未全,排尿控制能力尚未健全;学龄儿童因白天贪玩过度,精神疲劳,夜间熟睡,偶发尿床,这些都不属病态。

遗尿多自幼得病,也有在儿童期发生,可以一时性,也有持续数月后消失,而后又反复者,有的可持续到性成熟时才消失。遗尿若长期不愈,会妨碍儿童的身心健康,影响智力及体格发育。

一、病因病机

尿液的生成、排泄与肺、脾、肾、三焦、膀胱有密切关系。其病因主要为肾气不足、肺脾气虚、肝经郁热。

（一）肾气不足

下元虚冷为遗尿的主要病因。肾为先天之本，主水，藏真阴元阳，开窍二阴，职司二便，与膀胱互为表里。肾气不足，不能温养膀胱，膀胱气化功能失调，闭藏失职，不能制约水道而成遗尿。

（二）脾肺气虚

肺主一身之气，为水之上源，有通调水道，下输膀胱功能；脾为后天之本，属中焦，主运化，喜燥恶湿而制水。肺脾功能正常，则水液得以正常输布排泄。素体虚弱，或久病肺脾俱虚，上虚不能制下，无权约束水道而成遗尿。

以上肺、脾、肾功能失健者，均属虚证。

（三）肝经郁热

肝主疏泄，调畅气机，通利三焦。若肝经郁热，郁而化火，或夹湿下注，疏泄失常，影响三焦水道正常通利，迫注膀胱，而成遗尿，其尿臭难闻，此属实证。

西医学认为，正常排尿机制在婴儿期由脊髓反射完成，以后建立脑干-大脑皮质控制。近年来骶神经调节疗法，治疗原发性遗尿症的物理疗法取得重要进展。其治疗原理为，增加膀胱骶神经至中枢上行传入通路信息、提高神经兴奋性、明显改善睡眠觉醒障碍、增加膀胱容量、抑制逼尿肌不稳定收缩造成的膀胱过度活动。临床研究认为，这是一种安全、有效的治疗方法。

西医学认为，原发性遗尿是大脑皮质及皮质下中枢功能失调所致，一般无器质性疾病，但有较明显的家族倾向。如突然受惊，过度疲劳，生活环境的骤变，不恰当的教育等均为导致遗尿的常见因素。继发性遗尿可因精神创伤、泌尿系统或全身性疾病引起。

二、诊断

（一）诊断要点

3 岁以上小儿，睡眠中不经意尿床，轻则数夜一次，重则每夜 1～2 次或更多，且睡眠较深。年长儿童有害羞和紧张心理。

（二）临床表现

1.肾气不足

睡中经常遗尿，多则一夜数次，醒后方觉，面色无华，精神萎靡，记忆力减退，腰酸腿软，小便清长，舌淡苔少，脉细。

2.脾肺气虚

睡中遗尿，尿频量少，神疲乏力，面色萎黄，自汗消瘦，食少便溏，舌淡苔白，脉细弱。

3.肝经郁热

睡眠中遗尿，尿量不多，气味腥臊，小便色黄，平素性情急躁，面红唇赤，舌红苔黄，脉数。

（三）辅助检查

1.尿常规及尿培养

原发性遗尿一般无异常。继发性遗尿，根据病史，可检查尿常规、尿比重、尿糖等。

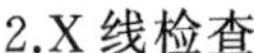

2.X 线检查

继发性遗尿，注意有无脊柱裂、尿道造影有无畸形或其他异常。

三、鉴别诊断

(一)糖尿病

因尿量增多，儿童患者常有遗尿。但多伴有多饮、消瘦、乏力等症状。通过检查尿糖可以确诊。

(二)尿崩症

本病在儿童也可表现为遗尿，但饮水量明显多于正常，且尿比重明显下降。做垂体加压素试验或禁水试验可以确诊。

(三)泌尿系统感染

常有尿频、尿急、尿痛等膀胱刺激症状，尿常规检查可证实。

(四)脊柱裂

脊柱 X 线摄片即可明确诊断。

(五)蛲虫感染

肛周瘙痒，夜间有虫体在肛周排卵。大便镜检虫卵可确诊。

四、推拿治疗

遗尿的治疗原则以固涩下元为主。虚者温补脾肾，肝经郁热者平肝清热。

(一)脾肺肾虚

1.治则

补益脾肺，温肾固涩。

2.处方

补脾经、补肺经、补肾经、推三关、揉外劳宫、按揉百会、揉丹田、按揉肾俞、擦腰骶部、按揉三阴交、灸关元、灸百会、揉小天心。

3.方义

推三关、揉丹田、补肾经、按揉肾俞、擦腰骶部以温补肾气；补肺经、补脾经，补肺脾气虚；按揉百会、揉外劳宫温阳升提；按揉三阴交以通调水道。

4.加减

食少便溏加揉板门、捏脊、揉足三里、补大肠。

(二)肝经郁热

1.治则

平肝清热。

2.处方

清肝经、清心经、分手阴阳、清小肠、捣小天心、推箕门、补肾经、揉上马、揉三阴交、揉涌泉。

3.方义

清肝经、清心经、清小肠，清心火以平肝；补肾经、揉上马、推箕门，养阴清热；捣小天心，清热镇惊安神。

4.加减

小便色黄，尿频加清补肾经。

五、注意事项

(1)注意对继发性遗尿相关疾病的诊断和综合治疗。

(2)建立良好的医患关系，鼓励患儿树立信心，消除焦虑情绪，战胜疾病。同时请家长配合，不要打骂和歧视小儿。

(3)夜间入睡后，家长要定时叫醒小儿起床排尿，建立合理的生活制度，养成按时排尿习惯。

(吴晓花)

第八节 脱　肛

脱肛是指肛管、直肠向外翻出而脱垂于肛门外，是幼儿时期一种常见病症。一般在1岁前罕见，多数见于2～4岁，随年龄增长多可自愈。

脱肛可分为黏膜脱垂型、完全脱垂型和盆结肠套叠脱垂型3型。临床常见的黏膜脱垂型，是肛管或肛管直肠的黏膜与肌层分离，向下移位，脱出于肛门之外，此型是小儿特有的病变。

中医分为气虚和实热两型。

一、病因病机

(一)气虚下陷

久泻久痢，长期咳嗽，某些消耗性疾病后，耗伤正气，气虚下陷，摄纳无权，导致本病。

(二)湿热下注

大肠积热，湿热下注，大便干燥秘结，肠腔内压增加而使直肠脱垂。

二、诊断

(一)诊断要点

1.黏膜脱垂型

病程短，排便时有肿物脱出肛门外，便后能自行回复，无疼痛感。

2.完全脱垂型

病程长，反复发作后，有便后下坠和排便不尽感，排便时脱出物增大，便后肿块不能回缩，须用手帮助托回，以后腹部稍作用力即从肛门脱出。局部感染时伴黏膜充血、水肿、出血、疼痛等。

(二)临床表现

1.气虚

肛门直肠脱出不收，肿痛不甚，兼有面色㿠白或萎黄，形体消瘦，精神萎靡，舌淡苔薄，指纹色淡。

2.实热

肛门直肠脱出，红肿刺痛、瘙痒，兼有大便干结，小便短赤，口干苔黄，指纹色紫。

(三)辅助检查

实验室和其他检查无异常。局部检查,用力努挣后,直接见到脱出发红的直肠黏膜,伴感染时,脱出物黏膜出现充血、水肿、溃疡。

三、鉴别诊断

(一)肛瘘

瘘管时愈时破,局部有时红肿、疼痛、溃破、流脓。排便时无肿物突出,用探针贯通瘘管可鉴别。

(二)肛周湿疹

肛周有红色丘疹,瘙痒,但排便时无肿物突出。

四、推拿治疗

脱肛的治疗原则以升提固脱为主,根据临床辨证,予以清热、利湿、导滞。

(一)气虚

1.治则

补中益气,升提固脱。

2.处方

补脾经、补肺经、补大肠、推三关、按揉百会、揉龟尾、推上七节骨、捏脊。

3.方义

补脾经、补肺经、推三关、捏脊,补中益气;补大肠、推上七节骨,涩肠固脱;按揉百会以升阳提气;揉龟尾以理肠提肛。

(二)实热

1.治则

清热利湿,导滞通便。

2.处方

清脾经、清大肠、清小肠、退六腑、按揉膊阳池、揉天枢、推下七节骨、揉龟尾。

3.方义

清大肠、揉天枢、退六腑,清理肠腑积热;清脾经、清小肠,清利湿热;按揉膊阳池、推下七节骨,清热通便;揉龟尾以理肠提肛。

五、注意事项

(1)首先治疗促成脱肛的原发疾病。

(2)全面改善小儿的生活制度,增加营养,增强体质。

(3)培养每天定时排便习惯,要求尽快地排出;训练小儿做有效的使劲,切忌坐便盆时间过长。

(4)注意局部护理,每次大便后用温水洗净,将脱出物揉托回纳。

(吴晓花)

第十一章

中医康复

第一节 脑 卒 中

脑卒中是脑中风的学名，是一种突然起病的脑血液循环障碍性疾病，又叫脑血管意外。其中缺血性脑卒中又称为脑梗死，包括脑血栓形成、脑栓塞和腔隙性脑梗死等。出血性脑卒中包括脑出血和蛛网膜下腔出血。

由于脑损害的部位、范围和性质不同，脑卒中发病后的表现不尽相同，多见一侧上下肢瘫痪无力，肌肤不仁，口眼㖞斜，时流口水，面色萎黄，舌强语謇。久之，则肢体逐渐痉挛僵硬，拘急不张，甚则肢体出现失用性强直、挛缩，进而导致肢体畸形和功能丧失等。可分为运动功能障碍、感觉功能障碍、言语功能障碍、认知障碍、心理障碍及各种并发症，其中运动功能障碍以偏瘫最为常见。

传统医学认为本病的发生，主要因素在于患者平素气血亏虚，心、肝、肾三脏阴阳失调，兼之忧思恼怒，或饮酒饱食，或房室劳累，或外邪侵袭等因素，以致气血运行受阻，经脉痹阻，失于濡养；或阴亏于下，肝阳暴涨，阳化风动，血随气逆，夹痰夹火，横窜经络，蒙闭清窍而猝然仆倒，半身不遂。

传统康复疗法主要以针灸、推拿、中药和传统运动疗法等为手段，从而减轻结构功能缺损(残损)程度，在促进患者的整体康复方面发挥重要作用。

一、康复评定

(一)现代康复评定方法

1.整体评定内容

(1)全身状态的评定：包括患者的全身状态、年龄、并发症、主要脏器的功能状态和既往史等。

(2)功能状态的评定：包括意识、智能、言语障碍、神经损害程度及肢体伤残程度等。

(3)心理状态的评定：包括抑郁症、焦虑状态和患者个性等。

(4)患者本身素质及所处环境条件的评定：包括患者爱好、职业、所受教育、经济条件、家庭环境、患者与家属的关系等。

(5)其他：对其丧失功能的自然恢复情况进行预测。

2.具体康复评定

脑卒中康复评定是脑卒中康复的重要内容和前提，它对康复治疗目标和康复治疗效果起着决定作用，且有利于评估其预后。原则上，在脑卒中早期就应进行评定，之后应定期评定。康复评定涉及的内容包括有脑损害严重程度、脑卒中的功能障碍、言语功能、认知障碍、感觉、心理、步态分析、日常生活活动能力等评定。

(二)传统康复辨证

1.病因病机

中医认为本病的发生多因肝肾阴虚，肝阳偏亢，肝风内动为其根本，当风阳暴涨之际，夹气、血、痰、火，上升于巅，闭塞清窍，以致猝然昏迷，横窜经络，气血瘀阻，形成脑卒中。

2.辨证分型

临床上常将本病分为中脏腑与中经络两大类。中脏腑者，病位较深，病情较重，主要表现为神志不清，半身不遂，并且常有先兆及后遗症状出现。中经络者，病位较浅，病情较轻，一般无神志改变，仅表现为口眼㖞斜，语言不利，半身不遂。具体证型如下。

(1)风痰入络：肌肤不仁，手足麻木，突然发生口眼㖞斜，语言不利，口角流涎，舌强语謇，甚则半身不遂，或兼见手足拘挛，关节酸痛等症，舌苔薄白，脉浮数。

(2)阴虚风动：平素头晕耳鸣，腰酸，突然发生口眼㖞斜，言语不利，甚或半身不遂，舌红苔腻，脉弦细数。

(3)气虚血瘀：半身不遂，肢软无力，或见肢体麻木，患侧手足水肿，语言謇涩，口眼㖞斜，面色萎黄，或黯淡无华，舌色淡紫，瘀斑瘀点，苔白，脉细涩无力。

(4)风阳上扰：平素头晕头痛，耳鸣目眩，突然发生口眼㖞斜，舌强语謇，或手足重滞，甚则半身不遂等症，舌红苔黄，脉弦。

二、康复策略

(一)目标

脑卒中康复目标是采用一切有效的措施预防脑卒中后可能发生的残疾和并发症(如压力性损伤、泌尿道感染、深静脉血栓形成等)，改善受损的功能(如运动、语言、感觉、认知等)，提高患者的日常活动能力和适应社会生活的能力。

(二)治疗原则

(1)只要患者神志清楚，生命体征平稳，病情不再发展，48 小时后即可进行康复治疗。

(2)康复治疗注意循序渐进，需脑卒中患者的主动参与及家属的配合，并与日常生活和健康教育相结合。

(3)采用综合康复治疗，包括物理因子治疗、运动治疗、作业治疗、言语治疗、心理治疗、传统康复治疗和康复工程等。

(4)康复与治疗并进。脑卒中的特点是障碍与疾病共存，故康复应与治疗同时进行，并给予全面的监护与治疗。

(5)重建正常运动模式。在急性期，康复运动主要是抑制异常的原始反射活动(如良好姿位摆放等)，重建正常运动模式；其次才是加强肌力的训练。脑卒中康复是一个改变“质”的训练，旨在建立患者的主动运动，保护患者，防止并发症的发生。

(6)重视心理因素。严密观察脑卒中患者有无抑郁、焦虑情绪，它们会严重影响康复治疗的进行和效果。

(7)预防复发，即做好二级预防工作，控制危险因素。

(8)根据患者功能障碍的具体情况,采取合理的药物治疗和必要的手术治疗。

(9)坚持不懈,康复是一个持续的过程,重视社区及家庭康复。

偏瘫恢复的不同阶段治疗方法不同。软瘫时以提高患侧肌张力、促进随意运动产生为主要治疗原则;痉挛时要注意降低肌张力,而在本阶段不恰当的针刺治疗易引起肌张力增高,故应特别注意。

三、针灸治疗

脑卒中的传统康复疗法包括针灸、推拿、中药内服、中药熏洗和气功疗法等,既可单独使用,也可联合应用。多种康复疗法的综合应用,可以优势互补、提高疗效。药物与针灸结合是最常用的康复疗法,体针和头针结合也得到了普遍认可。推拿疗法在改善痉挛状态方面有独特的优势。在康复过程中应特别重视针灸对肌张力的影响。故传统康复技术与现代康复技术的配合应用,可提高脑卒中康复治疗的有效率。

以疏通经络、调畅气血、醒脑开窍为原则,可选用体针或头皮针法。

(一)体针法

(1)对中风脑出血闭证,以取督脉、十二井穴为主,用毫针泻法及三棱针点刺井穴出血。口眼㖞斜者,初起单取患侧,久病取双侧,先针后灸,选地仓、颊车、合谷、内庭、承泣、阳白、攒竹等穴。半身不遂者初病可单刺患侧,久病则刺灸双侧,初病宜泻,久病宜补,选肩髃、曲池、合谷、外关、环跳、阳陵泉、足三里。

(2)阳闭痰热盛者选穴:水沟、十二井、风池、劳宫、太冲、丰隆,十二井穴点刺放血,其他穴针用泻法,不留针。

(3)阴闭痰涎壅盛者选穴:丰隆、内关、三阴交、水沟,针用泻法,每天 1 次,留针 10 分钟。

(4)中风,并发高热、血压较高者选穴:十宣、大椎、曲池。十宣点刺放血,其他穴针用泻法,每天 1 次,不留针。

(5)血压较高者选穴:曲池、三阴交、太冲、风池、足三里、百会,针用泻法,每天 1 次,留针 10～20 分钟。

(6)语言不利选穴:哑门、廉泉、通里、照海,强刺激,每天 1 次,不留针。

(7)口眼㖞斜者选穴:翳风、地仓、颊车、合谷、牵正、攒竹、太冲、颧髎,强刺激,每天 1 次,留针20～30 分钟。

(8)石氏醒脑开窍法。主穴:双侧内关、人中、患侧三阴交。副穴:患肢极泉、尺泽、委中。配穴:根据合并症的不同,配以不同的穴位。吞咽障碍配双侧风池、翳风、完骨;眩晕配天柱等。操作。①主穴:先针刺内关,直刺 0.5～1 寸,采用提插捻转结合的手法,施手法 1 分钟,继刺人中,向鼻中隔方向斜刺 0.3～0.5 寸,采用雀啄手法,以流泪或眼球湿润为度,再刺三阴交,沿胫前内侧缘与皮肤呈 45°角斜刺,进针 0.5～1 寸,采用提插针法。针感传到足趾,下肢出现不能自控的运动,以患肢抽动三次为度。②副穴:极泉穴,原穴沿经下移 2 寸的心经上取穴,避开腋毛,术者用手固定患侧肘关节,使其外展,直刺 0.5～0.8 寸,用提插泻法,患者有麻胀并抽动的感觉,以患肢抽动 3 次为度。尺泽穴取法应屈肘,术者用手拖住患侧腕关节,直刺 0.5～0.8 寸,行提插泻法,针感从肘关节传到手指或手动外旋,以手动 3 次为度。委中穴,仰卧位抬起患侧下肢取穴,医师用左手握住患者踝关节,医者肘部顶住患肢膝关节,刺入穴位后,针尖向外 15°,进针 1.0～1.5 寸,用提插泻法,以下肢抽动 3 次为度。印堂穴向鼻根方向进针 0.5 寸,同样用雀啄泻法,最好能达到两眼流泪或湿润，但不强求；后用 3 寸毫针上星透百会，高频率（>120 转/分）捻针，有明显酸胀感时留针；双内关穴同时用捻转泻法行针 1 分钟。每周三次。

治疗时可结合偏瘫不同时期的特点采用不同的治疗方法。如偏瘫 Brunnstrom 运动功能恢复分期，在出现联合反应之前，采用巨刺法，即针刺健侧；出现联合反应但尚无自主运动时，采用针刺双侧的方法；当患肢出现自主运动之后，则采用针刺患侧。巨刺法可促进联合反应和自主运动的出现。但有些脑卒中患者病变范围较广，巨刺法虽可诱发出联合反应，然而促使其出现明显的自主运动仍然比较困难。

（二）头皮针法

选择焦氏头针，按临床体征选瘫痪对侧的刺激区。运动功能障碍选运动区，感觉障碍选感觉区，下肢感觉运动功能障碍选用足运感区，肌张力障碍选舞蹈震颤控制区，运动性失语选言语一区，命名性失语选言语二区，感觉性失语选言语三区，完全性失语取言语一至三区，失用症选运用区，小脑性平衡障碍选平衡区。

操作方法：消毒，针与头皮呈 30°斜刺，快速刺入头皮下推进至帽状腱膜下层，待指下感到不松不紧而有吸针感时，可行持续快速捻转 2～3 分钟，留针 30 分钟或数小时，期间捻转 2～3 次。行针及留针时嘱患者活动患侧肢体（重症患者可做被动活动）有助于提高疗效。急性期每天 1 次，10 次为 1 个疗程，恢复期和后遗症期每天或隔天 1 次，5～7 次为 1 个疗程，中间休息 5～7 天再进行下 1 个疗程。

不管是体针还是头针治疗，均可加用电针以提高疗效，但须注意选择电针参数。一般软瘫可选断续波，电流刺激后可见肌肉出现规律性收缩为度。痉挛期选密波，电流强度以患者耐受且肢体有细微颤动为度。通电时间面部 10～20 分钟，其他部位 20～30 分钟为宜。灸法、皮肤针法、拔罐疗法等也可用于偏瘫治疗，但临床上应用相对较少。

四、注意事项

（1）推拿操作时力量应由轻到重，强度过大或时间过长的手法有加重肌肉萎缩的危险。在软瘫期，做肩关节活动时，活动幅度不宜过大，手法应柔和，以免发生肩关节半脱位。对于肌张力高的肢体切忌强拉硬扳，以免引起损伤、骨折或骨化性肌炎。

（2）针刺治疗包括电针时，应注意观察患者肌张力的变化。如果发现肌痉挛加重，应调整治疗方法或停止针刺。对于体质瘦弱者，针刺手法不宜过强。针刺眼区、项部的风府等穴及脊柱部的腧穴，要掌握一定的角度，不宜大幅度的提插、捻转和长时间留针，以免伤及重要组织器官；胸胁腰背部腧穴，不宜深刺、直刺。电针时电流调节应逐渐从小到大，不可突然增强，以免造成弯针、折针、晕针等情况。应避免电针电流回路经过心脏。安装心脏起搏器者禁用电针。

（3）灸法操作时应防止因感觉障碍而造成皮肤的烧烫伤。

（王 允）

第二节 面神经炎

面神经炎又称特发性面神经麻痹或 Bell 麻痹。常见病因多由病毒感染、面部受凉、神经源性病变、物理性损伤或中毒等引起一侧或者双侧耳后乳突孔内急性非化脓性面神经炎，受损的面神经为周围性，故在此以“周围性面神经麻痹”作重点介绍。本病以口眼㖞斜为主要特点，常在睡眠醒来时发现一侧面部肌肉板滞、麻木、瘫痪，额纹消失，眼裂变大，露睛流泪，鼻唇沟变浅，口角下垂歪向健侧，病侧不能皱眉、蹙额、闭目、露齿、鼓颊。部分患者初起时有耳后疼痛，还可出现患侧舌前 2/3 味觉减退或消失，听觉过敏等症。病程迁延日久，可因瘫痪肌肉出现挛缩，口角反牵向患侧，甚则出现面肌痉挛，形成“倒错”现象。发病急骤，以一侧面部发病为多，双侧面部发病少见。无明显季节性，多见于冬季和夏季，好发于 20～40 岁青壮年，男性居多。

本病属中医学之“口僻”“面瘫”“吊线风”“口眼㖞斜”“歪嘴风”等病证范畴。中医认为，“邪之所凑，其气必虚”。本病多由脉络空虚，风寒侵袭，以致经气阻滞，气血不和，瘀滞经脉，导致经络失于濡养，肌肉纵缓不收而发作。

颅内炎症、肿瘤、血管病变、外伤等多种病变累及面神经所致的继发性面神经麻痹与前者不同，不是本节讨论的对象。

一、康复评定

（一）现代康复评定

1.病史

起病急，常有受凉吹风史，或有病毒感染史。

2.表现

一侧面部表情肌突然瘫痪、患侧额纹消失，眼裂不能闭合，鼻唇沟变浅，口角下垂，鼓腮，吹口哨时漏气，食物易滞留于患侧齿颊间，可伴患侧舌前 2/3 味觉丧失，听觉过敏，多泪等。

3.损害部位

耳后乳突孔以上影响鼓索支时，则有舌前 2/3 味觉障碍；若镫骨肌支以上部位受累时，除味觉障碍外，还可出现同侧听觉过敏；损害在膝状神经，可有乳突部疼痛，外耳道和耳郭部的感觉障碍或出现疱疹；损害在膝状神经节以上，可有泪液、唾液减少。

4.脑 CT、MRI 检查

均正常。

5.实验室检查

急性感染性（风湿、骨膜炎等）面神经麻痹者可有：①外周血白细胞及中性粒细胞计数升高；②血沉增快；③大多数患者脑脊液检查正常，极少数患者脑脊液的淋巴细胞和单核细胞增多。

6.电生理检查

肌电图（EMG）可显示受损的面肌运动单位对神经刺激的反应，测知面神经麻痹程度及有无失神经反应，对确定治疗方针和判定预后及可能恢复的能力很有价值。通常可进行动态观察，在发病 2 周左右，应列为常规检查。神经传导速度（MCV）是判断面神经受损最有意义的指标，它对病情的严重程度、部位及鉴别轴索与脱髓鞘损害，均有很大帮助。此外，电变性检查对判定面神经麻痹恢复时间更为客观，发病早期即病后 5～7 天，采用面神经传导检查，对完全性面瘫的患者进行预后判定，患侧诱发的肌电动作电位 M 波波幅为健侧的 30%或以上时，则 2 个月内可望恢复；如为 10%～30%，常需 2～8 个月恢复，并有可能出现合并症；如仅为 10%或以下，则需6～12 个月才能恢复，甚至更长时间，部分患者可能终生难以恢复，并多伴有面肌痉挛及联带运动等后遗症。病后 3 个月左右测定面神经传导速度有助判断面神经暂时性传导障碍，还是永久性的

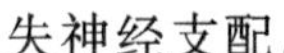

失神经支配。

7.功能障碍评定

面神经炎患侧功能障碍和面肌肌力的康复评定(表 11-1 和表 11-2)。

表 11-1 功能障碍分级

分级	肌力表现
0	相当于正常肌力的 0,嘱患者用力使面部表情肌收缩,但检查者看不到表情肌收缩,用手触表情肌也无肌紧张感
1	相当于正常肌力的 10%,让患者主动运动(如皱眉、闭眼、示齿等动作),仅见患者肌肉微动
2	相当于正常肌力的 25%,面部表情肌做各种运动虽有困难,但主动运动表情肌有少许动作
3	相当于正常肌力的 50%,面部表情肌能做自主运动,但比健侧差,如皱眉比健侧眉纹少或抬额时额纹比健侧少
4	相当于正常肌力的 75%,面部表情肌能做自主运动,皱眉、闭眼等基本与健侧一致
5	相当于正常肌力的 100%,面部表情肌各种运动与健侧一致

表 11-2 肌力分级

分级	功能障碍情况
Ⅰ	正常
Ⅱ	轻度功能障碍,仔细检查才发现患侧轻度无力,并可察觉到轻微的联合运动
Ⅲ	轻、中度功能障碍,面部两侧有明显差别,患侧额运动轻微运动,用力可闭眼,但两侧明显不对称
Ⅳ	中、重度功能障碍,患侧明显肌无力,双侧不对称,额运动轻微受限,用力也不能完全闭眼,用力时口角有不对称运动
Ⅴ	重度功能障碍,静息时出现口角㖞斜,面部两侧不对称,患侧鼻唇沟变浅或消失,额无运动,不能闭眼(或最大用力时只有轻微的眼睑运动),口角只有轻微的运动
Ⅵ	全瘫,面部两侧不对称,患侧明显肌张力消失,不对称,不运动,无连带运动或患侧面部痉挛

(二)传统康复辨证

1.病因病机

中医对本病多从“内虚邪中”立论,认为“经络空虚,风邪入中,痰浊瘀血痹阻经络,以致经气运行失常,气血不和,经筋失于濡养,纵缓不收而发病”。

2.辨证

(1)风寒侵袭:见于发病初期,面部有受凉史。症见口眼㖞斜,伴头痛、鼻塞、面肌发紧,舌淡,苔薄白,脉浮紧。

(2)风热入侵:见于发病初期,多继发于感冒发热,症见口眼㖞斜,伴头痛、面热,面肌松弛、耳后疼痛,舌红,苔薄黄,脉浮数。

(3)气血不足:多见于恢复期或病程较长的患者。症见口眼㖞斜,日久不愈,肢体困倦无力,面色淡白,头晕等,舌淡,苔薄白,脉细无力。

二、康复治疗

面神经炎的中医治疗方法日趋多样化,有针灸、推拿、中药内服、外敷、皮肤针、电针、刺络拔罐、穴位注射、割治、埋线等。在临床中应注意诊断,以及早治疗,充分发挥中医各种治法的优势,标本兼顾,内外治疗,并中西医结合,各取所长,以达到提高疗效、缩短病程、降低费用的良好效果。

(一)一般治疗

(1)治疗期间,可在局部用热毛巾热敷,每次 10 分钟,每天 2 次。

(2)眼睑闭合不全者,每天点眼药水 2~3 次,以防感染。

(3)患者应避免风寒侵袭,戴眼罩、口罩防护。

(4)患者宜自行按摩瘫痪的面肌,并适当地进行功能锻炼。

(5)治疗期间,忌长时间看电视、电脑,以防用眼过度,导致眼睛疲劳,影响疗效。

(二)针灸治疗

1.毫针法

治则:活血通络,疏调经筋。

处方:以面颊局部和手足阳明经腧穴为主。

主穴:阳白、四白、颧髎、攒竹、颊车、地仓、合谷(双)、翳风(双)。

随证配穴:风寒证加风池穴祛风散寒,风热证加曲池疏风泻热,鼻唇沟平坦加迎香,人中沟歪斜加人中、口禾髎,颏唇沟歪斜加承浆,味觉消失、舌麻加廉泉,乳突部疼痛加风池、外关,恢复期加足三里补益气血、濡养经筋。

2.电针法

取地仓、颊车、阳白、瞳子髎、太阳、合谷(双)等穴,接通电针仪,以断续波刺激 10~20 分钟,强度以患者面部肌肉微微跳动且能耐受为度。每天 1 次。适用于恢复期(病程已有 2 周以上)的治疗。

3.温针法

取地仓、颊车、阳白、四白、太阳、下关、牵正、合谷(双)等穴,将剪断的艾条(每段 1~1.5 cm)插到针柄上,使艾条距离皮肤 2~3 cm,将艾条点燃,持续温灸 10~20 分钟,注意在艾条与皮肤之间放置一小卡片(4 cm×5 cm),防止烧伤皮肤,温度以患者有温热感且能耐受为度。每天 1 次。

操作要求:①初期:亦称“急性期”,为开始发病的第 1~7 天,此期症状有加重趋势,此乃风邪初入,脉络空虚,正邪交争,治以祛风通络为主。此期宜浅刺,轻手法,不宜使用电针法过强刺激。②中期:亦称“平静期”,为发病第 7~14 天,此期症状逐渐稳定,乃外邪入里,络阻导致气血瘀滞,故治当活血通络。此期宜用中度刺激手法,可用电针法、温针法等强刺激手法。毫针法处方、随证配穴、操作等具体方法见上。其中电针法、温针法、穴位敷贴、穴位注射、皮肤针、耳针法等均可酌情选用。③后期:又称“恢复期”,为发病 16 天至 6 个月,此后症状逐渐恢复,以调理气血为主。此期浅刺多穴多捻转有助促进面部微循环,营养面神经及局部组织,同时激活神经递质冲动,利于松肌解痉,恢复面肌正常运动,类似“补法”,有别于初期浅刺泄邪之“泻法”。若辅以辨证配穴,补气益血、祛风豁痰,则更显相得益彰。毫针法处方、随证配穴、操作等具体方法见上。可酌情选用电针法、温针法、穴位敷贴、穴位注射、皮肤针、耳针法等。④联动期和痉挛期:发病 6 个月以上(面肌连带运动出现以后),此期培补肝肾、活血化瘀、舒筋养肌、息风止痉。采用循经取穴配用面部局部三线法取穴针灸治疗。在电针法、温针法、穴位敷贴、穴位注射、皮肤针、耳针法无效下可选择手术治疗。

三、注意事项

(1)多食新鲜蔬菜、粗粮、黄豆制品、大枣、瘦肉等。

(2)平时面瘫患者需要减少光源刺激,如电脑、电视、紫外线等。

(3)需要多做功能性锻炼,如抬眉、鼓气、双眼紧闭、张大嘴等。

(4)每天需要坚持穴位按摩。

(5)睡觉之前用热水泡脚,有条件的话,做些足底按摩。

(6)面瘫患者在服药期间,忌辛辣刺激食物。如白酒、大蒜、海鲜、浓茶、麻辣火锅等。

(7)用毛巾热敷脸,每晚 3～4 次,勿用冷水洗脸,遇到寒冷天气时,需要注意头部保暖。

(8)应注意保持良好心情。心理因素是引发面神经麻痹的重要因素之一。面神经麻痹发生前,有相当一部分患者存在身体疲劳、睡眠不足、精神紧张及身体不适等情况。所以保持良好的心情,就必须保证充足的睡眠,并适当进行体育运动,增强机体免疫力。

(9)要注意面神经麻痹只是一种症状或体征,必须仔细寻找病因,如果能找出病因并及时进行处理,如重症肌无力、结节病、肿瘤或颞骨感染,可以改变原发病及面瘫的进程。面神经麻痹也可能是一些危及生命的神经科疾病的早期症状,如脊髓灰白质炎或 Guillian-Barre 综合征,如能早期诊断,可以挽救生命。

(王　允)

第三节　冠　心　病

冠状动脉粥样硬化性心脏病简称冠心病,是指由于冠状动脉功能性改变或器质性病变,引起冠脉血流和心肌需求之间不平衡而导致心肌缺血缺氧、心肌损害的一种心血管疾病。由于心肌供血障碍,心肌缺血,故本病又被称为“缺血性心脏病”。

现代医学认为,本病的病因大多是由于多种因素作用于不同环节而致冠状动脉粥样硬化。其中最重要的易患因素是高脂血症、高血压和吸烟,其次为肥胖、缺乏体力劳动、糖尿病、精神过度紧张等。

本病属中医“心痛”“胸痹”“厥心痛”“真心痛”“心悸”“怔忡”等病的范畴。其病因多为年老体虚,饮食不当,情志失调,寒邪内侵。主要病机为心气不足、心阳不振,以致寒凝气滞、血瘀和痰浊阻滞心脉,影响气血运行而导致本病。其病位在心,与肝、脾、肾三脏功能失调有关。本病病理变化主要表现为本虚标实,虚实夹杂。本虚主要由心气虚、心阳虚、心阴虚、心血虚,且又可阴损及阳,阳损及阴,而表现为气阴两虚、气血两亏、阴阳两虚,甚至阳微阴竭、心阳外越;标实为气滞、寒凝、痰浊、血瘀,且又可以相互为病,如气滞血瘀、寒凝气滞、痰瘀交阻等。发作期多以标实为主,以血瘀最为突出;缓解期有心、脾、肾气血阴阳之亏虚,以心气虚为主。

一、康复评定

(一)现代康复评定方法

1.病史

冠状动脉粥样硬化的病程较长。

2.症状

由于冠状动脉病变的部位、范围和程度的不同,本病有不同的临床表现。一般可分为 5 型。

(1)无症状性心肌缺血:无临床症状,但静息、动态时或负荷试验心电图有 ST 段压低,T 波降低、变平或倒置等心肌缺血的客观证据;或心肌灌注不足的核素心肌显像表现。

(2)心绞痛型:表现为发作性胸骨后疼痛,常有压迫、憋闷和紧缩感,可放射至左肩、左上肢内侧、左颈部、上腹部等部位,持续时间一般为数分钟、很少超过 30 分钟。心绞痛又可分为稳定型和不稳定型两类。稳定型心绞痛,常因劳累、情绪激动、饱食等增加心肌耗氧量的因素诱发,休息或舌下含服硝酸甘油后消失,病情相对稳定。不稳定型心绞痛与心肌耗氧量的增加无明显关系,而与冠状动脉血流储备量减少有关,一般疼痛程度较重,时限较长,并且含服硝酸甘油后不易缓解。

(3)心肌梗死型:为冠状动脉供血急剧减少或中断,导致局部心肌缺血性坏死所致,是冠心病中比较严重的类型。症状表现为持续性胸骨后剧烈疼痛、发热,甚至心律失常、休克、心力衰竭。

(4)缺血性心肌病:为长期心肌缺血导致心肌纤维化所引起。表现为心脏增大,心力衰竭和/或心律失常。

(5)猝死:突发心脏骤停而死亡,多为心脏局部发生电生理紊乱,传导功能发生障碍引起严重心律失常所致。

3.体征

冠心病心绞痛发作时常见心率增快、血压升高、表情焦虑、皮肤冷或出汗,有时出现第四或第三心音奔马律,可有暂时性心脏收缩期杂音,第二心音可出现逆分裂或出现交替脉。急性心肌梗死发生时患者血压可降低,心率增快,心音可出现异常。缺血性心肌病患者可出现心脏增大。

4.其他检查

临床常用的检查方法有代谢当量评定、心电运动负荷试验、心功能评定分级、六分钟步行试验等。

(二)传统康复辨证

1.病因病机

中医认为本病为本虚标实之证。本虚应区别阴阳气血亏虚之不同。心气不足可见心胸隐痛而闷,因劳累而发,伴心慌,气短,乏力,舌淡胖嫩,边有齿痕,脉沉细或结代;心阳不振可见胸痛、胸闷气短,四肢厥冷,神倦自汗,脉沉细;心阴亏虚可见隐痛时作时止,缠绵不休,动则多发,伴口干,舌淡红而少苔,脉沉细而数。标实又应区别气滞、痰浊、血瘀、寒凝的不同。气滞可见心胸闷重而痛轻,兼见胸胁胀满,善太息,憋气、苔薄白,脉弦;痰浊可见胸部窒闷而痛,伴唾吐痰涎,苔腻,脉弦滑或弦数;血瘀可见胸部刺痛固定不移,痛有定处,夜间多发,舌紫黯或有瘀斑,脉结代或涩;寒凝可见胸痛如绞,遇寒则发,或得冷加剧,伴畏寒肢冷,舌淡苔白,脉细。

2.四诊辨证

临床一般将本病分为以下 6 型。

(1)心血瘀阻型:可见心胸剧痛、痛处固定不移、入夜痛甚,伴见心悸不宁、舌质紫黯或有瘀点、脉沉涩。

(2)痰浊闭阻型:可见胸闷如窒、痛引肩背、气短喘促、肢体沉重、体胖多痰、舌质淡胖、舌苔浊腻、脉弦滑。

(3)寒凝心脉型:可见胸痛彻背、感寒痛甚、胸闷气短、心悸喘息、不能平卧、面色苍白、四肢厥冷、舌苔薄白、脉沉细紧。

(4)心肾阴虚型:可见胸闷隐痛、心烦不寐、心悸盗汗、腰膝酸软、眩晕、耳鸣、舌红少津,或舌边有紫斑、脉细数或细涩。

(5)气阴两亏型:可见胸闷隐痛、时发时止,心悸短气、倦怠懒言,面色少华、头晕目眩、遇劳即甚、舌质偏红或有齿印、脉细无力或结代。

(6)阳气虚衰型:可见胸闷气短、胸痛彻背、心悸汗出、畏寒肢冷、腰酸乏力、面色苍白、唇甲青紫、舌质淡白或有紫黯、脉沉细或沉微欲绝。

二、康复策略

本病的传统康复疗法主要有中药、推拿、针灸、饮食、运动、心理康复等方法。对冠心病患者进行传统康复治疗,可以使患者恢复到最佳生理、心理、职业状态,防止冠心病或有易患因素的患者动脉粥样硬化的进展,减少冠心病猝死和再梗死的危险,并缓解心绞痛。最终达到延长患者生命,并恢复患者的活动和工作能力的目的。

三、针灸治疗

常用毫针刺法和艾灸进行治疗。

(一)毫针刺法

以疏通经络,活血化瘀,行气止痛为原则。

主穴:膻中、内关、心俞、厥阴俞、鸠尾、巨阙。

配穴:心阴虚加三阴交、神门、太溪;心阳虚加素髎、大椎、关元;心气虚加气海、足三里;心脉痹阻配通里、乳根;痰浊内阻配丰隆、肺俞。

操作:平补平泻手法,每次选用 4～5 穴,交替使用,10 次为 1 个疗程,1 个疗程后休息 3～5 天,再进行下 1 个疗程的治疗。在针刺背部腧穴的同时可注意寻找敏感点进行针刺。

(二)艾灸

对心阳不振、寒凝心脉者可用灸法。取血海、膈俞、曲池,每次每穴 5～10 壮,每天 1 次。

(王 允)

第四节 高 血 压

高血压是一种常见病、多发病,是引起心脑血管疾病死亡的主要原因之一。康复治疗可以有效地协助降低血压、减少药物使用量及对靶器官的损害、干预高血压危险因素,是高血压治疗的必要组成部分。对于轻症患者可以单纯用康复治疗使血压得到控制。高血压的传统康复治疗能最大限度地降低心血管的发病率,提高患者的活动能力和生活质量。

现代研究尚未明确高血压的发病机制。但可以肯定,外界不良刺激引起的长时间、强烈及反复的精神紧张、焦虑和烦躁等情绪波动,会导致或加重血压升高而发病。高血压早期无明显病理改变,长期高血压会引起动脉粥样硬化的形成和发展。

一、康复评定

(一)现代康复评定方法

血压评定:根据血压值,高血压分为 3 级(表 11-3)。

表 11-3 高血压分级

类别	收缩压(mmHg)	舒张压(mmHg)
1 级高血压(轻度)	140～159	90～99
2 级高血压(中度)	160～179	100～109
3 级高血压(重度)	≥180	≥110

(二)传统康复辨证

1.病因病机

本病可参考中医学中眩晕证治疗,常因情志内伤,气郁化火等致肝阳上亢;或肾阴亏虚,肝失所养,以致肝阴不足,阴不制阳,肝阳上亢;或劳倦过度,气血衰少,气血两虚,清阳不展,脑失所养而发。本病病位在清窍,与肝、脾、肾三脏关系密切,以虚者居多。

2.四诊辨证

(1)辨脏腑:本病位虽在清窍,但与肝、脾、肾三脏功能失常关系密切。肝阴不足,肝郁化火,均可导致肝阳上亢,兼见头胀痛,面潮红等症状。脾虚气血生化乏源,兼有纳呆,乏力,面色㿠白等;脾失健运,痰湿中阻,兼见纳呆,呕恶,头重,耳鸣等;肾精不足者,多兼腰酸腿软,耳鸣如蝉等。

(2)辨虚实:本病以虚证居多,夹痰夹火亦兼有之;一般新病多实,久病多虚,体壮者多实,体弱者多虚,呕恶、面赤、头胀痛者多实,体倦乏力、耳鸣如蝉者多虚;发作期多实,缓解期多虚。病久常虚中夹实,虚实夹杂。

(3)辨体质:面白而肥多为气虚多痰,面黑而瘦多为血虚有火。

(4)辨标本:本病以肝肾阴虚、气血不足为本,风、火、痰、瘀为标。其中阴虚多见咽干口燥,五心烦热,潮热盗汗,舌红少苔,脉弦细数;气血不足则见神疲倦怠,面色不华,爪甲不荣,食欲缺乏食少,舌淡嫩,脉细弱。标实又有风性主动,火性上炎,痰性黏滞,瘀性留著之不同,要注意辨别。

二、康复治疗

(一)康复策略

高血压的康复治疗应在患者病情减轻,血压控制稳定时进行。高血压的传统康复主要有中药疗法、针灸疗法、传统运动疗法等,通过传统康复治疗可以降低血压,控制疾病发展,改善患者心血管系统功能,减少并发症,提高患者日常生活质量。

针对高血压阴阳失调、本虚标实的基本病理,高血压的康复当以调和阴阳、扶助正气为原则,综合运用多种传统康复治疗方法。

(二)治疗方法

1.中药疗法

针对本病阴阳失调、本虚标实的主要病因病机,中药治疗当以调和阴阳、扶助正气为原则,采用综合方法,以达到身心康复的目的。阴虚阳亢者治宜滋阴潜阳,方用镇肝熄风汤加减;肝肾阴虚者治宜滋补肝肾,方用杞菊地黄汤加减;阴阳两虚者治宜调补阴阳,方用二仙汤加减。

2.针灸疗法

(1)毫针刺法:以风池、百会、曲池、内关、合谷、足三里、阳陵泉、三阴交为主穴。肝阳偏亢者可加行间、侠溪、太冲;肝肾阴亏者可加肝俞、肾俞;痰盛者可加丰隆、中脘、解溪。每天或隔天1次,7次为1个疗程。

(2)耳针法:取皮质下、降压沟、脑点、内分泌、交感、神门、心、肝、肾等,每天或隔天1次,每次选1～2穴,留针30分钟。亦可用埋针法,或用王不留行籽外贴。

(3)皮肤针法:部位以后颈部及腰骶部的脊椎两侧为主,结合乳突区和前臂掌面正中线,轻刺激,先从腰骶部脊椎两侧自上而下,先内后外,再叩刺后颈部、乳突区及前臂掌面正中线。每天或隔天1次,每次15分钟。

(4)穴位注射法:取足三里、内关,或三阴交、合谷,或太冲、曲池。三组腧穴交替使用,每穴注射0.25%盐酸普鲁卡因1 mL,每天1次,或取瘈脉穴,注射维生素B_{12} 1 mL,每天1次,7次为1个疗程。

3.推拿疗法

一般以自我推拿为主,常用方法如揉攒竹、擦鼻、鸣天鼓、手梳头、揉太阳、抹额、按揉脑后、推桥弓、搓手浴面、揉腰眼、擦涌泉等,并辅以拳掌拍打。

4.传统体育疗法

传统体育是高血压康复的有效手段,既可起到一定的降压效果,又能调整机体对运动的反应性,从而促使患者康复。

(1)太极拳:太极拳动作柔和、姿势放松、意念集中,强调动作的均衡和协调性,有利于高血压患者放松和降压。一般可选择简化太极拳,不宜过分强调高难度和高强度。

(2)气功:气功的调心、调息和调神有辅助减压的效果,能稳定血压、心率及呼吸频率,调节神经系统。一般以静功为主,辅以动功。初始阶段可取卧式、坐式,然后过渡到立式、行式,每次30分钟,每天1～2次。

5.其他疗法

(1)音乐疗法:聆听松弛镇静性乐曲。如二泉映月、渔舟唱晚等,以移情易性,保持心情舒畅,精神愉快,消除影响血压波动的有关因素。

(2)饮食康复:饮食需定时定量,不可过饥过饱,不暴饮暴食。肥胖与钠摄入量高均与高血压有明显关系,因此日常宜采用低脂、低热量、低盐饮食,尤其应重视低盐饮食。一般摄盐应控制在每天6 g以下,病情较重者应限制在每天2 g以下。在限盐的同时,适当增加钾的摄入量(蔬菜水果中含量较丰富)。然而,也不必过分拘泥而长期素食,以防止顾此失彼,造成营养不良或降低人体抵抗力而罹患其他疾病。

三、注意事项

(1)急进性高血压,重症高血压或高血压危象,病情不稳定的Ⅲ期高血压患者不宜传统康复治疗。

(2)伴随其他严重并发症,如严重心律失常、心动过速、脑血管痉挛、心力衰竭、不稳定型心绞痛等不宜传统康复治疗。

(3)出现明显降压药不良反应而未能控制、运动中血压过度增高[收缩压＞29.3 kPa(220 mmHg)或舒张压＞14.7 kPa(110 mmHg)]不宜传统康复治疗。

(4)继发性高血压一般应针对其原发疾病进行治疗。

(王　允)

第五节 糖 尿 病

糖尿病是一组以慢性血糖水平增高为特征的代谢性疾病群，是极为常见的内分泌代谢疾病之一，多见于中老年人。临床一般分 1 型糖尿病、2 型糖尿病、其他特殊类型糖尿病和妊娠糖尿病几种类型。

糖尿病的病因目前尚未完全阐明。目前公认糖尿病不是单一病因所致的疾病，而是多种因素所致的综合征。发病与遗传、自身免疫及环境因素有关。其基本的病理生理特点为绝对或相对性胰岛素分泌不足引起的糖、蛋白质、脂肪和水、电解质等的代谢紊乱。

糖尿病属中医“消渴”或“消瘅”范畴。中医认为本病多因素体禀赋不足，长期过食肥甘厚味，脾胃积热，化燥伤津；或长期精神刺激，气郁化火，消烁阴津；或劳欲过度，致五脏柔弱，久郁化火，积热伤津，火烁损阴，耗精伤肾引起。其主要病机为阴津亏损，燥热内盛。阴虚为本，燥热为标，两者互为因果，贯穿在消渴病的整个病变过程中。

糖尿病临床早期可无症状，以后多有烦渴、多饮、多食、多尿、疲乏、消瘦等表现，严重病例可发生酮症酸中毒或其他类型的急性代谢紊乱。常见的并发症和伴随症有急性感染、肺结核、动脉粥样硬化、肾和视网膜微血管病变及神经病变等。

一、康复评定

(一)现代康复评定方法

1.病史

病史较长，并且由于缺乏疾病的特异性标志，在出现代谢紊乱前不易发现。

2.症状和体征

多饮、多食、多尿、消瘦、皮肤瘙痒，女子外阴瘙痒是常见的症状。合并眼部并发症时可出现视力减退，眼底出血；合并肾病时可出现水肿、贫血；合并神经病变时可出现肢体酸痛、麻木、性欲减退、大小便失禁及膝腱反射、跟腱反射减弱或消失等。

3.尿糖测定

尿糖阳性是诊断糖尿病的重要线索。尿糖测定包括次尿糖与段尿糖的测定，次尿糖就是在尿前2.5 小时(应用口服降糖药物或胰岛素治疗的患者，应在用药前 0.5 小时)排空膀胱，留尿测定的尿糖，一天当中至少测 4 次，即三餐前与睡前，也可以根据患者情况测定任何时间次尿糖；段尿糖亦分为 4 段，第 1 段为早饭后至午饭前，不管有几次尿，均混在一起测尿糖；依此类推，午饭后至晚饭前为第 2 段；晚饭后至睡前为第 3 段；睡前至第 2 天早餐前为第 4 段。一般情况下，尿糖(＋)时，血糖＜10.0 mmol/L；尿糖(＋～＋＋)时，血糖为 11.0～14.0 mmol/L；尿糖(＋＋～＋＋＋)，血糖为 14.0～19.0 mmol/L；尿糖(＋＋＋～＋＋＋＋)，血糖＞19.0 mmol/L。以上情况都是针对肾糖阈正常的糖尿病患者而言，对肾糖阈不正常的患者，其尿糖不能如实反映血糖水平，应以血糖测定为准。

4.血糖测定

血糖测定是诊断糖尿病的主要指标，并可作为选择初始治疗方案的依据。正常空腹静脉血

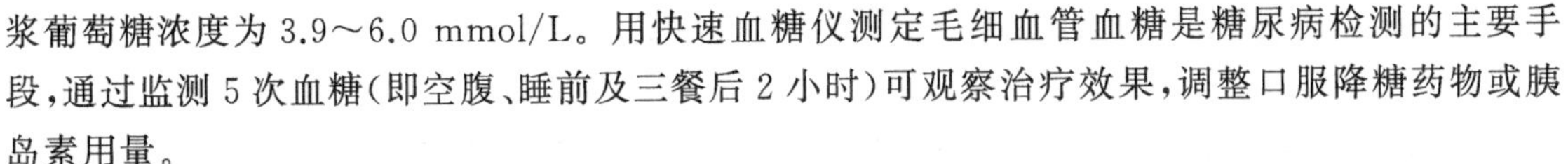

浆葡萄糖浓度为3.9～6.0 mmol/L。用快速血糖仪测定毛细血管血糖是糖尿病检测的主要手段，通过监测5次血糖(即空腹、睡前及三餐后2小时)可观察治疗效果，调整口服降糖药物或胰岛素用量。

5.其他检查

如口服葡萄糖耐量试验(OGTT)、胰岛素释放试验、血清C-肽浓度的测定、糖化血红蛋白A1(HbA1c)和糖化血清蛋白的测定、胰岛素抗体与胰岛素受体抗体的测定、胰岛细胞抗体的测定、尿酮体的测定、尿蛋白的测定等有助明确诊断。

(二)传统康复辨证

1.病因病机

本病涉及多个脏腑，但主要以上焦肺、中焦胃、下焦肾为主。其肺、脾胃、肾之间又常相互影响。如肺燥阴虚，津液失于输布，则胃失濡润，肾失滋养，胃热炽盛，灼伤肺津，反耗肾阴；肾阴不足，阴精源泉亏损，则阴虚火旺，灼伤肺胃，终至肺燥、胃热、肾虚同时存在，故多饮、多食、多尿相互并见。消渴日久，阴损及阳，或气阴两伤，可累及五脏和血行。如气虚不能推动血液运行，而致血瘀；阴虚发热，热邪内耗，久则炼血成瘀。瘀血内结，久则痰瘀互结，阻滞气机，犯至心脏则胸痹；犯至肢体则麻痹；犯至目则视矇；犯至脑脉则半身不遂；终至精血枯竭，燥热内蕴，阴竭阳衰。

2.四诊辨证

临床一般将本病分为以下4型。

(1)肝肾阴虚：可见尿频量多，浑浊如膏脂，或尿甜，腰膝酸软无力，头晕耳鸣，遗精多梦，皮肤干燥，全身瘙痒，舌红少苔，脉细数。

(2)气阴两虚：可见烦渴多饮，神疲乏力，动则汗出，心悸气短，手足心热，失眠多梦，舌红少苔，脉细数或细数无力。

(3)阴阳两虚：可见面色㿠白，形寒肢冷，耳鸣耳聋，腰膝酸软，口燥咽干，小便频数，混浊如膏，甚则饮一溲二。舌质淡胖，苔薄白，脉沉弱。

(4)阴虚燥热：可见口干、目涩、舌燥，烦渴多饮，尿频量多，多食易饥，大便秘结，疲乏、消瘦或肥胖者。舌质红或绛，苔黄或黄少津，脉弦滑或弦数。

二、康复治疗

(一)康复策略

糖尿病的康复治疗应在患者发病早期或病情减轻，尿糖控制不超过"＋"，或糖尿病的症状减轻，但有大血管、微血管、神经病变或糖尿病足等并发症时进行。如糖尿病并发酮症酸中毒、高渗性非酮症糖尿病昏迷、或乳酸酸中毒时不宜进行康复治疗。

糖尿病的传统康复疗法主要有传统运动、饮食、药物等，通过传统康复治疗可以预防或延缓糖尿病并发症的发生、发展，改善或恢复患者代谢紊乱，减少糖尿病的致残率和致死率，提高患者日常生活质量。

针对糖尿病阴虚为本，燥热为标的基本病理，糖尿病的康复仍要以益气养阴，清热生津为基本康复原则。对于出现并发症的患者，除了采用糖尿病的康复治疗方法外，还要针对并发症采用相应的传统康复治疗方法。在康复治疗中，要贯彻综合调理，耐心守法的原则，综合运用多种传统康复疗法。

(二)治疗方法

1.推拿治疗

以疏通经络、活血化瘀为原则。目的在于加速血糖的利用,改善全身症状。

(1)头面部:选择推、按、揉、叩等手法,主要腧穴有承浆、风池、太阳、百会等。

(2)腹部:选择推、摩、震颤等手法,重点摩腹,促进腹部血液循环,促胰腺供血恢复,主要腧穴有气海、章门、中极、中脘、关元等。

(3)背部:选择推、按、拿、拍、捏脊等手法,以捏脊为主,主要腧穴有肺俞、脾俞、胃俞、肾俞等。

(4)四肢部:选择推、按、点、揉、搓、拿等手法,主要腧穴有曲池、劳宫、隐白、然谷、太溪、足三里等。

2.针灸治疗

一般常用的针灸治疗包括毫针刺法和灸法两种方法。

(1)毫针刺法:以疏通经络、行气活血、扶正祛邪为原则。

主穴:肺俞、胃俞、肾俞、风池、曲池、内关、足三里、三阴交、关元。

配穴:烦渴多饮者加承浆;多食便秘者加丰隆;多尿腰痛者加复溜;神疲乏力、少气懒言者加气海;肝郁烦躁易怒者加太冲。

(2)灸法:选取承浆、意舍、关冲、然谷等,每次每穴 5～10 壮,每天 1 次;或选取水沟、承浆、金津、玉液、曲池、劳宫、中冲、行间、商丘、然谷等,每次每穴 5～10 壮,每天 1 次。由于糖尿病患者多合并周围神经病变,灸疗时应注意避免烫伤。

3.传统运动疗法

传统运动疗法是治疗糖尿病的一项重要措施。适当的锻炼可使肌肉组织内葡萄糖得到充分利用,使血液中的葡萄糖迅速到达肌肉和其他组织内,从而使血糖降低。常用的传统运动疗法如易筋经、八段锦、少林内功等。

4.其他传统康复疗法

(1)中药内服:肝肾阴虚者,治以滋养肝肾,润燥填精,方选六味地黄汤加减;气阴两虚者,治以益气养阴,方选生脉散加减;阴阳两虚者,治以滋阴温阳,益气生津,方选金匮肾气丸加减;阴虚燥热者,治以滋阴清热,生津止渴,方选润燥生津方加减。

(2)中药外治:取石膏 5 g,知母 2 g,生地黄 0.6 g,党参 0.6 g,炙甘草 1 g,玄参 1 g,天花粉 0.2 g,黄连 0.3 g,粳米少许,制成粉剂,放置阴凉处保存备用。每次取粉 250 mg,加盐酸二甲双胍 40 mg,混合敷脐,上盖纱布 6～8 层,外用胶布固定。每 5～7 天换药 1 次,每 6 次为 1 个疗程。

5.饮食疗法

饮食疗法是治疗糖尿病首选的一种重要方法,糖尿病饮食康复的基本原则是:主食宜粗,不宜细;品种宜杂,不宜单;副食宜素,不宜荤;肉蛋宜少,不宜多;蔬菜宜多,不宜少;口味宜淡,不宜咸;吃饭宜慢,不宜急;嚼食宜细,不宜粗;吞咽宜慢,不宜快;饭量宜少,不宜多;喝水宜多,不宜少;忌食肥甘辛辣炙煿之品。

三、注意事项

(1)心胸宽、情绪稳、心情乐观、精神放松,避免紧张、激动、压抑、恐惧等不良情绪造成血糖升高。

(2)建立规律的生活制度,避风寒、慎起居、适当饮食。

(3)糖尿病患者应当禁烟酒。使用胰岛素治疗的患者,应当注意随身携带几块糖,当出现低血糖反应时可及时吃糖,防止低血糖的发生。

(4)糖尿病合并皮肤感染、溃疡或孕妇患有糖尿病者,不宜用灸法治疗。

(王 允)

第六节 脑性瘫痪

脑性瘫痪简称脑瘫,是自受孕开始至婴儿期非进行性脑损伤和发育缺陷所导致的综合征,主要表现为运动障碍及姿势异常,是小儿时期常见的中枢神经障碍综合征。现代医学认为本病的病因是多种因素造成的,而其中早产、窒息、核黄疸是本病的三大原因。

脑性瘫痪的主要功能障碍可表现为以下几方面。①运动功能障碍:可出现痉挛、共济失调、手足徐动、帕金森病、肌张力降低等。②言语功能障碍:可表现为口齿不清,语速及节律不协调,说话时不恰当地停顿等。③智力功能障碍:可表现为智力低下。④其他功能障碍:包括发育障碍、精神障碍、心理障碍、听力障碍等。

本病在传统医学中属于"五迟""五软""五硬"和"痿证"的范畴。五迟是指立迟、行迟、发迟、齿迟、语迟;五软是指头颈软、口软、手软、脚软、肌肉软;五硬是指头颈硬、口硬、手硬、脚硬、肌肉硬。现代康复临床上按运动功能障碍的特点一般将本病分为痉挛型、不随意运动型、强直型、共济失调型、肌张力低下型和混合型。按瘫痪部位可将本病分为单瘫、双瘫、偏瘫、三肢瘫和四肢瘫。

一、康复评定

小儿脑瘫的评定是脑瘫患儿康复的重要环节,通过评定可以全面了解脑瘫患儿的生理功能、心理功能和社会功能,为分析患儿运动功能状况、潜在能力、障碍所在,设计合理的康复治疗方案、判定康复治疗效果提供依据。

(一)现代康复评定方法

1.身体状况的评定

身体状况的评定主要指一般状况及精神心理状况的评定。

(1)一般状况评定:有利于了解患儿的身体素质、患儿对康复治疗的承受能力。

(2)精神状况评定:脑瘫患儿常存在精神心理障碍,因此,治疗前应对患儿的精神状况进行评定,注意性格特点、情绪、行为、反应能力等,以利于制订具有针对性的康复治疗措施。

(3)感知、认知评定:运动障碍与感知认知障碍有关,因此,应掌握婴幼儿的感知、认知发育。

(4)智力评定:合并智力落后将会影响康复治疗效果,因此,进行智力评定对于制订合理可行的康复治疗方案很有必要,可以选择目前国内采用的各类量表进行智力评定。

2.肌张力评定

肌张力是维持身体各种姿势和正常运动的基础,表现形式有静止性肌张力、姿势性肌张力和运动性肌张力。只有这三种肌张力有机结合、相互协调,才能维持与保证人的正常姿势与运动。

肌张力的变化可反映神经系统的成熟程度和损伤程度。脑瘫患儿均存在肌张力的异常。肌张力评定的指标量化比较困难，目前评定多从以下几方面进行。

(1)静止性肌张力评定：指肌肉处于安静状态的肌张力评定。检查时患儿保持安静、不活动、精神不紧张，临床多取仰卧位。检查包括肌肉形态、肌肉硬度、肢体运动幅度的改变及关节伸展度。①通过观察可以判定肌肉形态。②通过触诊可以了解肌肉硬度。③用手固定肢体的近位端关节，被动摆动远位端关节，观察摆动幅度大小，判定肌张力状况。④关节伸展度的检查可通过以下检查和测量进行判断：头部侧向转动试验；头背屈角；臂弹回试验；围巾征；手掌屈角；腘窝角；足背屈角；跟耳试验；内收肌角等。

(2)姿势性肌张力评定：姿势性肌张力是在主动运动或被动运动时，姿势变化产生的肌张力。姿势性肌张力在姿势变化时出现，安静时消失。可以利用四肢的各种姿势变化，观察四肢肌张力的变化。利用各种平衡反应观察躯干肌张力，也可转动小儿头部，发生姿势改变时观察肌张力的变化。不随意运动型脑瘫患儿，姿势变化时肌张力变化明显。

(3)运动性肌张力评定：运动性肌张力评定多在身体运动时，观察主动肌与拮抗肌之间的肌张力变化。利用主动或被动伸展四肢时，检查肌张力的变化。①锥体系损伤时，被动运动各关节，开始抵抗增强然后突然减弱，称为折刀现象；②锥体外系损伤时，被动运动时抵抗始终增强且均一，称为铅管样或齿轮样运动；③锥体系损伤时，肌张力增高有选择地分布于上肢，以屈肌及旋前肌明显，下肢多以伸肌明显；④锥体外系损伤时，除上述表现外，可有活动时肌张力的突然增高。

(4)异常肌张力的几种主要表现。①肌张力低下时，可有以下几种表现：蛙位姿势、W 字姿势、对折姿势、倒 U 字姿势、外翻或内翻扁平足，站立时腰椎前弯，骨盆固定差而走路左右摇摆似鸭步、翼状肩、膝反张等。②肌张力增高时，可有以下异常姿势：头背屈、角弓反张、下肢交叉、尖足、特殊的坐位姿势、非对称性姿势等。对肌张力增高的传统分级是分为轻度、中度和重度三个等级，比较粗略。目前较为通用的评定标准多采用 Ashworth 痉挛量表或改良 Ashworth 痉挛量表，两者都将肌张力分为 0～4 级，改良 Ashworth 量表较 Ashworth 量表分得更细。

3.肌力评定

在全身各个部位，通过一定的动作姿势，分别对各个肌群的肌力作出评定。评定中注意以下几点：①局部或全身不同程度的肌力降低，可表现为不能实现抗重力伸展，抗阻力运动差，从而影响运动发育。②对不同肌群的评定，可在全身各个部位，通过一定的动作姿势，分别对各个肌群的肌力作出评定。③评定中所检查的运动方向，主要为屈-伸、内收-外展、内旋-外旋、旋前-旋后。④通常检查关节周围肌群及躯干的肌群。⑤常用的肌力检查方法为手法肌力检查(manual muscle testing，MMT)，分级标准通常采用六级分级法，也可采用 MMT 肌力检查的详细分级标准，即在六级分级法的基础上以加、减号进行细化的标准。

4.关节活动度评定

关节活动度(range of motion，ROM)评定是在被动运动下对关节活动范围的测定。当关节活动受限时，还应同时测定主动运动的关节活动范围，并与前者相比较。

(1)决定关节活动度的因素：①关节解剖结构的变化；②产生关节运动的原动肌(收缩)的肌张力；③与原动肌相对抗的拮抗肌(伸展)肌张力。测量可采用目测，但准确的测量多使用量角器。

(2)评定方法：①头部侧向转动试验。正常时下颌可达肩峰，左右对称，肌张力增高时阻力增大，下颌难以达肩峰。②臂弹回试验。使小儿上肢伸展后，突然松手，正常时在伸展上肢时有抵抗，松手后马上恢复原来的屈曲位置。③围巾征。将小儿手通过前胸拉向对侧肩部，使上臂围绕颈部，尽可能向后拉，观察肘关节是否过中线，新生儿不过中线，4～6个月小儿过中线。肌张力低下时，手臂会像围巾一样紧紧围在脖子上，无间隙；肌张力增高时肘不过中线。④腘窝角。小儿仰卧位，屈曲大腿使其紧贴到胸腹部，然后伸直小腿，观察大腿与小腿之间的角度。肌张力增高时角度减小，降低时角度增大。正常4个月龄后该角应大于90°(1～3个月80°～100°、4～6个月90°～120°、7～9个月110°～160°、10～12个月150°～170°)。⑤足背屈角。小儿仰卧位，检查者一手固定小腿远端，另一手托住足底向背推，观察足从中立位开始背屈的角度。肌张力增高时足背屈角减小，降低时足背屈角增大。正常4～12个月龄为0°～20°(1～3个月60°、3～6个月30°～45°、7～12个月0°～20°)。⑥跟耳试验。小儿仰卧位，检查者牵拉足部尽量靠向同侧耳部，骨盆不离开床面，观察足跟与髋关节的连线与桌面的角度。正常4个月龄后该角度应大于90°，或足跟可触及耳垂。⑦股角。小儿仰卧位，检查者握住小儿膝部使下肢伸直并缓缓拉向两侧，尽可能达到最大角度，观察两大腿之间的角度，左右两侧不对称时应分别记录。肌张力增高时角度减小，降低时角度增大。正常4个月龄后应大于90°(1～3个月40°～80°、4～6个月70°～110°、7～9个月100°～140°、10～12个月130°～150°)。⑧牵拉试验。小儿呈仰卧位，检查者握住小儿双手向小儿前上方牵拉，正常小儿5个月时头不再后垂，上肢主动屈肘用力。肌张力低时头后垂，不能主动屈肘。

(3)对于变形与挛缩的评定：脑瘫患儿易发生挛缩，容易出现关节的变形，如斜颈、脊柱侧弯、骨盆前倾或侧倾、髋关节脱臼或半脱臼、膝关节屈曲或过伸、足的内外翻等。通过被动屈伸及在不同体位下进行关节活动度的检测，通常可以较好地辨别关节是否存在挛缩。变形后容易造成肢体的形态变化，因此还要注意测量肢体的长度及肢体的周径等。

5.反射发育评定

小儿反射发育十分准确地反映中枢神经系统发育情况，是脑瘫诊断与评定的重要手段之一。按神经成熟度，可分为原始反射、姿势反射、平衡反应及正常情况下诱导不出来的病理反射。

(1)原始反射：脑瘫患儿往往表现为原始反射不出现、亢进或延迟消失，临床常检查觅食反射、吸吮反射、手与足握持反射、拥抱反射、张口反射、跨步反射、踏步反射、侧弯反射等。

(2)姿势反射：人生后就有抗重力维持立位和能够立位移动的基本能力，这种抗重力维持姿势的平衡、修正姿势的反射总称为姿势反射，大多是无意识的反射活动。人在活动中保持姿势是多个反射协调的结果，所以姿势反射可以反映神经系统的成熟度，是评定运动障碍的根据。根据神经系统发育状况，不同的姿势反射应在不同时期出现、消失或终生存在。姿势反射主要包括非对称性紧张性颈反射、对称性紧张性颈反射、紧张性迷路反射、各类立直反射、降落伞反射等。

(3)平衡反应：是最高层次(皮质水平)的反应。当倾斜小儿身体支持面，移动其身体重心时，小儿为了保持平衡，四肢代偿运动，调节肌张力以保持整体的正常姿势。平衡反应的成熟发展，可以使人维持正常姿势。脑瘫患儿平衡反应出现延迟或异常，严重痉挛型脑瘫几乎不能建立平衡反应；中、轻度痉挛型脑瘫建立不完全，可被不正常动作或原始动作干扰，出现较晚；不随意运动型脑瘫由于不自主动作和不能控制的姿势和肌张力的变化，虽然大部分反应都可建立，但反应不协调、不直接。不同体位的平衡反应出现时间不同，终生存在。临床通常检查卧位、坐位、跪立位、立位平衡反应。

(4)背屈反应：从背后拉立位的小儿使之向后方倾斜，则踝关节和足趾出现背屈，对于无支持的站立和行走十分重要。正常小儿出生后15～18个月出现，不出现或出现延迟为异常。

(5)病理反射：锥体系受到损伤时可以诱发出病理反射、牵张反射亢进、踝阵挛和联合反应。痉挛型脑瘫可以出现病理反射、牵张反射亢进、踝阵挛；痉挛型和不随意运动型脑瘫都有可能出现联合反应，如主动用力、张口、闭嘴时发生姿势的改变等。在检查评价和治疗中，要尽力避免和减少患儿的联合反应。

6.姿势与运动发育评定

(1)姿势与运动发育特点：姿势是指小儿身体各部位之间所呈现的位置关系，即机体在相对静止时，克服地心引力所呈现的自然位置。只有保持正常的姿势，才能出现正常的运动。脑瘫患儿存在脑损伤，神经系统发育受阻，神经系统调节障碍，必然导致姿势和运动发育异常。通过评定小儿姿势与运动发育情况，可以早期发现异常，也可以作为康复效果评定的客观指标。小儿脑瘫的姿势运动发育评定应在俯卧位、仰卧位、坐位、立位时进行，也应根据患儿的年龄及临床特点，对体位转换、翻身、四爬、高爬、跪立位、立位及行走等不同体位进行评定。

(2)脑瘫患儿的特点：①运动发育的未成熟性。脑瘫患儿均有不同程度的运动发育落后，可表现为整体运动功能落后，也可表现为部分运动功能落后。②运动发育的不均衡性。运动发育与精神发育的不均衡性，粗大运动和精细运动发育过程中的分离现象，各种功能发育不能沿着正确的轨道平衡发展，对于外界刺激的异常反应而导致的运动紊乱。③运动发育的异常性。运动发育延迟的同时伴有异常姿势和运动模式；四肢和躯干的非对称性；固定的运动模式；抗重力运动困难；做分离运动困难的整体运动模式；发育不均衡，如上肢与下肢、仰卧位与俯卧位、左侧与右侧运动发育不均衡；肌张力不均衡，如异常肌张力、姿势变化时的肌张力增高、降低或动摇；原始反射残存，立直反射及平衡反应出现延迟或不出现；感觉运动发育落后，感觉“过敏”而导致运动失调；联合反应和代偿性运动；违背了运动姿势发育的六大规律。④运动障碍的多样性。锥体系损伤呈痉挛性瘫痪，锥体外系损伤呈不自主运动、肌阵挛或强直，小脑损伤呈平衡障碍、共济失调、震颤等。⑤异常发育的顺应性。脑瘫患儿得不到正常运动、姿势、肌张力的感受，而不断体会和感受异常姿势和运动模式，形成异常的感觉神经通路和神经反馈；发育向异常方向发展、强化而固定下来，异常姿势和运动模式逐渐明显，症状逐渐加重。

一般认为脑瘫患儿发育的主要特征是运动发育延迟3个月以上，同时有异常姿势和运动模式。评定姿势与运动发育是否有落后，是否有异常模式，还要动态观察这种状况是否改善或恶化。可采用一些常用的评定量表进行运动功能评定，如Milani正常儿童发育评定、粗大运动功能评定、PALCI评定法、功能独立性评定、Peabody运动发育评定等。

7.感知认知评定

脑瘫虽以运动功能障碍为主要障碍，可直观地观测和评定，但脑瘫患儿的运动障碍往往与感知、认知障碍紧密相关，特别在脑发育阶段更是如此。因此，掌握和评定婴幼儿感知、认知发育，可以达到整体评定的目的。可以根据儿童发育不同阶段的关键年龄所应具备的感知、认知标准，参考和应用各类量表或自行编制量表进行评定。

8.其他方面的评定

很多脑瘫患儿伴有言语语言障碍、听力障碍、视觉障碍、智力障碍、心理行为异常等，因此，应根据患儿临床表现和需求，进行言语语言、听觉、视觉、智力、心理行为评定和步态分析。评定需要采用必要的辅助器具。

上述各类评定，可根据需求和不同目的，采用国内外公认的评定量表或工具进行评定，也可根据临床经验，采用自制的量表或工具进行评定。

(二)传统康复辩证

1.病因病机

主要有以下3个方面。

(1)先天不足：多因父母精血亏虚、气血不足或者近亲通婚，导致胎儿先天禀赋不足、精血亏虚，不能濡养脑髓；母体在孕期营养匮乏、惊吓或是抑郁悲伤，扰动胎儿，以致胎儿发育不良；先天责之于肝肾不足，胎元失养，致筋骨失养，肌肉萎缩，日久颓废。

(2)后天失养：多因小儿出生，禀气怯弱，由于护理不当致生大病，伤及脑髓，累及四肢；后天责之于脾，久病伤脾，痰浊内生，筋骨肌肉失于濡养，日渐颓废。脑髓失养，而致空虚。

(3)其他因素：多为产程中损伤脑髓，或因脑部外伤、瘀血内阻、邪毒侵袭、高热久病、正虚邪盛，营血耗伤，伤及脑髓而致。

2.四诊辨证

通过四诊，临床一般将本病分为以下3型。

(1)肝肾不足型：发育迟缓，智力低下，五迟，面色无华，神志不清，精神呆滞，常伴有龟背、鸡胸，病久则肌肉萎缩、动作无力，舌淡苔薄，指纹色淡。

(2)瘀血阻络型：精神呆滞，神志不清，四肢、颈项及腰背部肌肉僵硬，活动不灵活，不协调，舌淡有瘀斑瘀点，苔腻，脉滑。

(3)脾虚气弱型：面色无华，形体消瘦，五软，智力低下，神疲乏力，肌肉萎缩，舌淡，脉细弱。

二、康复策略

为促进患儿正常的运动发育，抑制异常运动模式和姿势，最大限度地恢复功能，小儿脑瘫的康复应做到早诊断、早治疗，才能达到较好的康复效果。目前主要针对患儿的运动障碍采取综合治疗。在整体康复中，中国传统康复疗法有着举足轻重的作用。脑瘫的康复是一个长期复杂的过程，需要在中西医结合的理论指导下，医师、治疗师、护士、家长共同努力完成。

脑瘫传统康复治疗的目的主要在于减轻功能障碍，提高生活质量。大多以针灸、推拿为主要手段。针灸可以有效改善脑血流速度，促进脑组织的血液供应，从而进一步改善中枢神经功能，促进康复。有效的推拿方法对于运动和姿势异常而引发的继发性损害如关节孪缩等有良好的预防和康复治疗作用。这里主要介绍针灸康复疗法。

三、针灸康复治疗方法

以疏通经络、行气活血、益智开窍为原则。《素问·痿论》提出"治痿独取阳明"的治法，常选取手足阳明经腧穴进行针刺，辅以头部腧穴。一般选择毫针刺法、灸法、头皮针法等。

(一)毫针刺法

1.主穴

四神聪、百会、夹脊、三阴交、肾俞。

2.配穴

肝肾不足加太溪、关元、阴陵泉、太冲；瘀血阻络加风池、风府、血海、膈俞；脾虚气弱加脾俞、气海；上肢瘫痪加肩髃、肩髎、肩贞、曲池、手三里、合谷、外关；下肢瘫痪加伏兔、血海、环跳、承山、委中、足三里、阳陵泉、解溪、悬钟、太冲、足临泣；言语不利加廉泉、哑门、通里；足下垂加昆仑、太溪;颈软加天柱、大椎;腰软加腰阳关;斜视加攒竹;流涎加地仓、廉泉;听力障碍加耳门、听宫、听会、翳风。

3.具体操作

选用28号毫针针刺。一般每次选2~3个主穴,5~6个配穴,平补平泻。廉泉向舌根方向刺0.5~1寸;哑门向下颌方向刺0.5~0.8寸,不可深刺,不可提插。每天或隔天1次,留针15分钟,15次为1个疗程,停1周后,再继续下1个疗程。

(二)灸法

灸法是用艾绒为主要材料制成的艾炷或艾条点燃以后,在体表的一定部位熏灼,给人体以温热性刺激以防治疾病的一种疗法,也是针灸学的一个重要组成部分。《灵枢·官能》篇指出:“针所不为,灸之所宜。”《医学入门》也说,凡病“药之不及,针之不到,必须灸之”。均说明灸法可以弥补针刺之不足。

1.主穴

百会、四神聪、足三里、三阴交。

2.配穴

(1)上肢瘫:取曲池、外关。

(2)下肢瘫:取阳陵泉;颈软取大椎。

(3)腰软:取肾俞、腰阳关。

(4)肘部拘急:取手三里、支正。

(5)剪刀步:取风市、阳陵泉、悬钟。

(6)肝肾不足型:取肝俞、肾俞。

(7)脾胃虚弱型:取曲池、外关、合谷、脾俞、中脘、关元。

(8)气滞血瘀型:取大椎、悬钟。

3.操作

(1)艾条灸:艾条是取艾绒24 g,平铺在长26 cm,宽20 cm,质地柔软疏松而又坚韧的桑皮纸上,将其卷成直径约1.5 cm的圆柱形封口而成。也可在艾绒中掺入其他药物粉末,称药条。药条处方:肉桂、干姜、丁香、木香、独活、细辛、白芷、雄黄、苍术、没药、乳香、川椒各等分,研为细末,每支药条在艾绒中掺药6 g。患儿仰卧,艾条火头距离穴位3 cm左右进行熏烤,使火力温和缓慢透入穴下深层,皮肤有温热舒适而无灼痛感。每穴灸10~15分钟,至皮肤稍起红晕即可。每天1次,10~12天为1个疗程。休息5~7天后,进行下1个疗程。

(2)艾炷灸:将纯净的艾绒放在平板上,用手指搓捏成圆锥形状,称为艾炷。每燃烧一个艾炷称为1壮。将施灸穴位涂敷少许凡士林油以黏附艾炷,放小艾炷点燃,皮肤感到灼痛时即扫除艾炷,更换新的续灸,连灸3~7壮,穴下皮肤充血红晕为度。隔天1次,7~10天为1个疗程。休息5~7天后,进行下1个疗程。

(3)艾炷隔姜灸:穴上放厚约2 mm的姜片,中穿数孔,姜片上放艾炷,每次选3~5穴,每穴灸3~10壮,每天或隔天1次,7~10天为1个疗程。休息3~5天后,进行下1个疗程。

4.灸后的处理

施灸后,出现局部皮肤微红灼热属正常现象,无须处理,很快即可自行消失。如因施灸过量、时间过长,局部出现小水泡,只要注意不擦破,可任其自然吸收。如水泡较大,可用消毒毫针刺破水泡,放出水液,或用注射器抽出水液,再涂以甲紫,并以纱布包裹。如因护理不当并发感染,灸

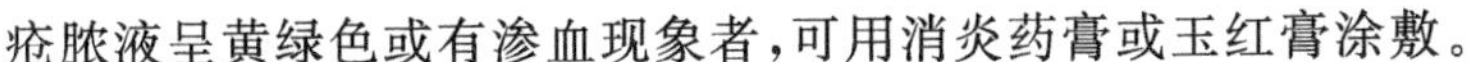

疮脓液呈黄绿色或有渗血现象者，可用消炎药膏或玉红膏涂敷。

（三）头皮针疗法

1.取穴

运动功能障碍取健侧相应部位的运动区；感觉功能障碍取健侧相应部位的感觉区；下肢功能运动和感觉障碍配对侧足运感区；平衡功能障碍配患侧或双侧的平衡区。听力障碍取晕听区；言语功能障碍，配言语 1、2、3 区（具体为运动性失语选取运动区的下 2/5，命名性失语选取言语 2 区，感觉性失语选取言语 3 区）。

2.具体操作

一般用 1 寸毫针，头皮常规消毒，沿头皮水平面呈 30°角斜刺，深度达到帽状腱膜下，再压低针身进针，捻转，平补平泻，3 岁以内患儿不留针，每天 1 次，10 次为 1 个疗程。

（四）耳针法

1.主穴

交感、神门、脑干、枕、肾、脾、皮质下、心、肝、肾上腺、小肠、胃。

2.配穴

（1）上肢瘫痪：取肩、肘、腕、指。

（2）下肢瘫痪：取髋、膝、踝、跟。

3.操作

（1）寻找反应点：可用探针、火柴头、针柄按压，有压痛处即为反应点。亦可用测定耳部皮肤电阻（耳穴探测仪）的方法，其皮肤电阻降低，导电量明显增高处即为反应点，反应点就是针刺的部位。

（2）消毒：用 75％乙醇，或先用 2％碘酒，后用 75％乙醇脱碘。

（3）针刺：根据需要选用 0.5 寸短柄毫针或用特定的图钉型揿针。毫针进针时，以左手固定耳郭，右手进针。进针深度以穿破软骨但不透过对侧皮肤为度。目前临床也可用磁石、莱籽、王不留行籽等进行压迫刺激。多数患儿针刺后，局部有疼痛或热胀感；少数患儿有酸、重甚至有特殊之凉、麻、热等感觉沿经络线放射传导，一般有这些感觉者疗效较好。

（4）出针：出针后用消毒干棉球压迫针孔，防止出血。必要时再涂以乙醇或碘酒，预防感染。

4.疗程

每次选用 4～6 穴，采用毫针刺，每次留针 20～30 分钟或用王不留行籽贴压。每天按压刺激 2～3 次，每天 1 次或隔天 1 次，10 次为 1 个疗程，休息 3～5 天后，进行下 1 个疗程。

5.注意事项

（1）严密消毒，预防感染：耳郭冻伤或有炎症的部位禁针。若见针眼发红，患儿又觉耳部胀痛，可能有轻度感染时，应及时用 2％碘酒涂擦，或口服消炎药。

（2）耳针亦可发生晕针，需注意预防处理。

（3）进针待耳郭充血发热后，宜嘱其适当活动患部，或对患儿肢体进行按摩，可增加疗效。

（五）穴位注射法

穴位注射法是在穴位中进行药物注射，通过针刺和药液对穴位的刺激及药理作用，从而调整机体功能，改善病理状态的一种治疗方法。

1.选穴

风池、大椎、肾俞、曲池、手三里、足三里、阳陵泉、承山、合谷等。

2.常用药物

根据病情需要，选用各种供肌内注射的中西药物。常用的有5%～10%葡萄糖溶液、生理盐水、胎盘组织液、维生素B_1、维生素B_{12}及当归、川芎、灯盏花素注射液、神经节苷脂、脑活素等多种中西药注射液。

3.操作方法

根据注射部位的具体情况和药量的不同，选择合适的注射器和针头。常规消毒局部皮肤后，将针头按照毫针法的角度和方向的要求迅速进入皮下或肌层的一定深度，并上下提插出现针感后，若回抽无血，即可将药物注入。因药物及注射部位不同而有差异，如四肢及腰部肌肉丰厚处，可注入药液可达5～10 mL，而头面及耳部等处，一般只注入0.3～0.5 mL；中药浸出液可注入1～2 mL；其他药物，以原药物剂量的1/5～1/2为宜。每次选2～3穴，每天或隔天注射1次，30次为1个疗程。休息7～10天后，进行下1个疗程。

4.注意事项

(1)一般药液不宜注入关节腔、脊髓腔和血管内。这些药液误入关节腔，可引起关节红肿、发热、疼痛等反应；误入脊髓腔，有损害脊髓的可能。

(2)在主要神经干通过的部位作穴位注射时，应注意避开神经干，或浅刺以不达到神经干所在的深度为宜。如针尖触到神经干，患者有触电感，要稍退针，然后再注入药物，以免损伤神经。

(3)注射躯干部不能过深，防止刺伤内脏。

(六)手针疗法

手针疗法是针刺手部的一些特定穴位，以治疗疾病的一种方法。将其用于治疗小儿脑性瘫痪是近年来新开展的方法。手针法具有通经活络，调整脏腑功能的作用，可用于治疗病因复杂的小儿脑性瘫痪疾病，有针感强、反应大、取穴少、透穴多，留针时间短等优点。

1.主穴(见图11-1)

取肩点(在示指掌指关节桡侧赤白肉际处)、踝点(在拇指掌指关节桡侧赤白肉际处)、脊柱点(在小指掌指关节尺侧赤白肉际处)、坐骨神经点(在第四、五掌指关节间，靠近第四掌指关节处)、腰腿点(在手背腕横纹前1.5寸、第二伸指肌腱桡侧和第四伸指肌腱尺侧处)。

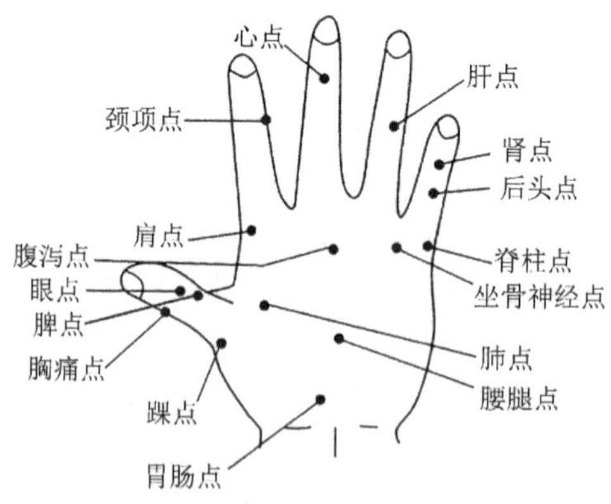

图11-1 手针法

2.配穴

(1)视力障碍:取眼点(拇指指关节尺侧赤白肉际)。

(2)颈软:取颈项点(在手背面,第二掌指关节尺侧缘)。

(3)上肢运动障碍、咀嚼肌无力:取后头点(在小指第一指关节尺侧赤白肉际处)。

(4)癫痫:取胸痛点(在拇指指关节桡侧赤白肉际)。

(5)踝关节固位不好:取足跟痛点(在胃肠点与大陵穴连线的中点)。

(6)消化不良:取腹泻点(在手背第三、四掌指关节间上 1 寸)。

(7)肝肾不足型:取肝点(在掌面,无名指第一指关节横纹中点)、肾点(在掌面,小指第二指关节横纹中点处)。

(8)脾胃虚弱型:取脾点(在掌面,拇指指关节横纹中点)、胃肠点(在劳宫穴与大陵穴连线的中点处)。

(9)气滞血瘀型:取心点(在掌面,中指第二指关节横纹中点)、肺点(在掌面,无名指第二指关节横纹中点)。

3.操作

用 28～30 号的 0.5～1 寸毫针直刺或斜刺进针,一般可刺 0.3～0.5 寸,用中强刺激,留针 3～5 分钟。每天或隔天针刺 1 次,10 天为 1 个疗程,休息 2～4 天后,进行下 1 个疗程。

4.注意事项

(1)手针疗法感应比较强,故治疗前须向患儿充分说明,防止晕针。

(2)手针法针尖宜入肌腱和掌骨之间,不可伤及骨膜。

(3)手针刺腰腿点时,针与皮肤表面呈 15°～30°角,针尖向掌侧面,从伸指肌腱和掌骨之间刺入,深0.5～0.8 寸。

(4)手针法的选穴常选取对侧手部的相应穴位,左病选右侧穴,右病选左侧穴。

(七)足针疗法

足针法是针刺足部的一些特定穴位,以治疗疾病的一种方法,具有疏通经络、行气活血及调整脏腑功能的作用。近年来用于治疗小儿脑性瘫痪,有针感适宜、反应大、取穴少、透穴多、留针时间短等优点。

1.主穴

5 号穴(在足底后缘的中点直上 4 寸,外旁开 3 cm),15 号穴(在踝关节横纹中点下 5 分两旁的凹陷处),18 号穴(在足背,第一跖骨底内前凹陷中),30 号穴(昆仑穴直上 1 寸处)。

2.配穴

(1)视听障碍、语言障碍:取 2 号穴(在足底后缘的中点直上 6 cm,内旁开 2 cm 处)。

(2)癫痫:取 7 号穴(在足底后缘的中点直上 5 寸,外旁开 2 cm),8 号穴(在足底后缘的中点直上9 cm,外旁开 2 cm),27 号穴(在太白穴与公孙穴连线的中点处)。

(3)消化不良:取 6 号穴(在足底后缘的中点,直上 5 寸,内旁开 2 cm 处),9 号穴(在第三趾与第二趾间后 4 寸处),10 号穴(在涌泉穴内旁开 1 寸处),19 号穴(在足背二、三趾间后 3 寸处)。

(4)竖颈不好:取 20 号穴(在足背三、四趾间后 1 寸处)。

(5)上肢功能障碍:取 11 号穴(在涌泉外旁开 2 寸处)。

(6)下肢运动障碍:取 21 号穴(在足背四、五趾间后五分处)。

(7)流涎:取 12 号穴(在足底第三趾与第二趾间后 1 寸处),13 号穴(在足底小趾横纹中点外

1寸处)。

3.操作

用26～28号毫针直刺或斜刺,深0.5～1.5寸,留10～15分钟。每天或隔天针刺1次,10天为1个疗程,休息2～4天后,进行下1个疗程。

4.注意事项

(1)足针疗法感应比较强,治疗前须向患儿充分说明,以防止发生晕针。

(2)沿骨缘斜刺时,注意不要损伤骨膜;足部特别要注意消毒,防止发生感染。

(3)捻针时,让患儿活动或按摩患处。

(4)左侧病取左侧穴,右侧病取右侧穴,两侧病取双侧穴。

四、注意事项

(1)本病病变在脑,多累及四肢,主要表现为中枢性运动障碍及姿势异常,并可能同时伴有智力低下、听力障碍、癫痫行为异常等症状。一般在新生儿期即可发现,但少数患儿症状不明显,待坐立困难时才发觉,本病严重影响患儿生长发育及生活能力,是儿童致残的主要疾病之一。因此,应引起广大临床医务工作者和家长的高度重视。

(2)由于婴儿的运动系统、神经系统正处于发育阶段,异常姿势运动还没有固化,所以临床上对于小儿脑瘫的治疗,应做到早诊断、早治疗,以达到最好的康复效果。提倡在出生后即进行评估,如存在脑瘫发病高危因素,则立即进行干预治疗;出生后3～6个月内确诊,如确诊,综合康复治疗应立即进行。康复治疗最佳时间不要超过3岁,其方法包括躯体训练、技能训练、物理治疗、针灸治疗、推拿手法治疗等。

(3)针多灸治疗本病有较好的疗效。毫针治疗关键在于选择腧穴和针刺补泻手法,选取腧穴多以阳明经穴和奇穴为主,针刺手法以补法和平补平泻为主;头皮针治疗刺激量不宜太大;灸法注意防止烫伤;痉挛型脑瘫患儿的痉挛侧不宜用电针治疗。

(王　允)

第七节　脊髓损伤

脊髓损伤主要是因为直接暴力(砸伤、摔伤、刺伤、枪伤等)造成脊柱过度屈曲、骨折、脱位伤及脊神经,其次是由脊髓感染、变性、肿瘤侵及脊髓引起。外伤性脊髓损伤根据损伤水平和程度差异,可分为脊髓震荡、脊髓挫伤、椎管内出血和脊髓血肿4种类型。本病多造成严重瘫痪致残。可伴有损伤水平以下躯干、肢体、皮肤感觉和运动反射完全消失,大小便失禁等症状。

中医认为脊髓损伤多为督脉损伤,从而导致督脉和其他经络、脏腑、气血之间的功能紊乱,出现一系列临床表现。中医古籍中无脊髓损伤这样的病名,也缺乏与脊髓损伤相关疾病的完整记载。《灵枢·寒热病》曰:“身有所伤,血出……若有所堕坠四肢懈惰不收,名为体惰。”本句描述了外伤所致的截瘫与脊髓损伤极为类似,提出了中医病名“体惰”,可被认为是对本病的最早病名记载。

一、康复评定

(一)现代康复评定方法

康复评定通过对患者功能障碍的性质与程度进行评估,为医师在治疗前制订康复治疗策略做准备。同时,通过治疗前后评估客观指标的变化比较,体现治疗效果,有助于进一步康复治疗与策略的修改。康复评定一般分为初期评定(入院后1周)、中期评定(治疗1个月后)和末期评定(出院前1周)。具体评定项目如下。

1.脊柱脊髓功能评定

脊柱脊髓功能评定包括脊柱骨折类型与脊柱稳定性及脊柱矫形器评定,根据美国脊髓损伤学会标准对脊髓损伤程度的评定,根据肌力评定与感觉评定对脊髓损伤水平的评定。

2.躯体功能评定

躯体功能评定包括关节功能评定、肌肉功能评定、上肢功能评定、下肢功能评定、自助具与步行矫形器的评定、泌尿与性功能评定、心肺功能评定、疼痛评定等。

3.心理功能评定

心理功能评定包括心理状态评定、性格评定等。

4.日常生活活动能力评定

可采用 Barthel 指数评定或独立生活能力评定。

5.社会功能评定

一般包括生活能力评定、就业能力评定等。

(二)传统康复辨证

1.病因病机

本病属于中医"痱证""痿证""体惰"的范畴。坠落、摔伤、挤压、车祸、砸伤及战时火器伤,造成督脉损伤,肾阳不足;迁延日久,阳损及阴,使肝肾亏损。督脉受损,阳气不足,导致临证多变。总之,脊髓损伤病位在督脉;累及肾、脾、肝、肺。在病理性质方面,以经络瘀阻、阳气不足为主,甚则阳损及阴,导致阴阳两虚。故其病因为"瘀血",病机为"督脉枢机不利"。

2.辨证

辨证包括:①瘀血阻络证;②脾肾阳虚证;③肝肾亏虚证。

二、康复策略

确定各种不同损伤水平患者的康复目标,使患者使用尚有功能的肌肉,学习相关的技术,完成尽可能独立地进行自理生活的各种活动,完成从一个地方到另一个地方的转移,甚至要努力重新就业。康复治疗在很大程度上可以预防或减低脊髓损伤所引起的一系列严重的并发症,如肺部感染、尿路感染、压力性损伤、关节僵硬和挛缩、精神抑郁等。通过装配和使用辅助设施使患者最大限度地恢复日常生活活动和工作、学习娱乐等能力。

脊髓损伤康复在早期即应开始。在受伤后有两种情况:一是需手术治疗,一是保守治疗。只要病情稳定、无其他合并损伤,康复即应开始。当然早期活动不能影响手术效果。主要是活动身体各个关节,保持关节正常活动度,每天活动2~3次,每个关节活动不少于1分钟。另外,在医师允许情况下,在护士指导下进行体位更换,也就是定时翻身,防止压力性损伤产生,一般2小时1次,突出骨部分(如肩胛骨、足跟、后背部、骶尾骨、双肢部)加软垫垫起,注意大小便排出通畅,注意体温变化，经常安慰患者，改善患者心理，注意伙食的营养，定时饮水。如果早期康复做得好，会为今后进行全面康复训练创造良好基础。

传统康复治疗对脊髓损伤患者，不论在缩短康复疗程、提高生活自理能力，还是在解除患者病痛方面，都有着不容忽视的作用。它可使脊髓损伤患者的肌力得到不同程度的提高，降低硬瘫患者的肌张力，对痉挛有一定的缓解作用，减轻患肢疼痛；改善尿便排泄功能，改善性功能，对泌尿系统感染、继发性骨质疏松和压力性损伤等并发症有很好的防治作用。

脊髓损伤所导致的各种功能障碍和并发症，需采用不同的治疗原则。截瘫或四肢瘫宜疏通督脉，通达阳气；痉挛宜疏通督脉，养血柔肝散寒；骨质疏松应补肾通经，行气活血；直立性低血压应补脾益肾；便秘宜调理肠胃，行滞通便；尿潴留应疏调气机，通利小便；泌尿系统感染宜利尿通淋；脊髓损伤神经痛应通经活血行气止痛。

三、针灸康复治疗方法

(一)毫针刺法

毫针刺法是治疗脊髓损伤中应用广泛的一种疗法，以疏通经络、活血化瘀为原则。临床一般常用循经取穴和对症取穴施术。

1.循经取穴

以足阳明胃经脉、足太阳膀胱经脉、足少阳胆经脉、督脉、任脉为主。胃经取梁门、天枢、水道、归来、髀关、阴市、足三里、上下巨虚；膀胱经取各背俞穴及膈俞；胆经取京门、环跳、风市、阳陵泉、悬钟、丘墟、足临泣；督脉取大椎、陶道、身柱、神道、至阳、筋缩、脊中、悬枢、命门、腰阳关；任脉选中脘、建里、水分、气海、关元、中极。也可酌选足三阴经穴，如章门、三阴交、地机、血海、涌泉等。

2.对症取穴

(1)二便障碍：选取八髎、天枢、气海、关元、中极、三阴交。

(2)下肢瘫：下肢前侧选取髀关、伏兔、梁丘，下肢外侧选取风市、阳陵泉、足三里、绝骨，下肢后侧选取承扶、殷门、昆仑。

(3)足下垂：选取解溪、商丘、大冲。

(4)足外翻选取照海，足内翻选取申脉。

(5)上肢瘫：选取肩髃、肩髎、臂臑、曲池、手三里、外关透内关、阳溪、合谷。

3.具体操作

各经腧穴轮流交替使用。常规方法针刺上述穴位，软瘫宜用补法，硬瘫宜用泻法，针感差者常加电刺激。留针 30 分钟，每天或隔天 1 次，30 次为 1 个疗程。1 个疗程结束后，休息 1 周再进行下 1 个疗程。

(二)头皮针疗法

以疏通经络、行气活血为原则。选择焦氏头针进行治疗，截瘫选取双侧运动区上 1/5，感觉区上 1/5；四肢瘫选取双侧运动区上 1/5、中 2/5，感觉区上 1/5、中 2/5 及足运感区。痉挛者加取舞蹈震颤区。采用大幅度捻转手法，每次捻针 15～20 分钟，隔天 1 次。

(三)电针疗法

选择损伤脊髓平面上下的椎间隙处督脉穴位，选穴时应避开手术瘢痕。取督脉穴沿棘突倾斜方向进针，针刺的深度以达硬膜外为止，针刺颈段和上胸段时尤应慎重，不可伤及脊髓。针刺到位后，上下两针的针柄上分别连接直流脉冲电针仪的两个输出电极。弛缓性瘫痪，以疏波为主，输入电极正极在下，负极在上；痉挛性瘫痪以密波为主，输入电极正极在上，负极在下。打开开关，电刺激频率为 1～5 Hz，电流强度宜从小到大逐渐加大，以引起肌肉明显收缩，患者能够耐受而无痛苦或者以患者下肢出现酸、麻、胀、轻度触电样等感觉为度。对高位损伤的患者强度不宜过大。每天治疗 1 次，每次 30 分钟，30 次为 1 个疗程。1 个疗程结束后，可休息 1～2 周再进行下 1 个疗程的治疗。

（王　允）

第八节　腰椎间盘突出症

腰椎间盘突出症主要是指腰椎，尤其是 $L_{4\sim5}$、$L_5\sim S_1$、$L_{3\sim4}$ 的纤维环破裂和髓核组织突出压迫和刺激相应水平的一侧或双侧坐骨神经引起的一系列症状和体征。在腰椎间盘突出症的患者中，$L_{4\sim5}$、$L_5\sim S_1$ 突出占 90%以上，年龄以 20～50 岁多发，随年龄增大，$L_{3\sim4}$、$L_{2\sim3}$ 发生突出的危险性增加。病理上将腰椎间盘突出分为退变型、膨出型、突出型、脱出后纵韧带下型、脱出后纵韧带后型和游离型。前三型为未破裂型，占 73%，后三型为破裂型，约占 27%。

一、康复评定

（一）功能评定

1.感觉功能评定

腰部及患侧下肢疼痛是腰椎间盘突出症患者的主要症状，一般采用视觉模拟评分法、麦吉尔疼痛调查表、腰痛的 Quebec 分类评定。

2.运动功能评定

腰椎间盘突出症患者的疼痛通常影响患者的腰椎活动度及肌力，因此，应当对腰椎活动度、肌力、肌肉耐力进行评定。

（1）腰椎活动度评定：腰痛患者往往伴有腰部僵直或活动受限，因此，在对腰痛症状进行评定时，有必要对腰椎关节活动度进行评定，以明确腰痛的严重程度指导下一步治疗。腰椎的运动范围较大，运动形式多样，表现为屈曲、伸展、侧弯、旋转等多方向的运动形式，其中尤以腰椎前屈活动度的测量最为重要。一般采用量角器法、旋转测量法、改良的 Schober 法、距离测定法。

（2）肌力和耐力评定：腰痛症状严重者常伴有局部肌肉力量和耐力的减弱，腰椎间盘突出较重，腰神经根受压严重者，常伴有患侧下肢的肌麻痹，因此，有必要对患者进行肌力和耐力评定。肌力测定多采用 MMT 法。

躯干肌肉耐力评定如下：①躯干屈肌耐力评定。患者仰卧位，双下肢伸直，并拢抬高 45°，测量能维持该体位的时间，正常值为 60 秒。②躯干伸肌耐力评定。患者俯卧位，双手抱头，脐以上在床缘以外，固定下肢，测量能保持躯干水平位的时间，正常值为 60 秒。

3.步态分析

疼痛较重者，步态为跛行，又称减重步态，其特点是尽量缩短患侧支撑期，重心迅速从患侧下肢移向健侧下肢，并且患腿常以足尖着地，避免足跟着地震动疼痛，坐骨神经被拉紧。

4.心理功能评定

常采用焦虑、抑郁自评量表。

(二)结构评定

可通过X线、CT或MRI对腰椎间盘突出症患者的腰椎结构进行检查，明确腰段结构异常的具体情况，如脊柱腰段外形的改变、椎体外形的改变、椎间隙的改变、突出物征象、压迫征象、伴发征象等。

(三)活动评定

腰椎间盘突出症疼痛患者中，20%的患者日常生活活动明显受限，其中5%的患者日常生活活动严重受限。因此，有必要对患者的日常生活活动情况进行评定。

(四)参与评定

应该对患者的社会参与能力及生存质量进行评定，如职业评定、社会交往评定、生存质量评定等。

二、康复诊断

本病临床主要功能障碍/康复问题表现为以下四个方面。

(一)功能障碍

1.感觉功能障碍

其表现为腰部及患侧下肢疼痛。

2.运动功能障碍

其表现为腰椎活动范围受限、躯干肌肉肌力及耐力下降、患侧下肢肌力下降。

3.步态异常

其表现为减痛步态。

4.心理功能障碍

其表现为焦虑及抑郁情绪。

(二)结构异常

其主要表现为腰段脊柱外形改变、椎体外形改变、椎间隙左右不等宽、突出物征象、硬膜囊和神经根受压及伴发黄韧带增厚等。

(三)活动受限

1.转移能力受限

其主要表现为床-地转移、行走、上下楼梯等受限。

2.日常生活能力受限

其主要表现为因疼痛导致穿衣、如厕、转移、行走、上下楼梯、洗澡、家务等活动受到不同程度限制。

(四)参与受限

其主要表现为对工作、社会交往、休闲娱乐及社会环境适应等方面受到不同程度限制。

三、针刺康复治疗方法

针刺法主要包括体针刺法、头针刺法、耳针刺法、电针疗法和穴位注射。

(一)体针刺法

体针治疗腰椎间盘突出症常用穴位主要有夹脊穴、肾俞、大肠俞、环跳、秩边、昆仑、委中。配穴:下肢疼痛部位涉及足太阳经,加殷门、承扶、跗阳、委中、承山、飞扬;下肢疼痛部位涉及足少阳经,加风市、阳陵泉、绝骨、足临泣;气滞血瘀加膈俞、合谷;风寒夹湿加三阴交、腰阳关并加灸;肝肾亏虚型加肝俞、命门、太溪。

1.辨证取穴

(1)寒湿腰痛:症见腰部冷痛重着,转侧不利,虽静卧而不减甚或加重,每因阴雨寒凉而加重,舌苔白腻,脉沉而迟缓。治宜散寒祛湿,温经通络,穴用肾俞、委中、风府、腰阳关、局部俞穴或阿是穴。进针得气后,行提插捻转补泻法。每天 1 次,10 次为 1 个疗程。

(2)湿热腰痛:症见腰部弛痛,痛处伴有热感,热天或雨天疼痛加重,而活动后可减轻,小便短赤,苔黄腻,脉濡数或弦数。治宜清热利湿,舒筋止痛,穴用委中,肾俞、合谷、内庭、阳陵泉。进针得气后,行提插捻转泻法。每天 1 次,10 次为 1 个疗程。

(3)瘀血腰痛:症见腰痛如刺,痛者定处,轻则俯仰不便,重则不能转侧,痛处拒按,舌质紫暗,或有瘀斑,脉涩。部分患者有外伤史。治宜活血化瘀,理气和络。穴用膈俞、委中、次髎、秩边、肾俞、阿是穴。进针得气后,行提插捻转泻法。每天 1 次,10 次为 1 个疗程。

(4)肾虚腰痛:症见腰痛以酸软为主,喜按喜揉,腿膝无力,过劳则甚,卧则减轻、反复发作。偏阳虚者,小腹拘急,面色㿠白,手足不温,舌淡。脉沉细;偏阴虚者,心烦失眠。咽干口燥,面色潮红,手足心热,舌红,脉弦数。偏阳虚者,补肾助阳;偏阴虚者,补肾滋阴,穴用命门,志室,太溪,委中。偏阴虚者加三阴交、阳陵泉,偏阳虚者加关元、肾俞,气海俞。进针得气后,行提插捻转补法。每天 1 次,10 次为 1 个疗程。

2.分期取穴

初期表现为腰腿剧痛,腰部拘紧,疼痛明显,行动受限;后期即经适度治疗腰痛消失,根性痛明显减轻时,表现为虽行动自如,但遗有腰部酸软,肌肤麻木拘紧等。初期取大肠俞、腰部夹脊穴、环跳、委中、秩边。后期取肝俞、肾俞、大杼、阳陵泉、足三里。

3.注意事项

明确诊断,注意针刺适应证。针灸对临床多数腰痛效果较好,对急性腰扭伤可立即见效,治疗 1～2 次可痊愈。对寒湿、劳损腰痛疗程较长,配合拔火罐、温针等方法可提高疗效,对脊椎退化病变,通过针灸治疗可控制和缓解症状。但因脊柱结核、肿瘤等引起的腰病不属针灸治疗范围。

患者应严格卧半硬板床休息,目的在于解除体重对椎间盘的压力,使患者静止,从而有利于炎症消退。平时应注意站、坐、行和劳动的姿势,加强腰脊肌及腿部锻炼。注意腰部、足部保暖。防止晕针、弯针、断针及血肿。

(二)头针刺法

头针刺法又叫头皮针疗法、颅针疗法,是以针刺头皮上的特定区、线,来治疗病症的一种疗法。根据中医经络理论,头为诸阳之会,足太阳膀胱经、足阳明胃经、足少阳胆经、足厥阴肝经、手少阳三焦经及督脉等都循行至头皮部位,十二经别的脉气也上达头面。通过针刺头皮上的腧穴,可以治疗身体相关部位的疾病。头皮针是按区定穴,联穴划线,以线归经,不同的线主治不同病症。其中对腰椎间盘突出症有一定辅助治疗作用的主要有以下几种:①顶中线,在头顶部正中线,自百会穴向前至前顶穴,属督脉经,主治腰腿足痛,如麻木,疼痛等。②顶旁线,在头顶部,顶中线外侧，两线粗距1.5寸，即自承光穴起沿经向后针1.5寸，属足太阳膀胱经。主治腰腿病症，如麻木、瘫痪等。头针治疗腰椎间盘突出症的常用方法有以下两种。

1.方法一

(1)取穴：正中腰痛以枕上正中线为主，两侧腰痛以枕上旁线(双则)为主。配腰部压痛点或夹脊穴。

(2)操作：头穴用1.5寸毫针向下沿皮刺1寸左右，以达帽状腱膜下层，用抽气手法，持续2～3分钟，同时嘱患者做前屈、后伸、侧弯及旋转的腰部活动。有效后留针20～30分钟，留针期间仍嘱患者活动腰部。若仍有疼痛引出，可保持引出最痛时的体位，进行抽气手法，直至疼痛完全消失。在行针时，也可嘱患者家属叩击其腰部。若用上法疼痛未完全消失。可加用局部夹脊穴或压痛点，进行针刺，捻转得气后出针，一般不留针。

(3)疗程：每天或隔天1次，一般经1～6次治疗，大多患者可见效。

2.方法二

(1)取穴：顶中线。

(2)操作：用28号1寸毫针快速直刺进针2～3分，以达骨膜为准，捻转得气，使针感传到腰部为好。然后留针40～60分钟。

(3)疗程：每天或隔天1次，一般经1～6次治疗，大多患者可见效。

治疗时需掌握适当的刺激量，注意防止晕针。中风患者急性期，如因脑出血引起有昏迷、发热、血压过高时，暂不宜用头针治疗。如系脑血栓形成引起偏瘫，宜及早采用头针及体针治疗。头皮血管丰富，容易出血，起针时要认真检查每一针孔，有无出血和血肿。如有出血，则应用消毒干棉球压近针孔片刻，直到血止。

头针疗法具有疏通经络、流行气血、促进血循、改善神经的传导功能和调节神经肌肉兴奋性的作用。该疗法对中枢神经系统疾病治疗效果尤为突出。而且头部一年四季均暴露在外，针刺又无任何危险性，故而既方便又安全。如患者需较长时间留针，可带针活动、工作和学习，均无不良反应。

(三)耳针刺法

耳针刺法是以毫针、皮内针、激光照射等器具，通过对耳郭穴位的刺激以防治疾病的一种方法。耳针是中国传统医学的一个重要组成部分，在我国古代文献中早有记载。如在我国现存最早的古典医籍《黄帝内经》中就有多处应用耳穴诊治疾病的记载。《灵枢·邪气脏腑病形》篇说："十二经脉，三百六十五络，其气血皆上于面而成交窍，其精阳之气上走于目而为睛，而别气走于耳而为听。"长沙马王堆三号汉墓出土的帛书《阴阳十一脉灸经》中就记载着与上肢、眼、颊、咽喉相联系的"耳脉"。

1.耳穴

耳穴是指耳郭上一些特定的刺激点。耳穴在耳郭上的分布是有其一定的分布规律可循的。一般来说，耳垂相当于头面部；耳舟相当于上肢；对耳轮部相当于躯干；对耳轮下脚相当于髋臀部；耳轮上脚相当于下肢：三角窝代表着盆腔；耳轮脚代表横膈，它将耳甲一分为二：耳甲腔代表胸腔；耳甲艇代表腹腔；围绕着耳轮脚一圈是消化道；耳屏为鼻咽部；耳屏和耳垂是头面部。由此看来，耳朵犹如一个倒置的胎儿，这为耳针疗法的临床应用提出了完整的理论依据。

2.耳穴探查

当机体有病时，在耳郭的相应区会反应点，但到底反应点在这区域的哪一点，应结合探查来确定耳穴的位置，以提高疗效。探查可采取以下 3 种方法。①肉眼观察法：观察耳郭上变形、变色，如鳞屑、水疱、丘疹、硬结、软骨增生、色素沉着，以及血管的形状、颜色变异等。②压痛点探查法：用弹簧探针或毫针柄，以均匀的压力，在耳郭相应部位，由中央向周围、自上而下、自外而内的探压，最痛的敏感点就是要找的穴位。③电测定法：采用目前常用的测定皮肤电阻的"良导点测定仪"，测定耳穴的电阻，电阻低的耳穴可通过指示灯、音响、仪表反映出来，即是要找的穴位。

3.操作方法

(1)毫针法：即用毫针针刺耳穴治疗疾病的一种常用疗法，一般采用 0.5～1 寸的 28～30 号毫针。先探测耳穴敏感点，经过消毒，然后快速刺入耳穴。大多数耳穴垂直进针，以刺入软骨为度，个别穴位以水平位进针，如交感、耳迷根等。15～60 分钟，一般慢性病、疼痛性疾病留针时间可延长。起针时以消毒干棉球压近针眼，以免出血，再以碘酒消毒，以防感染。

(2)耳压法：按毫针法探寻敏感点及常规消毒耳郭。以左手固定耳郭，右手持镊子夹取已粘有王不留行籽的胶布，对准已选好的耳穴贴敷，然后稍加压力，按压 1～2 分钟，此时患者已收到一定的疗效，按压的时间及强度依病情而定。一般老、幼及体弱者宜用轻刺激。急性病，实证宜用强刺激，其他用中等强度刺激即可。一般为单侧取穴，两耳轮换，也可两耳同时治疗，以加强刺激，增强疗效。隔天或隔 2 天 1 次，每天自行按压单穴 3～4 次，每穴 1～2 分钟，5 次为 1 个疗程，疗程间隔 3～5 天，可继续进行第 2 个疗程。

(3)埋针法：探寻反应点，消毒针具与毫针法相同。左手固定耳郭，紧绷埋针处皮肤，右手用镊子夹住消毒的皮内针针柄，轻轻刺人所选穴位皮内，一般刺人针体的 2/3，刺入后再用小胶布固定。一般取单耳3～5 个穴，两耳轮换，必要时可埋双耳，每天自行按压 3～4 次，留针 3～5 天，10 次为 1 个疗程。

(4)放血法：即用三棱针在耳穴上点刺出血治疗疾病的一种方法。先按摩耳郭，使其充血，常规消毒穴位皮肤，左手固定耳郭，右手持消毒三棱针，对准耳穴，迅速刺入约 2 mm 深，放 5～10 滴血。隔天 1 次。急性腰痛可 1 天施 2 次。

4.腰椎间盘突出症的耳针辨证治疗

(1)寒湿腰痛。

主症：腰部冷痛重者，活动转侧不利，腰痛逐渐加重，静卧休息反而加重，遇阴雨天疼痛发作或加剧。舌苔白腻，脉迟缓。

治则；散寒祛湿，温经通络。

选穴：腰、神门、肾、上腺。

操作法：捻转片刻后留针 15～20 分钟，每天 1 次。或用耳穴贴压法。

(2)瘀血腰痛。

主症：腰痛如刺或如折，痛有定处，轻则俯仰不便，重则因病剧不能转侧，痛处拒按，昼轻夜重。舌紫黯有瘀斑，脉涩。

治则：活血化瘀，理气通络。

选穴：腰、神门、肝。

操作法：同上。

(3)肾虚腰痛。

主症：腰部酸痛，绵绵不已，喜揉喜按，腰膝无力，阳虚者见面色㿠白，怕冷，四肢不温；阴虚者见面色潮红，烦热咽干。

治则：补肾益精。

选穴：腰、肾、肾上腺。

操作法：补法为主。

5.注意事项

消毒应严密，一旦耳郭感染较难治痊愈，因耳郭血液循环差，严重者可导致耳郭肿胀，软骨坏死、萎缩、畸变，故应积极预防。严格掌握禁忌证，严重心脏病者不宜采用，更不宜强刺激；严重器质性疾病及伴严重贫血者不宜采用；外耳有湿疹、溃疡、冻疮破溃等不宜采用；妊娠妇女、有习惯性流产史者宜慎用。

（四）电针疗法

电针疗法指在刺入人体穴位的毫针上，用电针机通以微量低频脉冲电流的一种治疗方法。在针刺传统腧穴的基础上，电针疗法还提出了按神经分布给予刺激的方法，对中医传统针灸疗法的发展起到了促进作用。选用电针治疗腰椎间盘突出症，无论按经络选穴或按神经分布选取刺激点，都能对腰部放射痛、麻木等根性症状起到一定的治疗作用。

1.脉冲电流的作用

人体组织是由水分、无机盐和带电生物胶体组成的复杂的电解质电导体。当一种波形、频率不断变换的脉冲电流作用于人体时，组织中的离子会发生定向运动，消除细胞膜极化状态，使离子浓度和分布发生显著变化，从而影响人体组织功能。离子浓度和分布的改变，是脉冲电流治疗作用最基本的电生理基础。低频脉冲电流通过毫针刺激腧穴，具有调整人体功能，加强镇痛、镇静，促进气血循环，调整肌张力等作用。

2.波型分类

低频脉冲电流的波形、频率不同，其作用亦不同。频率有每分钟几十次至每秒钟几百次不等。频率快的叫密波（或叫高频），一般在 50～100 次/秒，频率慢的叫疏波（或叫低频），一般是 2～5 次/秒。有的电针机有连续波（亦叫可调波），可用频率旋钮任意选择疏密波形。有的电针机分别装置密波、疏波、疏密波、断续波等数种波形，临床使用时应据病情选择适当波形。可以提高疗效。①密波：能降低神经应激功能。先对感觉神经起抑制作用，接着对运动神经也产生抑制作用。常用于镇痛、镇静、缓解肌肉和血管痉挛、针刺麻醉等。②疏波：其刺激强调作用较强，能引起肌肉收缩，提高肌肉韧带的张力。对感觉和运动神经的抑制发生较迟。常用于治疗痿症，各种肌肉、关节.韧带、肌腱的损伤等。③疏密波：是疏波、密波自动交替出现的一种波形。疏、密交替持续的时间约各 1.5 秒，能克服单一波形易产生适应的缺点。动力作用较大，治疗时兴奋效应占优势。能促进代谢，促进气血循环，改善组织营养，消除炎性水肿。常用于镇痛、扭挫伤、关节周围炎、气血运行障碍、坐骨神经痛.面瘫、肌无力，局部冻伤等。④断续波：是有节律地时断、时续自动出现的一种疏波。断时，在 1.5 秒时间内无脉冲电输出，续时，是密波连续工作 1.5 秒。断续波形，机体不易产生适应，其动力作用颇强。能提高肌肉组织的兴奋性，对骨骼肌有良好的刺激收缩作用。常用于治疗痿症、瘫痪，也可用作电肌体操训练。

3.操作

在使用电针机前，必须先把强度调节旋钮调至零位（无输出），再将电针机上每对输出的两个电极分别连接在两根毫针上。一般将同一对输出电极连接在身体的同侧，在胸、背部的穴位上使用电针时，不可将两个电极跨接在身体两侧，更不应让电流从心脏部位穿过。通电时调节电钮，使电量从无到有，由小到大。切忌由大到小，或忽有忽无，忽小忽大。电量的大小因人而异，一般以患者感到舒适为度。临床治疗，一般持续通电 15 分钟左右，从低频到中频，使患者出现酸、胀、热等感觉或局部肌肉做节律性的收缩。治疗结束后，应先将电量降至零值，关闭电源，然后从针柄上除去电极夹，并将刺入组织的毫针拔出。术终还要注意清点针数，检查针刺部位，以免发生遗针或继发出血。

4.治疗

(1)取穴：采用循经取穴与局部取穴相配合，腰骶部以大肠俞、关元俞、八髎和夹脊穴为主，接 1～2 对电极；臀腿部以秩边、环跳、风市、殷门、委中、阳陵泉、承山和昆仑穴为主，接 1～2 对电极。以上穴位均取自患侧。

(2)操作：根据针刺穴位的不同分别选择 24 号 1.0 寸、1.5 寸或 3.0 寸毫针，主要为爪切进针法，针刺完毕后接通 G6805-Ⅰ型电麻仪。两组均取连续波波形，电刺激脉冲波宽约 0.6 毫秒，频率 15 Hz，持续刺激 50 分钟，起始电流强度约为 0.5 mA，以后每隔 10 分钟调高 1 次，始终以患者能够耐受的最大刺激强度为准。

5.注意事项

(1)每次治疗前，检查电针器输出是否正常。治疗后，须将输出调节电钮等全部退至零位，随后关闭电源，撤去导线。

(2)电针感应强，通电后会产生肌收缩，故须事先告诉患者，让其思想上有所准备，便能更好地配合治疗。电针刺激强度应逐渐从小到大；不要突然加强，以免出现晕厥、弯针、断针等异常现象。

(3)患有严重心脏病者，在应用电针时应严加注意，避免电流回路经过心脏。在邻近延髓、脊髓部位使用电针时，电流的强度要小些，切不可作强电刺激，以免发生意外。

(4)在左右两侧对称的穴位上使用电针，如出现一侧感觉过强，这时可以将左右输出电极对换。对换后，如果原感觉强的变弱，而弱的变强，则这种现象是由于电针器输出电流的性能所致。如果无变化，这说明是由于针刺在不同的解剖部位而引起。

(5)曾作为温针使用过的毫针，针柄表面往往因氧化而导电不良，有的毫针柄是用铝丝绕制而成，并经氧化处理成金黄色，导电性能也不好。这类毫针最好不用，如使用须将输出电极夹在针体上。

(6)在使用电针时，如遇到输出电流时断时续，往往是电针器的输出部分发生故障或导线根部有断损，应修理后再用。

(7)毫针经多次使用后，针身容易产生缺损，在消毒前应加以检查，以防断针。

(五)穴位注射法

选用中西药物注入有关穴位以治疗疾病的一种方法，即在经络、腧穴或压痛点、皮下阳性反应物上适量注射液体药物，以防治各类疾病的方法。因所注射用的药物，绝大多数为液体，故称“水针疗法”。

1.作用机制

(1)镇痛作用：大量的临床资料和实验结果证实，穴位注射与针刺一样，可以兴奋多种感受器，产生针感信号，通过不同的途径到达脊髓和脑，产生诱发电位，这种诱发电位可以有明显的抑制作用。因局部刺激信号进入中枢后，可以激发许多神经元的活动，释放出多种神经递质，其中有镇痛作用的 5-羟色胺、内源性吗啡物质，起到了镇痛作用。

(2)防御作用：穴位注射可以增强体质，预防疾病，主要是因其针刺可以激发体内的防御机制有关。免疫是机体识别和清除外来抗原物质和自身变形物质，以维持机体外环境相对恒定所产生的一系列保护性反应。

(3)对症治疗作用：药物借神经系统与神经体液作用发挥其治疗效能。穴位注射是把药物注入穴位内，它不仅对经络系统有作用，而且也影响到神经系统。药物注入兴奋点(穴位)，除有针刺机械刺激外，还有药物滞留于兴奋点(穴位)，可使酸、麻、胀、重等反应得以更强的激发和持续，并通过神经传至大脑一定部位的感应点而产生感觉。由于药物延续了针刺效能和药物对机体的作用，所以可使兴奋点(穴位)不断强化，最后引起大脑感应点周围区域的抑制，从而达到治病目的。神经系统和体液系统对机体的作用是相互协调的。药物穴位注射后，在作用于经络系统和神经系统的同时，还在局部以弥散，渗透等方式进入血液、淋巴和组织等细胞外液，并通过血液和淋巴液将药物带入更深的组织中。某些药物分解后，可影响细胞膜的通透性，并进入细胞内直接影响组织器官的功能活动，以发挥其治疗效能。针刺经穴和药物作用于经穴的综合效能，通过大脑的感受，经传出神经传到一定的脏器和内分泌腺上，使脏器功能得到调整，使内分泌腺体分泌某些激素来抵抗外来致病因素的侵袭，从而达到治疗疾病的目的。

2.常用药物

(1)复方当归注射液：①功效为活血化瘀、通络止痛；②主要用于治疗坐骨神经痛、小儿麻痹后遗症；③每穴 0.5～1 mL；④本品系自当归、川芎、红花提制的灭菌水溶液，浓度为 75%。

(2)当归红花注射液：①功效为活血化瘀、通络止痛；②主要用于治疗腰肌劳损、肌萎缩、肥大性脊柱炎、坐骨神经痛、肩关节周围炎、椎间盘突出症等病；③穴点或痛点注射，每次 5～10 mL(用 5%～10%葡萄糖溶液稀释成 4%的浓度)，每天或隔天 1 次，5 次为 1 个疗程。④当归 1 000 g，红花 1 000 g，制成2 000 mL，pH 为 8.0～9.0。

(3)复方三七注射液：①功效为活血化瘀、通络止痛；②主要用于治疗腰腿痛、风湿性关节炎、跌打损伤等病；③用每穴 0.2～0.5 mL，每次 3～6 穴位。④三七 90 g，枸杞子 210 g，当归(粗粉) 240 g，制成 4 000 mL。

3.常用工具

主要有 50 mL、20 mL、5 mL 和 2 mL 4 种型号普通注射器；结核菌素注射器(1 mL)主要用于耳穴和眼区穴位；体穴常用 25 号牙科针头，普通 7 号针头和麻醉针头。

4.操作

(1)一般可根据治疗需要，循经络分布走行寻找阳性反应明显的背俞穴、募穴为治疗点。

(2)根据所选穴位、部位不同及用药剂量的差异，选择合适的注射器及针头。

(3)在局部皮肤常规消毒后，用注射针具快速进针刺入穴位，然后慢慢推进或上下提插，待针下有得气感后，回抽一下，若回抽无血，即可将药推入。一般疾病用中等速度推药；慢性疾病，体弱者用轻刺激，推药要慢；急性病，体强者用强刺激，可快速推药。

(4)每个穴位一次注入药液量，头面和耳穴等处一般为 0.3～0.5 mL；四肢及腰背肌肉丰厚处可为 2～5 mL，并可根据病情和药物以增减。一般采用隔天治疗 1 次，5～10 次为 1 个疗程。2 个疗程之间可休息 3～5 天。

5.注意事项

(1)严格执行无菌操作，防止感染。注意药物性能，对存在变态反应的药物需要经过皮试，才可以使用。

(2)孕妇不宜做腰骶部注射。

(3)一般情况下,药液不宜注入关节腔内,以免引起关节红肿、酸痛。高渗葡萄糖不可注入皮下,一定要注入肌肉深部。

四、艾灸康复治疗方法

艾灸疗法简称灸法,是运用或其他药物在体表的穴位上烧灼、温熨,借灸火的热力及药物的作用,通过经络的传导,以起到温通气血、扶正祛邪,达到防治疾病的一种治法。在中医学专著中,最早见于《素问·异法方宜论》,曰:"北方者,天地所闭藏之域也,其地高陵居,风寒凛冽,其民乐野处而觅食,脏寒生满病,其治宜灸。焫。顾灸焫者,亦从北方来。"说明灸法的应用,同寒冷的生活环境有密切关系。艾灸疗法对寒湿型腰椎间盘突出症有独特疗效。

(一)艾灸分类

1.艾炷灸疗法

施灸时所燃烧的锥形艾团称艾炷,常分为直接灸(又分化脓负和非化脓灸)与间接灸两种。本疗法临床运用广泛,既可保健,又可治病,尤其适用于虚寒证,如哮喘、胃肠病。

2.艾条灸疗法

以艾条于穴位或病变部位上施灸者即艾条灸疗法,操作常分温和灸、雀啄灸、回旋灸等。主要用以治疗寒湿痹证及其他多种虚寒性疾病。

3.药卷灸疗法

药卷灸是在艾绒里掺进药末,用纸把艾绒裹起来成为药卷,点燃其一端而施灸。适应证大致同上两种灸法。

4.温针灸疗法

先根据病性选穴施针,得气后留针,后将艾绒裹于针柄上点燃,直至燃尽,使热力通过针体传入机体,达到温经散寒等目的。

5.隔姜灸疗法

取约 2 分厚生姜一块,置于选定的穴位上,再将艾炷置姜片上,点燃施灸。艾炷燃尽后,再放置艾炷反复施灸,一般至局部皮肤潮红为止。凡虚寒性疾病皆可以此疗法治之。此外,与隔姜灸疗法大同小异的尚有"隔蒜灸""隔盐灸""附子灸""隔葱灸""花椒灸""黄土灸""黄蜡灸""硫黄灸""药锭灸""药捻灸"等,主治病证亦相差无几。

6.灯火灸疗法

以灯芯草蘸香油,点燃,在小儿身上施灸。本疗法主要用于小儿惊风、昏迷等急性病证。

(二)灸法操作

1.灸感

一般是指施用灸疗时患者的自我感觉。由于灸法主要靠灸火直接或者间接在体表施以适当的温热刺激来达到治病和保健作用,除瘢痕灸外,一般以患者感觉灸处局部皮肤及皮下温热或微有灼痛为主,温热刺激可直达深部,经久不消,或可出现循经感传现象。

2.负量选择

既然是一种温热刺激,就必须达到一定的温热程度,用艾烟熏烤,仅皮表热感,往往达不到治疗目的,患者还误认为灸法无效。对灸量的掌握是根据患者的体质年龄、施灸部位、所患病情等方面,每次施灸的量及疗程是不同的。

临床上施灸的量,是以艾炷的大小和壮数的多少来计算,艾炷分大中小 3 种。一般行直接灸时，可用小炷或中炷；间接灸时，可用中炷或大炷。青壮年男性、新病、体实者，宜大炷多壮；妇女、儿童、老年人、久病、体弱者，宜小往少壮。头面、四肢、胸背和皮薄肌少处，灸处均不宜大而多；腰腹、皮厚、肉深处，不妨大炷多壮。若治风寒湿痹、上实下虚之疾，欲温通经络，祛散外邪，或引导气血下行时，不过三、五、七壮已足，炷亦不宜过大；但对沉寒痼冷、元气将脱等证，须扶助阳气、温散寒凝时，则须大炷多壮，尤其对危重症，甚至不计壮数，灸到阳回脉复为止。

施灸疗程的长短，是负疗量的另一个方面，可根据病情灵活掌握。急性病疗程较短，有时只需灸治1～2 次即可；慢性病疗程较长，可灸数月至 1 年以上。一般初灸时，每天 1 次，3 次后改为 2～3 天 1 次。急性病变可 1 天灸 2～3 次，慢性需长期灸治者，可隔 2～3 天灸 1 次。

(三)治疗

按腰椎间盘突出症的分型，可灵活选用相应的艾灸方法。

1.肾虚型

(1)治则：温肾壮阳，强腰止痛。

(2)取穴及方法：采用艾条温和灸灸肾俞、命门各 10 分钟。灸太溪或三阴交 10 分钟；或用温针灸大肠俞或腰眼穴 3～5 壮、灸跟上或委中穴 3～5 壮。

2.风寒型

(1)治则：祛风散寒，通络止痛。

(2)取穴及方法：或用艾条灸灸大肠俞、灸腰眼穴各 10 分钟，灸跟上或委中穴 10～15 分钟；或用温针灸大肠俞或腰眼穴 3～5 壮、灸跟上或委中穴 3～5 壮。

3.血瘀型

(1)治则：活血通络。

(2)取穴及方法：用泻法，艾炷非化脓灸灸肾俞穴 4～6 壮，灸腰俞穴 6～8 壮，灸志室穴 4～6 壮，灸膈俞穴 6～8 壮。

(四)注意事项

(1)掌握热量，防止烫伤。尤其对局部皮肤知觉减退及昏迷患者。

(2)做好防护，以防艾火掉下烧伤皮肤与烧坏衣褥。使用温针时，可用硬纸片剪一小孔，套住针体平放在进针处，即可避免艾火直接掉落于皮肤上。施灸后艾条必须彻底熄灭，以防失火。

(3)艾炷灸容易起疱，应注意观察，如已起疱不可擦破，可任其自然吸收；如水疱过大，经 75%乙醇消毒后用注射器将疱内液体抽出，外涂甲紫，再用敷料保护，以防感染。

(4)妇女妊娠期间，小腹及腰低部不宜施灸。

(王　允)

第十二章 运动康复

第一节 肩部损伤的运动康复

肩关节是全身最为灵活的关节，关节活动度大，但稳定性较差，肩关节周围损伤包括骨折、脱位、肩关节周围韧带损伤等。肩关节囊薄弱，肩关节的稳定性要靠韧带与肌肉协同作用，肩关节的功能是关节活动度和肌力并重的。因此，片面追求某一方面功能不但无法达到良好效果，更可能造成其他损伤或新的功能障碍。

一、肩部骨折

肱骨近端骨折是指包括肱骨外科颈在内及其以上部位的骨折，包括肱骨大结节骨折、肱骨上端骨骺分离、肱骨解剖颈骨折以及肱骨外科颈骨折等，其中以肱骨外科颈骨折最常见。肱骨近端骨折临床较多见，可发生于任何年龄段，但以中老年患者居多，尤其是骨质疏松者。

(一)概述

1.临床表现与诊断

肱骨近端骨折患者可表现为伤肩疼痛、肿胀、活动受限。受伤24小时后肩部出现皮下淤血，范围可波及胸背部。局部畸形可因肩部肿胀而不明显。主动和被动活动均可诱发疼痛加重。完全骨折者可能触及骨擦感和/或骨擦音。

根据外伤史、局部表现及X线摄片诊断多不困难。但应注意有无合并肩关节脱位、锁骨骨折、肩袖损伤等。尤其应注意有无合并神经、血管损伤。

2.分型

对于肱骨近端骨折分型，目前使用较多的是Neer分型。Neer按骨骺的闭合线将肱骨近端分为解剖头、大结节、小结节和肱骨干骺端四部分。根据骨折的解剖部位、骨折块移位的程度和不同组合，对肱骨近端骨折进行分型(见图12-1)。但分类的主要依据是骨折移位的程度，即移位小于1 cm或成角畸形小于45°，无论骨折块的多少均认为是轻度移位骨折，属于一部分骨折。

二部分骨折为解剖颈骨折，骨折端间移位大于1 cm或成角大于45°，肱骨头血液供应破坏，常发生肱骨头坏死，亦可有移位较小的大结节或小结节骨折，由于头干分离为两部分，故称为二部分骨折。

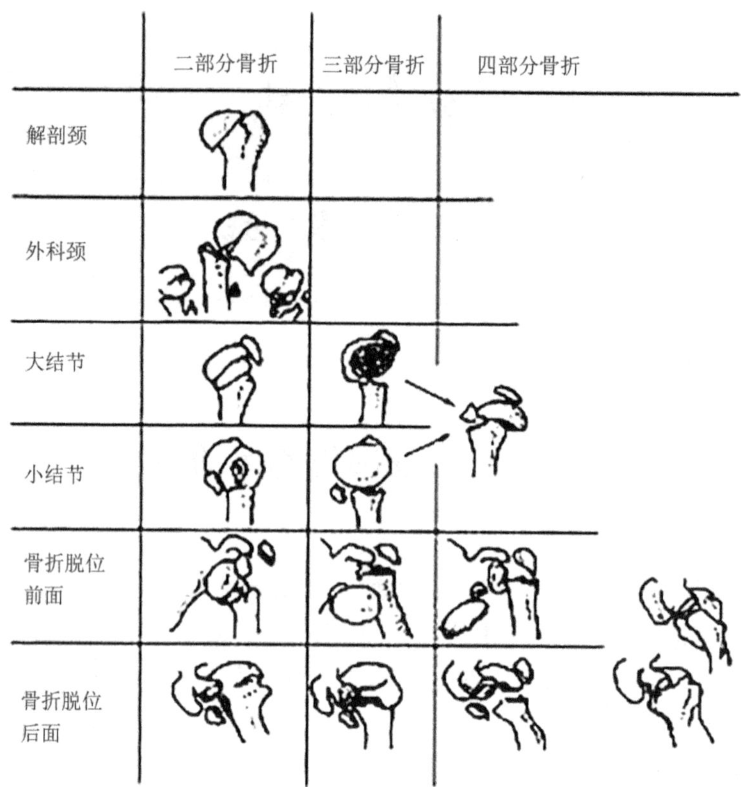

图 12-1 肱骨近端骨折的 Neer 分型

三部分骨折是指有两个主要骨折块彼此之间以及与另两部分之间均有明显的移位。四部分骨折则是肱骨近端四个骨块均有明显移位，形成四个分离的部分。此时肱骨头完全失去血液供应。Neer 认为肱骨近端伴有肱骨头向下半脱位或肱骨头的旋转不属于真正的骨折脱位。

3.骨科治疗

(1)非手术治疗：对于一部分骨折(无移位或较小移位的骨折)，多采用三角巾悬吊固定；对于二部分肱骨外科颈骨折，首选闭合复位治疗，并行超关节支具固定。

(2)手术治疗：手法复位失败者或年轻不稳定性骨折(二部分肱骨解剖颈骨折、二部分大结节骨折移位大于 1 cm 三部分骨折、四部分骨折)，可根骨折的类型不同，选择不同材料的切开复位内固定治疗。

无论是非手术治疗或手术治疗，均应该早期康复训练，防止肩关节粘连。

(二)肩部骨折的运动康复

肩部骨折的运动康复根据骨折部位的稳定性、固定物的牢固程度、及软组织损伤的程度进行运动康复骨科考量评定，并制定出个性化的运动康复处方。

非手术治疗或手术治疗的患者可同时配合物理因子(超短波治疗、磁疗、冷疗)、康复工程的支具、作业治疗等来增加疗效。

1.非手术治疗后运动康复

肩部骨折的非手术治疗主要是三角巾悬吊 4～6 周，骨折愈合后开始主动的肩关节的运动，其运动疗法的时间及运动的量相对于骨折术后要谨慎的多。

2.手术治疗后运动康复

早期应注意三角巾悬吊保护，不应负重。否则将会影响组织愈合及功能恢复。术后0～3周应用三角巾舒适体位悬吊保护，手术当天麻醉清醒后，开始活动手指、腕关节。卧床时于手术一侧手臂下垫枕头，使手臂保持稍前屈位，以减轻疼痛。

(1)术后1天："张手握拳"练习：用力、缓慢、尽可能大张开手掌，保持2秒，用力握拳保持2秒，反复进行，在不增加疼痛情况的前提下尽量多做，一般每小时进行5～10分钟。对于促进上肢的血液循环，消退肿胀、防止深静脉血栓有重要意义(见图12-2)。

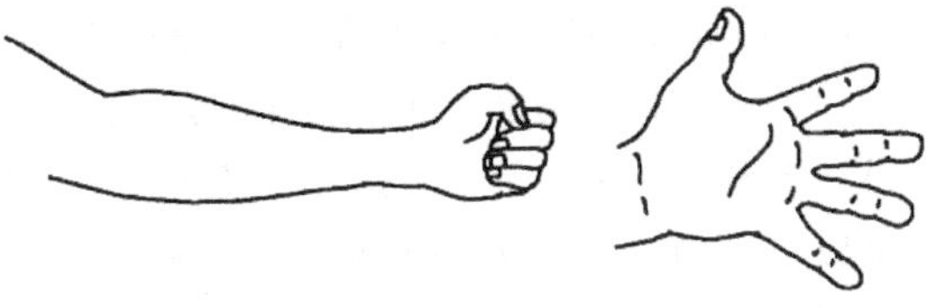

图12-2 张手握拳练习

(2)术后3～7天。①开始腕关节主动屈伸练习：尽量大范围活动腕关节，30次/组，3～4组/天。注意练习时在无或微痛前提下进行，动作宜用力，缓慢。②尝试肱三头肌等长收缩练习：患肢上臂背侧肌肉等长收缩练习，可在健侧肢体协助保护下进行，30次/组，3～4组/天。注意练习时在无或微痛前提下进行，动作宜用力，缓慢。

(3)术后2～3周。①开始活动肘关节：保护下去除三角巾，先被动后主动、缓慢进行全范围屈伸肘关节，20～30次/组，2组/天。练习后佩戴三角巾保护。②耸肩练习：双臂自然垂于身体两侧，向上耸肩至可耐受的最大力量，于最高位置保持2秒，放松1次，反复进行，30次/组，3～4组/天。可用健侧手拖住患侧肘部保护，在不增加肩部疼痛的前提下提前完成(见图12-3)。

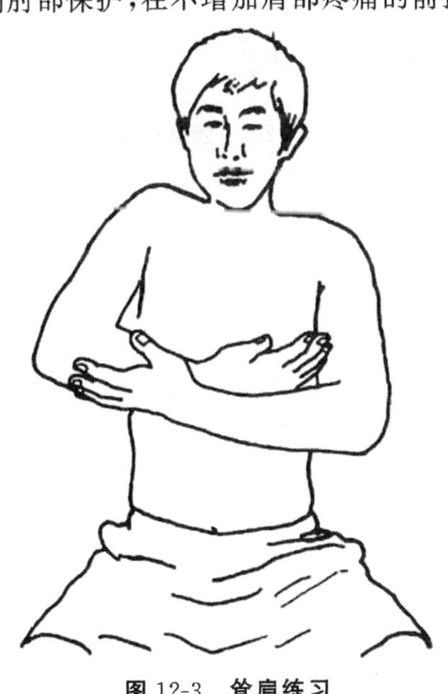

图12-3 耸肩练习

(4)术后4～6周。①由医师决定开始"摆动练习"：体前屈(弯腰)至上身与地面平行，在三角巾和健侧手的保护下摆动手臂。首先是前后方向的，待适应基本无痛后增加左右侧向的，最后增加环绕(划圈)动作,逐渐增大活动范围,但不超过 90°,每个方向 20～30 次/组,1～2 组/天,练习后即刻冰敷 15～20 分钟(见图 12-4)。②"扩胸"练习、"含胸"练习:a.扩胸练习:双臂自然垂于身体两侧,双肩后张做扩胸动作,于最高位置保持 5 秒,放松 1 次,反复进行,5 分钟/次,2～3 次/天。可用健侧手拖住患侧,(见图 12-5)。b.含胸练习:双臂自然垂于身体两侧,双肩向前做含胸动作,于最高位置保持 5 秒,放松 1 次,反复进行,5 分钟/次,2～3 次/天。可用健侧手拖住患侧(见图 12-6)。③被动肩关节活动度训练:仰卧位肩关节前屈、坐位肩外展、仰卧肩后伸练习。至感到疼痛处保持并轻微颤动 1～2 分钟为 1 次,3～5 次/组,1～2 组/天。并逐渐增加被动活动角度(见图 12-7 至图 12-9)。④肌力练习:a.肩关节前屈肌力练习,早期肌力较差时可以屈肘前平举。即屈肘 90°,手臂在体前抬起至无痛角度,不得耸肩,于最高位置保持 10 秒为 1 次。力量增强后伸直手臂同时手握一定负荷进行,20～30 次/组,组间休息 30 秒,4 组连续练习,2～3 次/天(见图 12-10)。b.外展肌力练习,早期肌力较差时可以屈肘前平举。即屈肘 90°,在体侧抬起至无痛角度,不得耸肩,于最高位置保持 10 秒为 1 次。力量增强后伸直手臂同时手握一定负荷进行,20～30 次/组,组间休息 30 秒,4 组连续练习,2～3 次/天(见图 12-11)。c.负重"耸肩"练习:提重物进行,动作同图 12-3。

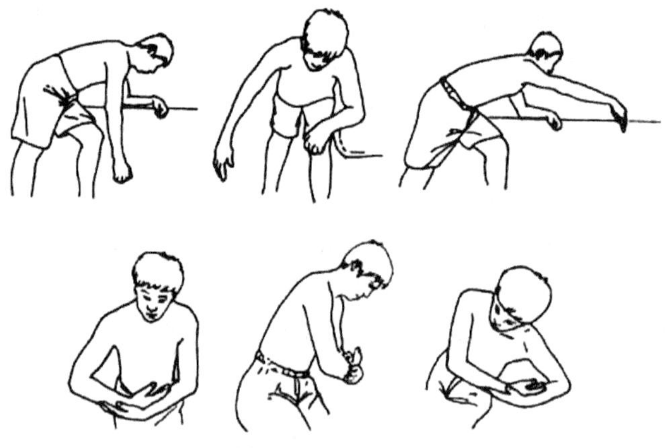

图 12-4 **摆动练习**

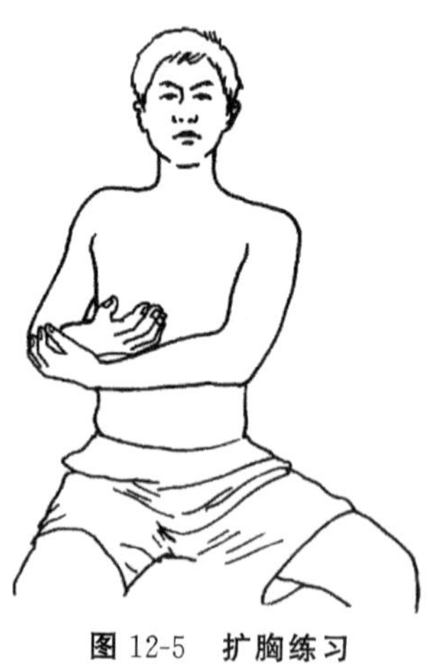

图 12-5 **扩胸练习**

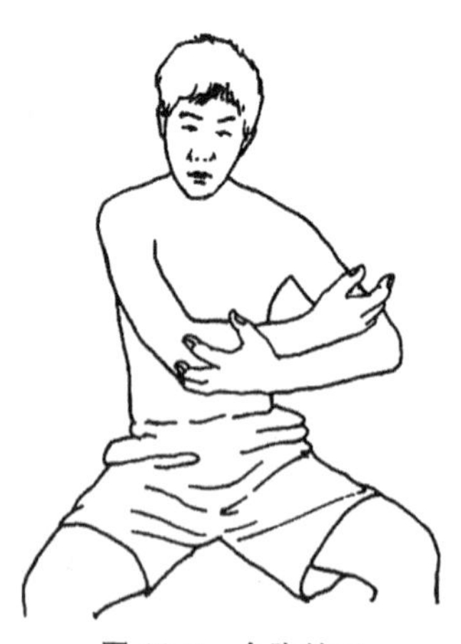

图 12-6 **含胸练习**

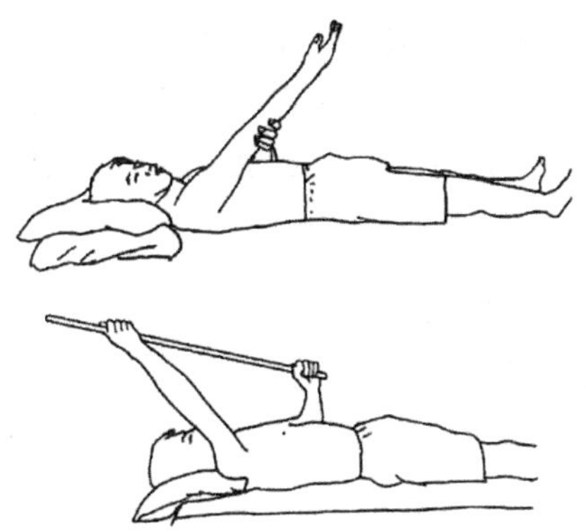

图 12-7 仰卧肩前屈

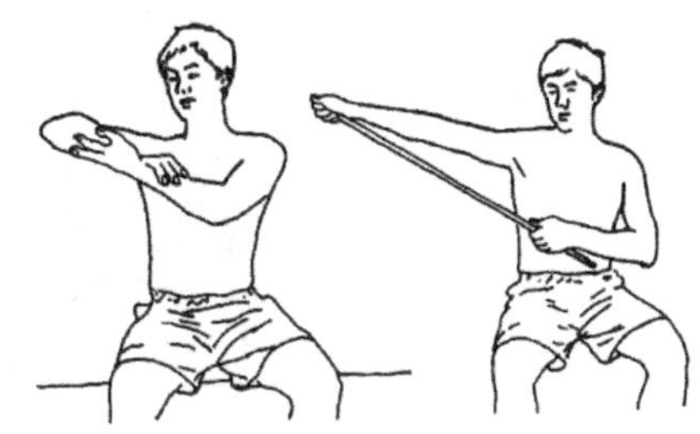

图 12-8 坐位肩外展

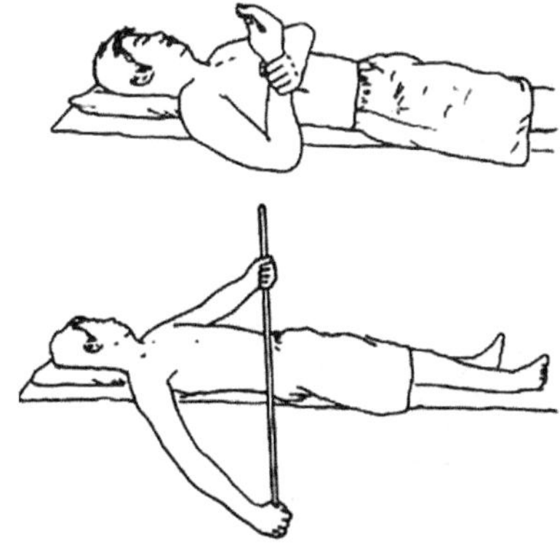

图 12-9 仰卧肩后伸

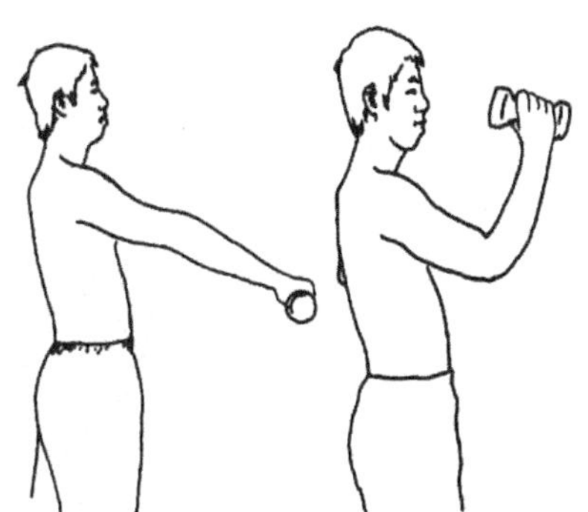

图 12-10 前平举抗阻训练

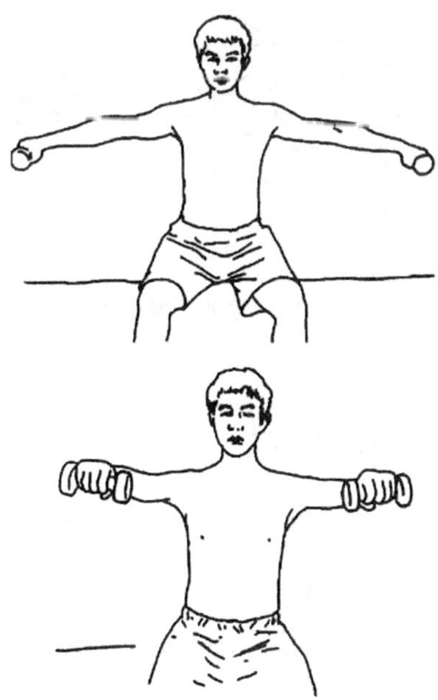

图 12-11 侧平举抗阻训练

(5)术后 7～10 周。继续加强活动度训练:①仰卧肩内、外旋练习,图 12-12;②肩外展位内、外旋练习,至感到疼痛处保持并轻微颤动 1～2 分钟为 1 次,3～5 次/组,1～2 组/天。并逐渐增加被动活动角度。外旋角度控制在 30°～40°。术后 8～10 周基本达到全范围活动(见图 12-13 至图 12-14)。

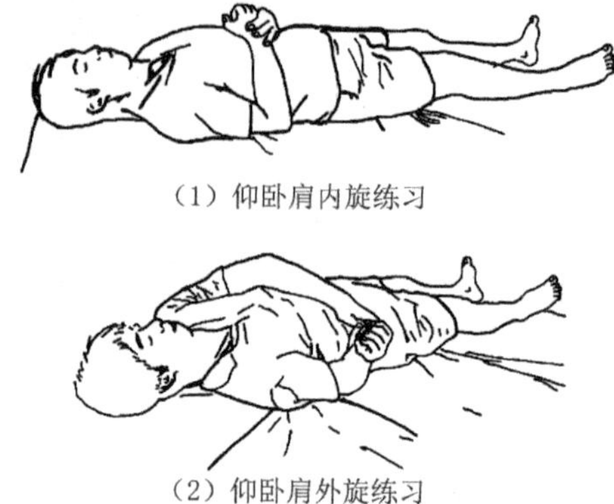

(1) 仰卧肩内旋练习

(2) 仰卧肩外旋练习

图 12-12 仰卧肩内、外旋练习

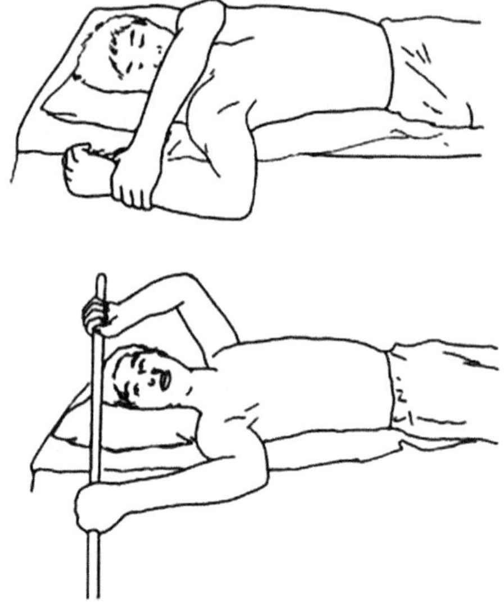

图 12-13 仰卧外展位外旋

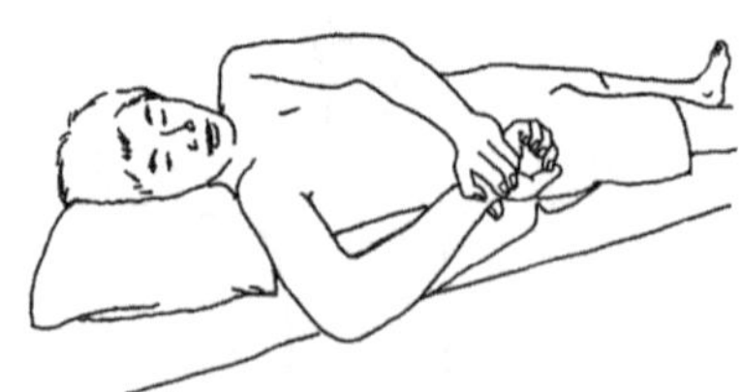

图 12-14 仰卧外展位内旋

(6)术后 10～12 周:开始强化肌力训练,进行各方向抗阻肌力练习,并逐渐增加负荷,如

图 12-11至图 12-12、图 12-14、图 12-16 至图 12-17 所示。

(7)术后 13～21 周。①用哑铃进行肩关节及上肢抗阻肌力练习：a.仰卧“飞鸟”练习(肩水平内收)：仰卧于床上，双臂外展 90°平伸在身体两侧，手臂伸直，双手各拿一哑铃(中等负荷，即完成 20 次动作感疲劳的负荷量)，经体前上举，使双手在眼前的正上方接触，完成动作为 1 次，20 次/组，2～4 组连续练习，组间休息 60 秒，2～3 次/天(见图 12-15)。b.俯卧“飞鸟”练习(水平外展)：俯卧床上，或坐位，上身保持正直前倾至 45°，双臂自然下垂，做扩胸动作至手臂外展 90°平伸在身体两侧，完成动作为 1 次，20 次/组，2～4 组连续练习，组间休息 60 秒，2～3 次/天(见图 12-16)。c.俯卧前平举练习：俯卧床边，双手臂肩部以上伸出床外，双手交叉或握一重物为负荷。上身保持不动，上臂伸直上举抬起，不得耸肩，尽量抬起至与身体成一条直线。至最大角度保持一定时间或完成动作为 1 次(见图 12-17)。可空手、单手或握重物抗阻练习。②不可参加对抗性训练。③18～21 周开始间断体育活动。

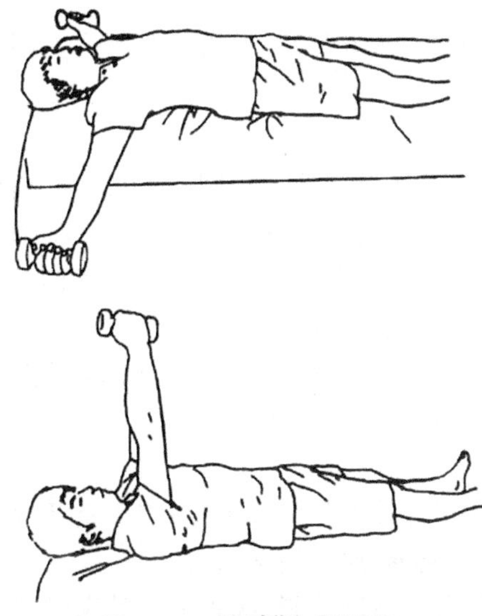

图 12-15 仰卧“飞鸟”练习

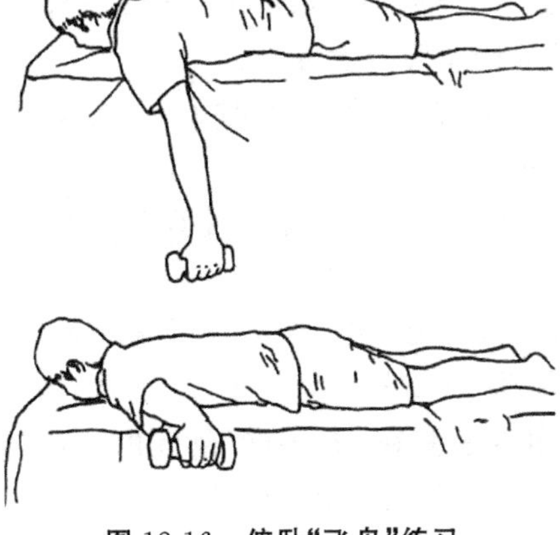

图 12-16 俯卧“飞鸟”练习

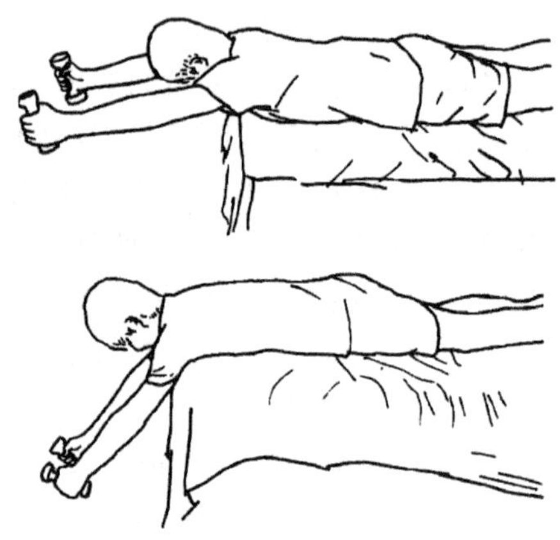

图 12-17 俯卧前平举练习

(8)术后 21～26 周:继续力量及活动度练习;进行肌力检查,决定是否恢复运动或体力劳动。

二、肩周韧带损伤

肩部的肌肉由冈上肌、冈下肌、肩胛下肌和小圆肌组成。肩袖损伤又称肩袖创伤性肌腱炎,肩关节撞击综合征。患者疼痛出现在肩关节外展 60°～120°肩袖损伤的治疗方法包括:①非手术治疗:局部封闭治疗,肩关节外展 30°固定;或肩关节人字石膏固定。②手术治疗:多行关节镜手术,将损伤的肩袖的裂口缝合。

根据撕裂的大小分为小撕裂<1 cm,中撕裂 1～3 cm,大撕裂 3～5 cm。

(一)小到中撕裂肩袖修补术后运动康复

1.术后 0～2 周

术后 0～3 周内采用三角巾舒适体位悬吊保护,不应负重及过分用力,否则将影响组织愈合及功能恢复。三角巾保护时间视疼痛、肌力情况而定。

(1)手术当天:麻醉消退后,开始活动手指、腕关节。卧床时于手术一侧手臂下垫枕头,使手臂保持稍前屈位,以减轻疼痛。

(2)术后 1 天;“张手握拳”练习。

(3)术后 3 天:①根据情况决定开始“摆动练习”,练习后即刻冰敷 15～20 分钟。②耸肩练习。③“扩胸”“含胸”等肩关节周围肌肉力量练习。

(4)术后 1 周:保护下去除三角巾,开始活动肘关节,主动、缓慢、用力全范围屈伸肘关节,20～30 次/组,2 组/天,练习后戴三角巾保护。

被动关节活动度练习(一些患者可根据情况术后第 2 天开始):①肩关节前屈练习:角度控制在 90°范围内,至感到疼痛处保持并轻微颤动 1～2 分钟为 1 次,3～5 次/组,1～2 组/天,并逐渐增加被动活动角度。②肩关节外展练习:在体侧沿水平方向举起患侧手臂,角度控制在 90°范围内,至感到疼痛处保持并轻微颤动 1～2 分钟为 1 次,3～5 次/组,1～2 组/天,并逐渐增加被动活动角度。③肩关节 0°位外旋:角度控制在 45°～60°范围内,至感到疼痛处保持并轻轻颤动 1～2 分钟为 1 次,3～5 次/组,1～2 组/天,并逐渐增加被动活动角度。④肩关节后伸:至感到疼痛处保持并轻轻颤动 1～2 分钟为 1 次,3～5 次/组,1～2 组/天,并逐渐增加被动活动角度。

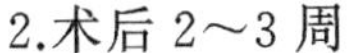

2.术后 2～3 周

继续强化被动关节活动度训练，逐渐增加被动活动角度，开始肌力练习：①肩关节前屈肌力练习；②肩关节外展肌力练习；③负重“耸肩”练习。

3.术后 3～6 周

继续并强化以上练习，练习时基本无痛或不感到疲劳可以不再继续。

(1)肩外展 45°位内、外旋练习：平卧、屈肘 90°，摆放好外展 45°位，健侧手握紧患侧腕部(患侧肢体完全放松，由健侧用力完成动作)，向内和外两个方向下压。角度控制在 60°范围内。至感到疼痛处保持并轻轻颤动 1～2 分钟为 1 次，3～5 次/组，1～2 组/天。并逐渐增加被动活动角度。

(2)继续并强化以上练习方法，选用适当重量的负荷，进行动力性练习，30 次/组，组间休息 30 秒，2～4 组连续进行，1～2 次/天。①抗阻内旋肌力练习：手握一弹性皮筋一端，皮筋另一端固定于某处，向内侧用力牵拉皮筋，使手接近身体，于最大角度保持 10 秒为 1 次。20～30 次/组，组间休息 30 秒，4 组连续练习，2～3 次/天(见图 12-18)。②抗阻外旋肌力练习：手握一弹性皮筋一端，皮筋另一端固定于某处，向外侧用力牵拉皮筋，于最大角度保持 10 秒为 1 次。20～30 次/组，组间休息 30 秒，4 组连续练习，2～3 次/天(见图 12-19)。

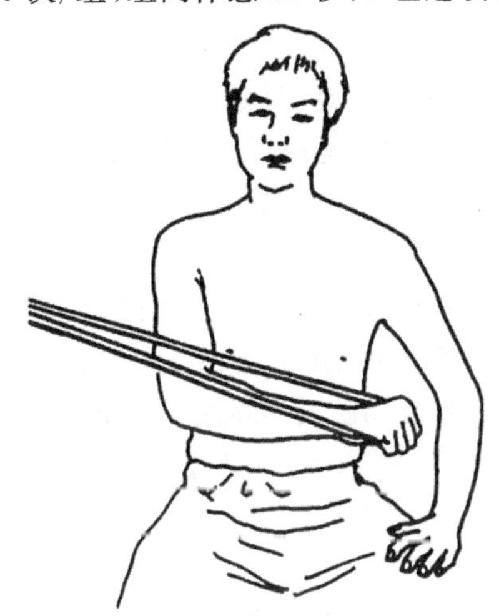

图 12-18 抗阻内旋训练

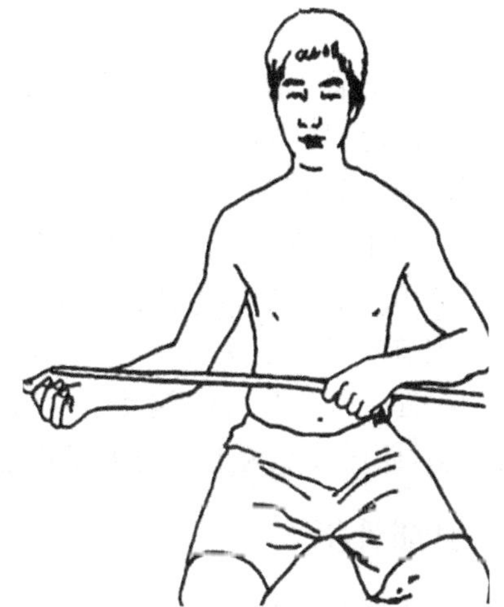

图 12-19 抗阻外旋训练

4.术后 7～10 周

继续加强活动度练习：方法按照以上描述过的方法，前屈角度逐渐至 170°～180°基本接近正常，肩外展 90°位范围内、外旋练习：至较大角度时，可用治疗棒(任何粗细便于抓握的 1 m 左右长棒均可代替)握住两端帮助健侧手完成更大角度练习。至感到疼痛处保持并轻轻颤动，1～2 分钟为 1 次，3～5 次/组，1～2 组/天。并逐渐增加被动恬动角度。角度控制在外旋 75°～90°，内旋 75°～85°之内。

5.术后 8～10 周

强化以上描述的关节活动度练习方法，在术后 10 周基本达到全范围活动。可以用健侧手臂作比较、活动范围基本相同即为正常。

6.术后 10～12 周

以中等负荷(完成 20 次动作即感疲劳的负荷量)进行强化肌力练习，20 次/组，组间休息

60 秒，2～4 组连续进行，2～3 次/天。

7.术后 13～26 周

(1)强化肌力练习：①仰卧"飞鸟"(水平内收)：选用中等负荷。②俯身"飞鸟"(水平外展)：选用中等负荷。③俯卧前平举：可空手、单手或握重物抗阻练习。

(2)术后 18～21 周开始尝试体力劳动或体育活动。

(3)术后 21～26 周继续力量及活动度练习。同时复查，决定可否恢复运动或体力劳动。

(二)中到大撕裂肩袖修补术后运动康复

由于肩袖撕裂范围较大，相对于小到中撕裂肩袖修补术后运动康复运动的时间、被动运动角度及康复主动运动的负荷量应推迟，应根据患者的疼痛情况、手术修补的牢固程度制定个性化的运动康复处方。

(张超健)

第二节　肘部损伤的运动康复

肘关节由肱骨下端和尺、桡骨上端构成。关节囊前、后薄而松弛，两侧有韧带加强，内侧为尺侧副韧带，外侧为桡侧副韧带。肘关节的主要运动方式为屈、伸。桡尺近侧关节和桡尺远侧关节可使前臂旋前和旋后运动。正常肘最大屈伸范围可达 160°，旋前 85°，旋后 80°。肘关节屈伸运动轴位于肱骨中线的前面，和肱骨干构成 40°夹角。

肘关节为上肢带骨的主要活动关节之一，它有三个关节复合而成。关节的构造层次相对较复杂。肘关节的活动是灵活性与稳定性的统一，在矢状位表现为高度的灵活性，而在冠状位具有较大的稳定性。与肩关节和腕关节的运动互为补充，在肩关节和腕关节的协同下也能完成一定范围的活动，而肘关节为上肢的力量运动提供了保证。

一、肘部骨折

肘关节周围骨折包括肱骨髁上骨折、肱骨内外髁上骨折、肱骨髁间骨折、桡骨小头骨折、尺骨鹰嘴骨折等，其中肱骨髁上骨折是儿童期最常见的骨折之一，常发生于 5～8 岁儿童，以男孩多见。儿童期肱骨髁上部结构上属薄弱区，并且是松质骨与皮质骨的交界区，同时肘关节囊及侧副韧带相对较牢固，故在肘部损伤时容易发生骨折而不易发生脱位。发生于成年人的肱骨髁上骨折，以直接暴力所致的粉碎性骨折多见，本节以肱骨髁上骨折为例进行叙述。

(一)概述

1.临床表现与诊断

患儿多有跌倒外伤史，肘部疼痛、肿胀，甚至出现张力性水泡，局部压痛，肘关节活动障碍。肱骨髁上部有异常活动和骨擦音。跌倒时手撑地外伤者，肘关节呈半屈曲位，肘后突出，肘前软组织向前突出，局部可触及骨折端；跌倒时肘关节处于屈曲位，肘后方着地者，肘上方压痛，肘后可触及骨折端，肘窝上方软组织向前突出。

根据外伤史，X 线检查有助于诊断不全骨折或无移位骨折，并可进一步了解骨折的类型、移位情况等。观察手部的感觉、运动情况、皮肤温度和颜色有助于判断有无合并肱动脉损伤。

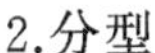

2.分型

根据暴力的形式和受伤时肘关节的体位不同肱骨髁上骨折可分为伸直型、屈曲型两类。其中伸直型最多，占肱骨髁上骨折的 90%以上。此外，若致伤暴力含有使肘外翻或内翻的作用倾向，则骨折远端可合并有尺侧或桡侧偏，因此上述两类骨折又分别可分为尺偏型和桡偏型。

3.骨科治疗

(1)非手术治疗：肱骨髁上骨折手法复位成功后可用夹板或石膏外固定。对于伸直型肱骨髁上骨折一般固定于肘关节屈曲 90°～110°，以颈腕吊带吊于胸前。通常肘关节大于 100°时，伸直型肱骨髁上骨折较稳定，但肘关节过度屈曲，肘前方皮肤等软组织凹陷，加之骨折后周围组织水肿可压迫肱动脉，故一般以能清晰触及桡动脉搏动且手部无感觉、运动障碍为度；对于屈曲型肱骨髁上骨折则在肘关节于屈曲 40°～60°位行外固定。

(2)手术治疗：①对于污染不重的开放性骨折，在清创复位后可用两枚克氏针自肱骨内外髁钻入，交叉固定；②对合并神经、血管损伤，在探查神经、血管的同时可行复位内固定；③如有软组织嵌入手法复位无法解除者也应行手术治疗。

(二)肱骨髁上骨折的运动康复

由于肘部骨折的复杂性及固定方式的不同，肘部骨折的运动康复根据骨折部位的稳定性、固定物的牢固程度、及软组织损伤的程度进行运动康复骨科考量评定，并制定出个性化的运动康复处方，具体见本书第九章第三节相关内容。

肘关节骨折后无论非手术治疗还是手术治疗，患者还需要肘关节制动，而肘关节制动后容易形成肘关节的粘连，运动康复治疗是非常必要的，值得注意的是肘部骨折并发骨化性肌炎的机会较多，因此运动康复后配合一定的物理因子治疗(冰敷、超声波、音频)等能更好地提高肘关节的功能。

1.非手术治疗后运动康复

运动治疗时首先应考虑以上骨折的原始移位机制。对于伸直型者应以练习主动屈肘关节为主，而屈曲型者则应练习主动伸肘为主。此外，手部及前臂支撑(如推墙或手撑于桌子上等)可在伸直型的骨折处产生移位趋势；而肘部支撑(如以肘后撑于扶手上或做拉的动作)可在屈曲型的骨折处产生移位趋势。

(1)伤后 0～4 周：根据情况一般采用肘关节功能位石膏固定 4～6 周。石膏未拆除前，肘关节局部不能活动以免造成新的损伤或影响组织愈合。

为避免整个上肢的功能下降过多，以及其他并发症的发生，应尽早并尽量多活动固定两端的肢体，即手和腕关节及肩关节。如腕关节的“张手握拳”练习、肩关节活动度和肩关节肌力练习。

(2)伤后 4～12 周：去除石膏固定，开始逐步恢复肘关节功能。

1)开始被动肘关节屈曲角度练习：患者充分放松，健侧手握住患侧腕关节，在患侧疼痛可耐受范围内逐渐增加屈曲角度。两周后达到屈曲 90°范围以上，一般每周增加 10°。肌肉完全放松后，身体逐渐前倾，使逐渐加大肩关节屈曲角度(见图 12-20)。凡是涉及关节反复屈伸动作的练习结束后均应即刻予以冰敷 15～20 分钟，如在平时有关节肿胀、疼痛、发热等不良感觉，可随时给予冰敷。

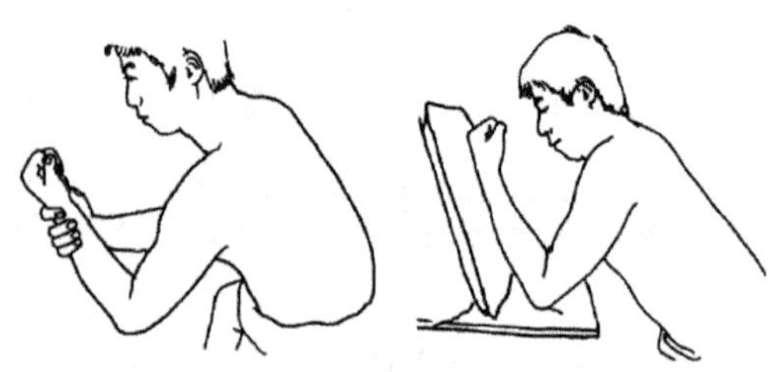

图 12-20　肘关节屈曲活动度练习

2)伸展练习(伸直肘关节):坐位,伸肘,掌心向上,将肘部支撑固定于桌面上,小臂及手悬于桌外。肌肉完全放松,使肘在自重或重物作用下缓慢下垂伸直(必要时可于手腕处加轻小重物为负荷,加大练习力度)(见图 12-21)。至疼痛处应停止,待组织适应疼痛消失后再加大角度,一般为 10～15 分钟/次,1～2 次/天。

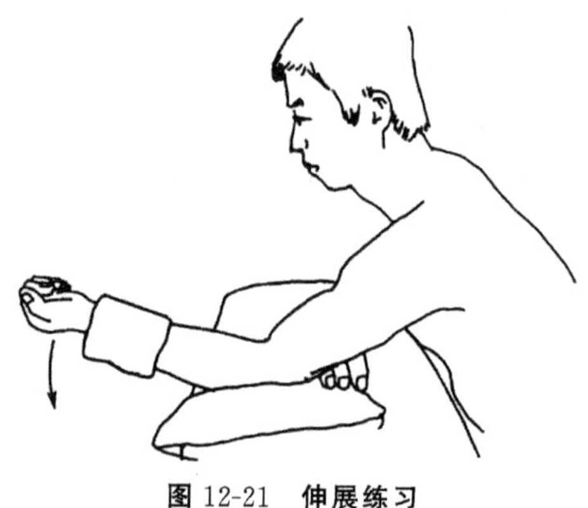

图 12-21　伸展练习

3)静力性肌力练习:①屈肘肌力(肱二头肌)练习(见图 12-22);②伸肘肌力(肱三头肌)练习(见图 12-23):坚持至力竭放松为 1 次,5～10 次/组,2～4 组/天。

(3)3 个月后:①被动关节活动练习:继续以上练习,逐渐恢复正常关节活动度;②强化肌力练习:继续以上练习:并逐渐增加练习的强度。

(4)5 个月后:全面恢复关节活动角度及肌肉力量,开始对抗性专项练习,注意循序渐进,避免暴力动作。

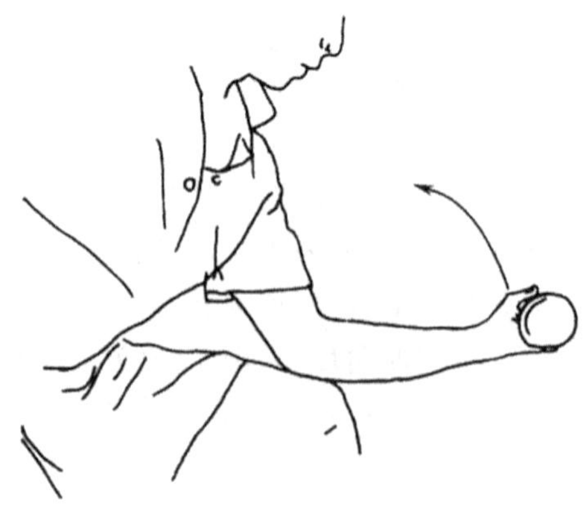

图 12-22　屈肘肌力(肱二头肌)练习

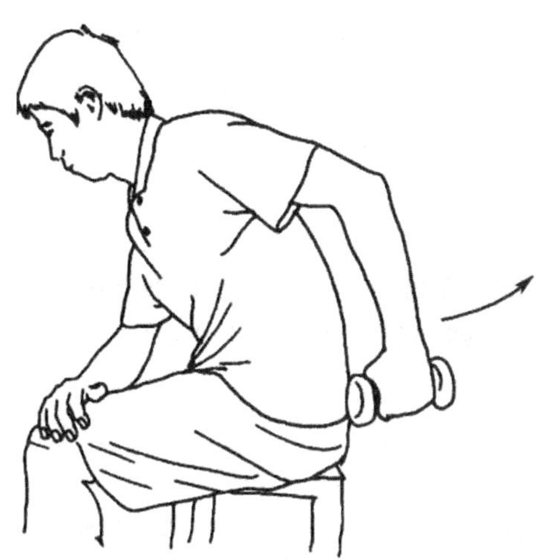

图 12-23 伸肘肌力(肱三头肌)练习

2.手术治疗后运动康复

由于肱骨髁上骨折儿童多见,使用接骨板固定,较粗的螺钉穿过骨骺可造成骨骺损伤而影响发育,故多采用克氏针固定,克氏针固定的强度显然不如接骨板内固定,因此克氏针固定后多需辅以外固定,但相对单纯的石膏外固定来说可较早去除外固定做全关节活动范围的运动治疗。而成年人肱骨髁上骨折多采用接骨板内固定,可提供术后较好的即时稳定性,术后即可开始全关节活动范围的运动治疗。

凡涉及骨折部位的肌力及关节活动度训练要根据骨折的愈合情况选择个性化的运动康复处方,其时间、强度相对非手术来说均需提前。

(1)术后 0～1 周:由于长时间的制动是造成肘关节骨折后关节僵硬的主要原因,因此,肘部骨折的只要手术固定牢靠,就应早期运动治疗。

为避免整个上肢的功能下降过多,以及其他并发症的发生,应尽早并尽量多活动固定两端的肢体,即手和腕关节及肩关节。如腕关节的"张手握拳"练习、肩关节活动度和肩关节肌力练习。

(2)术后 2～3 周:由专业医师检查后开始肘关节的运动,早期主要以被动运动为主。①被动肘关节屈曲角度练习;②伸展练习(伸直肘关节);③CPM 运动:术后第 3 周可开始,在患侧疼痛可耐受范围内逐渐增加屈曲角度。两周后达到屈曲 90°范围以上;④术后第 3 周根据实际情况可开始主动肘关节屈伸运动。

凡是涉及关节反复屈伸动作的练习结束后均应即刻予以冰敷 15～20 分钟,如在平时有关节肿胀、疼痛、发热等不良感觉,可随时给予冰敷。

(3)术后 4～8 周。①被动关节活动练习:继续以上练习,逐渐恢复正常关节活动度;②强化肌力练习:继续以上练习:并逐渐增加练习的强度。

(4)术后 9～12 周:全面恢复关节活动角度及肌肉力量,开始对抗性专项练习,注意循序渐进,避免暴力动作。

二、肘部韧带损伤

肘关节的韧带结构包括肘尺侧副韧带、桡侧副韧带复合体、环状韧带、关节囊及关节周围的肌肉腱性组织等。其中最常见的肘部韧带损伤是尺侧(内侧)副韧带损伤。

在运动中任何使肘关节被动外翻、过伸或前臂屈肌、旋前圆肌突然主动收缩都可能造成肌肉或内侧副韧带损伤。急性肘关节内侧肌肉韧带装置断裂需要手术缝合。本节主要介绍肘关节内侧副韧带损伤的运动康复。

(一)0～3 周

根据情况一般采用肘关节伸直位石膏固定 3 周左右。石膏未拆除前,肘关节局部不能强行活动,以免造成新的损伤或影响组织愈合。为避免整个上肢的功能下降过多及其他并发症的发生,应尽早并尽量多活动被固定两端的手、腕关节及肩关节。

(1)“张手握拳”练习。

(2)肩关节活动度练习:由于不影响手术部位,故术后 2 天即可开始进行,以肩关节不过度疲劳为限。

(3)肩部周围肌肉力量练习:主动肩关节前屈、后伸、外展、水平内收、水平外展等各方向运动,或使用皮筋等有弹性的器材进行抗阻训练,每方向 40～60 次/组,1～2 组/天。

(二)术后或伤后 3～12 周

去除石膏固定,开始逐步恢复肘关节功能。

(1)肘关节屈曲角度练习。

(2)伸展练习:注意:练习过程中绝对避免以反复屈伸作为练习方法,防止引发炎症及肿胀加剧,造成骨化性肌炎、骨折等严重后果。如有关节肿胀、疼痛,发热等不良感觉,可随时给予冰敷,屈曲与伸直练习应间隔 2～3 个小时进行,避免相互干扰影响效果,以及过多刺激关节局部。

(3)静力性肌力练习:①屈肘肌力(肱二头肌)练习。②伸肘肌力(肱三头肌)练习,坚持至力竭放松为 1 次,5～10 次/组,2～4 组/天。

注意:力量练习的重量应根据自身条件而定,练习时不应该有疼痛感,可勉强完成规定次数为宜。练后及时予以冰敷。

(三)术后 3 个月后

继续被动关节活动度练习,逐渐恢复正常关节活动度;继续强化肌力练习,并逐渐增加练习的强度。

(四)术后 5 个月后

全面恢复关节活动角度及肌肉力量,开始对抗性专项练习,注意循序渐进,避免暴力。

(张超健)

第三节 腕部损伤的运动康复

腕关节为手部和肢体的连接关节,属于椭圆关节,由手舟骨、月骨、三角骨组成椭圆形的凸面与桡骨下段的腕关节面和尺骨头下方的关节盘组成的关节凹面构成。腕关节具有较大的活动度,可作多轴多向运动,如屈、伸、内收、外展、环转运动。

腕关节常见的损伤包括①骨折:如桡骨远端骨折(Colles 骨折、Smith 骨折)、舟状骨骨折、尺骨茎突、桡骨茎突骨折等;②运动损伤:腕管综合征、尺骨茎突腱鞘炎、桡骨茎突腱鞘炎。

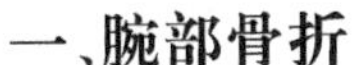

一、腕部骨折

Colles 骨折是指发生于桡骨远端 2～3 cm 范围内的松质骨骨折，且远侧骨折段向背侧移位者。Colles 骨折多发生于中、老年，女性多于男性，是腕部最常见的骨折，多发生于跌倒时手撑地后或为直接暴力打击所致。

(一)概述

1.临床表现与诊断

Colles 骨折患者伤后腕部疼痛、肿胀，伤侧腕关节活动障碍，患者常用健手托扶患手。体检可见局部青紫、肿胀，典型的 Colles 骨折患者正面观可见枪刺状畸形，侧面观可见餐叉状畸形，局部有压痛，可能触及骨擦感及骨擦音，桡骨茎突与尺骨茎突处于同一水平或桡骨茎突平面高于尺骨茎突平面，腕关节、前臂旋转活动和手指的活动均可因疼痛而活动受限。诊断根据受伤史及物理学检查结果多不困难，X 线摄片检查可进一步了解骨折的类型、程度及移位情况。

2.分型

(1)根据骨折线是否波及关节面可分为关节内骨折和关节外骨折。

(2)根据受伤机制可分为伸直型和屈曲型，如伸直型桡骨远端骨折(Colles 骨折)、屈曲型桡骨远端骨折(Smith 骨折)。

3.骨科治疗

Colles 骨折多采用非手术治疗。无移位者以石膏托固定腕关节于功能位 3～4 周；有移位者，绝大多数可通过闭合复位后外固定的方法治愈。常用的外固定方法有小夹板外固定及石膏外固定两类。

对于 Colles 骨折，目前主张切开复位者甚少，对于手法复位失败者，可采取“T”形接骨板、外固定支架等固定方法。

(二)Colles 骨折的运动康复

桡骨远端以松质骨为主，骨折愈合相对较快，但局部较少肌肉覆盖，肌腱及韧带直接暴露于骨折处，骨折出血，血肿机化极易导致粘连而影响功能，长期制动而未能积极运动治疗尚有并发 Sudeck 骨萎缩的可能。Sudeck 骨萎缩也称反射性交感性骨萎缩，或称创伤后骨萎缩。其特点是腕和手指疼痛、肿胀、僵硬，皮肤红而薄，骨质脱钙、疏松。因此，及早运动治疗对于提高功能疗效很有必要。

运动康复方案应根据骨折的稳定性、固定的牢固程度、软组织的损伤程度制定个性化的运动康复处方。

1.非手术治疗后运动康复

Colles 骨折常将腕关节固定于掌屈、尺偏位，其目的是克服骨折向背侧及桡侧的移位趋势，因此骨折复位、固定后应经常检查固定体位有无失效。石膏外固定不宜将掌指关节及第一腕掌关节包括在内，而应早期鼓励这些关节运动治疗。这些关节的运动治疗除了有利于增进患部血运循环、防止这些小关节僵硬外，尚能通过软组织夹板协助维持复位或进一步矫正残余移位。

由于腕关节在屈曲位时，腕管内压力可随之增高，故应注意有无腕管综合征的发生，可通过检查手指的颜色、温度、感觉及活动情况等作出判断，及时予以调整外固定。

(1)伤后 0～2 周:早期应加强患部远处的运动治疗,如肩关节、肘关节、手指等关节的运动。

(2)伤后 2～3 周:石膏固定满两周后,由专科医师检查后,更换石膏,并将腕关节固定于功能位(背伸、桡偏位),继续上述关节活动度训练。

(3)伤后 4～8 周:经专科医师检查后,打开石膏,进行无痛范围的腕关节活动,必须轻柔有控制,不得引起明显疼痛,练习后即刻冰敷。①“张手握拳”练习:必须轻柔有控制,不得引起明显疼痛,练习后即刻冰敷。②腕关节活动度练习:被动活动腕关节,腕掌屈、腕背伸、腕桡侧屈、腕尺侧屈(见图 12-24 至图 12-27)。③可做轻微的抓握练习及手指关节活动度的练习:必须在无痛范围内,非常缓慢轻柔地练习。

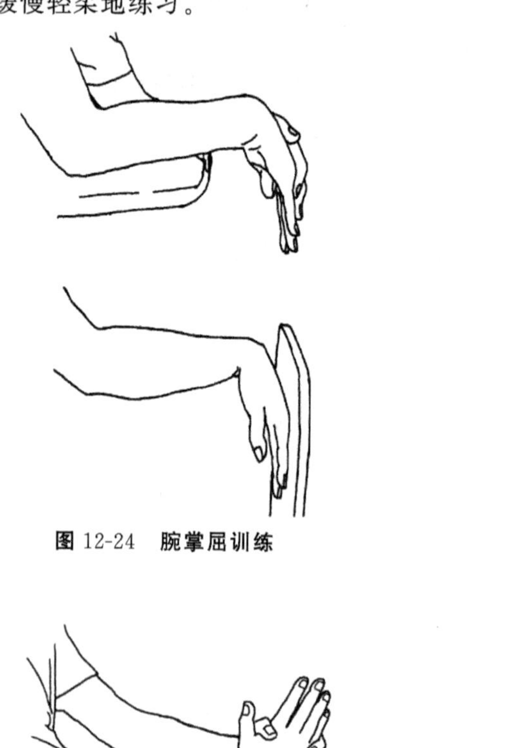

图 12-24 腕掌屈训练

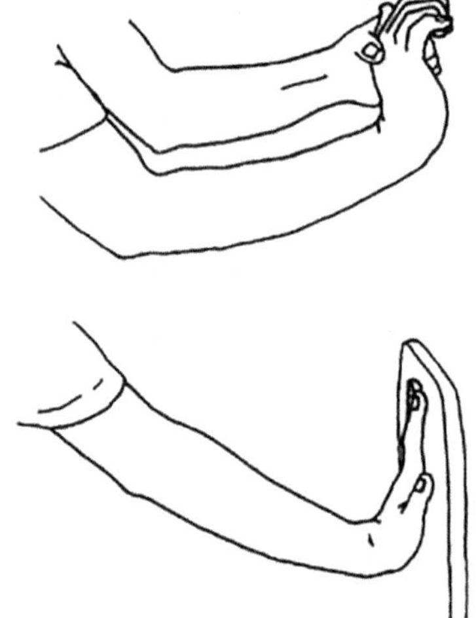

图 12-25 腕背伸练习

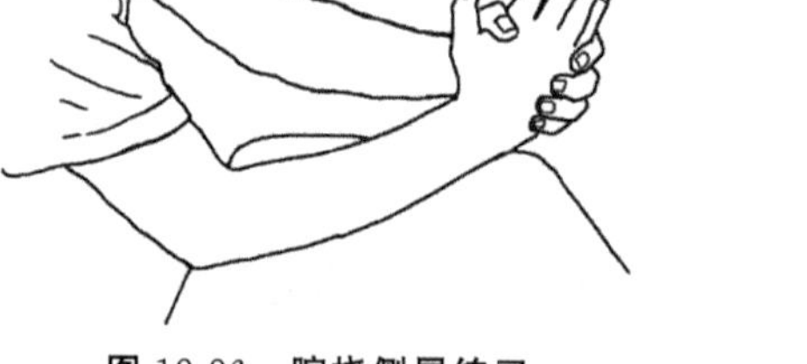

图 12-26 腕桡侧屈练习

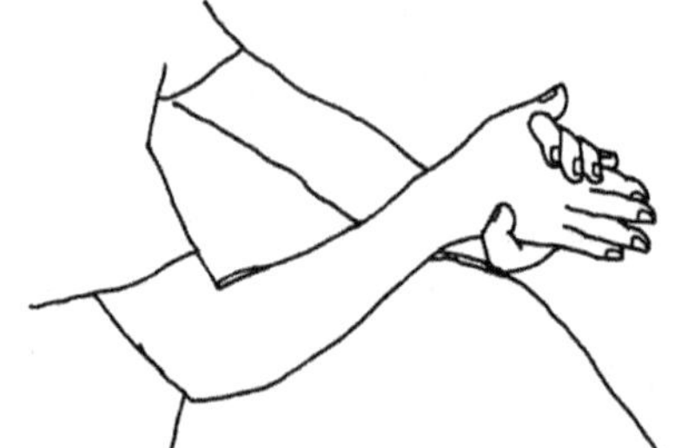

图 12-27 腕尺侧屈

(4)伤后 4～8 周:继续加强腕关节活动度练习。①腕关节肌力练习:腕掌屈,腕背伸,腕桡侧屈、腕尺侧屈(见图 12-28 至图 12-31),10 次/组,组间休息 30 秒,2～4 组连续练习,1～2 次/天。②旋转功能训练:拧毛巾练习(见图 12-32);拧杯盖练习(见图 12-33)。

(5)伤后 12 周:根据 X 线检查骨折愈合情况,逐渐恢复正常活动。

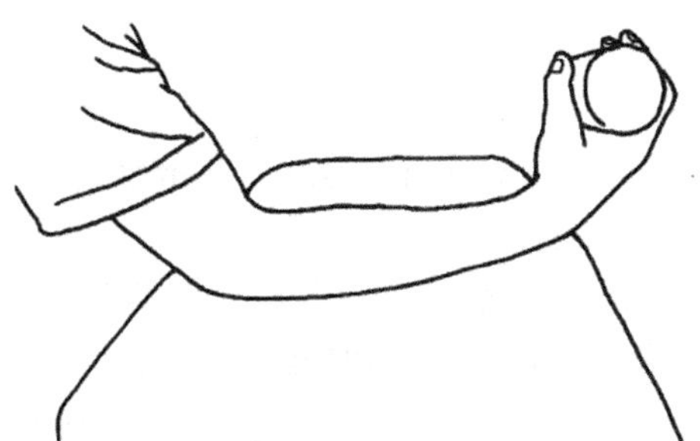

图 12-28 腕掌屈训练

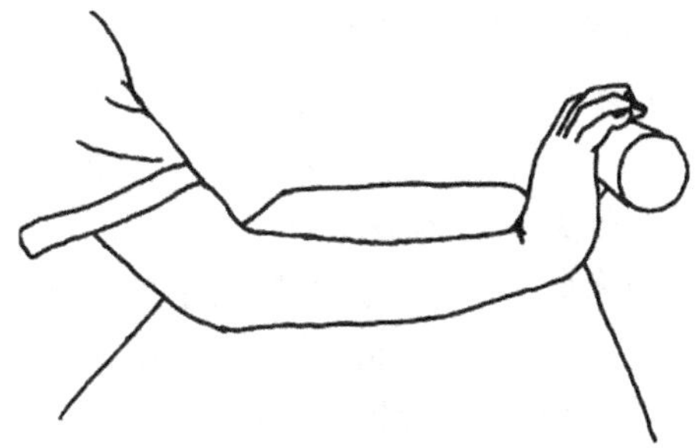

图 12-29 腕背伸练习

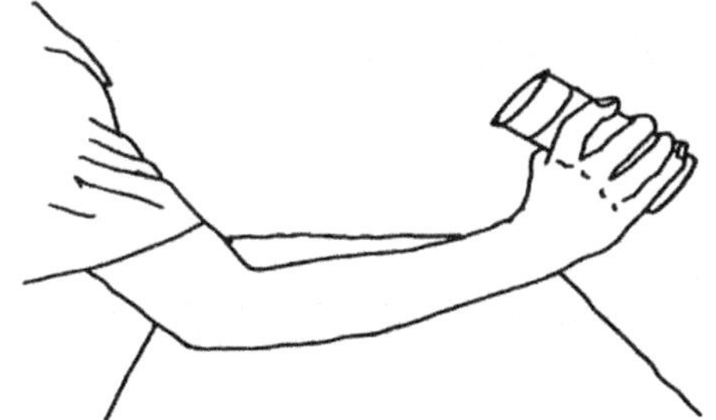

图 12-30 腕桡侧屈练习

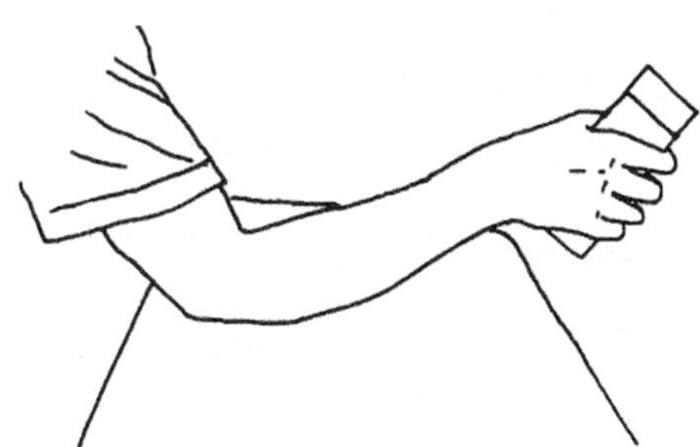

图 12-31 腕尺侧屈练习

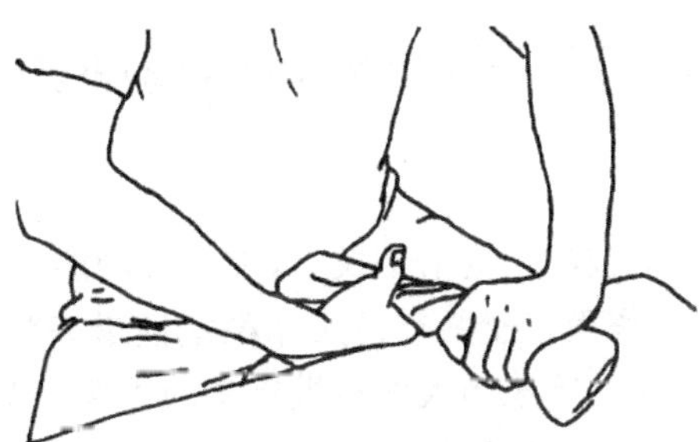

图 12-32 拧毛巾练习

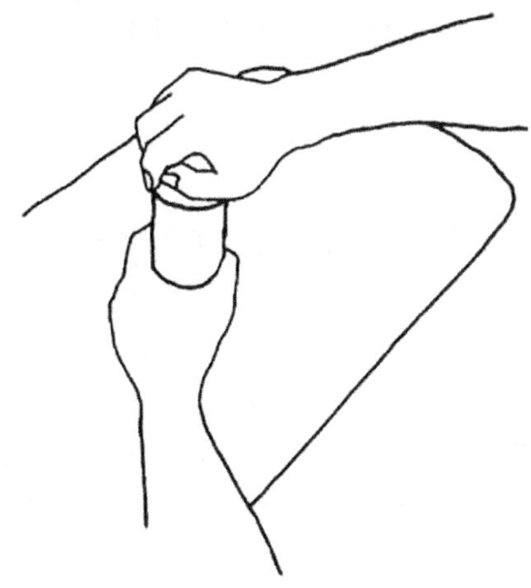

图 12-33 拧杯盖练习

2.手术治疗后运动康复

(1)术后0～1周:手指在疼痛耐受范围内,做握拳、伸拳、对指,对掌主动练习。“张手握拳”练习。必须轻柔有控制,不得引起明显疼痛。逐日增加动作幅度及用力程度。开始肩关节、肘关节、手指等关节的运动。

(2)术后1～2周:开始腕关节主被动活动腕关节练习:包括腕掌屈、腕背伸、腕桡侧屈、腕尺侧屈。必须轻柔有控制,不得引起明显疼痛。3～6次/组,2组/天。动作应缓慢、轻柔,以不引起明显疼痛为度。若骨折术后采取石膏固定或外固定支架,每天定时拆除外固定,开始此项练习。

(3)术后2～6周:继续加强上述腕关节活动度练习,在骨折3周后开始患侧上肢非骨折固定部位的肌力训练。

(4)术后6周:继续肩、肘、腕、手指关节的主动运动,并开始肩梯、高滑轮、棍棒操等运动。

加强腕关节的各个方向的肌力训练,继续加强肩、肘、手指关节的肌力训练;开始拧毛巾练习、拧杯盖练习等日常生活的综合训练。

二、腕部韧带损伤

腕关节常见的运动损伤包括腕管综合征、尺骨茎突腱鞘炎、桡骨茎突腱鞘炎等。其中腕管综合征是最常见的损伤。

(张超健)

第四节　髋部损伤的运动康复

髋关节是连接人体躯干与下肢的主要活动关节,其主要功能是负重及多方位运动,吸收和减轻震荡,在机体活动中起到杠杆作用。髋关节是人体稳定性最高的关节,关节的结构形态,韧带的附着,强大的肌肉保护,都使髋关节成为人体负重行走的主要关节之一,与上肢关节相比,髋关节灵活度明显下降,但关节稳定性却明显加强。这与髋关节作为人体的主要负重关节是相适应的。

髋关节常见的损伤包括:①骨折:髋臼骨折、股骨颈骨折、股骨转子间骨折等;②疾病:弹响髋、臀肌挛缩、股骨头缺血性坏死等。

一、髋部骨折

股骨颈骨折与股骨粗隆骨折是髋部骨折中最常见的类型,股骨颈骨折是指自股骨头下至股骨颈基底之间的骨折,多见于老年女性患者。股骨粗隆骨折是发生于股骨大小转转子之间的骨折。老年患者常有骨质疏松,轻微外力如平地滑倒,或从床上跌下等即可致股骨颈、股骨粗隆骨折。

股骨颈骨折根据其解剖位置可分为头下型、头颈型、经颈型和基底型。其中头下型骨折后,股骨头的血液循环大部中断,只保留圆韧带中下凹动脉的血供,因而此类骨折发生股骨头缺血性坏死的可能最大;而基底型骨折者,股骨头的血运最好,骨折较容易愈合。股骨粗隆骨折血运丰富,骨折后极少不愈合,但股骨粗隆骨折多破坏了股骨矩,故负重较股骨颈骨折偏晚。

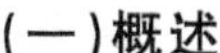

(一)概述

1.临床表现与诊断

患者常有跌倒史，伤后诉患髋疼痛，不能站立及行走，伤侧足呈外旋畸形，患髋压痛，下肢活动后疼痛加重。查体可发现患肢短缩，肿胀常不明显，股骨大转子处可明显突出，腹股沟韧带中点下方常有压痛，患肢可有纵向叩击痛，两侧对比可发现骨传导音减弱。其他尚可有 Bryant 三角底边缩短、股骨大转子在 Nelaton 线之上及 Shoemaker 征阳性等。诊断根据典型外伤史及力学检查结果诊断多不困难，X 线检查可进一步明确骨折的类型、移位有无及程度等。但应注意有些不完全性骨折或嵌插型骨折的患者伤后仍能行走，疼痛也可不明显，理学检查可有患肢的外旋畸形及纵向叩击痛。对于可疑病例应摄 X 线片检查，必要时随诊观察 2 周后再次 X 线摄片检查，若有骨折，此时由于骨折局部吸收，骨折线清晰可见，随诊观察期间按嵌插骨折处理。

2.分型

(1)Pauwels 分型：Pauwels 角小于 30°者为Ⅰ型，30°～70°者为Ⅱ型，大于 70°者为Ⅲ型。Pauwels 角系指股骨颈骨折的骨折线与两侧髂嵴连线所形成的夹角，Pauwels 角越大骨折越不稳定。

(2)Garden 分型：GardenⅠ型为不完全骨折；Ⅱ型为无移位的完全骨折；Ⅲ型为部分移位的完全骨折；Ⅳ型则指完全移位的完全骨折。

3.骨科治疗

股骨颈骨折为受到巨大的剪切力和扭转力所致，除嵌插骨折外均属不稳定型骨折，即使是嵌插骨折也可向非嵌插骨折转化，而转变为不稳定性骨折。非手术治疗方法主要为持续牵引(包括皮肤牵引和骨牵引两种)。牵引期间若发现骨折移位应及时手术内固定。

由于股骨颈骨折多见于老年患者，非手术治疗需长期卧床。老年患者长期卧床可增加肺部感染、压力性损伤、泌尿系感染以及骨质疏松等并发症的发生机会，而对于青壮年患者亦多难耐受长期卧床，加之有研究报道延迟的骨折复位可明显增加股骨头缺血性坏死的机会，因此，目前多数学者主张早期内固定，非手术治疗只适用于一些不完全骨折(GardenⅠ型)、极高龄患者及不能耐受手术的患者。对于早期无移位的完全骨折患者，即 GardenⅡ型者，近年来多数学者也倾向于早期内固定，以防非手术治疗过程中出现移位。对于 65 岁以上头下型股骨颈骨折患者可考虑行人工股骨头置换术或全髋关节置换术。

常见的内固定方法包括 AO 空心拉力螺钉内固定及动力髋内固定等。

(二)股骨颈骨折的运动康复

1.骨牵引治疗

股骨颈骨折多采用胫骨结节或股骨髁上牵引。

(1)固定期：骨牵引的时间根据骨折愈合情况为 8～10 周不等。①活动脚趾，在疼痛允许的情况下，进行踝泵练习。②股四头肌、腘绳肌等长收缩训练(见图 12-34 至图 12-35)，大于 300 次/天，在不增加疼痛的前提下尽可能多做。

(2)早期：根据骨折愈合情况拆除骨牵引后。①肌力、关节活动度训练：进行直抬腿肌力训练(见图 12-36)、后抬腿肌力训练(见图 12-37)、俯卧位钩腿练习(见图 12-38)。髋关节、膝关节主动屈伸练习，力求 6～8 周膝关节屈曲达 120°，髋关节屈曲角度达 90°，具体见本书第十二章第二节相关内容。②CPM 运动：如骨折愈合良好，力求在 12 周左右膝关节屈曲达 120°，髋关节屈曲角度达 90°。③尝试下地扶拐行走患肢开始逐步负重训练(小于体重 1/4),注意保护,不要摔倒。

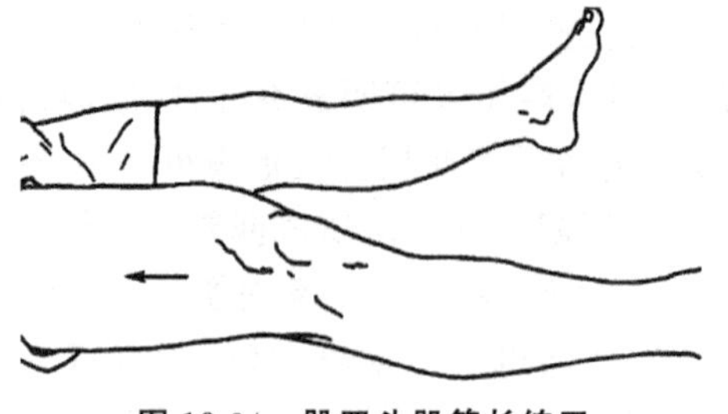

图 12-34 **股四头肌等长练习**

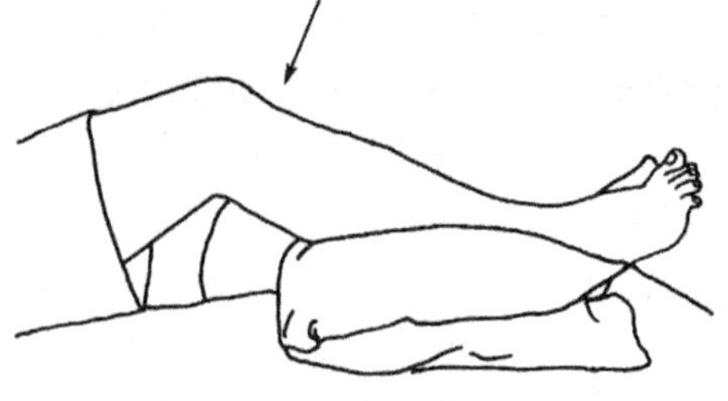

图 12-35 **腘绳肌等长练习**

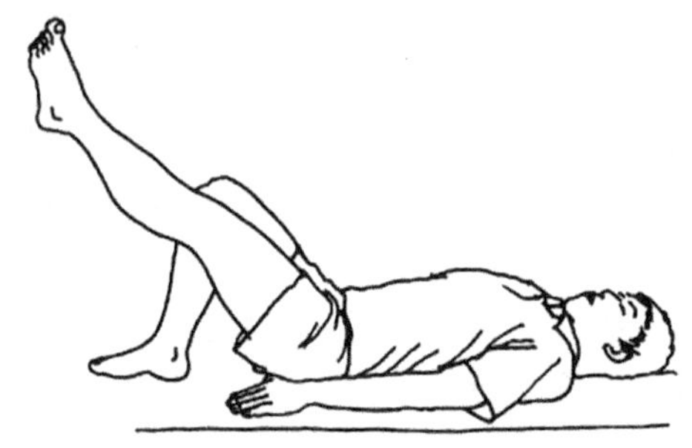

图 12-36 **主动直腿抬练习**

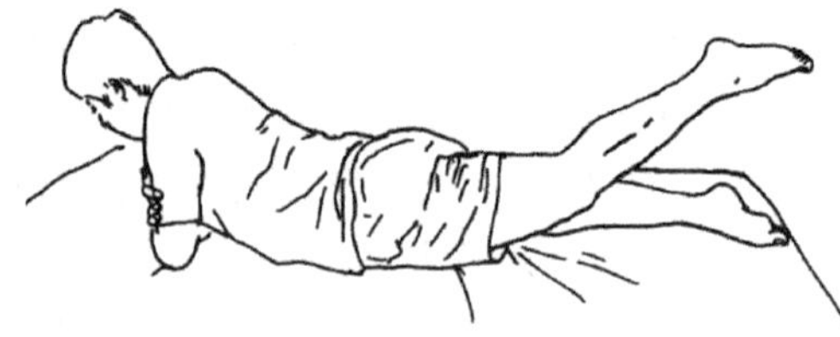

图 12-37 **主动后抬腿抬练习**

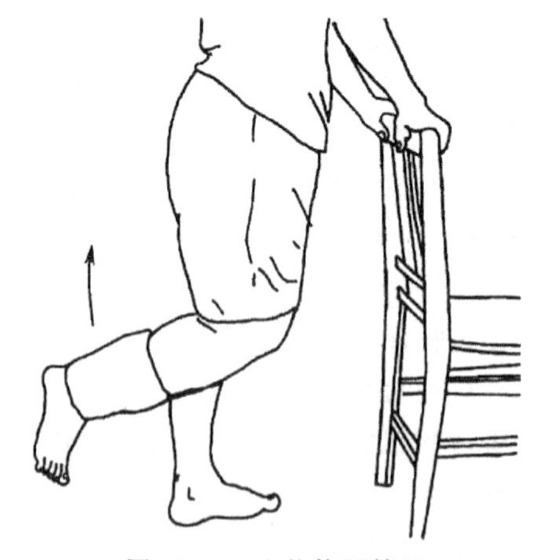

图 12-38 **立位钩腿练习**

(3)中期:复查 X 线片后确定可以开始负重后。①负重及平衡练习:必须经过 X 线检查,在骨折愈合程度允许的前提下才能进行。负重由 1/4 体重→1/3 体重→1/2 体重→2/3 体重→4/5

体重→100%体重逐渐过渡。可在踩秤上进行量化，逐步增加负重量，5 分钟/次，2～3 次/天。②坐位抱腿：必须在骨折愈合程度允许的前提下进行(见图 12-39)。5～10 分钟/次，1～2 次/天。③抗阻伸膝练习(见图 12-40)：以沙袋或皮筋为负荷，在髋关节无痛的活动范围内进行。10 次/组，10～15 秒/次，每次间隔 5 秒，4～6 组连续练习，组间休息 30 秒。④提踵训练：骨折愈合后进行，2 分钟/次，休息 5 秒，3～5 次/组，2～3 组/天。

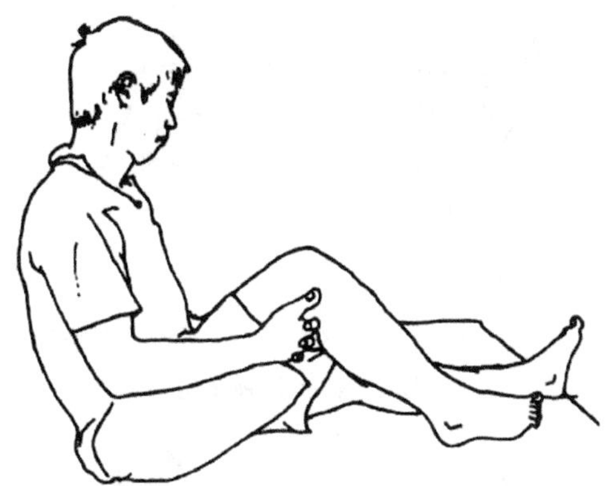

图 12-39　主动抱大腿屈膝运动

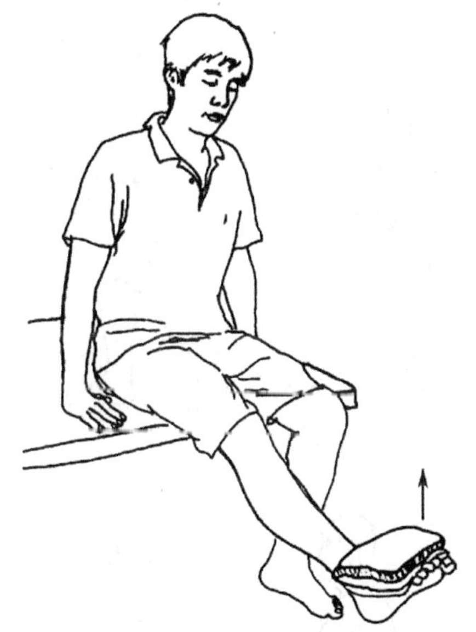

图 12-40　坐位直腿抬高抗阻训练

(4)后期骨折完全愈合，并具备足够牢固程度。①静蹲练习(见图 12-41)：随力量增加逐渐增加下蹲的角度(小于 90°)，2 分钟/次，间隔 5 秒，5～10 组连续练习，2～3 组/天。②跨步练习：包括前后、侧向跨步练习(见图 12-42 至图 12-43)，20 次/组，组间休息 45 秒，4～6 组连续练习，2～4 次/天。③患侧单腿蹲起练习(见图 12-44)：要求缓慢、用力、有控制(不打晃)。20～30 次/组，组间间隔 30 秒，2～4 次/天。

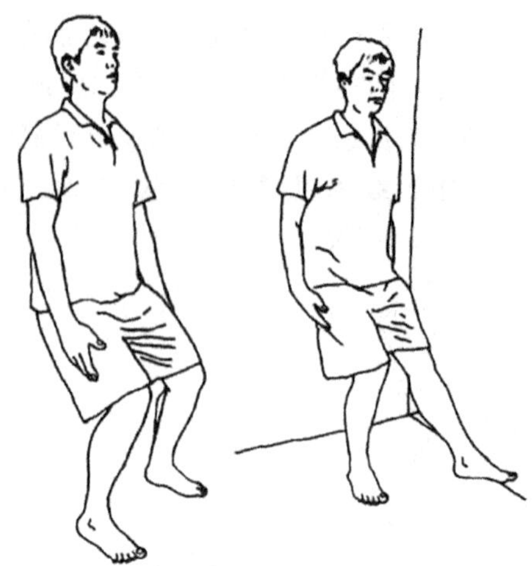

（1）双腿静蹲练习　　（2）单腿静蹲练习

图 12-41　静蹲练习

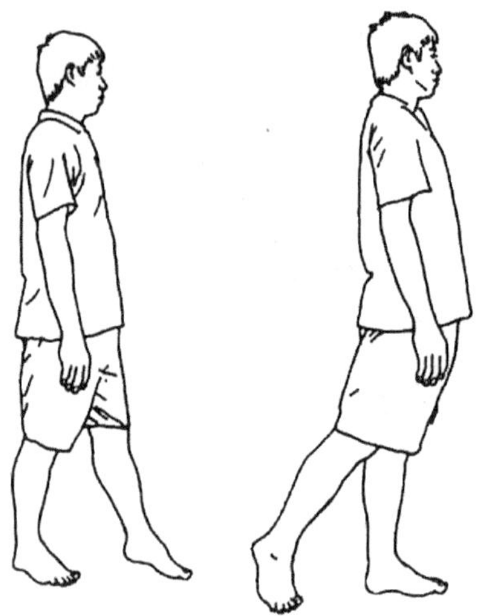

(1)前向负重平衡训练

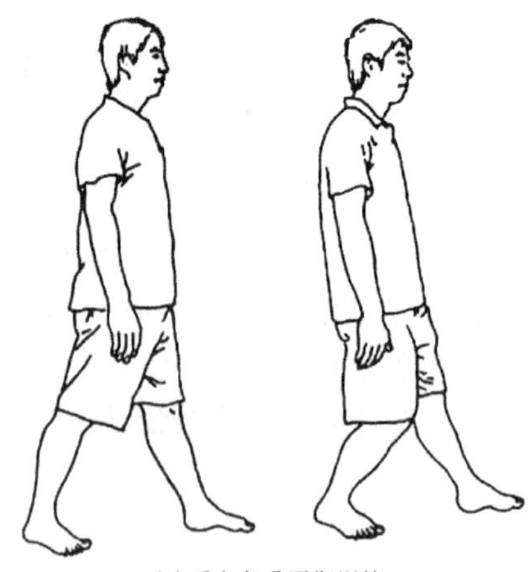

(2)后向负重平衡训练

图 12-42　前后向负重及平衡

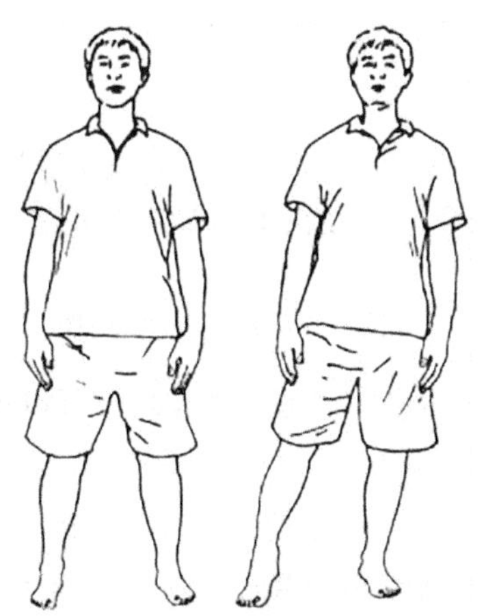
图 12-43 左右向负重及平衡训练

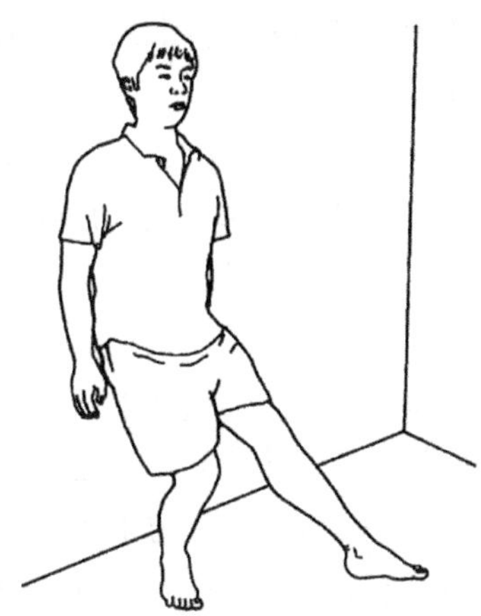
图 12-44 患侧单腿蹲起练习

2.手术内固定后运动康复

股骨颈术后应注意将患肢摆放于外展微屈髋位，可用枕头垫于腿下，以抬高患肢，预防肿胀。早期组织存在较为明显的炎性反应，且骨折易移位，故以髋关节周围肌肉等长收缩为主。练习中应绝对避免髋内收动作(交叉腿等)。

卧时双腿之间垫枕头，使双腿不能并拢，不得向患侧翻身。向健侧翻身时应保护患腿，使其在整个运动过程中保持髋稍外展位，侧卧后双腿之间垫高枕头，使患腿保持髋稍外展位。

(1)术后 0～1 周：麻醉消退后立即开始活动足趾及踝关节，尽早开始踝泵练习，应在不增加疼痛的前提下尽可能多做，5 分钟/组，1 组/小时。①股四头肌、腘绳肌等长收缩训练，大于 300 次/天，在不增加疼痛的前提下尽可能多做。②术后第三天开始 CPM 运动：由医务人员指导完成，30 分钟/次，2 次/天，练习后即刻冰敷 15～20 分钟，角度在无或微痛情况下逐渐增大，整个运动过程中保持髋稍外展位。

(2)术后 2～4 周：继续前述练习并逐渐增加强度。进行直抬腿肌力训练、后抬腿肌力训练、俯卧位钩腿练习，髋关节、膝关节主动屈伸练习，具体见本节相关内容。

(3)术后 5 周～3 个月：开始负重及平衡练习，参见本节相关部分，逐渐可达到患侧单腿完全负重站立。5 分钟/次，2 次/天。坐位抱腿练习，5～10 分钟/次，2 次/天。

(4)术后 4～6 个月：骨折多已愈合，练习旨在强化肌力及关节稳定性，逐渐、全面地恢复日常生活各项活动，如静蹲练习、跨步练习、患侧单腿蹲起练习具体参见本节相关内容。

二、髋周韧带损伤

(一)概述

髂胫束挛缩(弹响髋)是发生于髋周韧带常见的损伤，髋部向外侧最突出的骨性隆起为股骨大转子，其外侧有髋胫束通过，当某种原因导致髂胫束的一部分肥厚或紧张，或局部有滑囊炎时，就可能在髋关节活动时出现两者的相互摩擦而产生弹响，可同时伴有疼痛。

对于髋胫束挛缩(弹响髋)的治疗方法一般采用非手术治疗，可以采用局部封闭，物理因子治疗等。非手术治疗无效可以行髂胫束松解手术。

(二)髋胫束挛缩松解术后运动康复

1.手术当天

麻醉消退后,采用自由无痛卧位休息,可将下肢垫高以促进血液循环。可进行踝泵练习、股四头肌(大腿前侧肌群)等长练习、腘绳肌(大腿后侧肌群)等长练习在不增加疼痛的前提下尽可能多做,可达 1 000 次/天。

2.术后 1～3 天

继续并加强以上练习,可以开始下床活动,从如厕等生活必需活动开始,最初可以扶单拐或双拐,在无痛可以耐受的前提下逐渐增加运动量。①直抬腿练习:尽量伸直膝关节后直腿抬高至足跟离床 15 cm 处,保持至力竭为 1 次,5～10 次/组,2～3 组/天。②仰卧髋后伸、髋外展、屈髋、外旋练习(见图 12-45 至图 12-48):至术后 2 周结束应与健侧腿相同高度。③床上坐起练习:逐渐增加坐起角度至屈髋 90°,逐渐延长坐位持续时间至 20～30 分钟,2～3 次/天。

3.术后 4～7 天

继续并强化直抬腿等肌力练习。①坐位抗阻伸膝:使用沙袋等为负荷练习,30 次/组,组间休息 30 秒,4～6 组连续进行,2～3 次/天。②坐位并腿训练(见图 12-49):30 次/组,组间休息 30 秒,4～6 组连续,2～3 次/天,或并腿逐渐下蹲练习,20 次/组,2 组/天。③床上髋关节内收练习(见图 12-50):健侧卧位,健侧腿屈曲,腰及骨盆固定,患侧腿在体前交叉向对侧,肌肉完全放松自然下垂,至感到疼痛处保持 5～10 分钟,待疼痛减轻后继续加大角度;④床上髋关节内旋练习(见图 12-50):至感到疼痛处保持 5～10 分钟,待疼痛减轻后继续加大角度。

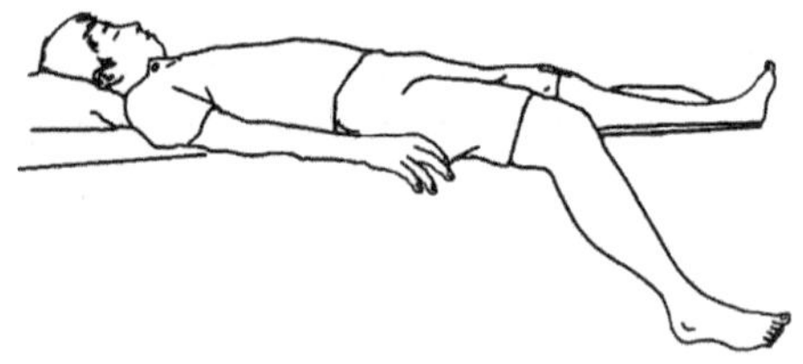

图 12-45 仰卧髋后伸

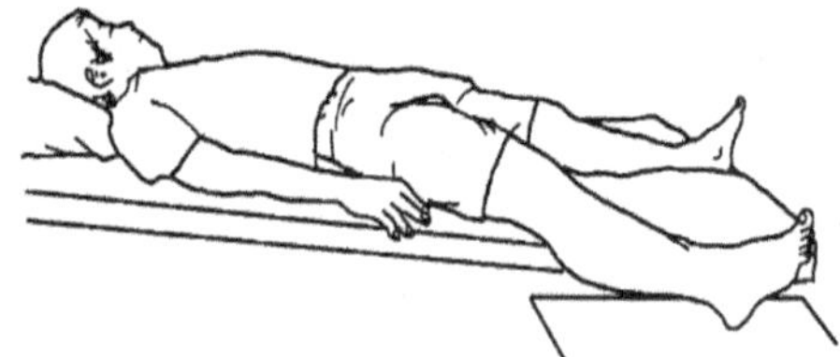

图 12-46 仰卧髋外展

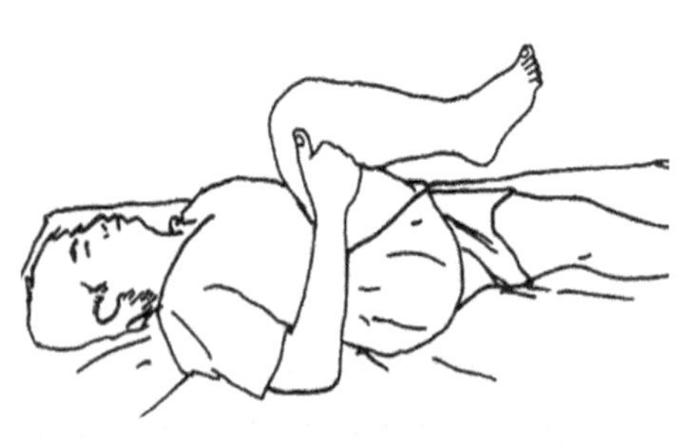

图 12-47 仰卧屈髋

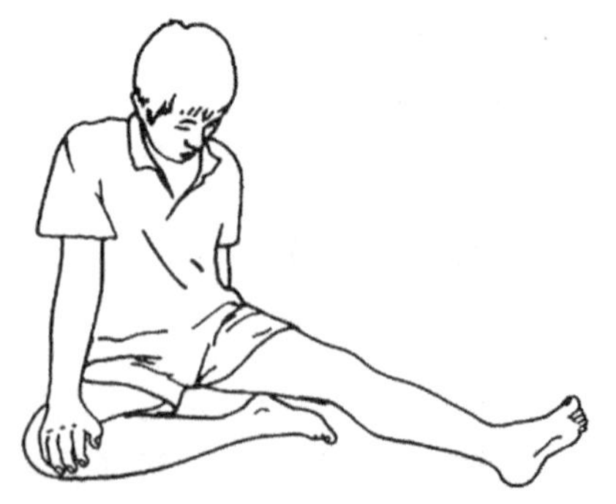

图 12-48 髋关节外旋

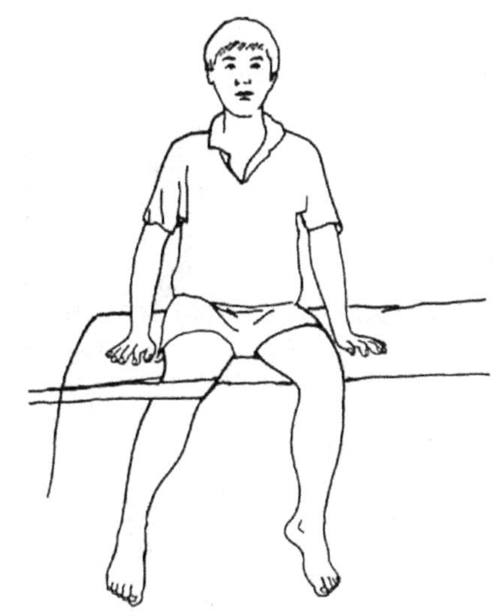

图 12-49 **坐位并腿训练**

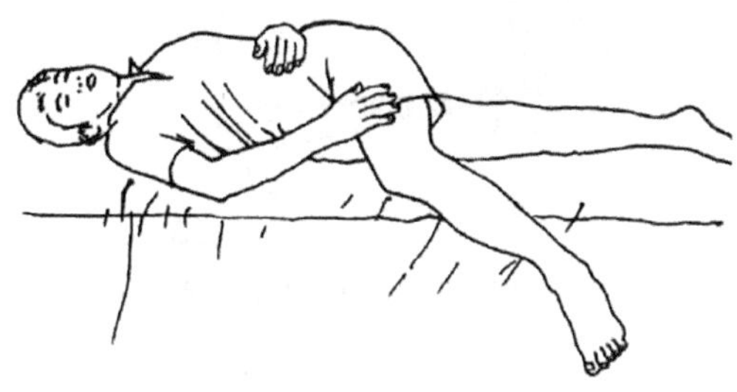

图 12-50 **侧卧髋关节内收练习**

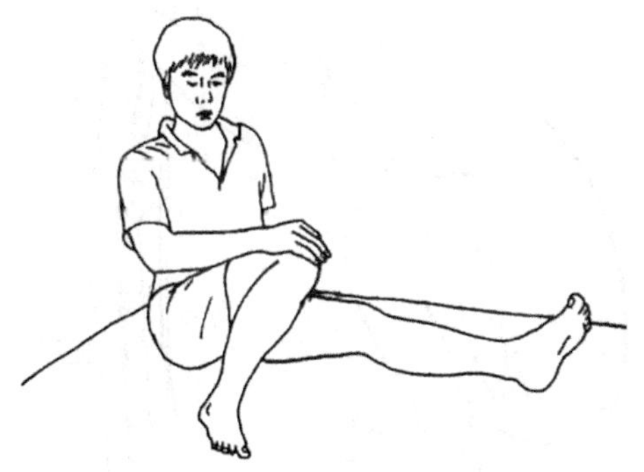

图 12-51 **坐位髋关节内收练习**

4.术后 1～2 周

(1)卧位或立位钩腿练习,30 次/组,组间休息 30 秒,4～6 组连续,2～3 次/天。

(2)立位内收练习(见图 12-52):30 次/组,组间休息 30 秒,4～6 组连续,2～3 次/天。

(3)保护下全蹲(见图 12-53):3～5 分钟/次,1～2 次/天。

(4)静蹲练习:2 分钟/次,休息 5 秒,5～10 次/组,2～3 组/天。

(5)前向跨步练习:20 次/组,组间间隔 30 秒,2～4 组连续,2～3 次/天。要求动作缓慢、有控制、上体不晃动。

(6)后向跨步练习:20 次/组,组间间隔 30 秒,2～4 组连续,2～3 次/天。要求动作缓慢、有控制、上体不晃动。

(7)侧向跨步练习:20 次/组,组间间隔 30 秒,2～4 组连续,2～3 次/天。

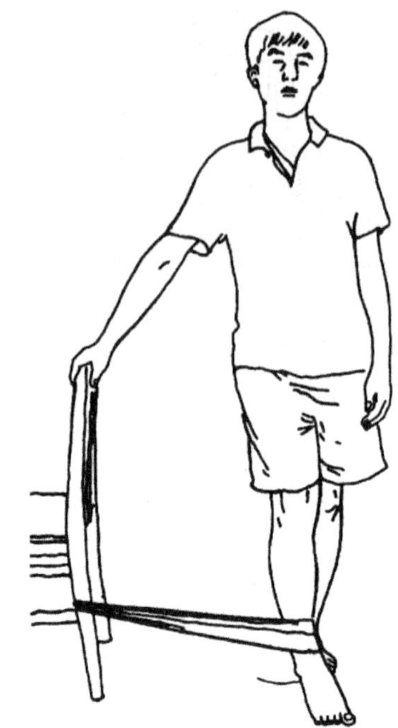

图 12-52 **立位内收练习**

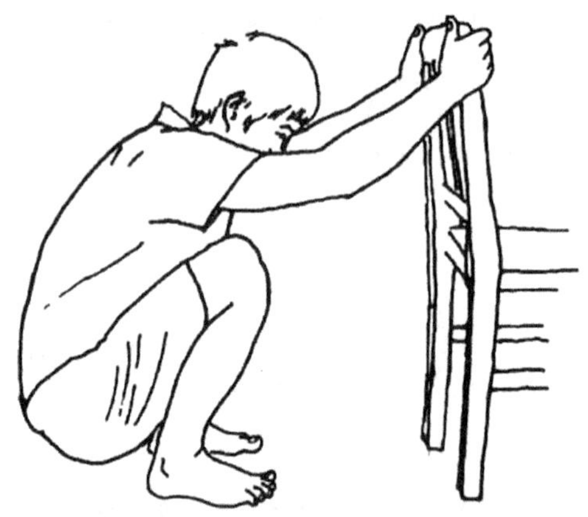

图 12-53 **保护下全蹲练习**

5.术后 3～4 周

经复查后无特殊不适,无复发大转子滑囊炎,即可逐步恢复各项日常生活活动及体育运动。①单膝蹲起练习:3～5 分钟/次,2～3 次/组,2～3 组/天。②台阶前向下练习:20 次/组,组间间隔 30 秒,2～4 组连续,2～3 次/天(见图 12-54)。

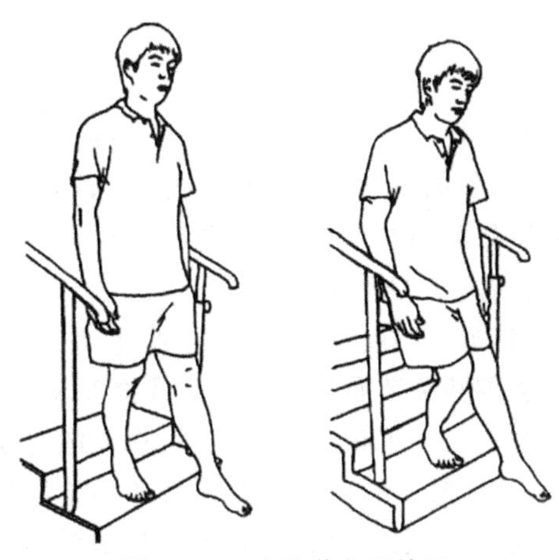

图 12-54 台阶前向下练习

（张超健）

第五节 膝部损伤的运动康复

膝关节是人体最大最复杂的关节，也是人体下肢较为灵活的关节之一。其主要运动是屈伸，在屈膝 45°左右时，膝关节各支持韧带最松弛，膝关节稳固性下降，灵活性相对增强，此时小腿可做轻度的旋内、旋外运动。膝关节也是全身少见有关节盘的关节之一，关节盘的介入有利于关节的稳定，在运动时起到缓冲压力，吸收震荡，起弹性垫的作用，膝关节内有前后交叉韧带，防止胫骨向前后滑动，起着稳定膝关节的作用。髌骨是膝关节的重要组成部分，能传导股四头肌力到髌韧带，增加股四头肌的收缩力臂，同时还可保护膝关节的深层组织，保护股四头肌不受摩擦力的损害。

膝关节是运动损伤最多的部位，包括：①膝关节骨折：股骨髁上骨折；胫骨结节骨折；胫骨髁间骨折、胫骨平台骨折等；②韧带损伤：前后交叉韧带损伤、内外侧副韧带损伤、半月板损伤、髌腱断裂等。

膝关节损伤无论是手术治疗还是非手术治疗，都可能引起膝关节粘连，影响膝关节的功能，其影响程度更甚于其原发病，所以膝关节损伤或手术后的康复治疗更为重要。膝关节损伤及术后康复的早期应以关节活动度为重点。在安全及手术情况允许的前提下，尽快恢复膝关节全范围的屈伸功能，以及髌骨关节的正常活动度。这样才能有效避免损伤或手术后出血机化形成瘢痕，造成关节内粘连，或长期制动造成关节周围肌肉肌腱韧带的挛缩，使关节活动度受限。并且相互影响加重关节的僵直，产生严重的伸屈受限，导致运动功能下降甚至丧失。

一、膝部骨折

膝关节附近可能因创伤等原因造成多种骨折，本章主要介绍常见的髌骨及胫骨平台骨折的运动康复。

(一)髌骨骨折

1.概述

髌骨是人体最大的籽骨,有保护膝关节和增强股四头肌的肌力的作用。髌骨骨折约占全身骨折的1.05%,多发生于30～50岁的成年人,儿童极少见。肌肉拉力和直接暴力是髌骨骨折的主要骨折成因,其中肌肉拉力所致骨折居多占60%左右。发生于直接暴力者多为星形、粉碎性骨折,而肌肉拉力所致髌骨骨折者,多为横行骨折。

(1)临床表现与诊断:髌骨骨折者髌前可见青紫、肿胀,严重者可有水泡,局部压痛,骨折移位者可触及骨折间隙或阶梯状,患侧膝关节屈伸障碍。髌骨位置表浅,诊断根据外伤史和局部理学检查结果多不困难,X线摄片可进一步明确骨折的类型、移位情况及程度、关节面有无碎片以及膝关节腔内有无碎骨折片等。此外常规的正侧位X线片不易诊断髌骨纵行骨折,对可疑者应摄髌骨轴位片,有时还需摄健侧髌骨X线片,用以鉴别髌骨边缘骨折与副髌骨。骨折者有压痛,且多为一侧,而副髌骨多发生在髌骨的外上角,无压痛,边缘光滑,多两侧对称存在。

(2)分型:髌骨骨折的Rockwood分型,Ⅰ型:无移位骨折;Ⅱ型:横断骨折;Ⅲ型:下部或下极骨折;Ⅳ型:无移位的粉碎骨折;Ⅴ型:移位的粉碎骨折;Ⅵ型:垂直骨折;Ⅶ型:骨软骨骨折。

(3)骨科治疗:髌骨骨折属于关节内骨折,因此其治疗的关键是恢复关节面的平整,加之非手术治疗,不利于膝关节的功能康复,故多需切开复位内固定。非手术治疗仅适用于无移位的髌骨骨折和一些骨折分离小于3 mm且关节面移位小于2 mm者。常见的非手术治疗方法有抱膝圈固定法和石膏外固定法等。

2.髌骨骨折的运动康复

膝关节长时间固定可致关节内外粘连、韧带挛缩等而影响关节功能的康复。对于非手术治疗者尤应注意定期复查,争取尽早去除外固定,进行膝关节运动治疗;对于内固定不十分可靠而辅助外固定者也应在骨折有一定程度愈合后及早去除外固定,行膝关节运动治疗;对于克氏针张力带固定者,可因克氏针尾顶于皮下影响膝关节活动,甚至顶破皮肤而继发感染,因此也应定期复查,待骨折愈合后及时取出内固定,以利膝关节运动治疗。一般非手术治疗者外固定4～6周,钢丝环扎固定或横U形钢丝固定等辅助外固定3周,张力带钢丝固定者术后可早期活动膝关节,其中以松质骨螺钉加张力带螺钉固定较可靠,可允许较早进行全膝关节活动范围运动治疗。值得注意的是,髌骨骨折均有不同程度髌前筋膜和/或髌旁腱膜的损伤,手术中应注意修复,术后运动治疗也应考虑这些结构的愈合程度。

(1)石膏固定非手术治疗:髌骨骨折的非手术治疗主要是长腿石膏固定。

1)骨折后6～8周内:主要是石膏固定期,主要运动训练是,活动石膏为固定关节,行踝泵训练。股四头肌、腘绳肌等长收缩训练。侧抬腿练习,可能因石膏托太重无法完成,30次/组,2～4组/天,组间休息30秒。

根据骨折的情况及固定方式的不同,石膏托一般需固定6～8周,过早屈伸可能造成骨折移位或延迟愈合,根据骨折愈合情况逐步开始负重及平衡功能训练,注意保护。

2)石膏去除～伤后3月:根据专业医师开始膝关节屈伸练习。①CPM运动:在专业人员指导下进行,从无或微痛范围内开始进行,30～45分钟/次,1～2次/天,练习后即刻冰敷20～30分钟;②坐位加压垂腿:适用于0°～95°,至极限处保持10分钟,1次/天;③仰卧垂腿;④坐位抱腿。以上练习顺序进行,每次角度稍有进步即可。注意,畏痛不前2周角度无进展即可造成关节粘连。因此,必须循序渐进,逐渐增大屈曲角度。

经 X 线复查后，决定是否开始主动屈伸练习并加强练习，以强化肌力及关节灵活性。后期可逐步开始肌力练习，如直抬腿练习，钩腿练习，前后、侧向跨步练习，提踵练习等。

3）伤后 3 个月后逐步开始静蹲练习，患侧单腿蹲起练习，台阶前向下练习等，注意，此期间的髌骨骨折愈合尚不够坚固，故练习应循序渐进，不可勉强或盲目冒进，必要时可带护膝保护，参见本章第一节相关内容。

(2)张力带固定手术治疗。①手术当天：麻醉清醒后开始踝泵及股四头肌、腘绳肌的等长训练。在不增加疼痛的情况下可能多做，大于 1 000 次/天。②术后第 2 天：拔出引流条后可扶拐下地行走，开始侧抬腿、后抬腿练习。开始负重及平衡练习，5 分钟/次，2 次/天，至可轻松完成患腿单足站立，才可开始使用单拐(健侧负重)。如单腿站立 1 分钟无明显不稳，行走方可逐步脱拐。③术后 1 周：由专业医师开始膝关节的屈伸练习，先 CPM 被动运动，再开始主动运动，如坐位垂腿、仰卧垂腿练习，每次角度稍有进步即可，一般术后 3 个月膝关节被动屈曲角度与健腿完全相同即可，注意屈伸训练后即刻冰敷，练习结束后 30 分钟疼痛消退至练习前的程度，练习必须循序渐进，逐渐增加屈曲角度。④术后 6 周～3 个月：随屈曲角度的增大开始坐或卧位的抱膝练习，直抬腿练习、钩腿练习、前后及侧向跨步练习、提踵练习。⑤术后 3 个月：可视骨折愈合情况决定训练方式及强度。如仰卧牵伸、保护下全蹲、静蹲练习、患侧单腿蹲起练习，台阶前向下练习等。

(二)胫骨平台骨折

1.概述

胫骨平台是膝的重要负荷结构，一旦发生骨折，一旦发生骨折，使内外平台受力不均，将产生骨关节炎的改变，由于胫骨平台内外侧分别有内、外侧副韧带，平台中央有胫骨粗隆，其上有交叉韧带附着，当胫骨平台骨折时，常发生韧带及半月板的损伤。胫骨平台骨折的治疗以恢复关节面的平整和韧带的完整性，保持膝关节活动为目的。

2.手术后康复

手术后患腿抬高放于枕头上，足尖向正上方，不能歪向一边，膝关节下方应空出，使膝关节处干过伸位，不得用枕头将腿垫成微弯位置。

(1)手术当天：踝泵练习、股四头肌及腘绳肌等长收缩练习，在不增加疼痛的前提下尽可能多做。大于 1 000 次/天。

(2)术后 1～7 天：如疼痛不明显可开始直抬腿练习以避免腿部肌肉过快萎缩，疼痛明显则可推迟数天。①直抬腿练习；②侧抬腿练习：10 次/组，10～15 秒/次，每次间隔 5 秒，4～6 组/天。③后抬腿练习：30 次/组，4～6 组连续，组间休息 5 秒，4～6 组/天。

(3)术后 1 周～3 周：由专业医师操作开始膝关节屈曲 CPM 训练，从无或微痛范围开始，逐步增加角度，30～45 分钟/次，1～2 次/天，练习后即刻开始冰敷。①髌骨松动术：髌骨的活动度，在很大程度上影响了膝关节的活动度，对髌骨活动度差的患者拆线后开始，手指指腹或掌根推住髌骨边缘，向上、下、左、右方向缓慢用力推动髌骨，每方向 20 次，2～3 次/天，可于屈曲练习前进行。②仰卧垂腿、坐位抱腿练习。③仰卧牵伸、保护下全蹲练习。

按以上练习顺序进行，每次角度稍有进步即可，一般术后 3 个月膝关节被动屈曲角度与健腿完全相同即可，进度过快将影响骨折的愈合生长。屈曲过程中的疼痛属于正常现象，一般以练习后 30 分钟疼痛消退至练习前的程度，即不会对组织造成影响。

(4)术后 4～6 周：根据专业医师的建议开始膝关节的伸展练习，伸展练习中肌肉及后关节囊的牵拉感及轻微疼痛为正常，不可收缩肌肉对抗，应完全放松。练习中采用的负荷重量不宜过大，应无明显疼痛，患膝应放松，持续至30分钟有明显牵拉感为宜。练习过程中不得中途休息，否则将影响效果。如坐位伸膝练习。

(5)术后6～12周：开始负重练习，必须经过X线检查，在骨折愈合程度允许的前提下才能进行。术后6周由1/4体重→1/3体重负重，术后8周→1/3体重，10周1/2体重→2/3体重，12周4/5体重→100%体重逐渐过渡。可在踩秤上进行量化，逐步增加负重量，5分钟/次，2～3次/天。①并逐步开始前后、侧向跨步练习、提踵练习、静蹲练习、患侧单腿蹲练习、台阶前向下练习。②肌力练习：术后10周根据专业医师建议开始，如钩腿练习、抗阻伸膝练习。

二、膝部韧带损伤

膝关节周围缺少肌肉保护，其稳定性主要依靠周边韧带来维持。由于膝关节活动度大，且承受身体的重量，运动中若受暴力冲击，便很容易损伤韧带。各条韧带的损伤症状及治疗有轻微的不同，同一暴力事故有可能损伤多条韧带。关节镜微创手术下重建前后交叉韧带是目前改善膝关节前后交叉韧带断裂后不稳的根本方法，而术后的运动康复干预是确保手术效果、促进关节恢复到损伤前的运动功能水平的关键。本节以前后交叉韧带的关节镜术后为例介绍运动康复的方法。

(一)前交叉韧带(ACL)的术后康复计划

膝关节前交叉韧带的功能是防止膝过伸和防止胫骨前移，对抗内外翻应力，防止膝关节过度内外旋，故ACL损伤常见于减速性外翻旋转损伤和膝关节过伸的运动状态，目前对ACL断裂主张手术治疗。对ACL重建术后康复的方法一直存在争议，焦点在于膝关节在日常生活活动、康复训练和运动负荷时，移植韧带可能受到多大应力的影响。术后早期，移植韧带承受的应力较大，会对移植韧带固定、重塑和成熟产生生物学影响。术后康复计划设计与实施，要求首先注意既要尽可能早地进行关节伸屈运动，防止关节粘连和挛缩，又保护移植韧带在膝运动时不受牵拉。康复训练计划依据膝运动解剖与生物力学特点，有针对性地解决膝关节功能运动、肌萎缩、股骨、胫骨相对滑动和滚动对移植韧带的牵拉等问题。

1.术后第1～2周

(1)支具制动及负重：在休息时必须锁定于完全伸直位。在支具完全伸直位保护下，撑双拐可根据耐受情况行部分直至完全负重。

(2)肌力训练：股四头肌、腘绳肌、髋内收肌等长收缩，每天2次，每次15分钟。

(3)活动度训练：用外力施加于髌骨的外侧，推移髌骨向内侧1～2 cm，进行髌骨内推训练，每天2次，每次15分钟。

2.术后第3～4周

(1)肌力训练：直腿抬高，腘绳肌抗阻收缩；提踵训练：并腿，前足掌着地负重，后跟离地，每天2次，每次15分钟。

(2)关节活动度训练：膝关节全范围被动活动(膝关节屈曲角度每天增加15°，至膝关节屈曲≥120°)。坐位顶墙屈膝关节练习：坐位，上身正直，患侧足尖顶墙以固定不使脚移动，缓慢移动身体以增加屈膝角度，至感到疼痛处保持10分钟，待疼痛减轻后继续加大角度，适用于早期屈曲约60°～100°每天2次，每次30分钟；仰卧位垂腿练习。

(3)本体感受器训练：采用固定自行车架，主动锻炼膝关节的屈伸活动及股四头肌、小腿三头肌、腘绳肌肌力，每天 2 次，每次 15 分钟。

3.术后第 5～8 周

(1)支具制动及负重：休息时必须锁定于膝关节屈曲 10°位。用支具有膝关节在屈曲 10°保护下完全负重。

(2)肌力训练：戴支具直腿抬高；膝关节屈曲 10°～45°，每天 2 次，每次 15 分钟。

(3)关节活动度训练：被动活动膝关节 10°～90°，每天 2 次，每次 30 分钟。

(4)本体感受器训练：采用固定自行车架，主动锻炼膝关节的屈伸活动(患侧单腿蹲起练习，必要时可双手提重物以增加训练难度)及股四头肌、小腿三头肌、腘绳肌肌力；平衡板或软垫(单腿，支具限制活动 0°～45°)每天 2 次，每次 15 分钟。

4.术后第 9～12 周

(1)支具制动及负重：去除支具，但行走时避免膝关节过伸。

(2)肌力训练：膝关节在屈曲 0°～45°，每天 2 次，每次 15 分钟。

(3)关节活动度训练：膝关节全范围被动活动(0°～150°)，俯卧牵伸膝关节练习，俯卧位，双腿自然伸展，用长毛巾或宽带子系于踝关节处，以便于牵拉，使膝关节屈曲，至感到疼痛及大腿肌肉有明显牵拉感处保持 5～10 分钟，待疼痛减轻后继续加大角度，可有他人帮助完成，但绝对禁止使用暴力，适用于屈曲约 100°～135°，每天 2 次，每次 15 分钟。

(4)本体感受器训练：采用固定自行车架，主动锻炼膝关节的屈伸活动及股四头肌、小腿三头肌、腘绳肌肌力；平衡板(单腿，支具限制活动 0°～45°)或在软垫上慢跑，每天 2 次，每次 30 分钟。

(5)肌肉活动性训练：侧向踏台阶每天 2 次，每次 15 分钟。

5.术后第 13 周～6 个月

(1)肌力训练：0°～45°半蹲，每天 2 次，每次 15 分钟，逐步过渡到保护下全蹲，图 19-1-20。

(2)本体感受器训练：平衡板或在软垫上慢跑，台阶前向下练习，每天 2 次，每次 15 分钟。

(3)灵活性训练：向前匀速慢跑，每天 2 次，每次 30 分钟。

6.术后第 7～12 个月

(1)本体感受器训练：平衡板，每天 2 次，每次 15 分钟。

(2)灵活性训练：侧向跑、后退跑、前向变速跑，每天 2 次，每次 15 分钟。

(二)后交叉韧带(PCL)的术后康复计划

后交叉韧带起于胫骨平台髁间区后部胫骨骨骺处，止于股骨内髁外侧骨面前部。其向内、上、前方延伸，位于胫骨附着点后部的纤维在股骨附着点处扭转为外侧纤维。PCL 随膝关节的屈曲而逐渐拉紧，其功能是控制胫骨向后移位，防止膝关节过分伸直或屈曲。PCL 术后康复训练应充分考虑到其解剖、生理功能，如负荷训练应在第 6 周负重 25%体重，第 7 周为负重 50%，第 8 周为 75%体重，完全负重应在 3 个月以后。

1.术后第 1～2 周

(1)膝关节支具制动及负重。

(2)患肢肌力训练。

(3)膝关节活动度训练。

具体方法同本节前交叉韧带损伤运动康复。

2.术后第 3～4 周

(1)肌力训练：直腿抬高训练、腘绳肌抗阻收缩；提踵训练：并腿，前足掌着地负重，后跟离地，每天 2 次，每次 15 分钟。

(2)关节活动度训练：膝关节全范围被动活动，根据个体差异的不同，膝关节屈曲角度进度根据实际情况增加，(每天增加膝关节在屈曲 15°内，达到膝关节屈曲≥100°)，每天 2 次，每次30 分钟。

(3)本体感受器训练：固定自行车，每天 2 次，每次 15 分钟。

(4)肌肉牵张训练：外力作用于髌骨，使膝关节过伸位，维持小腿三头肌及腘绳肌一定的张力，每天 2 次，每次 15 分钟。

3.术后第 5～8 周

(1)支具制动及负重：休息时必须锁定于膝关节完全伸直位，在支具保护下完全负重。

(2)肌力训练：戴支具直腿抬高，膝关节屈曲 10°～45°，每天 2 次，每次 15 分钟。

(3)关节活动度训练：膝关节被动活动，被动屈曲角度达 110°～120°，每天 2 次，每次30 分钟。

(4)本体感受器训练：采用固定自行车架，主动锻炼膝关节的屈伸活动及股四头肌、小腿三头肌、腘绳肌肌力；平衡板或软垫(双腿-单腿，支具限制活动 0°～45°)每天 2 次，每次 15 分钟。

(5)肌肉牵张训练：外力作用于髌骨，使膝关节过伸位，维持小腿三头肌及腘绳肌一定的张力，每天 2 次，每次 15 分钟。

(6)步态训练：力求达到正常步态行走。

4.术后第 9～12 周

(1)支具制动及负重：12 周时根据复查情况决定可否去除支具。

(2)肌力训练：坐位抗阻伸膝，可使用沙袋等为负荷进行练习，每天 2 次，每次 15 分钟。

(3)关节活动度训练：膝关节全范围被动活动，被动屈曲角度达 120°～130°，可使用俯卧牵伸以强化膝关节活动度，每天 2 次，每次 15 分钟。

(4)本体感受器训练：采用固定自行车架，主动锻炼膝关节的屈伸活动及股四头肌、小腿三头肌、腘绳肌肌力；平衡板(单腿，支具限制活动 0°～45°)或在软垫上慢跑，每天 2 次，每次 30 分钟。

(5)肌肉活动性训练：侧向踏台阶，每天 2 次，每次 15 分钟。

5.术后第 13 周～6 个月

(1)肌力训练：膝关节屈曲 0°～45°，每天 2 次，每次 15 分钟。

(2)本体感受器训练：平衡板训练，每天 2 次，每次 15 分钟。

(3)灵活性训练：向前匀速慢跑，每天 2 次，每次 30 分钟。

6.术后第 7～12 个月

(1)本体感受器训练：平衡板，每天 2 次，每次 15 分钟。

(2)灵活性训练：侧向跑、后退跑、前向变速跑，每天 2 次，每次 15 分钟。

(张超健)

第六节　踝部损伤的运动康复

踝关节由胫、腓骨下端的关节面和距骨滑车连接而成。关节囊附着于各关节面的周围，两侧有韧带加强，人体负重最大的关节，主要运动是围绕横轴的跖屈，背伸活动，围绕纵轴的内旋、外展活动及围绕矢状轴的内翻和外翻活动。

踝关节常见损伤的包括：①骨折：根据骨折、距骨骨折、跖骨骨折等；②软组织损伤：内外侧副韧带断裂、跟腱损伤或断裂、跟腱挛缩等。

一、踝部骨折

踝部骨折多见于青壮年，男性多于女性，约占全身骨折的4.2%，居关节内骨折之首，主要由间接暴力所致。根据解剖部位可分为单踝骨折、双踝骨折和三踝骨折。在所有踝部骨折中，单踝骨折（内、外踝孤立性骨折）占2/3，双踝骨折占1/4，三踝骨折占踝部骨折的7%左右，而开放性骨折约占2%。

（一）概述

1.临床表现与诊断

患者踝部肿胀，皮下淤血，可有内翻或外翻畸形，局部有压痛，严重者可出现开放性骨折脱位，踝关节功能障碍。诊断根据外伤史和局部理学检查结果多不困难。X线摄片可进一步了解骨折的类型、有无移位及移位的方向和程度。值得注意的是，对于踝部骨折，详细地了解受伤史，对于明确受伤机制极为重要

2.骨科治疗

(1)非手术治疗：①外踝骨折轻度移位或无移位，且不伴内踝骨折的AO-A型骨折石膏外固定6～8周；②稳定的B型骨折。

(2)手术治疗：①外踝骨折移位不稳定、外踝闭合复位失败或伴随内踝垂直骨折且胫骨后踝内侧骨折以及踝关节内侧关节面嵌压骨折的AO-A型骨折可行切开复位内固定；②不稳定B型骨折；③AO-C型骨折均为不稳定骨折，都需手术治疗。

(3)常用的内固定方法：踝部骨折的常见内固定方法有松质骨螺钉内固定、张力带钢丝内固定及接骨板内固定等。

（二）踝部骨折的术后运动康复

踝部骨折是关节内骨折，所以复位要求正确，固定要牢固，还要做早期功能锻炼。

1.术后0～2周

根据损伤及手术特点，为使踝关节可以愈合牢固，有一些患者需要石膏托或直具固定2～4周。

(1)术后1～3天：活动足趾、开始直抬腿练习。

(2)术后1周：开始膝关节屈曲练习、膝关节伸展练习、开始腿部肌力训练。

2.术后2～4周

如果患者没有石膏固定，即可开始下述练习，如果踝关节有石膏固定，经专科医师检查后，去除石膏或支具练习踝关节的活动，练习后继续佩戴石膏或支具。

(1)开始踝关节主动关节活动度练习：主动屈伸和内外翻踝关节，缓慢、用力、最大限度，但必须在无痛或微痛范围内。练习前热水泡脚20～30分钟，以提高组织温度改善延展性，加强练习效果。

(2)被动踝关节屈伸练习：逐步开始被动踝关节屈伸练习，逐渐加力，并增加关节活动度，在2～3个月内使踝关节的活动度达到健侧相同。

(3)被动踝关节内外翻活动度练习:必须在无痛或微痛范围内,并逐步增加角度和活动度。

3.术后 4～8 周

根据 X 线检查结果,拆除石膏或支具固定,由专业医师决定是否开始与下肢负重有关的练习。

(1)开始踝关节及下肢负重练习:前向跨步练习、后向跨步练习、侧向跨步练习。

(2)强化踝关节周围肌肉力量:抗阻钩腿、抗阻踝内翻练习、抗阻踝外翻练习、坐位垂腿钩脚练习。

4.术后 8 周

加强踝关节及下肢各项肌力练习。如静蹲练习,提踵练习,台阶前向下练习。强化踝关节活动度。

注意此期,踝关节骨折愈合尚在生长改建,故练习及训练应循序渐进,不可勉强或盲目冒进,注意练习时安全,绝对避免再次摔倒。

二、踝部韧带损伤

跟腱是人体里最强大的肌腱之一,在剧烈运动如足球运动员射门、跟腱处于紧张的状态下,容易造成跟腱断裂。跟腱断裂多采用手术切开缝合跟腱,并术后行踝关节跖屈位石膏固定,让跟腱组织愈合。下面简单介绍跟腱断裂缝合术后康复方案。

(一)术后 0～4 周

根据损伤及手术特点,为使跟腱愈合牢固,石膏托一般需佩戴 4～6 周。

1.手术当天

麻醉清醒后开始活动足趾,如疼痛不明显,可尝试收缩股四头肌,即大腿肌肉绷紧及放松,在不增加疼痛的前提下尽可能多做,大于 500 次/天。

2.术后 1 天

活动足趾:用力、缓慢、尽可能大范围地活动足趾,但绝对不可引起踝关节的活动。5 次/组,1 组/小时,并行股四头肌等长练习。

3.术后 2 天

继续上述练习,并可扶双拐患腿不着地行走,但只限去卫生间等必要活动。逐步开始直抬腿练习。

(二)术后 4～12 周

根据跟腱实际愈合情况,由专业医师于 4 周将石膏托截短至膝关节以下。注意,除练习时取下石膏托,其余时间仍然需要佩戴以保护跟腱。

(1)踝关节被动运动:由专业医师检查后开始被动开始踝关节的屈伸和内外翻运动,必须在无痛范围内进行,注意不要过度牵拉可能造成不良后果。

(2)开始膝关节屈、伸练习。

(3)开始腿部肌力练习:卧位及立位钩腿练习,坐位抗阻伸膝练习。

(4)术后 5 周:开始被动踝关节屈伸练习,踝关节内外翻练习。

(5)术后 6 周:去除石膏,开始穿垫高后跟的鞋逐渐负重和恢复行走,以硬纸板剪成鞋后跟大小,垫在鞋后跟内 3 cm 左右,开始扶拐行走,2～3 天撤掉一层纸板,2～3 周撤完,过渡到穿平底鞋行走。

(6)术后 7 周:开始静蹲练习,抗阻钩腿、抗阻绷腿练习。

(7)术后 8 周:力求达到正常步态行走,继续加强踝关节周围力量,强化下肢肌力。

(三)术后 3 个月

开始由慢走过渡到快走练习。并开始提踵练习。

(1)保护下全蹲,台阶前向下练习。

(2)术后 6 个月开始恢复运动。

(张超健)

第七节 骨质疏松症的运动康复

一、骨质疏松症的运动康复原则

(一)运动对骨代谢的有益作用

(1)运动训练增强背肌肌力,有助于支持脊柱和防止脊柱椎体楔形改变。从而预防和矫正脊柱后凸畸形和减轻疼痛的症状。

(2)运动训练促进骨形成和重建,增加骨强度,减少因骨脆性增加而引起的骨折。

(3)运动增强肌力,提高关节的灵活性,增加耐力,改善运动器官的协调性,防止因跌倒发生的骨折。

运动训练对预防骨质疏松症、甚至有少量骨量丢失的人群,在促进骨健康的作用上是有价值的。对于骨密度不低的患者,可以训练易发生骨折的部位。

(二)骨质疏松症的运动方式的选择

1.有氧运动

如慢跑、快走和登台阶等。有氧运动可直接起到刺激骨形成和抑制骨吸收的作用。

2.肌力的训练

推荐进行以较轻承重为主的综合运动方案,可增强附着骨骼上的肌肉群。患者做变换坐、起的动作,可影响骨表面曲度所施加的负荷,它与骨的重建有关,因此运动增加凸面面积能刺激成骨细胞活性,增强骨质疏松骨骼承受应激的能力。当然这些运动要根据个体潜在能力,应从最小负荷开始并逐渐增加,以使患者有足够的时间来适应。

渐进抗阻运动能达到增强骨健康和改善功能的作用,但只适于无骨折的骨质疏松症患者。渐进抗阻运动对增强肌力和增加骨密度的作用,要比耐力运动产生的效果大。髋关节的抗阻运动可增加大转子的骨密度,但对股骨颈没有效果。

3.平衡和灵活性训练

平衡和灵活性训练是预防跌倒的重要运动方式,如体操、舞蹈、太极拳等。文献报道进行太极拳运动大约减少 47%的跌倒发生率,尤其防止髋部骨折的发生率大约为 25%。骨密度很低和有多发性骨折的患者,需要有肌肉对骨骼的保护作用,应进行增强肌力、提高平衡能力和灵活性的运动训练,但要避免脊柱屈曲的活动。对于骨密度明显降低,而且肌肉无力和有平衡障碍的患者,运动训练加强协调和平衡能力,使其骨密度升高和肌力增强,可预防跌倒。

(三)骨质疏松症的运动强度

运动强度因不同个体和骨质疏松的不同程度而有差异。运动强度逐渐增加才能使骨强壮。运动负荷应在骨能承受的机械应力范围之内。低水平运动有维持骨密度作用,高水平运动可增加骨量以适应新的环境。最小量的适宜运动类型,刺激成骨细胞的作用可达24～48小时。骨量与作用在骨骼上的肌肉量有密切关系,因此运动方案应针对增加肌力的运动,进而转变成增加肢体的骨量。中等强度运动可减少骨丢失,承重运动在维持骨量中是最有效的运动方式,运动引起的牵拉作用必须直接作用在骨骼部位上才有效。运动引起功能改善有其生物学的限度,达到此限度时,在增加运动强度将收效甚微。

(四)骨质疏松症的运动康复原则

运动治疗是骨质疏松症患者康复计划的主要部分,应考虑4个基本原则。①渐进性原则:为避免产生劳损或继发骨折,训练应循序渐进、逐渐增加负荷;②持续性原则:如果训练计划中断,运动刺激停止,已取得的效果不能继续巩固和改善,训练的效果将逐渐消失;③个性化原则:运动疗法的时间和强度应个人差异而定。如骨量基本正常的患者,应选择使易发生骨折的部位承受应力运动;骨量低下或伴有多发性骨折的患者,在进行运动治疗时,应避免涉及脊柱屈曲的运动;④减少回复原则:对训练所取得的功能改善有生物学的最高限度。当接近这一限度时,要再得到较小的改善就需要更大的努力。

二、骨质疏松症患者的运动康复

运动方案是骨质疏松症治疗的重要组成部分,应根据患者的骨质疏松程度和引起骨折的情况划分治疗组,以女性为例,依据骨量丢失的多少,将Ⅰ组(正常骨量)、Ⅱ组(骨量低下)、Ⅲ组(骨质疏松症),针对不同分组设计运动疗法方案。

常用运动方法。①被动运动:借助外力使身体各部分进行被动活动,以维持或增强关节活动范围;②辅助主动运动:肌力较差者,在旁人或器械帮助下完成运动,以增强肌力和维持关节活动范围;③主动运动:肌力在Ⅲ级以上,自己进行抗重力运动,保持关节活动能力,改善协调运动;④抗阻运动:包括徒手和器械抵抗增强肌力。

(一)Ⅰ组运动疗法

1.牵伸练习

坐位,肩外展90°,手置头后维持30秒,重复15次;上述时间增至1分钟,头上伸展结合深呼吸。

2.背伸展强化练习

俯卧或坐于椅子上,逐步过渡到俯卧位由治疗师示范指导,在家治疗,每天1次或每周3～5次,进行抗阻训练。

3.腹肌等长强化练习

仰卧、双膝屈曲、双腿抬高至髋,膝屈曲90°,然后降低,使背始终保持平坦。髋膝处于90°位,渐渐使腿完全伸直。

4.上肢强化练习

戴一1～1.8 kg治疗带,中等阻力,俯卧撑。

5.负重于下肢强化练习

行走、慢走/跑、低有氧训练、阶梯有氧训练、每次30分钟,每周3～5次挤压小腿。

6.平衡训练与转移技术

示范非支撑性站立平衡、非支撑性单腿站立>30 秒、预防跌倒计划。

(二)Ⅱ组运动疗法

(1)牵伸练习。

(2)背伸展强化练习:开始一坐于椅子上,逐步至俯卧位,在抗阻装置上持续练习,由治疗师监督,缓慢增加,每天 1 次或每周 3～5 次抗阻练习。

(3)腹部等长强化练习(见图 12-55):仰卧,一膝屈,另一腿伸直,直腿抬高 10 cm,维持 10 秒,做 15 次,可坐或站并收缩腰肌和骨盆肌。

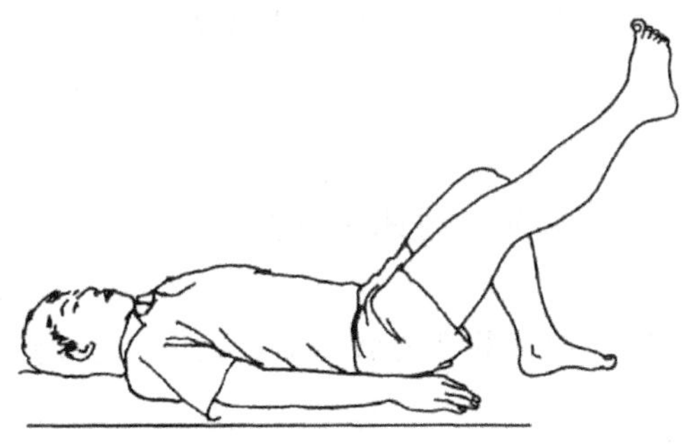

图 12-55 腹部等长强化练习

(4)上肢强化练习(见图 12-56):用 0.5～1 kg 治疗带,中等阻力,推离墙,手泥墙练习。

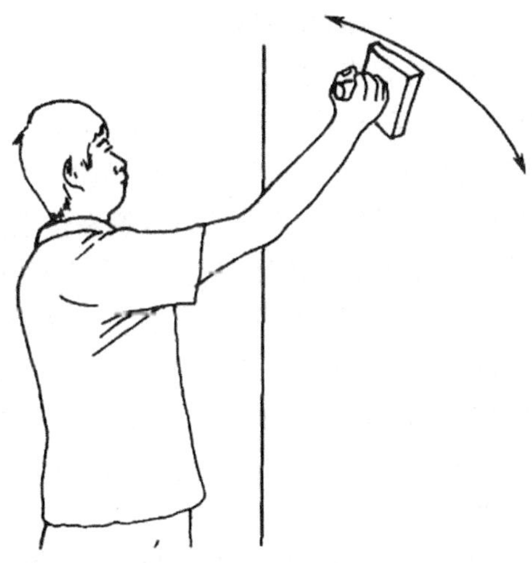

图 12-56 手泥墙练习

(5)负重于下肢强化练习:步行,低影响有氧训练,阶梯有氧训练每次 30 分钟,每周 3～5 次,股四头肌等长练习,同时行踝泵训练。

(6)平衡训练与转移技术(见图 12-57):指导适当的转移活动,考虑髋保护。如需要可用适当的辅助器具,行步态训练。

(7)姿势矫正:同Ⅰ组,用腰围或 PTS 可能有益。

(8)疼痛控制:休息、热裹法,冷裹法,经皮神经电刺激(TENS)、姿势训练支撑(PTS)可能有益,腰围或胸腰骶矫形器(TLSO)、药物、心理支持。

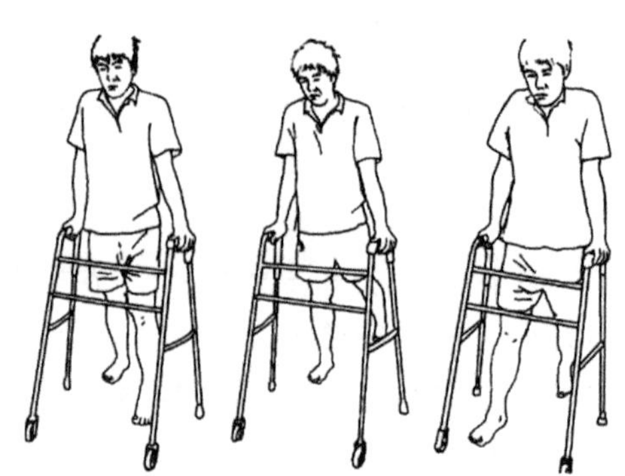

图 12-57 平衡训练与转移技术

(三)Ⅲ组运动疗法

(1)牵伸练习。

(2)背伸展强化练习:由治疗师示范逐步至有监督的轻抗阻练习,缓慢增加,至家庭治疗练习。

(3)腹等长强化练习:坐或站,收缩腹肌与骨盆肌,维持 30 秒,重复 15 次,如条件许可,可仰卧做上述活动,骨盆倾斜。

(4)上肢强化练习:助力 ROM 练习,监控的抗阻棒练习,对姿势性低血压,行手泥墙动作练习。

(5)下肢负重强化练习:水浴治疗,步行,股四头肌等长练习,对等长性低血压行踝泵。

(6)平衡训练与转移技术:同Ⅰ组,目的为单腿站立 15 秒,如需要,用适当的辅助器具步态训练,监控的转移活动——床、椅、厕所、盆等,考虑髋保护。

(7)姿势矫正:同Ⅰ组,但可需要 TLSO 或造模的人体背心。

(8)疼痛控制:同Ⅱ组,可能需要关节面和/或肋间神经阻滞。

(9)在此基础上,合并骨折的运动康复:主要分为急性期和慢性期。

1)急性期:指急性腰背疼痛,伴有新的椎体压缩骨折。①开始 1～2 周内,主要是卧床休息,并可根据病情的情况进行适当的四肢肌力训练;②四肢肌力训练:从急性发作开始,随症状缓解逐渐加量,包括上肢、下肢、腰背肌等长训练。③从 3～4 周开始,进行治疗性体操和平衡杠内步行训练,一般每天一组,每套各完成 10 次,疼痛加重时停止治疗复查。并可进行起立床训练,逐渐适应体位变化。先从斜床 45°开始,每天 3 次,每天增加 15°,每次 15 分钟,交替增加直至 90°,维持 30 分钟,即可练习下地行走。

2)慢性期:强调患者在日常生活中正确的躯体姿势和运动方法,禁止对椎体造成破坏的错误训练。长期卧床者,早期以被动运动为主,可作卧位等长收缩运动,每天 2～4 组,每组 5～8 次。扶拐后主动辅助训练,逐渐过渡到步行。大部分骨质疏松症患者,以主动步行为主,适当作抗阻运动。

(四)禁忌的运动

在进行运动的同时要注意一些禁忌的运动,应避免剪力作用运动引发骨折。

(五)生活注意事项

骨质疏松症的最严重后果是骨折,尤以髋部骨折为甚。根据临床观察,在生活细节上加以注意,可减少骨折的发生。如 40 岁以上者应避免从事太激烈、负重力太大的运动;尽量减少服用引起眩晕和定向障碍的药物；上下楼梯要手扶栏杆，逐级行走，勿在行走中谈话和看书报；厨房和浴室地面要保持干燥；地毯要平整，地面要防滑。此外，应积极预防和治疗相关疾病如视觉器官和肌肉疾病。

（张超健）

第八节 截肢后的运动康复

截肢后康复是康复医学的一个重要内容。截肢多由于严重创伤、血管疾病、恶性肿瘤等原因所致。截肢后康复的主要目的是尽可能地重建丧失的肢体功能，防止或减轻截肢对患者身体健康和心理活动造成的不良影响。截肢后的康复由外科医师、康复医师、假肢师、康复治疗师、患者及患者家属共同合作完成，是手术、假肢装配和康复治疗密切结合的统一过程，其中康复治疗是贯穿整个康复过程的重要内容，它不但影响着手术及假肢的效果，也对患者的功能恢复起着重要作用。

一、截肢后运动功能的评价

（一）全身状况

包括患者年龄、性别、截肢日期、原因、部位、截肢水平、术后伤口处理、精神状况、家庭及工作情况、经济情况等。目的是判断患者能否安装假肢，能否承受穿戴后康复训练及能否有终身穿戴假肢的能力。

（二）残肢的评定

1.区别理想假肢与非理想假肢

理想假肢是指残肢要有一定长度，残肢无畸形，关节活动度正常，皮肤软组织条件良好，皮肤感觉正常，肌力正常，无幻肢痛及残肢痛。非理想假肢是相对于理想假肢而言，其残肢不能完全满足理想假肢的条件，给假肢安装带来困难，一部分非理想假肢穿戴假肢后代偿功能发挥不理想，而且一部分非理想假肢影响穿戴或根本不能穿戴。对于这些非理想假肢就需要采取各种康复手段创造穿戴假肢的条件，使之成为理想残肢。

2.评定内容

残肢的状况对假肢的安装和佩戴假肢后的代偿功能有直接的影响，理想残肢穿戴假肢后，经过一段时间的康复训练会有很好的代偿功能，具体评定内容如下。

(1)残肢的外形：以圆柱形为最佳，而非圆锥形。残肢外形的不良会影响假肢接受腔的穿戴。

(2)关节活动度：上肢的肩、肘关节活动度受限直接影响上肢假肢的功能，下肢的髋、膝关节活动度受限，对下肢假肢的代偿功能也会产生不良影响，甚至不能穿戴假肢。

(3)残肢畸形：残肢畸形直接影响接受腔的适配，大腿截肢的髋关节屈曲外展畸形，小腿截肢的膝关节屈曲畸形是最常见的两种畸形，一般均与截肢手术后不良体位及未进行早期康复训练有关。

(4)皮肤情况：是否存在溃疡、瘘管、瘢痕等，注意皮肤松弛度，尤其是皮肤血运和皮肤的神经营养状况更为重要。

(5)肌力评定:肌肉力量强弱对假肢配戴和功能发挥十分重要。对于上肢截肢,残存肌肉的多少及其产生的肌电信号,是判断能否佩戴肌电假手的重要依据。

(6)残肢长度:它对假肢种类选择、残肢对假肢的控制能力、悬吊能力、稳定性、步态和代偿功能等有着直接的影响。

(7)疼痛评定:包括残肢痛,幻肢痛的评定。

(三)其他肢体的评定

其他肢体的状况直接影响截肢术后的康复过程,因其他肢体的功能障碍程度和是否可以进一步改善,这对另一肢体的假肢安装是非常重要的。

二、截肢平面与残肢运动功能

(一)截肢所涉及的诸因素

截肢者的肢体修复和功能重建成是骨科医师和假肢制作师的共同目标。由于长期以来在体制和观念上的问题,使得两个方面很少共同研究,造成了医院的截肢和假肢的装配之间的脱节和分歧。骨科医师、假肢制作师、患者往往是以不同的观点来看待截肢问题的,这是主要的障碍。假肢制作师看到的是他的患者及截肢的问题;患者往往被截肢所吓倒;外科医师把截肢只当作纯外科手术事情。

按照现代康复医师的观点,第一,某些截肢不仅仅是破坏性手术,它同时又是一种建设性手术;第二,截肢手术不是医疗的结果,而是开始。手术后若要恢复功能,就是创造一个新的运动器官,这个器官(残肢)能带动科学制作的假肢,使保留的关节能活动自如,这就需要医师、假肢制作师、患者和家属的合作,把确保伤口Ⅰ期愈合作为唯一的目标。病理学不是确定截肢平面的唯一因素。应考虑的其他诸因素,包括解剖学、外科学、假肢学以及个体的年龄、性别、职业、等社会学的因素。以上每种因素在决定截肢平面时都起一定的作用,但各个截肢者,重点因素有所不同。截肢部位(平面)对假肢装配、代偿功能发挥、患者生活自理、就业能力等直接相关。截肢部位的选择与传统观念相比有了显著的改变,在病情治疗允许的前提下尽可能保留较长的残肢,保证最大地发挥残肢功能。

从假肢装配的角度看,对截肢及残肢有以上几点要求:①残肢原则上应尽量保留长度,保证残肢有足够的杠杆力和良好的控制假肢能力。残肢过短,不但难以装配假肢、保持假肢稳定,而且会增加残肢的肌力负担,影响假肢发挥作用;②残肢关节功能良好,无挛缩畸形,截肢术后要注意肢体放置在正确位置上,尽可能保留关节的活动范围,避免产生关节的挛缩畸形或强直。由于操纵假肢主要是依靠残存关节的活动功能,因此必须进行残肢的功能训练,防止关节挛缩,增加肌力及关节活动范围;③残肢应无痛。如果残肢出现局部的敏感压痛,说明有骨刺或神经瘤等形成;④残肢的皮肤健康平整、耐磨,无大片的皮肤瘢痕,无窦道溃疡及其他皮肤疾病,这样就能保证残肢能够受各方面的压力和摩擦。

(二)上肢截肢部位的选择

上肢截肢根据截肢平面不同,分为部分手截肢、腕关节离断、前臂截肢、肘关节离断、上臂截肢、肩关节离断或肩关节周围截肢术等。

1.肩关节离断或肩关节周围截肢

肩部截肢,除了肩关节离断以外,还有整个肩部截除、肩胛带截肢,其肩胛骨、锁骨及附着其上的肌肉都被截除。由于假肢接受腔的支撑点均被破坏,肩部截肢配戴假肢相当困难,应可能保留肱骨头，达到较好的外观形态，肩部圆的外形同时可增加假肢接受腔的适配范围，有助于肘与手部的活动。

2.上臂截肢

上臂截肢的功能取决于残肢的杠杆力臂长度、肌力和肩关节运动范围。长残肢对悬吊假肢和控制有利，要尽量保留长度。

3.肘关节离断

肘关节离断是理想的截肢部位，这是因为肱骨内外髁部突出，有利于假肢的悬吊及旋转控制。

4.前臂截肢

前臂残肢的长度相当于前臂全长 55%以上者称为长残肢，相当于前臂全长 35%～55%为短残肢，短于 35%者为极度短残肢。前臂中下 1/3 处截肢时，前臂的旋转活动、肘关节的屈伸活动和力量都能基本保留。要尽量保留残肢长度，即使是很短的断端也要保留，残肢越长，杠杆共患难越大，旋转功能保留越多；前臂远端呈椭圆形，假手的旋转功能就可以发挥；保留了残肢肌肉，获得良好的肌电信号，对于装配肌电假手是非常有益的。

5.腕离断截肢

腕关节离断，残肢相对长，其远端膨大。这些有利于桡骨的远端踝部悬吊假肢不需要包容到肘关节，不影响尺桡骨的旋转，安装假肢后可以自己悬腕，缺点外形不好看。

(三)下肢截肢部位的选择

下肢截肢根据截肢平面不同，分为髋离断截肢、大腿截肢、膝离断截肢、小腿截肢、赛姆截肢及足、跟部截肢等。

1.髋离断截肢或半骨盆截肢

髋离断截肢或半骨盆截肢，是一个比较无奈的选择，髋离断截肢能保留股骨头尽量保留股骨头或者部分骨盆截肢时，能保留坐骨支尽量保留坐骨支。这样有利于增加患者坐位和站立位的稳定性，以及保持假肢接受腔外形的对称性。股骨长度应短于坐骨结节平面，便利于安装假肢。

2.大腿截肢

大腿截肢如能保留膝离断截肢尽量保留，如不能保留膝离断，最好在膝上 10 cm 处截肢便于安装假肢，因为选择在膝上 10 cm 以内截肢，虽然残肢长利于发挥，但不利于假肢膝关节的安装。如果残肢极短(坐骨支以下 5 cm)，可能要按照髋离断技术制作假肢。

3.膝离断截肢

膝离断截肢要保留股骨内、外髁。虽然比小腿截肢效差，但比大腿截肢好，因为末端有良好的承重能力，承重力线符合人体生物力线的要求，残肢长度好，能充分操控假肢和发挥原有功能，而且穿脱假肢也比较方便。缺点是假肢接受腔末端膨大，影响外观。

4.小腿截肢

小腿截肢应尽量保持长度，如果患者有特别的要求，选择非常先进的小腿假肢，残肢就不能留得过长，因为有一些运动型的假肢带有减震、扭力等装置，需要残肢离地面 22～25 cm。如残肢极短(膝关节间隙下 5 cm)或者膝关节僵硬畸形者，选择膝离断为佳。

5.赛姆截肢

赛姆截肢要保留踝关节的内、外髁，术后残端距离地面 7 cm 以上。赛姆截肢比小腿截肢好，末端有良好的承重能力，残肢长度好，能充分操控假肢和发挥原有肌能，不影响膝关节的发挥，穿脱假肢也比较方便。缺点是假肢接受腔末端膨大，影响外观。

6.足、跟部截肢

足、跟部截肢术后因肌力不平衡易产生足下垂，内翻畸形。术时应充分考虑屈、伸肌腱的再缝合和移植处理，必要时还应采取部分关节的融合处理。对于足、跟部截肢还应考虑足部的承重能力、假肢的适配及对穿鞋的影响等问题。

三、截肢后的运动康复

(一)术后早期

由于手术切口组织尚未完全愈合，注意维持残肢端于伸展位，防止关节挛缩畸形，可使用支具、石膏托、皮肤牵引保持残端固定于功能位。残端可作适当的包扎以防止肿胀并促进残端的收缩定型。当手术区疼痛缓解后，即可开始床上活动，包括健侧肢体的运动，腹背肌运动和呼吸运动，以防止全身性合并症。上肢术后1～2天可离床活动，下肢术后2～3天练习坐起。若全身情况好，术后5～6天可扶拐离床活动。组织基本愈合时(术后7～14天)应早期开始被动运动和助力运动，以改善残肢关节活动度。手术后当日，大腿截肢者戴着石膏或弹性绷带，坚持大腿加沙袋俯卧位训练，每天数次不等，至少2次，每次20分钟；小腿截肢者在轮椅上使用木板，禁止膝下垫放东西(如枕头等)，或从床边将小腿垂下。大腿截肢者与小腿截肢者，分别作臀大肌和股四头肌的最大力量收缩，保持5～10秒，然后放松5秒，为一个动作单位，连续做10～20个动作单位为一组，每天2～4组。数天后能够下地可进行肌肉强化训练，用双手按压残肢，令患者抬腿做肌肉抗阻训练。

近年来，国际上采用术后立刻安装假肢即截肢手术结束后，麻醉尚未清醒，在手术台上给截肢者装上临时假肢，术后1～2天可下床练习走路或作其他功能训练，这种方法不仅对截肢者心理上有很大的鼓舞，对加速残肢定型，减少幻肢痛和其他痛苦的作用。另外也有采取环境控制治疗法即在手术后将没有任何敷料覆盖的残肢置入一个空气调节器相连的透明气囊中练习走路。容器内压力可以调整变化使残肢收缩定型，达到残肢早日定型的作用。

(二)假肢前期

从切口愈合到安装好假肢这一段时间称为假肢前期。无论何种原因的截肢，都会造成患者全身体能的下降。尽快恢复和增强患者的体能，对于截肢水平较高或双下肢截肢，年老体弱的患者更加重要。单腿站立训练既增加了肌力又训练了平衡，可让患者在平衡杠内面对镜子站立，骨盆保持水平，由双手扶杠到单手扶杠最后双手离杠，延长单腿站立的时间，最后让患者练习单腿跳。在这一阶段，除进行保健性运动外，应强调关节活动度训练和肌力训练，保持正常姿势。肌力训练包括操纵假肢的动力肌、近端关节的固定肌及扶拐行走所必需的肩带肌和伸肘肌等。截肢后由于肢体失去平衡，如果忽略了功能训练，往往会引起骨盆倾斜和脊柱侧凸。若变形一经固定，其安装假肢后的步态步行能力就会有很大的下降。上肢截肢后残肢尽量保持外展及上举的位置和能力。上肢截肢后进行的功能锻炼，以维持关节活动度和增强肌力为主。下肢截肢后进行的功能锻炼包括残肢后伸训练、残肢屈曲训练、残肢内收训练、残肢内收肌力训练、残肢外展肌力训练、残肢屈伸训练、残肢内、外旋动作训练、残肢膝关节屈伸训练。下肢截肢者还应尽早在步行器或平行杠内练习单腿步行和扶拐步行。

(三)假肢安装期

安装好假肢后，在康复医师和假肢技师的指导下根据假肢的功能设计进行操纵假肢的训练。

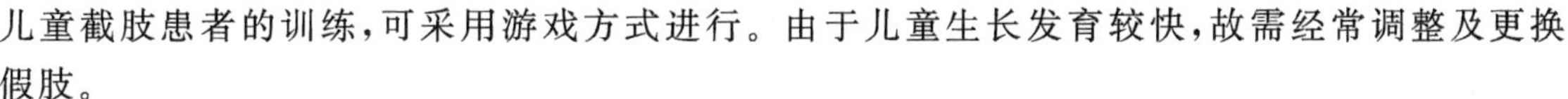

儿童截肢患者的训练，可采用游戏方式进行。由于儿童生长发育较快，故需经常调整及更换假肢。

1.上肢假肢的训练

主要包括假肢的操纵和使用训练。操纵训练包括穿脱假肢、各关节的运动、前臂的旋转及机械手的开合等。使用训练是指在操纵训练的基础上练习日常生活活动动作。为了使患者能尽快地独立生活，应教会患者拿住各种用具的方法，如拿住汤勺、牙刷等等，取物体时接近物件，像玻璃杯、帽子等等。训练用的物件，可采用模型或实物来模拟日常生活。可在训练场安装水龙头、锁、开关等，学会做好每天会遇到的有关动作。学会假手辅助真手建立起正确的使用习惯，以便更充分地利用假肢。

2.下肢假肢的训练

下肢操纵训练包括穿脱穿戴假肢、逐步掌握站立、平衡、行走、起坐等功能。使用训练有迈进后退、行走节律、上下阶梯、过障碍物、搬运重物等动作。

(四)常见并发症的运动康复

1.幻肢痛

截肢术后仍存有已截除的手和脚的幻觉是谓幻肢觉。发生在该幻肢的疼痛称为幻肢痛。幻肢痛的性质常有不同表现，如痒、针刺状、火灼感、冰冷感、蚂蚁匍行感等。幻肢痛严重可伴有同侧感觉过敏、出汗异常、自主神经系统功能不稳定等，可能在排尿或性交时引起幻肢痛加重。幻肢痛的原因很复杂，严重的顽固性幻肢痛直接影响假肢的穿戴。

目前对造成幻肢痛的机制仍然不十分清楚，对严重的顽固性幻肢痛的治疗仍较困难，现将常用的一些方法介绍如下：物理治疗，可进行经皮神经刺激治疗(TENS)、超声、低频脉冲电疗、干扰电、按摩、水疗等；中枢性镇痛剂，一般性痛，可以由下列药品任选一种：阿米替林、丙咪嗪、奋乃静；较严重性痛，可以应用下述药物，卡马西平、丙戊酸钠、苯妥英钠、神经妥乐平的大剂量应用对治疗严重幻肢痛有较好的效果；心理治疗，利用催眠、松弛、合理情绪疗法等；针灸治疗；穿戴假肢，截肢术后尽早穿戴假肢有减轻幻肢痛的效果。

2.残端痛

假肢使用过程中出现残肢痛的原因有残肢本身和假肢两方面。就残肢本身而言，常见的原因有：①炎症：最常见的是残肢软组织蜂窝织炎，残端皮下滑囊炎也可引起疼痛；②粘连：残肢皮下软组织瘢痕粘连、神经粘连等；③骨端过长或骨刺压迫残端皮肤，造成血运不良引起疼痛；④残端神经瘤形成，穿用假肢时受挤压产生疼痛；⑤血管病、糖尿病截肢者，残端血供差，缺血引起疼痛亦不少见。

判断疼痛的原因至关重要，若是假肢适配不良则请相关技术人员协助排查处理；若是残肢本身的原因，则进行相应的治疗，详见前述并发症的预防与处理。

(张超健)

参考文献

[1] 李其信,黄娜娜,曾令斌,等.实用中医疾病诊疗学[M].开封:河南大学出版社,2022.

[2] 许银姬,黄敏.中医肺康复实践[M].北京:人民卫生出版社,2023.

[3] 麦建益,何锦雄,马拯华,等.常见病中医诊断与治疗[M].开封:河南大学出版社,2022.

[4] 郝美玉,韩敏.中医基础[M].北京:中国社会出版社,2023.

[5] 李明,王琳.中医临床能力综合实训[M].北京:中国中医药出版社,2022.

[6] 马英明.现代中医临床应用[M].长春:吉林科学技术出版社,2023.

[7] 杜革术.中医临床诊断与治疗技术[M].西安:陕西科学技术出版社,2022.

[8] 邢春艳.实用中医针灸治疗[M].上海:上海科学技术文献出版社,2023.

[9] 任永昊,孙敏,亓慧博,等.常见病的中医诊断与治疗[M].成都:四川科学技术出版社,2022.

[10] 张登本.中医诊法精华[M].北京/西安:世界图书出版公司,2023.

[11] 丁照亮.中医临床实用与实践[M].长春:吉林科学技术出版社,2022.

[12] 王绍霞,陈武进.实用中医适宜技术[M].北京:中国中医药出版社,2023.

[13] 徐宜兵.中医基础理论[M].北京:人民卫生出版社,2023.

[14] 张文理,滕好秀,滕晓国.中医临证指要[M].兰州:兰州大学出版社,2022.

[15] 李全,桑希生.中医基础理论笔记[M].北京:科学出版社,2023.

[16] 王文娟.中医针灸临床实践[M].汕头:汕头大学出版社,2022.

[17] 周尊奎.中医临床诊治与康复[M].上海:上海科学普及出版社,2023.

[18] 张文.中医药方与应用[M].天津:天津科学技术出版社,2023.

[19] 王宁,王培华.中医临证处方思维[M].南京:江苏凤凰科学技术出版社,2022.

[20] 叶铁林.新编中医临床学[M].上海:上海科学普及出版社,2023.

[21] 彭锐,吴松.中医适宜技术操作[M].武汉:湖北科学技术出版社,2023.

[22] 蒋运兰,王芳.中医护理理论与实践精编[M].北京:人民卫生出版社,2022.

[23] 冯崇廉,朱广文,陈波,等.实用中医诊疗学[M].济南:山东大学出版社,2023.

[24] 黄明霞,谢宝林,邱智兴.临床常见疾病中医诊疗[M].北京/西安:世界图书出版公司,2022.

[25] 兰智慧.中医内科学案例教学[M].北京:中国中医药出版社,2022.

[26] 叶青.中医临床概要[M].江苏凤凰教育出版社,2023.

[27] 刘志勇.新编中医诊治学[M].开封:河南大学出版社,2022.

[28] 秦世云,秦中文,杨侠.中医内科实践录[M].北京:中医古籍出版社,2023.

[29] 胡凯文，唐玲.中医绿色调护技术[M].北京：北京科学技术出版社，2023.

[30] 曹伟，李宗芬，王思栋，等.实用中医临床与针灸推拿[M].哈尔滨：黑龙江科学技术出版社，2022.

[31] 于东林，张磊，李星华.中医单元证辨证研究[M].北京：化学工业出版社，2023.

[32] 李家雄，郑艳，迟辉芳.图解中医诊断学[M].沈阳：辽宁科学技术出版社，2022.

[33] 潘善余.中医临证经验录[M].天津：天津科学技术出版社，2023.

[34] 陈慰填.中医疾病与临床医案实录[M].沈阳：辽宁科学技术出版社，2023.

[35] 颜莉芳.中医疾病诊疗精要[M].开封：河南大学出版社，2022.

[36] 曹策，王玉，朋汤义.基于中药的望闻问切理论探析中药归经特征[J].江西中医药，2023，54(8)：13-15.

[37] 李抒凝，俞沛文，陈晶.不同历史时期中医胸痹的定义和病机认识变迁[J].世界中医药，2023，18(17)：2484-2487.

[38] 陈兰翠.膳食营养行为护理联合推拿手法对小儿厌食症的应用价值[J].中国医药科学，2023，13(18)：116-119.

[39] 金琪，谢立科，孙梅，等.针灸防控青少年近视研究进展[J].中国中医眼科杂志，2021，31(4)：291-293.

[40] 彭秋燕，张洁.药源性呃逆的文献分析[J].天津药学，2022，34(2)：36-40.